全国中医药行业高等教育"十三五"创新教材

中西医结合实验医学

（供中西医临床医学等专业用）

主　　编　郭云良（青岛大学）

副 主 编　寿好长（北京中医药大学）

孙永宁（上海中医药大学）

林久茂（福建中医药大学）

高剑峰（河南中医药大学）

唐文富（四川大学）

U0335488

中国中医药出版社

·北　京·

图书在版编目（CIP）数据

中西医结合实验医学/郭云良主编．—北京：中国中医药出版社，2020.9

全国中医药行业高等教育"十三五"创新教材

ISBN 978 – 7 – 5132 – 6042 – 8

Ⅰ.①中…　Ⅱ.①郭…　Ⅲ.①中西医结合 – 实验医学 – 医学院校 – 教材

Ⅳ.①R2 – 031

中国版本图书馆 CIP 数据核字（2020）第 006246 号

中国中医药出版社出版

北京经济技术开发区科创十三街 31 号院二区 8 号楼

邮政编码　100176

传真　010 – 64405750

保定市中画美凯印刷有限公司印刷

各地新华书店经销

开本 787 × 1092　1/16　印张 24.75　字数 570 千字

2020 年 9 月第 1 版　2020 年 9 月第 1 次印刷

书号　ISBN 978 – 7 – 5132 – 6042 – 8

定价　80.00 元

网址　www.cptcm.com

社 长 热 线　010 – 64405720

购 书 热 线　010 – 89535836

维 权 打 假　010 – 64405753

微信服务号　zgzyycbs

微商城网址　https：//kdt.im/LIdUGr

官 方 微 博　http：//e.weibo.com/cptcm

天猫旗舰店网址　https：//zgzyycbs.tmall.com

如有印装质量问题请与本社出版部联系（010 – 64405510）

版权专有　侵权必究

全国中医药行业高等教育"十三五"创新教材

《中西医结合实验医学》编委会

主　　审　赵宗江（北京中医药大学）

主　　编　郭云良（青岛大学）

副 主 编　寿好长（北京中医药大学）
　　　　　孙永宁（上海中医药大学）
　　　　　林久茂（福建中医药大学）
　　　　　高剑峰（河南中医药大学）
　　　　　唐文富（四川大学）

编　　委　（以姓氏笔画为序）
　　　　　王　利（上海中医药大学）
　　　　　王白燕（河南中医药大学）
　　　　　艾　浩（锦州医科大学）
　　　　　成绍武（湖南中医药大学）
　　　　　刘　明（贵州中医药大学）
　　　　　孙　颖（河南中医药大学）
　　　　　李　琴（烟台毓璜顶医院）
　　　　　李亚东（北京中医药大学）
　　　　　余　勤（四川大学）
　　　　　余文珍（福建中医药大学）
　　　　　张　红（陕西中医药大学）
　　　　　张洪平（柳州市中医医院）
　　　　　陈宜涛（浙江中医药大学）
　　　　　姜希娟（天津中医药大学）
　　　　　姚孝明（江苏省中西医结合医院）
　　　　　顾万建（江苏省中医院）
　　　　　郭大东（山东中医药大学）
　　　　　梁文杰（河北中医学院）
　　　　　葛科立（青岛大学）
　　　　　阚俊明（长春中医药大学）

协　　编　张慧芸（北京中医药大学）
　　　　　张委省（北京中医药大学）

编写说明

医学是人类在长期与疾病作斗争的实践中产生和发展起来的，大致经历了原始医学、古代经验医学、近代实验医学和现代医学的过程。中医药炼丹实践、本草纲目分类学，对近代林耐生物分类学和罗吉尔·培根的医疗化学实验方法作出了贡献。罗吉尔·培根融合希腊哲学与中医实践经验两种传统，诞生了医疗化学的实验传统，经弗朗西斯·培根的理论阐述，发展成为归纳方法论和实证科学范式。19 世纪，实验生物学（生态、生理、遗传与医学等）范式建立；20 世纪，实验生物学迅速发展和系统生物学（生态、生理、遗传与医学等）范式形成；21 世纪，进入了系统生物科学全球化迅速发展时代。

实验医学涵盖生理学、病理学和治疗学三个基本学科。认识正常生命现象属生理学，它使我们明白维持生命和健康的正常条件。认识疾病和确诊病因是病理学的主要目的，它指引我们预见病态的发展，同时指引我们了解用药物与疾病作斗争，即治疗学。现代医学证明，任何一个领域的重大发现，都离不开实验医学和科学技术。因此，实验医学在中西医结合研究领域愈来愈受重视。

20 世纪中叶以来，我国对中医学给予了高度重视，并将中医学和西医学有机结合，创立了中西结合医学。随着现代分子生物学、基因工程、干细胞、基因芯片和计算机网络等高新技术的发展，以及激光共聚焦显微镜、膜片钳、流式细胞仪、色谱质谱分析等先进仪器的出现，给中西结合医学研究插上了腾飞的翅膀。目前，国内外学者在中西结合医学领域取得了许多可喜的成就，相信在不远的将来，中西结合医学将融合中西两大医学体系的优势，形成现代中西结合医学体系。

本教材首先简要介绍了常用的实验医学的基本概念，动物实验技术，细胞培养技术，解剖学、生理学、病理学、生物化学和免疫学等常规实验技术；然后分别介绍了中药炮制、中药提纯、中药分析、中药组方、经络、针灸等实验技术，以及现代分子生物学技术在中医药学方面的应用。全书内容由浅入深、注重实践、实用性强，可满足中西医结合相关专业本科和研究生教学需要，也可供相关专业研究人员参考使用。

本教材编写分工如下：第一章由郭云良、艾浩编写，第二章由姜希娟、张洪平编写，第三章由郭大东、郭云良编写，第四章由李琴、张洪平、郭云良编写，第五章由林久茂、张红、刘明、成绍武编写，第六章由孙永宁、王利、成绍武编写，第七、十五、十六章由郭云良、葛科立、李亚东编写，第八章由林久茂、余文珍编写，第九、十二章由高剑峰、孙颖、王白燕编写，第十、十一章由寿好长、梁文杰、顾万建、陈宜涛、姚孝明、张红、张慧芸、张委省编写，第十三、十四章由唐文富、阚俊明、余勤编写。全书由郭云良、寿好长、孙永宁、林久茂、高剑峰、唐文富分头汇总修改，最后由郭云良负责统稿，北京中医药大学赵宗江教授负责主审。

本教材由青岛大学提供的学科建设经费支持出版，在此表示感谢！

由于编者水平有限，本教材中难免存在不足之处，恳请广大读者在使用过程中提出宝贵意见和建议，以便再版时修订提高。

《中西医结合实验医学》编委会
2019 年 12 月

目 录

第一章 实验医学概论 …………… 1

第一节 实验医学…………… 1

一、科学…………………… 1

二、实验科学……………… 3

三、医学科学……………… 4

四、实验医学……………… 5

五、中医学………………… 6

六、中西医结合医学……… 6

七、中西医结合实验医学… 6

第二节 实验的推理………… 8

一、观察与实验…………… 8

二、先验观念与怀疑精神…… 10

第三节 生物学实验………… 13

一、生物与无机物实验……… 13

二、生物学实验…………… 15

第四节 生物医学实验……… 17

一、生物医学实验研究……… 17

二、生物医学实验批判……… 18

三、实验医学研究批判……… 19

四、实验医学的哲学障碍…… 20

第五节 实验标准原则……… 21

一、实验研究的基本特征…… 21

二、实验研究的基本程序…… 22

三、实验研究的基本要素…… 23

四、实验研究的基本原则…… 25

五、几种常用实验设计方法 … 27

第二章 实验细胞学概论 ……… 29

第一节 概述 ……………… 29

一、细胞培养技术的发展简史

……………………… 29

二、细胞培养的基本理论知识

……………………… 30

第二节 细胞培养的基本条件 … 33

一、细胞的营养需要 ……… 33

二、细胞培养的环境条件 … 34

第三节 细胞培养的基本技术 … 35

一、清洗与消毒灭菌 ……… 35

二、无菌操作 ……………… 37

三、取材的基本要求 ……… 38

四、细胞分散（分离） …… 38

五、细胞培养 ……………… 39

六、细胞的冷冻保存与复苏 … 40

第四节 培养细胞的性状检测 … 41

一、培养细胞的常规观察 …… 41

二、细胞生长状况的观察 …… 43

三、固定细胞形态学观察和

成分分析 …………… 47

四、免疫组织化学技术观察

细胞成分 …………… 49

五、培养细胞的超微结构观察

……………………… 49

第五节 杂交瘤细胞系的建立 …… 49

一、细胞融合的基本原理 …… 49
二、细胞融合的方法 …… 49
三、杂交瘤技术的原理 …… 50
四、杂交瘤细胞的建立 …… 51
五、杂交瘤技术在医学上的
　　应用 …… 53

第三章　实验动物学概论 …… 54
第一节　概述 …… 54
一、实验动物学 …… 54
二、实验动物学的研究内容 … 54
三、实验动物研究的意义 …… 55
四、实验动物管理与法规 …… 55
五、实验动物质量保障体系 … 55
第二节　实验动物的遗传学分类与
　　　　质量控制 …… 56
一、实验动物的遗传学分类 … 56
二、实验动物的遗传质量控制
　　 …… 57
第三节　常用实验动物 …… 58
一、实验动物的特征 …… 58
二、实验动物等级划分和动物
　　环境条件分类 …… 59
第四节　实验动物设施与饲养管理
　　　　 …… 66
一、实验动物设施与设备 …… 66
二、实验动物营养与饲料的
　　质量控制 …… 66
第五节　实验动物常见疾病和微生物
　　　　学质量控制 …… 68
一、实验动物的传染病分类 … 68
二、实验动物的健康观察 …… 69
三、实验动物传染病的传播
　　途径及其防疫措施 …… 69
四、实验动物的主要传染性
　　疾病 …… 70
五、实验动物微生物学、寄生虫

学质量监测 …… 71
第六节　影响实验动物和动物实验
　　　　的因素 …… 71
一、影响动物实验效果的动物
　　因素 …… 71
二、影响动物实验效果的饲养
　　环境和营养因素 …… 72
三、影响动物实验效果的实验
　　技术环节因素 …… 73
第七节　动物实验的基本技术 …… 75
一、实验动物编号标记方法 … 75
二、实验动物的保定方法 …… 76
三、实验动物给药途径和方法
　　 …… 77
四、实验动物采血方法 …… 78
五、实验动物体液、骨髓采集
　　方法 …… 79

第四章　细胞生物学实验技术 … 82
第一节　干细胞及其分离培养技术
　　　　 …… 82
一、干细胞概述 …… 82
二、胚胎干细胞 …… 83
三、成体干细胞 …… 85
四、间充质干细胞 …… 86
五、造血干细胞 …… 87
六、神经干细胞 …… 88
第二节　细胞膜片钳技术 …… 88
一、工作原理 …… 89
二、记录模式 …… 89
三、前期准备 …… 91
四、脑片标本制备 …… 92
五、膜片钳技术的医学应用 …… 92
第三节　流式细胞术 …… 92
一、流式细胞仪的主要组件 … 93
二、流式细胞仪检测的信号 … 93
三、流式细胞仪的工作原理 … 94

四、FCM 在医学上的应用 …… 94
五、FCM 的数据分析 ……… 95
第四节 原子力显微镜术 …… 98
一、AFM 基本原理 ……… 98
二、AFM 的硬件结构 …… 98
三、AFM 的工作模式 …… 99
四、AFM 的应用优点 …… 100
五、AFM 在生命科学领域中的
应用 ……… 101
第五节 激光扫描共聚焦显微镜术
……… 102
一、LSCM 的基本原理 …… 102
二、LCSM 的功能概述 …… 103
三、LCSM 在医学研究中的
应用 ……… 105
第六节 染色体标本制备技术 …… 105
一、基本原理 ……… 105
二、基本环节 ……… 106
三、染色体染色 ……… 106
四、核型分析 ……… 107
第七节 显微切割技术 ……… 107
一、显微切割的方式 ……… 107
二、显微切割的特点 ……… 108
三、显微切割的材料 ……… 108
四、显微切割的影响因素 …… 108
五、显微切割技术的应用 …… 109
第五章 疾病动物模型 ……… 110
第一节 动物模型与模型方法 …… 110
一、动物模型 ……… 110
二、制作模型的一般方法 …… 111
第二节 动物模型制备的指导原则
……… 112
一、疾病动物模型应具有的
特点 ……… 112
二、疾病动物模型制备的指导
原则 ……… 112

第三节 动物模型的原理和方法
……… 113
一、神经精神系统疾病动物模
型 ……… 114
二、心血管系统疾病动物模型
……… 115
三、脑血管系统疾病动物模型
……… 117
四、呼吸系统疾病动物模型 …… 119
五、肝胆胰疾病动物模型 …… 120
六、胃肠道疾病动物模型 …… 122
七、泌尿系统疾病动物模型 … 123
八、男性生殖疾病动物模型 … 124
九、血液系统疾病动物模型 … 125
十、内分泌与代谢疾病动物模
型 ……… 125
十一、眼科疾病动物模型 …… 127
十二、肿瘤动物模型 ……… 127
第四节 免疫缺陷动物模型 …… 128
一、免疫缺陷动物的分类 …… 128
二、常用免疫缺陷动物 ……… 129
第五节 基因工程动物疾病模型 … 130
一、转基因动物疾病模型 …… 131
二、基因敲除动物疾病模型 … 131
三、CRISPR/cas9 基因编辑
技术 ……… 132
第六章 证候动物模型 ……… 133
第一节 概述 ……… 133
一、中医理性生物观 ……… 133
二、中医动物模型学 ……… 135
三、相关学科 ……… 136
四、观念的转变 ……… 136
五、中医动物模型研究的原理
和研究方法 ……… 137
第二节 疾病模型证候化 ……… 137
一、证候动物模型 ……… 137

二、动物的选择 ·············· 139
三、造模因素的确定 ········· 140
四、实验指标的选择 ········· 142
第三节 中医证候动物模型研究 ··· 142
一、中医证候动物模型学的
概念和研究内容 ········· 142
二、中医证候动物模型学建立
的目的和意义 ··········· 143
三、中医证候动物模型研究
概况 ··············· 143
第四节 中医证候动物模型研制 ··· 145
一、虚证动物模型 ··········· 145
二、实证动物模型 ··········· 151
三、病证结合动物模型 ······· 155
第五节 证候和证型确定及预评价
·························· 158
一、证候和证型的确定 ······· 158
二、证候和证型的预评价 ····· 159

第七章　解剖学实验技术 ····· 162
第一节 标本采集 ··············· 162
一、标本收集 ············· 162
二、标本保存 ············· 163
三、组织取材 ············· 163
第二节 大体标本 ··············· 164
一、脑和脊髓整体标本 ······· 165
二、纤维束与核群标本 ······· 165
三、脑血管标本 ············· 166
第三节 铸型标本 ··············· 167
一、塑料铸型法 ············· 167
二、立体重塑法 ············· 167
三、易熔合金铸型法 ········· 167
第四节 断层标本 ··············· 168
一、尸体的选择和处理 ······· 168
二、断层平面选择 ··········· 168
三、断层操作 ············· 169
四、修整和保存 ············· 169

五、脑和脊髓切面标本 ······· 169
六、脑脊髓厚片染色 ········· 170
第五节 塑化标本 ··············· 171
一、基本原理 ············· 171
二、生物塑化的应用 ········· 171

第八章　生理学实验技术 ····· 172
第一节 基础代谢率 ············· 172
一、BMR 测量的基本原理 ··· 172
二、测定方法 ············· 172
三、临床意义 ············· 173
第二节 心功能检测 ············· 174
一、血液检查 ············· 174
二、胸部 X 光 ············· 174
三、心电图（ECG） ········· 174
四、超声心动图 ············· 175
五、其他 ················· 176
第三节 肺功能检测 ············· 177
一、肺功能检测 ············· 177
二、影像学检测 ············· 180
三、血气分析 ············· 180
第四节 脑诱发电位 ············· 180
一、视觉诱发电位 ··········· 180
二、听觉诱发电位 ··········· 182
三、体感诱发电位 ··········· 183
四、运动诱发电位 ··········· 185
第五节 肌电图与神经传导速度 ··· 186
一、肌电图的描记方法 ······· 186
二、常规肌电图 ············· 186
三、神经传导速度 ··········· 187
第六节 脑血流量 ··············· 188
一、利用氙气测量的相关方法
·························· 188
二、脑阻抗血流图 ··········· 189
三、血液流变学间接法 ······· 189
四、单光子发射断层扫描 ····· 189
五、正电子发射断层扫描 ····· 190

第七节　血液流变学…………… 190
　　一、黏度………………… 190
　　二、红细胞流变性检测……… 191
第八节　动物活体成像………… 192
　　一、可见光成像技术……… 192
　　二、核素成像技术………… 193
　　三、CT、PET - CT 和 SPECT -
　　　　CT 成像技术…………… 194
　　四、磁共振成像技术……… 194
　　六、超声成像技术………… 195

第九章　病理学实验技术……… 196
第一节　制片技术……………… 196
　　一、取材…………………… 196
　　二、固定…………………… 197
　　三、脱钙…………………… 200
　　四、冲洗…………………… 201
　　五、脱水…………………… 201
　　六、透明…………………… 202
　　七、浸蜡…………………… 203
　　八、包埋…………………… 204
　　九、切片与贴片…………… 205
第二节　常规染色技术………… 206
　　一、基本原理……………… 206
　　二、常用染液……………… 207
　　三、染色步骤及注意事项…… 208
第三节　特殊染色技术………… 209
　　一、结缔组织染色………… 209
　　二、肌肉组织染色………… 210
　　三、脂类染色……………… 211
　　四、神经组织染色………… 211
　　五、糖原和黏液染色……… 212
　　六、淀粉样物质染色……… 213
第四节　光学显微镜技术……… 213
　　一、显微镜的种类和基本结构
　　　　………………………… 214
　　二、成像原理和性能参数…… 214

　　三、使用方法和注意事项…… 215
　　四、显微摄影术…………… 216
第五节　荧光显微镜技术……… 216
　　一、基本原理……………… 216
　　二、操作要点……………… 217
第六节　电子显微镜技术……… 218
　　一、透射电子显微镜……… 218
　　二、扫描电子显微镜……… 220

第十章　生物化学实验技术…… 222
第一节　氨基酸代谢病的生化检测
　　　　………………………… 222
　　一、定性分析……………… 222
　　二、定量分析……………… 223
　　三、蛋白质定量检测……… 226
第二节　脂类代谢异常的生化检测
　　　　………………………… 227
　　一、血浆脂蛋白…………… 227
　　二、常见的脂类代谢异常检测
　　　　项目………………… 228
第三节　糖代谢异常的生化检测
　　　　………………………… 231
　　一、糖代谢异常的常见疾病
　　　　………………………… 231
　　二、糖代谢异常的生化检测
　　　　………………………… 232
第四节　核酸代谢异常的生化检测
　　　　………………………… 234
　　一、嘌呤核苷酸代谢紊乱…… 234
　　二、嘧啶核苷酸代谢紊乱…… 235
　　三、核酸定量检测………… 236
第五节　血小板功能检测……… 236
　　一、血块收缩试验………… 236
　　二、血小板黏附试验……… 237
　　三、血小板聚集试验……… 237
　　四、血小板释放试验……… 238
　　五、血小板第 3 因子有效性

测定 …………………… 238
第六节 线粒体病的生化检测 …… 238
　一、常见的线粒体病类型 …… 239
　二、线粒体病的生化和基因
　　检查 ………………… 240
第七节 肌肉损害的生化检测 … 240
　一、肌酸激酶 ………… 240
　二、乳酸脱氢酶 ……… 241
　三、碳酸酐酶Ⅲ ……… 242
第八节 神经组织损害的生化检测
　……………………………… 242
　一、神经元损害的生化检测
　……………………………… 242
　二、脑白质病变的生化检测
　……………………………… 244

第十一章　免疫学实验技术 …… 246
第一节 体液免疫评价 ……… 246
　一、血清中 IgG、IgA、IgM
　　检测及临床意义 …… 246
　二、血清中 IgD、IgE 检测及
　　临床意义 …………… 247
　三、血清中 IgG 亚类检测及
　　临床意义 …………… 247
　四、血清中细胞因子检测及
　　临床意义 …………… 248
第二节 细胞免疫评价 ……… 248
　一、T 细胞增殖试验 ……… 249
　二、T 细胞介导的细胞毒试验
　……………………………… 250
　三、T 细胞分泌功能的检测 … 250
第三节 免疫检测方法 ……… 250
　一、免疫检测方法的分类 … 251
　二、沉淀反应 ………… 251
　三、凝集反应 ………… 252
　四、放射免疫和免疫放射检测
　……………………………… 253

五、酶标记免疫测定 ………… 254
六、荧光免疫测定 ………… 256
第四节 免疫组织化学技术 …… 257
　一、抗原与抗体 ……… 257
　二、免疫荧光组织化学技术 … 259
　三、免疫酶组织化学技术 … 261
　四、其他方法 ………… 264
第五节 亲和免疫组织化学技术 … 264
　一、亲和物质 ………… 265
　二、亲和免疫组织化学技术的
　　原理 ………………… 266
　三、亲和免疫组织化学技术的
　　应用 ………………… 267
第六节 免疫组化双重标记技术 … 269
　一、免疫组化双重标记技术的
　　基本原理 …………… 269
　二、免疫组化双重标记技术的
　　基本方法 …………… 269
　三、免疫组化双重标记技术 … 271
　四、免疫组化双重标记染色中
　　的注意事项 ………… 272

第十二章　分子生物学实验技术
　……………………………… 274
第一节 核酸分子杂交 ……… 274
　一、核酸探针及其标记 … 274
　二、Southern 印迹杂交 …… 278
　三、Northern 印迹杂交 … 282
　四、其他核酸分子杂交 … 283
第二节 链式聚合酶反应 …… 284
　一、PCR 反应体系 …… 284
　二、PCR 反应的基本步骤…… 286
　三、PCR 的引物设计和反应
　　条件优化 …………… 287
　四、PCR 技术的基本类型及
　　应用 ………………… 288
　五、PCR 产物的定性和定量

检测方法 …………… 289
六、实时定量 PCR ………… 290
第三节　基因克隆和表达技术 …… 291
一、常用基因克隆和表达载体
………… 292
二、哺乳动物真核表达载体 … 294
三、外源基因的导入——基因
转染 ………… 295
第四节　微小核糖核酸技术 …… 296
一、miRNA 的生物合成 … 296
二、miRNA 的表达特点和功能
………… 297
三、miRNA 表达谱分析 … 298
四、miRNA 靶位点预测 …… 300
第五节　核糖核酸干扰技术 ……… 301
一、概述 ………… 301
二、siRNA 的制备策略 …… 303
三、RNA 干扰效率的检测与
筛选 ………… 304

第十三章　中药成分分析技术 … 306
第一节　中药的性能 ………… 306
一、四气五味 ………… 306
二、升降浮沉 ………… 307
三、补泻 ………… 308
四、归经 ………… 308
五、毒性 ………… 308
第二节　中药的分类 ………… 309
一、生物碱类 ………… 309
二、苷类 ………… 309
三、黄酮类 ………… 309
四、醌类 ………… 310
五、挥发性成分 ………… 310
六、其他类 ………… 310
第三节　光谱分析法 ………… 311
一、原子光谱法与分子光谱法
………… 311

二、吸收光谱法与发射光谱法
………… 312
三、应用范围 ………… 313
第四节　色谱分析法 ………… 313
一、色谱法的分类 … 314
二、色谱过程和基本原理 … 315
三、色谱分析的有关概念 … 315
四、经典液相色谱法 ………… 316
五、高效液相色谱法 ………… 319
第五节　质谱分析法 ………… 320
一、质谱的仪器构造及工作
原理 ………… 320
二、质谱中的主要离子类型 … 321
三、质谱分析分子式的确定 … 322
四、化合物的结构解析 ……… 323
五、色谱质谱联用分析 ……… 323
第六节　原子吸收分光光度法 … 323
一、基本原理 ………… 323
二、原子在各能级的分布 … 324
三、原子吸收线 ………… 324
四、原子吸收分光光度计 …… 325
五、应用范围 ………… 325

第十四章　中药炮制技术 ……… 326
第一节　中药炮制 ………… 326
一、炮制的目的 ………… 326
二、炮制的影响 ………… 327
三、常用辅料 ………… 329
四、炮制工具 ………… 330
五、常用炮制方法 ………… 330
第二节　中药组方 ………… 333
一、四气五味 ………… 334
二、升降浮沉 ………… 334
三、归经 ………… 334
四、综合分析 ………… 334
第三节　配伍与禁忌 ………… 335
一、中药配伍 ………… 335

二、配伍禁忌 ················· 336
三、妊娠用药禁忌 ············· 337
四、服药饮食禁忌 ············· 337
五、证候用药禁忌 ············· 337
第四节 剂量与用法 ············· 337
一、中药的用药剂量 ··········· 338
二、中药的用法 ··············· 339
第五节 方剂与治法 ············· 341
一、方剂的组成 ··············· 342
二、方剂的剂型 ··············· 343
三、方剂与治法的关系 ········· 346
四、常用治法 ················· 346

第十五章 中医外治技术 ········· 348
第一节 药物外治技术 ··········· 348
一、药物外敷疗法 ············· 348
二、药物熏洗疗法 ············· 351
三、药浴疗法 ················· 352
第二节 手术外治技术 ··········· 353
一、针刀疗法 ················· 353
二、放血疗法 ················· 354
三、穴位埋线疗法 ············· 356
四、夹板固定术 ··············· 358
第三节 理疗外治技术 ··········· 359
一、离子导入疗法 ············· 359
二、磁疗法 ··················· 360
三、拔罐疗法 ················· 362

第四节 运动康复技术 ··········· 362
一、运动疗法 ················· 362
二、Bobath 技术 ············· 364
三、太极拳 ··················· 364

第十六章 针灸推拿技术 ········· 365
第一节 经络 ··················· 365
一、经络的组成和作用 ········· 365
二、经络的病理生理和临床
　　应用 ··················· 366
三、西医学对经络的认识 ······· 367
第二节 腧穴 ··················· 368
一、腧穴的分类和命名 ········· 368
二、腧穴的作用 ··············· 369
三、特定穴的意义和特点 ······· 370
四、腧穴的定位 ··············· 371
第三节 针灸 ··················· 373
一、针刺疗法 ················· 373
二、艾灸疗法 ················· 376
三、刮痧疗法 ················· 377
第四节 推拿 ··················· 377
一、挤压类手法 ··············· 378
二、摩擦类手法 ··············· 379
三、摆动类手法 ··············· 380
四、叩击类手法 ··············· 380
五、振动类手法 ··············· 380

主要参考书目 ················· 381

第一章　实验医学概论

　　医学（medicine）是人类在长期与疾病作斗争的实践中产生和发展起来的，大致经历了原始医学、古代经验医学、近代实验医学和现代医学的过程。中医药炼丹实践、本草纲目分类学，对近代林耐（Carl von Linné，1707—1778）生物分类学和罗杰·培根（Roger Bacon，1214—1293）的医疗化学实验方法作出了贡献。罗杰·培根融合古希腊哲学与中医实践经验两种传统，诞生了医疗化学的实验传统，经弗朗西斯·培根（Francis Bacon，1561—1626）的理论阐述，发展成为归纳方法论和实证科学范式。

第一节　实验医学

一、科学

　　Science 源于拉丁文 Scio，后演变为 Scientin，最终演变为 Science，本意是系统知识。南宋陈亮（1143—1194）最先提出：自科学之兴，世之为士者往往困于一日之程文……其原意为科举之学。日本福泽瑜吉（1835—1901）翻译 Science 时用了"科学"一词。1893 年，康有为（1858—1927）率先使用了"科学"二字。严复（1854—1921）翻译《天演论》也使用了"科学"二字。科有分类和条理之意，学为知识和学问。

（一）科学的定义

　　科学是反映事实真相的学说（theory），是对事实真相的客观反映。科学有别于真理（truth），真理是一定前提条件下的正确的客观规律及其描述，而科学是一定条件下的合理的方法、实践及其描述；科学不一定是真理，但真理一定是科学。科学是把任何被研究的对象进行无限放大和无限缩小，并在此过程中找到接近完美的理论。科学是运用求真务实的态度和思维严谨的方法，运用范畴、定理、定律等思维形式，反映现实各种现象的本质和规律的知识体系，是社会意识形态之一，是人类智慧结晶的分门别类的学问。

（二）科学的性质

　　1. 客观真理性（objective truth）　客观真理性是科学最根本的特征。以存在的事实为研究对象，以客观事实为基本依据和出发点；是对客观事物所具有的本质及其规律性的真实反映。

2. 社会实践性（social practicality） 所谓社会实践性，是指科学都是人类社会实践的产物，被社会实践所检验，并指导社会实践、服务于社会实践。

3. 理论系统性（theory systematicness） 科学，尤其是近代科学，都是以科学概念、科学理论等组织起来的知识体系，这是近代、现代科学的一个重要特征。

4. 动态发展性（dynamic development） 科学作为认识的结果，是时间的函数，是发展着的知识体系。科学在一定条件下和一定范围内具有稳定的内容，但这种稳定是相对而言、有条件的。科学是相对稳定性和动态发展性的辩证统一。

（三）科学的内容

一是揭示宇宙万物的本质特性和规律；二是对万物的原有状态进行重组，使其成为有某种性能的、能满足人们某种实践需求的东西。科学是使主观认识（subjective cognition）与客观实际（objective reality）实现具体统一的实践，是通往预期目标的桥梁，是联接现实与理想的纽带，是使主观认识符合客观实际和创造符合主观认识的客观实际的实践。

科学包括 5 个方面的内容：①科学就是知识；②科学是理论化、系统化的知识体系；③科学是人类和科学家群体、科学共同体对自然、社会、人类自身规律性的认识活动；④科学是一种建制；⑤科学技术是第一生产力。

（四）科学技术

科学是有关研究客观事物存在及其相关规律的学说；科学技术（technology）则是利用"有关研究客观事物存在及其相关规律的学说"，能为人类所用的知识。由于人们研究的客观事物不同，科学与科学技术是两个可以互相转化的概念。比如，汽车发动机理论相对汽车而言，这个理论就可称为汽车发动机科学，而汽车理论就是诸如发动机科学、机械传动科学、电子科学等科学综合应用的汽车科学技术。发动机理论也是一门科学技术，是包含材料科学、燃料科学、力学等科学综合应用的科学技术。

（五）科学方法

逻辑思维能力主要包括判断、推理、分析、综合，以及想象、联想和创造能力等。

分析（analysis）是把一件事物、一种现象分成较简单的组成部分，并找出这些部分的本质属性和彼此之间关系的过程。综合（synthesis）是把分析过的对象的各个部分、各个属性联合成一个统一整体的过程。

归纳（induction）是将特殊陈述上升为一般陈述（定律、定理、原理）的方法。经验科学来源于观察和实验，把大量原始记录归并为很少的定律定理，形成秩序井然的知识体系。演绎（deduction）是将一般性理论认识（原则、原理和规律性知识）应用到个别或特殊事物上，从而引导出新的结论的方法，阐明研究结论及其普遍意义。

（六）科学的分类

按研究对象的不同，科学可分为自然科学、社会科学和思维科学，以及总结和贯穿于三个领域的哲学和数学。按与实践的不同联系，科学可分为理论科学、技术科学、应用科学。按是否适合用于人类的目标，科学又可分为广义科学、狭义科学。按人类对自然规律利用的直接程度，科学可分为自然科学和实验科学。

二、实验科学

（一）实验与试验

1. 实验（experiment） 实验是为了解决政治、经济、社会、文化、自然等问题，在其对应的科学研究中用来检验某种新的假说、原理、理论，或验证某种已经存在的假说、原理、理论而进行的明确、具体、可操作、有数据、有算法、有责任的技术操作行为。通常实验要预设实验目的、实验环境、实验操作，最终以实验报告的新闻形式发表实验结果。

2. 试验（trial） 试验是针对未知事物，或对别人已知的某种事物而在自己未知的时候，为了解其性能或结果而进行的试探性操作。试验是实验的一种，大多带有盲目性，没有假说。临床医学研究大都属于试验。

（二）科学实验

科学实验（scientific experiment）是指根据一定目的，运用一定的仪器设备等手段，在人工控制的条件下，观察、研究自然现象及其规律性的社会实践形式。科学实验是获取经验事实和检验科学假说、理论真理性的重要途径。其不仅包括仪器、设备、实验的物质对象，还包括背景知识、理论假设、数据分析、科学解释，以及实验者之间的协作、交流和资金的获取等相关社会因素。其性质既是物质性的，也是文化性的和社会性的。科学实验的范围和深度，随科学技术发展和社会进步而不断扩大和深化。科学方法包括以下 6 个步骤：

1. 观察（observation） 对事实和事件的详细记录。
2. 定义（definition） 对问题进行定义是有确切程序可操作的。
3. 假设（hypothesis） 提出假设是对一种事物或一种关系的暂时性解释。
4. 检验（test） 收集证据和检验假设，提供假设所需条件，寻找方法测量参数。
5. 发表（publish） 科学信息必须公开透明，真正的科学关注的是解决问题。
6. 建构（construction） 孤立的问题无法建立理论，科学的理论是可以被证伪的。

（三）实验科学

实验科学（experimental science）亦称经验科学（empirical science），是指 18 世纪以前的经典自然科学或以实验方法为基础的科学。从 12 世纪开始，英国罗杰·培根最先倡导实验科学。到 17 世纪，弗朗西斯·培根奠定了实验科学，即一切真理都必须以大量确凿的事实材料为依据，并提出实验科学的三表法（本质表、差异表、程度表），即寻找因果联系的科学归纳法，要求科学地对观察实验材料进行归纳。从文艺复兴到 19 世纪上半叶，实验科学迅猛发展。威廉·哈维（William Harvey，1578—1657）的血液循环学说，伽利略·伽利雷（Galileo Galilei，1564—1642）的物理学和动力学，艾萨克·牛顿（Isaac Newton，1643—1727）的经典力学，以后的热力学、电学、化学、生物学、地质学等，都是实验科学的典范。20 世纪以来，由于现代科学的高度综合性质，数学工具和理论思维越来越起着重要的作用，虽然观察、实验仍然是自然科学发展的基础，但一般只是在较狭窄的意义上把那些实验性较强的科学称为实验科学。

三、医学科学

（一）医学的起源

关于医学起源（origin）的代表性观点有医源于神、医源于圣、医源于巫、医源于动物本能、医源于人类之爱、医食同源、医源于经验、医源于劳动等。虽各有所据，但各有所偏。因为，医学起源是一个漫长、曲折、复杂的历程，是人类在原始思维支配下最初的生活和生产实践，是在多种因素综合作用下逐渐积累形成的，称为原始医学。古埃及、古巴比伦、古印度、古希腊及古代中国五大文明古国，不仅创造了各自的文明，而且孕育了各自的医学，即古埃及医学、古巴比伦医学、古印度医学、古希腊医学和古罗马医学以及古代中国医学。这一时期的医学，尽管研究对象、性质和任务是相同的，但其社会和文化基础各有特色，使孕育中的医学从开始就各具风格，并逐渐以古希腊医学为主发展为今天的西方医学，以古代中国医学为主形成了东方医学。

（二）医学的发展

医学包括认识（recognition）和实践（practice）。医学认识是指一定历史时期人们对医学自身的认识，即医学认识论；医学实践是指人们的医药实践活动的行为范式，即医学方法论。

医学模式（medical model）又称医学观（medical view），是人们研究医学问题时所遵循的总原则和总出发点，是人类对健康与疾病总体认识的高度概括，即对医学本质、医学思想的高度概括。医学模式是医学研究和医学实践的指导思想，其演变反映了医学的本质特征和发展规律，从而给医学科学理论和实践领域带来重大的影响。

原始医学属于神灵主义医学。随着古代哲学、自然科学和医学的发展而产生了自然哲学医学。文艺复兴使自然科学冲破了宗教神学和经院哲学的桎梏，运用实验、归纳和数学方法研究自然，建立了实验医学。18 ~ 19 世纪，医学发展进入了生物医学阶段；20 世纪以来，人类生活条件和劳动方式发生了很大变化，心理、社会因素相关疾病显著增多，逐渐形成了生物 – 心理 – 社会医学模式，进入了现代医学发展时期。

（三）现代医学

医学是处理人健康定义中人的生理处于良好状态相关问题的一门科学，以预防和治疗疾病（disease）、提高人体健康（health）水平为目的。狭义的医学是疾病的治疗和机体有效功能的极限恢复，广义的医学还包括中国的养生学和西方的营养学。

医学科学最初属于自然科学的一个分支。但是，随着人类历史、社会、文化、科学和技术的不断发展，各学科之间相互交融，医学科学已超出了自然生命科学的范畴，而广泛涉及自然科学的生物学、物理学、化学、药学、环境科学、工程科学，以及社会科学中的哲学、社会学、语言学、人类学、心理学、宗教学等各个学科。

现代医学融合了世界各民族医学的优势特点，逐渐形成了生物 - 心理 - 社会医学模式为主流的现代医学体系。随着社会科学、自然科学和科学技术发展，以及各民族医学和临床实践经验的积累，必将诞生一种全新的医学——人类医学（physianthropy）。

四、实验医学

（一）实验医学

实验医学（experimental medicine）是从以实验方法为基础的实验科学发展而来的。最初主要涵盖生理学、病理学和治疗学三个基本学科。生理学认识正常生命现象，病理学认识疾病和明确病因，治疗学指导用医药方法与疾病作斗争。随着科学技术的发展，实验医学已逐步发展为现代技术科学与生物学、医学交叉融合的综合学科。因此，实验医学是利用各种实验技术，研究生命本质、疾病发生机制和疾病防治措施的科学，其研究范围涵盖了生物学、医学和技术科学的各个领域。

（二）实验研究是医学发展的基础

英国弗朗西斯·培根和法国勒奈·笛卡儿（René Descartes，1596—1650）等认为，哲学必须建立在科学观察和实验的基础上，只有观察和实验才是真正的科学方法，主张对事物进行考察分析，重视逻辑推理，尤其倡导演绎法和数学法。

实验研究（experiment research）是西医学体系的基础。16 世纪中叶以来，西医学借助近代及现代科学技术，以分析为主的方法，在器官、组织、细胞、分子等层次上，对人体结构与功能、疾病病因与机制、治疗药物与方剂、预防方法与途径等，进行了大量的实验研究，为推动西医学的进步和发展奠定了基础。实验研究不仅使西医学对人体细节直至细胞和分子层次上的认识日益精确，而且在基础、临床和预防医学诸方面都取得了丰硕成果，大大提高了医学水平和人类同疾病作斗争的能力。

（三）自然科学是医学发展的动力

19 世纪，能量守恒与转换定律为研究与人体机能相关的学科指明了道路，生物进化论第一次解决了人类的起源问题，细胞学说和光学显微镜技术促进了医学的发展。20 世纪中叶，DNA 双螺旋结构的发现，70 年代诞生的重组 DNA 技术，以及 90 年代发展的人类基因工程，使医学进入分子医学时代。21 世纪，人类基因密码的破译，推动了基因组学（genomics）、蛋白质组学（proteomics）、代谢组学（metabolomics）的发展。现代西医学分别从整体、系统、器官、组织、细胞、基因、分子等水平，揭示人体正常结构与功能、异常结构与功能及致病机制和治疗原理。医学诊断也从最初的整体观察，发展到器官和组织、细胞病理、超微结构、分子生物学及分子遗传学水平，对疾病进行精确诊断和精准治疗。

五、中医学

中医学（traditional chinese medicine，TCM）理论体系形成的同时，即树立了天人相应、形神合一、因人制宜、治病求本等医学观念。中医学经历了漫长的原始医学阶段，至战国时期理论体系已基本建立，经秦汉时期得到完善，最终建立了以整体观念为指导，以精气、阴阳、五行学说为哲学基础，以脏腑、经络及精、气、血、津液为生理病理基础，以辨证论治（treatment according to syndrome differentiation）为诊疗特点的独特的医学理论体系。

中医学整体观念（holism）源于气一元论。中医强调忠实地观察和记录整体的临床表现，以整体的表现推理营、卫、邪等气的运动变化，不断总结其规律，解释各种临床表现，逐步建立了整体认识和调控的理论。这种整体观称为元整体观或分化整体观。

中医学遵循以人为本（people first）的原则，把人看作自然属性、社会属性和思维属性的统一体，将健康与疾病置于时间、空间、社会的大环境中认识，即从人的生命、心神、环境相统一的角度，认识和调理人的健康和疾病，强调认识病首先要认识人。

中医学将人置于自然和社会整体的核心，既注重人的群体共性，又注意区分个体差异，即个体辨证（individual differentiation）。对待健康与疾病的问题，始终注意区别整体状态下的具体的人，形成了辨证论治的个体化诊疗模式。

中医学对医学的总体指导思想是取法自然（adopt natural laws）。从养生防病的角度讲，主张顺应自然；从治疗疾病的角度讲，主张自然疗法，恢复人体的平衡协调状态。

六、中西医结合医学

中医学理论体系以中国古代哲学为基础，是中国古代医学与哲学相结合的产物，具有哲学－医学（philosophy－medicine）特征。西医学生物－心理－社会医学模式，以现代自然科学为基础，是医学与自然科学相结合的产物，具有科学－医学（science－medicine）特征。

中西医结合（chinese and western integrative medicine）不能望文生义，不但要具有较丰富的实践经验及专业知识，对中西医结合反映的具体事物有所了解，而且要有一定的逻辑学知识；否则，就不能正确揭示其反映对象的本质属性。

根据中西医结合医学研究状况，以及构成一门学科概念的三要素——科学理论、研究方法和研究对象或研究任务，中西医结合医学可定义为综合运用中西医药学理论与方法，以及在中西医药学互相交叉和综合运用中产生的新理论和新方法，研究人体结构与功能、系统与环境（自然与社会）关系等，探索并解决人类健康、疾病和生命问题的科学。

七、中西医结合实验医学

（一）中医兼有实验

中医学虽然没有实验一词，但强调内证，强调身体感觉、用药后的表现，或者说只要我们能够体会出来的都应属于内证范畴，实际上这是用人体自身做实验。针灸穴位的确定也是在人体上经过多次实验、探查后发现的，是人身体感受的总结。

春秋战国时期，《黄帝内经》对人体解剖、生理、疾病及症状已有比较直观的描述，针灸、推拿、导引和外治等已用于临床。东汉晚期，华佗（145—208）研制并应用麻沸散，麻醉患者实施剖腹手术；张机（150—219）著《伤寒杂病论》，创立了辨证论治的理论体系。唐代陈藏器（687—757）所著《本草拾遗》记载，用精米喂猫、犬建立脚气病模型。南宋宋慈（1186—1249）在《洗冤集录》中，对人体骨骼和胚胎作了较为详细的描述。明代李时珍（1518—1593）在《本草纲目》中记载："胡椒大辛热，纯阳之物……时珍自少食之，岁岁病目，而不疑及也。后渐知其弊，遂痛绝之，病目亦止。"清代，王清任（1768—1831）著《医林改错》，改正了古医籍中人体解剖方面的某些错误；陈定泰（生卒不详）在《医谈传真》中首次引用西医解剖图16幅，并加以研究，完善了中医脏腑学说和经络学说。

（二）西医兼有哲理

西医学虽然以实验研究为主，注重生物机体的形态结构，但更注重理论研究，强调临床实践。理论联系实际，基础临床结合，注重规范化和标准化。

公元前450年~公元4世纪，古希腊、古罗马医学对于后世西方医学的发展影响深远。以希波克拉底（Hippocrates，B. C. 460—B. C. 377）为代表，建立了古代医学体系，根据古希腊哲学的水、火、土、风四元素学说，提出了血液、黏液、黄胆汁、黑胆汁四体液学说。古罗马盖伦（Claudius Galenus，129—199）通过解剖猿猴、猪等动物，建立了解剖学和实验生理学。15世纪文艺复兴运动冲破经院哲学的束缚，西医学进入了实验医学阶段。罗杰·培根融合希腊哲学与实践经验，建立了医学化学的实验传统，经弗朗西斯·培根的理论阐述，发展成为归纳方法论和实证科学范式。1865年，法国克洛德·贝尔纳（Claude Bernard，1813—1878）首次定义人体内环境的概念，首倡用双盲实验确保科学观察的客观性，论述了实验科学的思想方法，鼓励建设实验方法，研究生命现象，并将这种思想方法升华到哲学理论的高度。总之，西方医学是以实验医学为基础发展起来的现代主流医学。从基础医学到临床医学各个领域的发明创造，都与实验医学息息相关。

（三）中西医结合实验医学

中医学强调抽象思维，偏重于经验。西医学注重形象思维，偏重于实验。实际上，中医学和西医学都是以实验医学和经验医学为基础而逐步发展起来的。中医的望、闻、问、切，西医的视、触、叩、听，既是临床经验的概括总结，也是实验医学的研究成果。

实践证明，中医学的重大研究成果都离不开现代实验医学技术的支持。因此，中西医结合实验医学是以中医药学理论为指导，结合现代医药学理论，从临床实践提出问题，利用现代生物医学技术，研究疾病的病因、发病机制、诊断方法、治疗技术和预防措施的综合学科。其研究范围涵盖传统中医药学、现代生物学、基础医学、药理学、临床医学、康复医学，以及现代医学技术科学的各个领域；研究内容包括细胞学实验、动物实验、中医理论实验研究、针灸康复机制实验研究、中药/方剂药理学实验研究、临床诊疗实验研究、营养保健和预防医学实验研究等；最终目的是建立中西医结合诊疗体系。

进入 21 世纪，分子生物学、基因组学、蛋白质组学、代谢组学、细胞工程、组织工程和计算机网络等学科的发展，以及电子显微镜、共聚焦显微镜、膜片钳、流式细胞仪、色谱质谱分析和影像医学等先进仪器的出现，促进了中西结合医学的发展。中西结合医学将融合中西两大医学体系的优势，形成独立的、具有特色的中西结合医学体系。

第二节　实验的推理

自然界绝大部分现象（phenomenon）单靠人类肉眼观察是不够的。人类必须借助特殊器械，加强感官的能力，装备各种工具，对物体加以剖析，才能了解现象的本质（essence）。因此，要对所观察到的现象或事实进行推理、比较和查验，从中得出答案。这种运用推理和事实为依据来掌握真理的方法称为实验，是了解事物本质的科学方法和有效途径。

一、观察与实验

（一）观察与实验的定义

观察是一种用于搜集事实的研究方法；实验是一种获得知识的手段，应用事实并使事实成为实验方法的依据和标准。观察是事实的显示；实验是事实给人们的教导，也是从事实中获得的教导。观察提供的知识是自己呈现出来的现象；实验所提供的知识是为了知道事实真相而进行的探索的成果。观察是对自然界依其固有面目给我们呈现的事物或现象的认识，实验所认识的是实验者创造的或决定的现象。观察对于现象的产生处于消极的（negative）地位，而实验则取得了积极的（positive）地位。但在实际工作中，分清这种区别非常困难，甚至还会引起含混不清。然而，无论是观察或实验，研究过程中都需要研究者同时有精神的和感官的活动。

实验的特征（characteristics）是变更或引起现象的紊乱，并将这种紊乱与常态作比较。实验只是一种判断，必然要求两种事实的比较。积极的、有意的实验，正是精神活动想作的一种比较。即使紊乱的产生是出于偶然或其他方式，实验者的精神活动仍然注意这两种事实的比较。尽管结果随现象表现的条件而变化，但规律不变。生理状况和病理状况都受同样的力所支配，它们只有在生命规律表现时的各种特殊条件下才有所区别。

（二）观察经验与观察实验

观察从实际生活中获得经验（experience），是用适当的调研方法对事实进行正确的察看，是已经看到的事实，例如医学观察、天文观察等。观察是推理的依据，经验是结论的出发点。所以，只要对确定的事实进行合理的推理，无须做实验，即能获得经验。而实验有明确的目标和推理方法，从无意识的观察通向确定的目标。实验的全部认识包含三个阶段：观察、树立比较观念和论证判断。实验方法是对周围事物进行判断，借助另一个能检验该判断并能得出经验的事实作为标准（criterion）。实验是人类认识的源泉，思想本身只是对事物必然关系的感觉，只能通过实验认识这种关系的形式。因此，实验方法中应注意：一是用严密的研究方法取得正确事实的技巧；二是为了提取对现象规律的认识，用实验的推理方法运用这些事实的技巧。实验推理永远同时使用两种事实：一个作为出发点，就是观察；另一个作为结论，就是实验。

（三）研究者与科学研究

科学研究（scientific research）的技巧是一切实验科学的试金石。因此，科学理论中的错误经常是由于事实的错误而来。观察者与实验者都是研究者，都竭尽全力以求得验证事实。医学研究是最复杂的科学研究，一方面包含其特有的解剖学、生理学、病理学、治疗学等研究方法，另一方面又借助于物理学与化学的大量研究方法，作为其辅助手段。一切实验科学的进步都以其研究方法的改进程度来衡量。实验动物的适当选择，仪器的适当创制，反应剂的适当应用，常常足以解决一些带普遍性的、最高级的问题。

（四）观察科学与实验科学

观察者（observer）是应用简单的或复杂的研究方法，依据自然赋予的现象的本来面目加以搜集资料的研究者。实验者（experimenter）是应用简单的或复杂的研究方法，为了某种目的变更自然现象，使自然本来并不显露的现象显示出来的研究者。观察是研究自然现象，实验是研究由研究者变更了的现象。前者为单纯的事实察看，而后者则是用事实检验思想。一种观察可以检验另一种观察。

观察科学（observing science）只是由种种观察而完成的一种科学，是对自然观察的事实加以推理的一种科学。实验科学（experimental science）是用实验才能完成的一种科学，根据实验者自己创造的和决定的条件所获得的实验事实来加以推理。因此，实验是实验者特有的研究方法的实施。

实验推理（experimental reasoning）：对于观察科学与实验科学，内容绝对相同，都需要依据两种事实才能比较、判断：一种事实作为比较判断的出发点，另一事实作为推理的结论。只是在观察科学中，两种事实总是由观察得来；在实验科学中，则视情况和根据对实验分析深入研究的程度，两种事实只能由实验得来，或同时由观察和实验得来。例如，医生观察某种病症发生的各种情况，推断这些情况的影响，从中得出通过其他的观察而验证的结果。这位医生尽管没做实验，却做了实验的推理。假如想进一步探求疾病的内在机制，了解隐藏的现象的话，他将成为实验者，不过推理仍旧一样。

（五）实验是促成的观察

实验者所要察看的事实（facts）不是自然地在其面前显示，而是根据特殊的推理，按确定的目的促成事实。因此，实验是具有某种目的而促成的观察。就实验方法说，事实的研究永远伴随着推理，实验者做一种实验总是为了检验或证明某一种实验观念的价值。在这种情况下，实验是一种以检验某一事实为目的而促成的观察。

实验的指导思想必须包含有关研究对象所有已经研究明了的知识，以便更可靠地指导研究工作，解决新的问题，推进科学的进步。一般和抽象意义上讲，实验者是在某种确定条件下促成或引用观察的事实以求得到所希望的教导，即有经验的人。观察者则是从观察得到事实，并采用适当方法以判断这些事实是否确定成立与确认的人。所以，实验者必须同时是观察者。就实验方法来说，观察与实验永远齐头并进。

（六）实验者与观察者不可分离

观察者的精神处于消极地位，沉默不语，听取自然，依据自然界的叙述而听写。实验者则思考、试验、摸索、比较和综合，寻求最合适的实验条件，为达到目的而进行有预见的实验。实验者的精神是积极的，按照事实启发后的假设提出各种问题。但是，一旦实验条件已经依照预定观念（predictive ideas）或思想上的预见确立并实现后，就成为一种促成的或预见的观察。实验中第一步是预料与实现实验的条件，第二步是验证实验的结果。

理论与实践：首先，察看事实；其次，从事实出发，在头脑中产生一种观念；第三，依照这一观念加以推理，设计实验方案，同时想象和实现实验的物质条件；第四，必须观察从这次实验产生的新现象，于是又回到第一步工作，循环进行。科学家的精神活动可以说永远处在两种观察之间：一种观察作为推理的出发点，另一种可作为推理的结论。同一研究者必须交替地担任观察者和实验者。

事实是必需的材料，通过实验推理运用这些材料，才真正构成和创立科学。事实形成的观念代表科学，理论是经过实验检验的科学观念，推理的活动使人的观念获得一种确定的形象。因此，一切的研究起源与归结都集中于一种观念。

二、先验观念与怀疑精神

人们对于所看到的事物首先形成某种观念，在凭经验认识自然现象之前，常先对它们加以某种解释。这种倾向是自发性的。实验方法的目的就是把建立在对事物的预感或模糊感觉基础上的先验概念，转变为根据对现象的实验研究所做的后验解释。所以，实验方法又称为后验方法。

（一）实验真理是客观真理

玄学（metaphysics）肯定观念是其所发现的绝对真理，只需依据逻辑法就可以推之四海而皆准。实验者则只把其观念当作一个问题，当作自然界的一种预料的解释；为此，一方面依据逻辑推求其发展，另一方面借助于实验进行验证。研究进行方式是由局部真理逐渐推求出普遍真理；但永远不敢说获得了绝对真理。因此，实验观念仍然是一种先验观念，不过以假设的形式出现，能否成立须以实验为准，以判断其价值。

实验研究客观真理，不研究主观真理。主观真理源于有意识的精神原理，原理体现绝对的、必要的明确直觉。人类永远也不会知道外界事物的最初原因和本质。因此，真理所能表现的思想形式，向来只是事物间的一种绝对必然的关系。

当研究周围自然现象的真相及其复杂的因果关系时，一切内在标准都不存在了，必须要求做实验以检验假定与推理。实验是主观与客观之间的唯一媒介。因此，自然科学家和医学家探索真理和尽可能接近真理所能使用的唯一方法，只有实验推理。

(二) 直觉或预感产生实验观念

人类精神活动的演变经过了直觉（intuition）、理智（reason）与实验三个连续阶段。最初是直觉阶段，直觉笼罩理智，于是产生了信仰的真理，就是神学；随后是理智，亦即哲学阶段，产生了经院哲学，主宰人间思想；最后到了实验阶段，即研究自然现象的阶段，人类才知道世界的真相。但是，要得到这些真相，必须深入客观现实，研究现象外衣内隐藏的真相。

实验方法的步骤是直觉、理智与实验。由直觉或预感（premonition）产生实验的观念或假设。实验的最初启发是一种观念，由观念才引起实验的要求。而理智或推理只按照这一观念推理演绎其结果，然后将结果纳入实验证明。所以，预料的观念或假设是一切实验推理必然的出发点。没有预定观念从事实验，必然会冒险行事。

实验观念（experimental ideas）不是先天的，但也绝不是无缘无故地发生，必须由外界激发或偶然性触动。可以由一件事实的偶然观察，或由一个实验的试探后，也可以由既成理论的必然结果来产生。有些事实对于多数人的思想毫无用处，而对于另一部分人却有启发。一个新观念的产生犹如电光一闪，突然启示。观念是种子，方法是土壤，按照种子的性质提供给它发育、繁荣、收获果实的条件。只有撒了种子的土地才能收获果实，同样，实验方法也只能借观念才能发展。

(三) 怀疑而无成见，保持精神自由

从事自然现象研究者应当具备的首要素质就是建立在哲学怀疑上的精神自由（spiritual freedom）。怀疑（suspicion）绝不是怀疑论，应当相信科学，相信事物之间绝对而必然的关系；同时应当确信事物之间的关系只能得出其或多或少的近似值，掌握的理论不能代表不变的真理。理论只是部分的与暂时的真理，应随科学的进展而改变。观念是由以前观察的事实得来，而后对其加以解释。所以，即使在实验科学中有推理指引，也不一定能得到某种结论。如果一种观念出现在我们脑子里，不应当只因为它不符合流行的理论的逻辑结果而放弃不理。可以根据直觉和观念，任意想象，直至提供有说服力的或出乎意料的和丰富的事实。

一种发现，常常是理论所没有预先见到的事物之间的关系。对理论一无所知的人，不受理论成见的妨碍与拘束，反而较墨守成规者更容易看到一些新事物。过于自信者不易发现新的真理，还会进行错误的观察，总是带着一种预想观念从事观察，实验时只愿看到证实自己理论的结果。此外，过于自信者还容易不相信他人，实验的目的只为了推翻一种理论而非寻求真理。这种狭隘性混杂着个人虚荣或偏见。因此，在实验判断前，应取消自己的意见。真正的科学精神是虚怀若谷。探求真理应保持精神自由与宁静。理论与观念并不是不变的真理，应修改理论以适应自然，而不应修改自然以适应

理论。

（四）实验方法的独立性

方法（methods）指导观念以求解释自然现象，探索真理。观念（ideas）应永远处于独立地位，根据自己的直觉表达自己的观念。出现错误比混淆是非更有益于科学。观念是一切推理的动力，观念应该服从标准——实验方法。

实验方法在科学上所完成的革命就在于用科学标准替代个人权威（authority）。实验方法的特征在于其独立性（independence），因为它自身就包含评判标准——实验。对个人权威不适当的尊重就是迷信，是科学进步的障碍。实际上，伟人正是那些带来了新的观念而消灭了旧的错误的人。这种不向权威低头的精神，是实验方法奉行的基本信条，与对前辈的尊敬与敬佩毫不抵触，前辈留下的重大发现正是现代科学的基础。

实验方法本身就具有客观权威性，由它支配着科学。实验方法是科学方法，要求精神与思想自由，不承认科学界的个人权威。实验者否认个人权威正是一种谦虚行为，因为他也怀疑自己的知识，把人性的权威置于实验与自然规律的权威之下。实验方法是自由思想者的方法，只探求科学的真理。直觉应当保存自发性和自由，以促成实验观念的表现；理智应当保存怀疑的自由。理智必需永远置观念于实验的检验之下。

（五）实验推理中的归纳与演绎

实验推理是在观察过的现象上进行的，实际上它只应用在由这些现象对精神所唤起的观念上。所以，实验推理的原理永远是在实验推理范畴内归纳出的一种观念，然后再服从事实的标准。推理有两种方式：询问式（inquiry），为本来不知道而要求知道的人所采用；指陈式（exposition），为自信已经知道而指点给别人所采用。哲学上将其分为归纳推理与演绎推理。前者适用于实验物理学，后者特别适用于数学。归纳是由特殊推到普遍的一种精神活动过程，演绎则是由普遍推到特殊的一种精神活动过程。

（六）实验推理中的怀疑精神

实验方法的普遍信条就是怀疑精神（skepticism）。当某种原理并非绝对真理时，对于推理的结论永远应当存疑。因此，科学研究最基本的、唯一的规律就是怀疑。实验者就连自己的出发点也永远怀疑，其思想必须是谦虚和灵活的，只要有事实证明，可以接受相反的理论。实验者不相信获得任何事物绝对的真实性；反倒可以征服周围的现象，扩大对自然界的驾驭能力。这说明人类能做到的事比所知道的更多。实验推理可以有两种结果：实验假设被实验所推翻，或假设被实验所证明。如果实验推翻了预定的观念，实验者应放弃或者修正其观念。如果实验充分证明了预定的观念，实验者还应当怀疑，因为这只是无意识的真理，其理智还要求有一个反证。

（七）证明与反证

实验者看见自己由实验证明（proof）的观念后还应当怀疑，并要求反证（counter - proof）。事实上，为了确信某种已知条件是某一现象的直接原因，如果证明这个条件始终先于或伴随这种现象，这还不够，而且还必须证明这个条件一旦消灭，这种现象就不再产生。假使只满足于正面的证明，可能随时陷入错误，可能把只是一种简单的偶合当作必然的因果关系。正是这种反证，才可以判断是否找到了所追求的现象的因果关系。

第三节　生物学实验

生物界与无机物界一切现象的存在条件都具有绝对的必然性（inevitability）。科学只是研究事物的必然性与必然的可能性。生命力（vitality）是指推动生命的原动力，生命现象有其特殊规律，因为构成其存在的条件或促成其表现的各种情况有严格的必然性。肯定生命现象有绝对必然性，可以达到真正的科学。

一、生物与无机物实验

无机物（inorganic matter）受环境条件控制，随条件变化而变化；生物（organism）体内具备生命力，时刻与环境的理化力量斗争，并克服理化力量对生命组织的损害作用。生命现象取决于这种特殊生命力的自发作用，而无机物的表现是环境条件影响的结果。

（一）生物自发性不影响实验

无机物缺乏自发性（spontaneous），各种特性表现绝对地与其所处的环境条件相关，并且这些条件作为其媒介时，实验者能容易地认识其性质，且可以随意改变其性质。

生物体的各器官系统协调配合成为一个有机整体，要分离其一部分且不引起整体发生紊乱（disorder）是不可能的。因此，有些生物学家和医学家认为，生物各部分的活动相互联系，从整体分离出一部分来，等于将这一部分送进死的物质堆中，也就完全改变了生命的本质。这是构成实验医学发展的主要障碍。实际上，生命现象的科学只能以无机物现象的科学为基础。生物科学与物理化学的原理在这方面毫无区别。在生物学中，一旦这些条件被认识，人们便可操纵生命现象的表现形式，正如物理学家、化学家可以操纵已经发现规律的自然现象一样，而且为达到这一目的，实验者将不会影响生命的本质。

（二）生物特性与理化现象

生物与无机物的表现都受纯理化条件控制。生物在环境中的独立性只出现在复杂的高级生物结构。缩小到单细胞结构的低级生物（如纤毛虫）就没有真正的独立性。这类生物只有在适宜的外界湿度、光线、温度的影响下才能表现出生命特性，一旦这些生活条件中缺少一个或几个，生命现象就随之结束，因为其理化现象相应地停止了。植物的生命现象也与环境的温度、湿度和光线等条件有关。凉血动物的生命现象也同样随条件的变化作出冬眠或活跃的反应。

然而，生物中这些引起促进或迟缓生命现象的影响，恰恰也与引起无机物促进或迟缓的理化现象表现的影响一样。所以，按活力论（vitalism）的观点，生命现象与理化表现不可相提并论。事实相反，两种现象之间有完全类似之处，且有直接和必然的关系。只有温血动物在机体条件与环境条件之间似乎有独立性，因为温血动物的体内环境有一种较完整的保护机制，可以轻易地平衡体外环境，保持机体的机能稳定。

（三）高等动物的机体内环境

无机物实验只需要注意其外围大气环境，高级生物实验至少要考虑两种环境，即外围环境或外环境（external environment）、内部环境或内环境（internal environment）。生物越高级，构造越复杂，细胞越精细，体内环境也越完善。体内流动的液体、血液和各种体液构成体内环境。生物的体内环境原是生物机体的产物，与体外环境保持必需的交换和平衡，随着生物构造的进化，体内环境逐渐趋向特殊化，逐渐与体外环境隔离。动物生命表现的变化，是由于体内环境的理化条件出现了变化。细胞活动正常，生命就会呈现健康的状态；细胞活动不正常，就是疾病的特征。医疗对细胞起作用是通过某些药物改善了机体内环境的条件。要解决这类问题，必须逐步分析研究整个机体的各个部分；在机体的各部分做实验之前，必须在各器官系统上先做实验。

（四）生物科学与理化科学

一种自然现象只是一种关系的表现，必须至少具备两个物体才能完成其表现，即作用或表现现象的物体、与这个物体有关的担任环境角色的另一个物体。无机现象比较简单，生物现象高度复杂。生命物质的特性只有通过与无机物特性的比较才能认识。因此，生物科学应当以理化科学为基础，借用研究手段和分析方法。这种分析就是将复杂的现象连续分解成越来越简单的现象，将现象引到尽可能简单的物质条件下，从而采用更加容易和更加可靠的实验方法。分析科学都是分解现象，目的是为了能更好地做实验。

生物体内的有机元素（organic elements）以各种方式互相联接，首先组成各种组织，再由组织构成各种器官，器官组合成各种系统，最后构成统一的整体。生物体内有机的直接提纯物虽然在其特性中均已确定，但还不是生命现象的积极元素，只是生物体内形成的象无机物质一样的某些消极元素。生理学真正积极的元素是解剖学或组织学的元素。这些元素和有机的直接提纯物在化学结构上还不是最简单的，但从生理学考虑已经最小了。它们具有最简单的生命特性，即一旦这部分有机元素遭到毁坏，生命特性就完全消失了。

（五）生物和无机物的双重存在条件

生物和无机物现象具备双重存在条件（dual conditions of existence）。一切自然现象都是由于各种物体相互作用的结果。实验永远要观察表现现象的物体和决定该物体表现其特性的外部环境。如果取消了环境，现象也就消失；同样，取消了物体，现象也无从产生。生命现象与无机物现象一样，显示这种双重的存在条件。生命的条件既不存在于机体，也不存在于外部环境，而是存在于两者的同时结合。所以，现象是确定的物体之间的关系。生命现象是生物机体细胞与体内环境发生作用的结果。这是全部实验医学的中心枢纽（central hub or link）。因为，除去条件复杂性，生命现象和理化现象一样，就是活动的物体与其环境相互作用的结果。

（六）生物理化科学结合的必然性

生物科学研究包含细胞特性研究和有机环境研究。生理学、病理学与治疗学都建立在这种双重认识上；除此以外，就没有科学的医学，也不会有真正有效的治疗科学。有机体内有三种物质需要辨别清楚，即化学性单质元素、无机物、有机物和有机结构细胞。有些无机物质（如钙、磷、氯、硫酸盐等）是生物体基本的构成成分，直接和完全取之于外界。有些有机构成成分则由生物机体合成，如淀粉、糖类、脂肪等。从生物体内提取出的这些物质仍能保留其特性，因为它们不是活的物质，只是机体的有机产物。只有细胞才是有机结构的生命物质，具有应激性（stress），遇外界刺激就表现特有的新陈代谢和增殖等生命特性。一旦细胞脱离了生物的完整机体，就必然或多或少地丧失其生命力。

（七）生物现象认识的有限性

人们对生物科学和理化科学的认识都有某种限度（limit or finiteness）。对一种最简单现象的根本性质的认识，要求对整个宇宙有所认识。因为，一种宇宙现象是整个宇宙和谐的一部分。生物界的绝对真理更难达到，因为除要认识生物体外的整个宇宙外，还要求全面认识生物机体。因此，绝对认识丝毫也不能越出其范围，这就假定要有无所不知的人才能达到。虽然人们对生命的本质一无所知，但一旦充分理解了生命现象的存在条件，仍可以控制它们。所以，在我们能够求得的知识范围内，必须分辨清楚两组概念：一是回答现象原因的概念，二是回答产生现象方法的概念。总之，因果关系一致性的决定论是一条科学公理。相较于无机科学，这一公理在生命科学中更不能违背。

（八）生物科学服从自然规律

人们只有通过自然现象与产生现象的原因之间的关系，才能认识自然现象。现象的规律无非就是以数字来说明这种关系，使人们能够预见在确定情况下的因果联系。观察者只能观察自然现象，实验者只能变更自然现象，但绝对不能创造自然现象，也不能绝对地消灭自然现象，因为不能变更自然规律。人与高级动物的生命现象一样，与体内环境的理化条件密切相关。所以，体内环境应当成为首先探索并认识的对象，也正是体内环境才应成为生理学和实验医学的研究内容。

二、生物学实验

（一）生物整体观

生物是有机整体（holism），既要看到整体的全部，又要注意到整体全部的和谐，还要探索机体的内部，以求了解其各部分的机制。综合是重新组合被分析拆散的事物，用反证或必要的补充来证明分析。在化学上，综合由相同物质按等量比例、数量相加，构成相同的物体；但物体特性的分析和综合，即现象的综合，情形则困难得多。生物体的特性不仅关系到组成物质的性质与分量比例，还关系到同一物质的排列方式。此外，综合与分析所显示或消失了的特性，也不能看作是各种组成物体的特性的简单增加或单纯减少。

（二）生物实验实践

实验方法与原理对无机物现象与生物现象一样，但实验实践则不尽相同。要分析生物这样特殊的结构，需要特殊性质的手段。为防止实验时出错，要指出若干特别要点和准则，这关系到生命特性的精微性、活动性和短暂性，以及生命现象的复杂性。生物与无机物的主要不同在于实验观点。无机物本身不具备任何自发性，其特性与外界条件保持平衡。如果想理解人类和高等动物生命表现的准确条件，不能只讲究体外的大气环境，还应研究体内的有机环境。只有对体内有机环境条件的研究，才能得出生物机体的生命、健康、疾病与死亡等现象的直接的精准的解释，弄清年龄、性别、生物种类、营养、饮食或消化状况等影响所产生的生理区别。

（三）正常解剖与活体解剖

解剖学（anatomy）是医学研究的必要基础。尸体（corpse）是丧失生命活力的生物机体，生命现象的最初理解必然求之于死器官的研究。所以，人体解剖学是人体生理学与医学的基础。解剖学必须区别两件事：各器官和各系统的被动机械排列；使各器官活动起来的主动的生命元素。尸体解剖正好表明动物机体的机械排列，如骨骼的解剖正好说明系统杠杆，弄清其排列方式就可以明白其作用。

活体解剖（anatomy in vivo）是使用适当的工具与方法，把活的机体隔离成各部分的解体。要理解生命的机能，必须研究活体动物（living animal）。对于生命现象，解剖学观点完全隶属于生理学观点。解剖学、生理学和化学均是其辅助科学和研究的必要工具。在生物学的各种观点中，实验生理学才是积极性的生命科学。因为，决定生命现象的存在条件后，生理学就可以通过对特殊规律的认识，控制和支配其存在条件。

（四）病理解剖学实验

正常生命现象与正常解剖结构相关，病态现象必与病态解剖结构相关。病理变化是引起疾病现象的原因之一，如某种中毒的病象，起初并不伤害到组织，只影响到机体内环境的变化。某些组织失去了其生理特性，从而引起生命现象消失。但是，为了掌握与死亡机制有关的损伤因素，必须在患者死后立刻尸体解剖，即病理解剖（pathological anatomy）。医学包含生理学、病理学和治疗学，不应只根据病理解剖来解释病理，还应从病象观察出发，借助病理解剖、生理学和各种辅助科学来解释病态现象。

（五）动物实验

实验动物（experimental animal）很多，首位当属家畜，如狗、兔、羊及家禽等。但从为科学所作贡献的大小而论，蛙（frog）则高居首位。动物实验有若干复杂条件值得注意，对不同种类的动物要区别对待。从动物实验所得出的生理学、病理学与治疗学的各种结果，可以适用于理论医学。如果对动物不做比较研究，实用医学永远不会具备科学的特点。假使世间没有动物存在，人类生命的本质将更难以理解。

动物实验，尤其是高等动物实验极为复杂，而且还伴随着能预料到的或预料不到的许多错误因素。要避免这些错误因素，必须采取十分谨慎的态度。医学实验的改进不仅在于改良工具和手术方法，还在于更合理使用和调整比较实验。比较实验的目的是将最复杂的研究归纳到统一性中，全面排除一切已知的或未知的错误原因。

（六）生物学与统计学

数学（mathematics）是研究和描述自然现象和社会现象客观规律的重要工具。使用数学计算表现的数据是对现象事实充分分析的结果。在进行现象的定量研究之前，须借助定性研究先确定所要研究的现象的性质。统计学（statistics）在医学研究中起到重要作用，但是用作统计基础的测量常会出现一些错误因素，人的年龄、性别、体质等总会有一些差异。统计学只能引出概率（probability），无法依据确定的规律来控制现象。医学不能仅建立在统计学基础上，只有建立在实验的必然性上，才能成为真正的科学。

（七）实验医学研究方法

医学的研究对象是患者，第一观察场所是医院。但是，临床观察只能认识疾病的形态与进程，不能了解疾病的性质。为此，必须深入了解人体内部，探索内部哪一部分的功能受到了伤害。这就要求将病理检查与尸体解剖紧密结合起来。时至今日，以上这些技术方法已远远不再够用，必须进一步研发新的仪器设备和技术方法，对人体内细胞现象做更加深入的研究和分析，并将其正常状态与病理状态做比较。

对常态（normal state）和病态（sick state）的生命现象做分析，要借用理化实验科学方法，因此，这种实验室必须配备各种各样的先进仪器。但是，并非仪器设备愈先进实验效果就愈理想，关键因素还是实验者或研究者的观察和实验推理能力。仪器本身是影响机体结构功能的一个因素，仪器越多越复杂，对实验过程的影响因素越多，由此给实验带来的错误或误差也就越多。真正的实验者，不会仅仅因为使用了众多复杂的仪器就会有更大的发现。

第四节　生物医学实验

一、生物医学实验研究

科学调查研究的出发点可以是多种多样的，然而，实际工作中可以将一切不同点归纳为两种主要的情况：

（一）实验研究的出发点是观察

实验观念的产生往往十分偶然，一次意外观察的机会也会触发它。培根曾把科学研究比喻为狩猎，出现的观察物犹如有待射猎的野物。猎物既会在找寻时出现，也可能在不是找寻时或者在找寻其他猎物时露面。当看到一个不常见的现象时，应当探究其所以然。这样在思想里就会出现一个有待实验的问题或观念。即使是有了一个看来是好的理论，也只能永远是相对较好，总是含有一定成分的未知数。这表明必须观察实验的一切后果，既要观察那些与预想观念有关的结果，也要观察与观念毫无关联的因素。如果只看到与自己预见有关的那些事实，往往就不会有新的发现。

（二）实验研究的出发点是假设

实验研究中假设（hypothesis）是必不可少的，假设的用途在于将我们带出事实以外，并将科学推向前进。假设的目标不仅促使人们进行新的实验，而且经常发现新的事实。如果没有观察，就看不到新的事实。一种新方法会提高我们的能力，获得某些新的发现。可以从一个特殊的事实出发，逐渐上升到更普遍的观念或理论。也可以从一种推导出的假设出发，在这种情况下，问题在于尽管从一种理论可以逻辑地推导出某种推理，然而这还是一种假设，必须通过实验来验证。实际上，理论指出的只是一堆以假设为依据的过去的事实，但这些事实不能作为假设的实验证明。在这种情况下，不要受理论的约束，必须保持思想的独立性，这是寻找真理和使科学进步的最好条件。

二、生物医学实验批判

实验批判（experimental criticism）应建立在能指导实验者论证和解释自然现象的绝对原理上。原理是科学上的公理（axiom），理论是概括认识现状的科学普遍性或观念，理论是相对的，并随科学本身的进步而变化。过分相信理论而忽视原理的人，对现实认识不清，缺少可靠的标准，并且会卷入各种偏离标准的错误中。真正的科学进步在于改变理论，使其日益完善。如果不能改变观点或理论，研究就毫无用处。科学的原理和方法要高于理论，实验批判既不可轻信理论，也不可给予过高的估价，以避免使自己误入歧途。

（一）实验必然性的原理

实验必然性的原理不承认自相矛盾的事实。否定的事实和肯定的事实一样，都有其必然性。必须将自然现象绝对的和必需的必然性确定为实验批判的原则。单纯证实某个实验存在错误不是一项有益的发现，只有指出它是怎样出错时，才能成为对科学有用的工作。通过具体实验，发现一个错误，并指出错误原因，就等于有了一个新发现。批判是通过表面上矛盾的事实而获得必然性，批判等于新的发现，批判即解释一切，无须再否定。

（二）实验必然性的原则

必然性的原则从科学中排斥掉不确定的或不合理的事实。原始事实（original fact）不是科学的，当一个事实的必然性不合理时，就应该同样从科学中排斥掉。科学中存在大量还没有被人理解的原始事实，必须排斥掉所有这些事实。但是，在没有可靠的证据之前，应该暂且保留下来，当作原始事实，不要引进到科学中。当人们还没有通过合理的必然性确定存在条件之前，不要引进到实验的推理中来，否则，每时每刻都会停留在实验的推理上，或者不可避免地被引入到荒谬中去。

（三）实验必然性的要求

实验必然性的原则要求有相对确定的事实。对于实验中不得不排斥的具有不确定性的事实，要对其进行批判，以便在把它引入到实验推理之前，发现其合理意义。批判同时适用于理智和哲学的怀疑，一个实验的事实表现出一种简单的逻辑的外表是不够的，还应该用反证实验来怀疑和观察这种合理的外表是否有错。即使事实看来合乎逻辑，也决不意味着就不用去进行反证或反证试验。

（四）实验批判只针对事实

实验批判有两种基本的事物要区别开，即实验的事实及其说明。科学首先要求符合事实，因为正是事实构成必须推理的基础。至于说明和观念，它们可能改变，而且是有益的，可以讨论，因为讨论会引发其他的研究和新的实验。

医学永远不要丢掉科学的、真正的批判原则，永远不要掺入任何个人成见，也不要采取任何计策。在科学上，批判不是诽谤（defamation），批判意味着寻求真理、区分真假和识别好坏。批判对学者来讲是正确的，对科学有利。

三、实验医学研究批判

科学研究和科学批判方法在实验科学与其他科学中没有区别，在同一科学不同分支中更是如此。研究生命现象的方法对常态和病态是相同的，这是医学的一项基本原则。

（一）病理学和治疗学研究

经验主义（empiricism）是观察或偶然产生的经验，是各种科学的起源，是科学的第一个阶段。但经验不是一成不变的，它丝毫不否定实验科学，永远不会从任何一门科学中完全消失。病理学研究者在实验中追求所要寻求的事物，同时也看到非寻求的事物。病理学研究也可以看作是一种理论、一种假设或一种预想的出发点。治疗学的研究规则与生理学和病理学完全相同。偶然性是治疗学的先导，正是由于偶然性才观察到大多数药物的作用。不要在生理、病理和治疗学研究方法间设置任何差别。其原则是使用同样的观察和方法，只是根据有关现象的复杂性，在运用上提出一些特点而已。

（二）病理学和治疗学实验批判

一切科学上的批判应使事实返回到理性主义（rationalism），如批判掺杂个人感情，科学就会消失。生理学、病理学和治疗学主要的科学批判是实验批判，这种批判始终建立在事实的绝对的必然性上。病理学和治疗学的批判特点，就是首先要求观察或比较实验。治疗学上，有科学思想的医生总是积极地进行比较试验。如果事先不认识某种疾病的自然进展和痊愈过程，就不能判断一种药对一种疾病进展和痊愈过程的影响。

四、实验医学的哲学障碍

实验医学遇到的主要障碍在于所研究现象的复杂性。除了这些物质性客观困难外，还存在一些方法缺陷、坏的思想习惯或某些错误观念等。

（一）生理学在医学上的应用

实验医学不同于观察医学。观察科学的目的在于发现自然现象的规律并预测规律，但既不能按其意愿改变，也不能主宰规律。这些科学的典型是天文学，能预测天文现象，但不能改变它。实验科学的目的在于发现自然现象的规律，不仅为了预测它们，而且为了任意调节和支配它们，物理学和化学就是如此。

实验医学的科学基础是生理学。无论是观察医学还是经验疗法，都是实验医学必要的出发点。实验医学从不系统地排斥任何事实和任何普通的观察，而是全面进行实验考察，寻求对观察医学和经验疗法已验证的事实进行科学的解释。所以，实验医学可称之为科学医学的第二阶段，第一阶段是观察医学，第二阶段在第一阶段的基础上得到充实，这完全是自然的。实验生理学正是发展实验医学的自然基础，它不会取消对患者的观察，也不会降低观察的重要性。此外，生理学知识不仅对解释病情是必需的，对于临床观察也是必需的。

（二）无知和错觉是实验医学的障碍

科学上的无知和对医学思想的某些错觉是实验医学发展的一个障碍。时至今日，我们对生命（life）的认识还很有限，尚不能对其进行完美的解释。一些化学家有时会求助于用"生命"这个词来解释生物特有的某些理化现象。比如酵母的酵素（enzyme）是一种有机的生命物质，具有将糖分解成酒精、碳酸和一些其他产物的性能。有人认为酵素的这种特性是由于其内部固有的生命力所致。所谓的"生命力"被认为是一种有机的和有营养的力，但是它无法确定生命物质特性的表现。上述这种认为生物现象由不确定的生命力所支配的错误看法，经常给实验提供错误的根据，而且以含糊的名词取代了精确的实验分析。而在实验方法中，是根据确切的事实和精心的观察，而不是根据意义含糊的字眼，作为实验或推理的出发点。实验生理学是实验医学的自然基础。

（三）经验医学和实验医学彼此不分

经验医学和实验医学并非毫不相容，而是彼此不可分的。实验医学建立在观察的基础上，但不局限于对疾病的观察，不满足于观察疗法，也不会停留在凭经验用药；需要从实验上进一步研究疾病的机制和药效，以便进行科学研究。

实验医生不仅以观察疾病和验证药物的作用为目的，并借助实验手段深入研究生命机制。经验主义医生不能只了解奎宁能治好发烧，更要知道为什么发烧，奎宁能治好发烧的机制。因此，医学要采用实验方法，逐渐摆脱经验主义。实验医学既有理论医学，也有实用医学。医学科学需要基础医学与临床医学分工合作。

（四）医学学说与哲学体系

实验医学既不相当于任何医学学说，也不等同于任何哲学体系。体系和学说靠证明和纯逻辑的推理来进行，实验方法靠怀疑和实验检验来进行。体系和学说是个别人的，它们想成为永久的理论，同时还要保留自己的个性。实验方法是集体的，汇集和贡献每个人的特性观念，使它们转向服务于借助实验标准建立起来的普遍真理。实验医学按其性质而言是一种反体系和反学说的医学，而且不愿与任何一种医学体系相结合。实验者为了发现真理，就需要从各方面行动起来，不因某种体系的阻碍而停顿。因此，哲学和科学决不应该是成体系的，应该结合，而不是相互作对。

第五节 实验标准原则

实验科学的绝对原理是在自然现象条件内有意识的和必然的决定论。因此，自然现象一经认定后，实验者决不能认为这种现象的表现可以在没有新的条件产生时，却改变它的表现方式。实验科学的评判标准原则上与数学的评判标准是一致的，因为两者的原理都由事物的必然而绝对的关系来表示。

一、实验研究的基本特征

1. 需要性（necessity） 选择在科学上有重要意义或者对社会生产、人民生活及对人群健康有积极促进作用的问题进行实验研究。

2. 目的性（purpose） 选择目的明确，旨在探索自然界未知领域中物质运动及其规律的认识活动。中西医结合实验医学主要任务包括探讨与疾病发生发展可能相关的因素，多种治疗方式疗效对比及其作用机制，探索防治疾病的有效方法。

3. 先进性（advanced） 对已知的规律有所发现和创新，创新的前提是对有关学科发展的了解，选择具有前沿性科学问题，对前人没有解决或没有完全解决的问题提出新规律、新见解、新技术、新方法，或是对原有规律、技术或方法的修改、补充。

4. 科学性（scientific） 选题必须有依据，要符合客观规律，科研设计必须科学，符合逻辑性（手段、方法、实验）。所选课题不能和已经经过实践检验的科学原理相违背，只有这样，才能保证其科学性。另外，研究者要敢于怀疑和批判，敢于运用已证明的科学原理对这些问题提出质疑，这同样也是尊重科学性的表现。

5. 可行性（feasibility） 要求科研设计方案和技术路线科学可行，切合实验者的主、客观条件，结合研究者的理论水平、技术水平和实验条件等量力而行。

6. 效能性（effectiveness）　研究中所消耗的人力、物力、财力同预期研究成果的科学意义、水平、社会和经济效益等综合衡量。

二、实验研究的基本程序

（一）立题

确定所要研究的课题，课题决定科研方向和总体内容，是实验设计的前提。

1. 选题与立项　选题和立项的过程就是建立假说的过程。研究者需要根据专业知识、经验及查阅大量文献资料，通过分析和总结前人的研究工作及进展情况、现取得的成果和尚未解决的问题，找出所要探索课题的关键所在，提出理论假设。

2. 立题原则　研究课题应目的性明确，存在医学意义和研究价值，并具有创新性和科学性，且切实可行。

（二）实验设计

根据实验研究中将涉及的实验因素，制定周密完整的实验具体内容、方法和任务，有效控制干扰因素，确保数据的可靠性和精确性。实验设计是否严密，直接关系到实验结果的准确性和实验结论的可靠性。良好的实验设计需具备：一是花费比较经济的人力、物力和时间，最大限度地获得丰富而可靠的结果，使误差减至最低限度；二是在不影响实验结果的条件下采用多种处理因素、多剂量、多指标实验，达到高效的目的。不重视实验设计或设计不周密，可因获得的数据不完全或不可靠而使实验失败；也可能大量浪费人力、物力而事倍功半。实验设计包括三大要素和三大原则（详见后页）。

（三）实验观察和记录

1. 理论准备　包括实验理论基础、假说的理论基础，实验方法、技术等的参考资料。

2. 实验准备　包括实验相关仪器设备、药物及试剂的配制、剂量的初步选定、实验方法与指标的建立、实验对象的准备。

3. 预备实验　是完备实验设计和保障研究成功必不可少的环节。预实验可为选题和设计提供依据，为正式实验提供补充、修正的经验；熟悉实验技术，确定正式实验动物种类和例数，改进实验方法和指标，调整处理因素的强度或确定用药剂量等。

4. 实验及其结果的观察记录

（1）按预实验确定的方法、步骤进行，及时、准确、客观地观察并记录实验结果。

（2）熟练掌握实验方法，严肃认真操作。

（3）严密观察实验过程中出现的现象，并进行归纳总结。

（4）重视原始记录，按预先拟定原始记录的方式和内容记录实验实验内容和结果，保持原始记录的及时性、完整性、精确性和真实性。

5. 实验记录的项目和内容　详细的实验名称、日期、实验者，受试对象，实验药物及试剂，实验仪器，实验条件、方法、步骤，实验指标及数据处理。记录方式包括：

文字、数字、表格、图形、照片、录像等。

(四）实验结果的处理和分析

将原始数据或资料整理核实，按照实验设计时确定的统计学方法对数据进行整理，并制成统计表或统计图进行统计学分析。注意整理时需要以科学认真的态度，实事求是地整理表达，不能人为地强求实验结果符合自己的假说，而应根据实验结果修正假说，做出实验总结，得出结论。

(五）实验研究论文撰写

将实验研究结果撰写成实验报告或论文。报告或论文要具有科学性、首创性、逻辑性和实用性。

三、实验研究的基本要素

(一）处理因素

处理因素是根据研究目的而制定的欲施加或欲观察的、能作用于受试对象产生直接或间接效应的某个特定因素。从性质上，可以是生物的（如细菌、真菌、病毒、寄生虫等）、化学的（如药物、毒物、营养物等）、物理的（如声、光、电、外伤等）等因素，也可以是受试对象本身某些特征（如性别、年龄、遗传特性等）。确定处理因素时应注意：

1. 主要因素 施加于受试对象的某种特定处理因素。可以是单因素，也可以是多因素。单因素是指实验中只有一个处理因素施加于受试对象，但是可以有多个处理水平（强度大小）。多因素是指实验中有多个处理因素施加于同一受试对象。处理因素应适宜，过多必然使分组过多，受试对象例数增多，方法繁杂，实施中难以控制误差；而处理因素过少，又难以提高实验的广度、深度及效率。故应根据实验目的，确定主要的处理因素。

2. 处理因素强度 是指因素量的大小，如电刺激的强度、药物剂量等。处理因素强度大小应适当，可参考文献或以往的实验研究加以确定。有时同一因素可以设置几个不同的强度，如一种试验药物可设置高、中、低不同剂量。

3. 处理因素标准化 处理因素的强度、频率、持续时间与施加方法等，都要通过查阅文献和预实验找出最佳方案，并加以固定，即应标准化。如电刺激强度（电压、持续时间、频率等）、药物（来源、成分、生产厂家、批号、配制方法等）应始终保持一致。

4. 控制非处理因素 非处理因素（干扰因素）通常在实验组和对照组中分布不均匀，所产生的效应可能会影响处理因素产生的效应对比和分析。因此，要通过排除、平衡或标准化方法控制非处理因素，降低其干扰作用，减少实验误差，使处理因素的效应得以体现。

（二）受试对象

受试对象即实验对象，包括动物、人、离体器官组织、细胞等。首先，所选受试对象必须具备两个基本条件：一是对处理因素敏感；二是对处理因素反应稳定。其次，受试对象必须具有可行性，易于取样，安全性好。以人为受试对象，实验前还必须对受试对象的条件进行明确规定，确保受试对象的同质性。在实验中，对受试对象要有严格的纳入标准和排除标准，既要确保研究对象同质性，还要考虑受试对象的安全，特别是对孕妇、婴幼儿。以人作为实验研究对象所获得的结果和所得结论可直接用于临床，但基于人道主义和安全等因素，不能随意对人体施加处理因素，而且以人为受试对象，难以确保同质性。因此，实验研究往往选择动物。将动物整体作为实验对象进行体内实验，能较好地反映整体的实际情况，也可采用器官、组织、细胞等作为受试对象，进行体外实验。因体内影响因素十分复杂，为了深入探讨作用机制，体内实验往往需要配合适当的体外实验。

1. 动物（animals）

（1）动物受试对象的优点　①实验条件可以严格控制；②处理因素可以有害或可能有害；③可以直接获取反映处理因素效应的样本资料；④动物种属及其生理生化特点适合复制稳定可靠的模型；⑤动物比人类传代快，可以培育基因型明确的品系或有各种遗传缺陷的特殊品系，用于遗传、免疫或肿瘤研究；⑥实验动物的饲养、管理比较经济。

（2）受试动物选择要点　①根据实验要求选择品种和纯度。例如兔适于做发热模型，却不适合做休克模型；狗不宜做发热模型，却适合做休克模型。②以医药为目的的研究，受试动物的生物学特性应尽量接近于人。③动物的健康、营养状况良好。④动物年龄、体重、性别尽可能一致，以减少个体差异。⑤动物性别最好相同。对性别要求不高的实验可雌雄混用，分组时应雌雄搭配；如与性别有关的实验，只能用单一性别的动物。

2. 人（human beings）

（1）患者　受试对象为患者时应有明确的诊断标准、纳入标准、排除标准。采用公认的国际疾病分类标准或全国性学术会议规定的诊断标准，作为标准化尺度来选择受试对象。纳入标准是指根据研究目的，在制定诊断标准的基础上制定适合的入选标准。同时要有一定的排除标准，如对药物有不良反应、年龄过小、有并发症者。

（2）正常人　研究某种新药在体内的生理、毒理作用及药物代谢动力学时，应以正常人作为受试对象。以正常人作为受试对象时必须注意以下两点：一是事先向受试者讲清试验方法和目的，获其同意；二是保证受试者的健康不受损害，试验绝对安全。

（3）志愿者　可以是患者或正常人，自愿参加试验，明确试验内容。主要缺点：志愿受试者大多有强烈的"偏因性"，即他们了解研究者所期望的某种结果或反应，会下意识地按其意图回答问题，甚至在发生不良反应或副作用时，会比普通人更有耐受性。

（三）实验效应

实验效应（实验指标）是指处理因素作用于受试对象引起的反应或结局，通常选用一定观察指标度量或评价处理因素的作用效果。指标可分为计数指标和计量指标、主观指标和客观指标。如果指标选择不当或测定指标方法不当，未能准确反映处理因素的作用效果，获得的研究结果就缺乏科学性。所选定的指标，至少要符合下述基本条件：

1. 客观性　客观指标是借助仪器等进行测量来反映研究对象的客观状态或观察结果，最好选用可用具体数值或图形表达的指标（如心电图、血压和生化指标等）。主观指标是由被观察者回答或观察者定性判断来描述观察结果，如痛感、麻木、头晕、好转等均为主观指标。主观指标易受主观性因素的影响而造成较大的误差，在研究设计中仅可作为辅助指标。医学研究中应尽量选用客观的、定量的指标来反映实验效应。

2. 有效性　包括灵敏度与特异性。灵敏度指某种处理因素存在时所选指标能反映出一定的效应；特异性指某处理因素不存在时所选指标不显示处理效应。灵敏度高的指标能较好地显示处理效应，特异性高的指标不易受非处理因素的干扰。指标的选择应具有较高的检出真阳性能力（灵敏度高），也要有较高的鉴别真阴性的能力（特异性高）。

3. 准确性　包括准确度和精确度。准确度又称效度，指观察值和真实值的接近程度，主要受系统误差影响。精确度又称信度，指用同一方法或仪器对同一指标进行多次测定后计算的平均值，然后比较观测值与平均值接近程度，主要受随机因素影响。科学测量结果要求二者结合，既真实又可信；若两者出现矛盾，则优先考虑准确度。

4. 重现性　一般来说，客观指标在相同条件下可以重现，重现性高的指标意味着无偏性或偏性小，误差小，从而能较正确地反映实际情况。重现性小可能与仪器稳定性、操作误差、受试动物机能状态和实验环境条件有关。若非这些因素而重现性小的指标不宜采用。

四、实验研究的基本原则

实验研究的目的是了解处理因素作用于受试对象后所产生的实验效应，这种实验效应通常是在非处理因素同时存在的情况下产生的。因此，正确评价处理因素的效应，就必须控制和排除非处理因素的干扰作用，控制随机误差，避免或减少非随机误差，以较少的样本量取得较多而可靠的信息，达到经济、高效的目的，这是实验设计的基本任务。为此，在实验设计中必须遵循三大原则：对照原则、重复原则和随机化原则。

（一）对照原则

为衬托处理因素的效应，实验都应设立对照组。所设立的对照组应遵循均衡性原则，即各对比组间除处理因素不同外，其他重要的、可控制的非处理因素的分布尽量保持一致。

1. 对照设置条件　实验性研究中对照组设置必须具备 3 个条件：

（1）对等　除所要研究因素外，对照组与实验组研究对象的一切因素应对等。

（2）同步　在整个研究过程中，对照组与实验组应始终处于同一时间或同一空间。

（3）专设　专门设立对照组，不得借用以往研究或文献记载的资料作为本研究对照组。

2. 对照方式　根据实验目的和内容，常用的对照方式有以下几种：

（1）空白对照　对照组不施加干预，即不对受试对象做任何处理的对照。

（2）实验对照　对照组不施加要研究的处理因素，但施加某种与处理因素有关的实验因素，保证组间均衡性。

（3）标准对照　对照组采用现有标准方法或常规方法，以标准值或正常值作为对照。标准对照在临床应用较多，例如，在新药临床实验中，对照组通常采用目前疗效确切的某种常用药物，试验组则采用新药。

（4）自身对照　对照与处理在同一受试对象中进行，这种对照可以最大限度地减少抽样误差，通常有以下三种形式：①实验与对照在同一个体身上进行。例如，高血压患者在用降压药物治疗前后分别测定血压值。②将同一份标本（血清、尿、分泌物等）分成两份，采用不同方法（或仪器）测定某生化物含量。③条件相同或相似的受试对象配成对子，随机平均地分配到实验组与对照组，这种设计也称配对比较。

（5）相互对照　不专门设立对照组，各实验组间互为对照。例如，比较几种药物治疗某种疾病或同一药物不同剂量的疗效差别，不必另设对照组，组间相互比较即可。

（二）随机化原则

随机是指实验对象的实验顺序和分组进行随机化处理，由 Fisher 在创建实验设计理论中首先提出，沿用至今。随机化原则是指使每个受试对象具有同等机会被抽取或分配到对照组和实验组。目的是使实验中难以控制的非处理因素在各组中保持一致，避免或减少主观因素或其他偏性误差的影响，从而减少抽样误差，使处理因素产生的效应更加客观，以便得出正确的结果。随机不是随便或随意。例如，将 10 只品系、年龄、性别、体重相近或相同的大鼠放在同一笼中，闭眼随机抓出 5 只作为一组，留在笼中 5 只作为另一组，研究者自认为做到了随机，但因大鼠在反应、体力、灵活度上可能存在明显差异，存在偏性的组间差异是不科学的。随机抽样的基本方法有抽签法、随机数目表法和计算器随机数法。

（三）可重复原则

重复是保证科学研究结果可靠性的重要措施之一。精确可靠的实验结果应能在相同条件下重复出现（重现性）。对某个随机事件来说，其个别发生具有偶然性，大量实现则具有必然性，可通过多次实验或多次观察来提高实验的可靠性和科学性，称为重复。这就要求在实验设计中，实验组和对照组应有一定数量的受试对象。重复最主要的作用是考虑变异的客观存在，估计随机误差的大小。只有重复试验才能估计多次实验结果之间的变异性（精密度），重复次数或受试对象的增加可降低随机误差。重复包括以下三种类型：

1. 整个实验的重复　确保实验重现性，进而提高实验的可靠性。不可重复的研究是没有科学性的。

2. 多个受试对象的重复 避免把个别情况误认为普遍情况，把偶然或巧合现象当成必然规律，把实验结果错误地推广到群体。通过一定数量的重复，使结果具有稳定性，使结论更可靠。这里"一定数量"实际上是指要有足够的样本含量。

3. 同一受试对象的重复 通过对受试对象某个指标多次重复测量，保证观察结果的精密度。实验对象的重复观察次数愈多，从样本计算出的频率或平均数等统计量就越接近总体参数。重复数（实验例数）应适当，过少固然不行，过多也是不可取的，过多不仅造成资源浪费，而且难于控制实验质量，实验结果可靠性差。

五、几种常用实验设计方法

（一）完全随机化设计

完全随机设计又称单因素设计，或成组设计，是医学科研中最常用的一种设计方法。它是指将受试对象随机分配到各组中进行实验观察，或从不同总体中随机抽样进行对比研究。各组样本量可以相等，也可以不相等，但在总样本量不变的情况下，各组样本量相同时设计效率最高。研究因素为两水平，研究对象随机分为两组时，称为两组完全随机设计；研究因素为多水平，研究对象随机分为多组时，称为多组完全随机设计。

优点：设计简单、易于实施；出现缺失值时，仍可进行统计分析。

缺点：样本量较小时，因个体变异的客观存在，虽受试对象完全随机分组，但仍会出现两组间不平衡；只能分析单因素，且与配对或随机区组设计相比，检验效率不高。

（二）配对设计

配对设计是指将条件或性质（非处理因素）十分相似的受试对象配成对子，再将每对中个体施以不同处理。所谓对子，可以是同一受试对象处理前后，或同一标本分成两份。配对设计可控制非处理因素（混杂因素）对实验结果的影响，配对设计的效率取决于配对条件的选择。动物实验中应以窝别、品系、种属、年龄、体重、性别等作为配对条件；人群实验中，常将种族、性别、年龄、职业等作为配对条件。

与完全随机设计相比，配对设计的主要优点：检验效率较高，样本量也较小；缺点：在配对的挑选过程中，容易损失样本含量，并延长实验时间，对子之间的条件易发生变化。

（三）配伍组设计

配伍组设计即随机区组设计，将条件或性质（即非处理因素或区组因素）相似的受试对象组成配伍组，然后区组中每个受试对象再随机分到各处理组，分别接受不同处理。

与完全随机设计相比，配伍组设计的主要优点：检验效率较高，所需样本量小；另外，在分析出处理因素的作用后，也可分析区组因素的影响。缺点：若同一区组内有受试对象的数据缺失，该区组的其他数据就无法利用。

（四）拉丁方设计

拉丁方也称正交拉丁方设计，是指由拉丁字母所组成的正方形排列。拉丁方设计是按拉丁方的行、列、拉丁字母分别安排 3 个因素，每个因素有 g 个水平。一般讲 g 个不同字母分别表示处理的 g 个不同水平，g 行表示 g 个不同区组（行区组），而 g 列表示另一个区组因素的 g 个不同水平（列区组）。因此，拉丁方设计是双向的区组化技术。

应用拉丁方实验设计的前提是非处理因素与处理因素之间不能存在交互效应，两个非处理因素之间也不能存在交互效应。动物实验或离体器官实验可以一个动物或器官作为行因素，若实验顺序对实验结果有影响时，可以顺序为列因素，不同的药物或实验措施为实验因素。

（五）交叉设计

交叉设计是按事先设计好的实验次序，在各个不同时期让受试对象分别接受不同的处理，然后比较因素间效应差异。交叉设计是将自身比较和组间比较设计思路综合应用的一种设计方法，与平行组设计相比，其设计效率较高。

交叉设计的优点是：样本量较小；能控制时间因素和个体差异对处理因素的影响，检验效率较高；每个受试对象既是对照也是试验，考虑了每个受试对象的利益。缺点是：处理时间比较长，会延迟试验周期，易致受试对象中断试验；如果受试对象在前期试验中发生状态改变（如死亡、痊愈），会直接影响后期试验；如受试对象退出，则会造成后期数据缺失。

第二章 实验细胞学概论

细胞（cell）既是组成有机体形态和功能的基本单位，又是生物个体发育和系统发育的基础。一切生命现象及生物体的生理功能，都是以细胞为基本单位进行的。细胞学（cytology）是研究细胞的形态、结构和功能，以及与细胞生长、分化、进化等相关联的生物学的一个分支学科。实验细胞学（experimental cytology）是一种方法学，即在生命科学领域进行实验研究所需的细胞培养技术和方法。

第一节 概 述

一、细胞培养技术的发展简史

细胞/组织培养技术的发展，从萌芽阶段到开启和蓬勃发展，先后历经了百余年。

（一）细胞培养的早期启示

1885 年，德国 Wilhelm Roux（1850—1924）最早用温生理盐水体外培养鸡胚组织，并使其存活数月，这被认为是组织培养的萌芽实验。1903 年，Jolley 用盖片悬滴法培养的蝶螈白细胞，存活了近 1 个月。1906 年，Beebe 和 Ewing 用相同方法，以动物血清为培养基培养的犬淋巴细胞存活了 3 天。这些早期的工作虽不成熟，却使人们认识到，组织或细胞在离体条件下仍然能够存活，这为以后的细胞（组织）培养奠定了基础。

（二）现代细胞培养的开启

1. 悬滴培养法的建立 1907 年，美国 Ross Granville Harrison（1870—1959）创建了盖片覆盖凹窝玻璃悬滴培养法，由此建立了体外培养组织和细胞的基本模式系统。1912 年，法国 Alexis Carrel（1873—1944）用血浆包埋组织块外加胎汁的培养方法，并采用更新培养基和分离组织的传代措施，培养一鸡胚心肌组织长达数年之久；1923 年，Carrel 又设计了卡式瓶培养法，扩大了组织细胞的培养空间。悬滴培养法使用简便，培养基中的纤维蛋白支架可供细胞向周围生长，培养的细胞不仅能增殖，还能进一步分化。但此时期细胞（组织）培养也存在空间小、气体供应不足、培养基少、难以大量繁殖、观察不便等缺点。

2. 单层细胞培养法的建立 在悬滴培养和卡式瓶培养法的启示下，细胞培养技术迅速发展。1948 年，Sanford 建立了单细胞分离培养法，应用该技术可以建立由一个细胞来源的、遗传性状相同的克隆细胞株。从 20 世纪 50 年代起，培养工作大多过渡到培养瓶中进行，培养基也由天然动物血浆改进为人工培养基。得益于培养方法、培养容器和培养基方面的不断改进，细胞培养进入了快速发展阶段。1957 年，雷纳托·杜尔贝科（Renato Dulbecco，1914—2012）采用胰蛋白酶消化处理组织，并结合液体培养基的方法培养细胞，创建了单层细胞培养法（monolayer cell culture）。该法得到普遍推广且沿用至今，人们利用此技术建立了很多细胞系。

3. 三维或立体细胞培养法的建立　单层细胞培养虽有许多优点，但与体内细胞生长的环境相比，由于只有二维生长空间，多数细胞会失去在体内时原有的立体形态。随着技术进步，20 世纪末期，又发展出符合体内环境的三维立体培养法（three - dimensional cell culture，TDCC），即将具有三维结构的不同材料的载体与不同种类的细胞在体外共同培养，使细胞能够在载体的三维立体空间结构中迁移、生长，构成三维的细胞 - 载体复合物。该方法的优点是：能为培养的细胞提供与体内相似的支架系统，使细胞生活在一个立体环境，还可使细胞增殖、分化和表达体内的某些产物。三维培养技术的出现，标志着组织细胞培养进入了一个离体培养的新阶段。细胞培养技术优点突出，主要表现在利用体外细胞培养模型模拟在体实验，可以排除体内多种因素的干扰，对明确各种细胞在生理或病理状态下的功能、基因和蛋白表达的变化及其机理具有重要意义；细胞经克隆化可获得均一性遗传背景，使结果稳定、重复性强等。至此，细胞培养技术被广泛应用。

二、细胞培养的基本理论知识

细胞培养（cell culture）是指从体内取出单个细胞或细胞群，模拟体内的生理环境，在无菌、适当温度和营养条件下，使之生存和生长，并维持其结构和功能的方法。组织培养（tissue culture）是用同样的方法培养组织。但在培养组织的过程中，现代的培养技术尚不能在体外维持组织的结构和机能长期不变。由于生存环境的改变，加上细胞的移动（运动）和其他因素的影响，培养时间过长，特别是反复传代，很容易导致细胞发生变动或出现单一化现象，即趋向于变成单一类型细胞，最终也变成了细胞培养。另外，细胞培养也并不意味着细胞彼此独立，细胞在培养中的生命活动与在体内时一样，仍然是相互依存的，呈现一定的"组织"特性。所以，组织培养和细胞培养并无严格差别，通常作为同义语使用。器官培养（organ culture）是应用与组织培养相似的条件，培养器官的原基、器官的一部分或整个器官，使之在体外生存、生长并保持一定功能的方法。以上三个层次的培养，又统称为体外培养（*in vitro* culture，IVC）。

（一）培养细胞的特性

1. 培养细胞的生长方式及类型　体外培养的细胞，按生长方式不同可分为两型：

（1）贴附（贴壁）型细胞　指贴附（anchorage）于某一固相支持物表面才能生长的细胞，主要包括成纤维细胞、心肌细胞，平滑肌、肝、肺、肾、乳腺、皮肤、内分泌细胞及多数肿瘤细胞等，绝大多数哺乳动物的细胞都属于此型。这些细胞在活体内具有各自独特的形态，但在体外培养时，其形态或表型（phenotype）趋向单一化而失去其在体内原有的某些特征，并常常反映出其胚层起源情况。按照体外培养细胞的形态，一般可将其分为上皮细胞型和成纤维细胞型。①上皮细胞型：指那些形态上类似于上皮细胞的多种培养细胞。来源于外胚层及内胚层的细胞，如皮肤及其衍生物，肝、肺、肾、乳腺、内分泌细胞等组织及上皮性肿瘤的培养细胞等，它们形态上均呈上皮样，表现为扁平的多角形，胞质近中央处有圆形的细胞核。②成纤维细胞型：指起源于中胚层组织的细胞，体外培养时属于此型。如纤维结缔组织、平滑肌、心肌、血管内皮等，它们在体外培养时呈成纤维细胞样，具有长短不等的数个细胞突起，因而呈梭形、不规则三角形或扇形，细胞核呈卵圆形并靠近胞质的中央。其生长特点为细胞一般并不紧靠相连成片，而是排列呈旋涡状、放射状或栅栏状。

（2）悬浮细胞 指不附着于固相贴附物表面而呈悬浮（suspension）状态生长的细胞，仅有少数细胞属于此型，如白细胞和某些肿瘤细胞。这些细胞在悬浮状态下生长良好，常呈单个细胞或细小的细胞团存在，观察时细胞呈圆形。由于细胞悬浮生长于培养基之中，因此其生存空间大，使得该方法具有细胞繁殖量大、传代便捷、易于收获细胞等优点，主要适用于血液病的研究，缺点是不如贴附生长型细胞观察方便。

2. 培养细胞的生长特点

（1）贴附 黏附并伸展是体外培养贴壁细胞的基本生长特点，胶原、玻璃、塑料是其常见的附着底物。培养细胞在未贴壁之前一般呈球体样，一旦与底物贴附，细胞将逐渐伸展至一定的形态，呈成纤维细胞样或上皮细胞样等。

（2）接触抑制 是体外培养中某些贴附型细胞的生长特性之一。正常贴附细胞相互靠近时，其中之一或者两个将停止移动并向另一方向离开，这种接触可抑制细胞运动，使细胞不会重叠生长，即有接触抑制（contact inhibition）的特点；细胞生长汇合成一片时细胞分裂停止，存在密度抑制（density inhibition）现象。但肿瘤细胞的接触抑制和密度抑制往往减弱或消失，可向三维空间发展。

（二）培养细胞的生长过程

1. 单个细胞的生长过程 单个细胞的生长过程，即细胞周期（cell cycle），是为研究细胞的生长行为而提出的。体外培养过程中，细胞处于生长或静止状态。细胞生长包括 DNA 合成及细胞分裂两个关键过程。细胞周期即一个母细胞分裂结束后形成的细胞至其下一次再分裂结束形成两个子细胞的这段时间，可分为间期（interphase）和分裂期（mitotic phase，M 期）两个阶段。在间期，细胞完成生长过程，主要为 DNA 复制，复制阶段称为 DNA 合成期（synthetic phase，S 期），在 S 期之前和之后分别称为 DNA 合成前期（G_1 期）及 DNA 合成后期（G_2 期）。各种细胞 G_1 期持续时间差异较大，短者 4 ~ 5 小时，长者可达数日。增殖旺盛的细胞 G_1 期持续时间短，衰退细胞 G_1 期则较长。S 期因完成 DNA 的复制，核苷酸双链分离，易受致突变或致癌物的影响。不同细胞 S 期持续时间差别较小，平均 6 ~ 8 小时。G_2 期对周围环境敏感，细胞易因温度、pH 等因素的干扰，而停滞于 G_2 期；当不利因素去除后常能恢复正常。G_2 期持续时间较短，为 2 ~ 3 小时。在 M 期，细胞主要完成有丝分裂，即遗传物质的分配。M 期细胞数量的多少可作为细胞生活状态和增殖旺盛情况判断的重要参考指标。M 期持续时间很短，也较稳定，一般 1 ~ 2 小时。一般而言，哺乳动物细胞的细胞周期为 10 ~ 30 小时，而整个细胞周期的差异主要与 G_1 期持续时间的长短密切相关。

2. 细胞系的生长过程　体内细胞生长处于动态平衡的环境中，而体外培养细胞的生存环境是培养瓶、培养皿或其他容器，因此，其生存空间和营养有限。当细胞增殖达到一定密度后，则需要分离出一部分细胞并更新营养液，否则将影响细胞的继续生存，这一过程叫传代（passage）。每次传代以后，细胞的生长和增殖过程都会受到一定的影响。另外，很多细胞在体外的生存不是无限的，而存在着一个发展过程。因此，细胞在体外培养中有着一系列与体内不同的生存特点。细胞在培养中持续生长和增殖的时间称为培养细胞的生命期。体内细胞的生存期与完整机体的死亡衰老基本一致。体外培养细胞因细胞种类、性状和原供体的年龄差异而其生存期各异，但根据其大致经历，一般可分为以下 3 个阶段：

（1）**原代培养期**　也称初代培养（primary culture），是指从供体进行细胞分离后至第一次传代之前的细胞培养阶段。一般持续 1 ~ 4 周。此期细胞呈活跃移动状态，但分裂不旺盛。培养细胞与体内组织细胞形态结构和功能相似度高，若为细胞群，各细胞的遗传性状互不相同，细胞相互依存性强。

（2）**传代期**　细胞由原培养容器内分离稀释后传到新培养容器的过程，称为传代培养（subculture），在全生命期中此期的持续时间最长。此期细胞增殖旺盛，通过传代可得到大量同种细胞或稳定的细胞株。原代培养的细胞一经传代则改称细胞系（cell line）。一般情况下细胞可传代 10 ~ 50 次，随后细胞增殖逐渐缓慢，直至完全停止，细胞进入衰退期。

（3）**衰退期**　此期细胞虽然能继续生存，但增殖缓慢乃至完全停止，最后细胞衰退凋亡（degeneration or apoptosis）。

在细胞生命期阶段，少数情况下，在以上 3 期任何一点（多发生在传代末或衰退期），由于某种因素的影响，细胞可能发生自发转化。转化的标志之一是细胞可能获得永生性（immortality）或恶性性（malignancy）。细胞永生性也称不死性，即细胞获得持久性增殖能力，这样的细胞群体称无限细胞系（infinite cell line），也称连续细胞系（continuous cell line）。无限细胞系的形成主要发生在第 2 期末，或第 3 期初阶段。通过选择法或克隆形成法从原代培养物或细胞系中获得具有特殊性质或标志物的培养物，称为细胞株（cell strain）。也就是说，细胞株是用单细胞分离培养或通过筛选的方法，由单细胞增殖形成的细胞群。细胞株的特殊性质或标志必须在整个培养期间始终存在。再由原细胞株进一步分离培养出与原株性状不同的细胞群，亦可称之为亚株（substrain）。

3. 每代细胞生长过程　每代贴附细胞从接种到分离再培养的一段时间，称为细胞一代生存期（cell generation time）。所有体外培养细胞，包括初代培养及各种细胞系，当生长达到一定密度后，都需做传代处理。传代的频率或间隔与培养基的性质、接种细胞数量和细胞增殖速度等有关。接种细胞数量大、细胞基数大、相同增殖速度条件下，细胞数量增加与饱和速度相对要快（实际上细胞接种数量大时细胞增殖速度比稀少时要快）。连续细胞系（无限细胞系）和肿瘤细胞系比初代培养细胞增殖快，培养基中血清含量多时细胞增殖比少时快。以上情况都会缩短传代时间。细胞一代生存期包含：

（1）游离期 细胞接种后，在培养基中呈悬浮状态，也称悬浮期，此期细胞呈圆球形，无增殖发生。

（2）贴壁期 细胞附着于底物上，此时游离期结束。各种细胞贴附速度不同，这与细胞的种类、状态，培养基成分和底物的理化性质等密切相关。初代培养细胞贴附慢，可长达 10~24 小时或更多；连续细胞系和肿瘤细胞系 10~30 分钟即可贴附。贴附是贴附类细胞生长增殖的条件之一。细胞贴附现象是一个非常复杂、与多种因素相关的过程，如支持物能影响细胞的贴附，如底物表面不洁则不利贴附，底物表面带有阳性电荷则利于贴附。另外在贴附过程中，存在于细胞膜的表面或来自培养基血清中的蛋白类成分（细胞表面蛋白、纤维连接素）可增加细胞贴附。近年又从各种不同组织和生物成分中提取出了很多促贴附物质。

（3）对数生长期 细胞数随时间变化成倍增长，活力最佳，这是细胞增殖最旺盛的阶段，细胞分裂象增多，可作为判定细胞生长旺盛与否的一个重要标志，因此，这一阶段适宜进行实验研究。该期的细胞数一般以细胞分裂指数（mitotic index）表示，即细胞群中每 1000 个细胞中的分裂象数。体外培养细胞分裂指数受细胞种类、培养基成分、pH、培养箱温度等多种因素的影响。在接种细胞数量适宜的情况下，对数生长期持续 3~5 天后，随着细胞数量不断增多，生长空间渐趋减少，最后细胞相互接触汇合成片。细胞接触汇合成片后，虽发生接触抑制，只要营养充分，细胞仍然能够进行增殖分裂。因此，细胞数量仍在增多。但当细胞密度进一步增大，培养基中营养成分减少，代谢产物增多时，细胞因营养的枯竭和代谢物的影响，则发生密度抑制，导致细胞分裂停止。因此，接触抑制和密度抑制需要加以区分。

（4）平台期/停止期 因接触抑制和密度依赖性，细胞汇合后虽有活力但不再分裂，营养渐趋耗尽，代谢产物积累，pH 降低。此时需分离培养，即传代，否则细胞易中毒，发生形态改变，重则从底物脱落死亡，故传代应越早越好。

第二节 细胞培养的基本条件

体外培养的细胞需要合适的环境和必需的条件才能生存、繁殖。培养细胞的生长生存条件包括：

一、细胞的营养需要

体外培养的细胞，首先需要能提供其生存需要的营养条件。在细胞培养技术发展史的中早期，多数细胞于血浆、血纤维蛋白原凝块或组织提取物等中生长。体外培养中同样需要一些基本营养物质及促生长因子等物质来维持其生存和繁殖。

1. 基本营养物质 体外培养细胞的生长必需的一些基本营养物质，主要包括氨基酸、维生素、碳水化合物及一些无机离子。

（1）氨基酸 是细胞合成蛋白质的原料。培养细胞都需要 12 种必需氨基酸：缬氨酸、亮氨酸、异亮氨酸、苏氨酸、赖氨酸、色氨酸、苯丙氨酸、蛋氨酸、组氨酸、酪氨酸、精氨酸、胱氨酸；此外，还需要谷氨酰胺。氨基酸在细胞代谢过程中具有重要作用，所含的氮元素是核酸中嘌呤和嘧啶合成的原料，同样也是合成 ATP 所需要的基本物质。

（2）碳水化合物　培养的细胞无时无刻不在进行着有氧氧化与无氧酵解。碳水化合物是细胞的主要能源物质，此外碳水化合物也是合成某些氨基酸、脂肪、核酸的主要原料。常见的碳水化合物主要有葡萄糖、核糖、脱氧核糖、丙酮酸钠和醋酸等。

（3）维生素　是维持细胞生长的生物活性物质，主要扮演辅酶、辅基的角色，其中生物素、叶酸、烟酰胺、泛酸、吡哆醇、核黄素、硫胺素、维生素 B$_{12}$ 等是必不可少的。

（4）无机盐、无机离子与微量元素　细胞生长除需要钠、钾、钙、镁、氮和磷等基本元素外，还需要微量元素，如铁、锌、硒、铜、锰、钼、钒等。无机离子最主要的功能是帮助细胞维持渗透压平衡；此外，钠、钾、钙离子等可调节细胞膜功能。

2. 促生长因子及激素　除了上述基本营养物质之外，部分细胞培养中还需要添加促生长因子、激素等，它们对维持细胞的功能、保持细胞的状态（分化或未分化）具有十分重要的作用。很多生长因子，如血小板源性生长因子（PDGF）、碱性成纤维细胞生长因子（bFGF）、内皮细胞生长因子（ECGF）、表皮生长因子（EGF）等在不同细胞的生长中发挥重要作用。除了生长因子之外，有些激素对许多细胞生长有促生长作用，如胰岛素，它能促进细胞利用葡萄糖和氨基酸；有些激素对某一类细胞有明显促进作用，如氢化可的松可促进表皮细胞的生长，泌乳素可促进乳腺上皮细胞生长。

3. 常用液体和培养基

（1）平衡盐溶液（BSS）　BSS 是从 Ringer 生理盐水发展起来的，主要由无机盐和葡萄糖组成。BSS 中的无机离子不仅是细胞生命所需成分，而且对维持渗透压、缓冲和调节溶液的酸碱度起着重要作用。

（2）天然培养基（natural medium）　主要来自动物体液或从组织分离提取的成分，营养性较高，但成分复杂，来源受限。血清（serum）是天然培养基中最重要和细胞培养中最常使用的天然培养基，含有很多维持细胞生长繁殖不可缺少的成分。

（3）合成培养基（Synthetic medium）　是在研究和了解培养细胞所需成分的基础上配制而成的，目的在于制备与体内相似的生存环境。合成培养基有固定的组成成分，利于控制实验条件标准化，已成为当今普遍使用的培养基。

二、细胞培养的环境条件

除满足营养需求外，细胞生存与繁殖还需具备适合的温度、气相、pH 及渗透压，以及生长环境无污染、无毒等。

（一）适宜的温度、气相、pH 及渗透压

1. 温度　维持培养细胞的旺盛生长，必须保持相对恒定、适宜的温度。适宜的温度与取材动物种类有关，一般哺乳动物包含人类体外培养细胞生长的适宜温度为 35～37℃。在达到有限值之前，一般细胞繁殖率因温度升高而增加，一旦超过此值，繁殖过程将迅速受抑制。一般来说，高温比低温对细胞的影响更为明显。在较低温状态下（不

低于 0℃），细胞的代谢生长速度虽然很慢，但仍能够生存；若加入保护剂则可于液氮中冷冻至 −196℃。但若细胞置于高温中则不同，温度高于正常值 2℃，细胞仅能存活数小时；在 41 ~ 42℃ 培养 1h，细胞会损伤严重；至 43℃ 以上，则多数细胞将死亡。

2. 气相及 pH　体外培养细胞需要理想的气体环境，所需气体主要为 O_2 和 CO_2。多数细胞需要在有 O_2 条件下才能生长。O_2 主要参与三羧酸循环，与能量产生和氧分压有关。氧分压通常略低于大气状态，若氧分压超过大气氧分压，可能对细胞有害。CO_2 为细胞生长所需，又是细胞代谢的产物，并与维持培养基的 pH 值直接相关，CO_2 增加使 pH 值下降。一般气体环境为 95% 空气和 5% CO_2 混合气体，pH 值 7.2 ~ 7.4。pH 低于 6.8 或高于 7.6 可能对细胞有害，甚至导致细胞退变、死亡。一般来说，细胞对酸性环境的耐受力强于碱性环境，偏酸条件较偏碱性环境对细胞生长更为有利。为了保持培养环境 pH 值的相对稳定，多采用培养基中加入磷酸盐等缓冲剂的方法。

3. 渗透压　多数体外培养的细胞对渗透压有一定范围的耐受能力，理想的渗透压因细胞类型和种族而异。人胚肺成纤维细胞于 250 ~ 325mOsm/L 下克隆生长最佳，由于人类血浆的渗透压约为 290mOsm/L。因此，可以认为这是体外培养人类细胞的理想渗透压。在实际应用中，260 ~ 320mOsm/L 的渗透压适用于大多数细胞。若以培养皿作为培养器皿，则培养基可略微低渗，以代偿在培养过程中的蒸发。

（二）无污染环境

体外培养的细胞必须生长在无污染及无毒的环境中，这也是保证细胞生存的首要条件。体外培养的细胞由于缺乏对微生物和有毒物质的防御能力，一旦被微生物或有毒物质污染，或者自身代谢产物的积累，可导致细胞中毒死亡。因此，体外培养细胞时，必须保持细胞生存环境无菌无毒，及时清除细胞代谢产物。

第三节　细胞培养的基本技术

洁净无菌是细胞生长的基本条件，取材是原代培养的第一步，细胞分散是获取单细胞的基本途径，一定的细胞数量和活力是细胞研究的保障。因此，细胞培养基本技术部分主要介绍清洗消毒、无菌操作、取材的基本要求、细胞分散、细胞活力及细胞的冻存等。

一、清洗与消毒灭菌

（一）清洗

细胞对任何有害物质都十分敏感。因此，对于在细胞培养中使用的培养器皿清洗的要求比普通实验更为严格，每次实验后器皿都必须及时严格清洗，以防各种有害物质损害细胞。不同器皿的清洗方法和程序也有所不同，须进行分类处理。

1. 玻璃器皿　玻璃器皿用于培养细胞、细胞冻存、培养用液的存放等。提供细胞生长的玻璃表面不但要洁净，而且还要带适当的电荷。苛性碱清洗剂会使玻璃表面的电荷不适用于细胞附着，需以盐酸或硫酸中和。清洗玻璃器皿不仅要求干净透明、无油迹，且不能残留任何毒性物质。对于玻璃制品，一般需经 5% 盐酸溶液浸泡 48 小时以上，用自来水、双蒸水洗净后，牛皮纸封口，烤箱灭菌后备用。

2. 胶塞、盖子等杂物　细胞培养中的胶塞、培养瓶盖、针头等，不能以清洁液浸泡。新胶塞因带有滑石粉，应先用自来水冲洗干净，再用 2% NaOH 溶液煮沸 30 分钟，自来水洗净，晾干，泡入 1% 盐酸 30 分钟，再用自来水、双蒸水洗净，烘干，装入铝盒内高压消毒，烘干备用。用后的胶塞、盖子应及时浸泡在清水中，用洗涤剂刷洗；针头需用自来水冲洗干净。上述物品清洗后用 2% NaOH 煮沸，以 1% 盐酸浸泡，再常规洗涤，晾干备用。

3. 塑料器皿　培养板、培养瓶、培养皿等塑料器皿多为一次性的，处于无菌密封包装状态，可直接使用。少数非一次性的塑料物品，用后立即以流水冲净，防止干涸。超声洗涤，流水冲净，清洁液中浸泡过夜，常规洗涤，晾干备用。

细胞培养用品清洗、晾干后必须进行包装，以便消毒及储存，防止落入灰尘后再次被污染。硫酸纸、牛皮纸、棉布等是常用包装材料；注射器、金属器械可直接装在铝饭盒内；对重复使用培养板则用优质塑料严密封口。

（二）消毒灭菌

无毒、无菌的操作环境和培养环境是保证细胞在体外培养成功的首要条件。造成组织细胞培养失败的主要原因之一是细胞污染，特别是病原微生物的污染。组织细胞培养中所使用的各种培养基也是微生物的最适营养物。微生物较细胞生长速度快，一旦发生微生物污染，其代谢产物和毒物则影响细胞生长，甚至使其死亡。因此，消毒灭菌是细胞培养的基本技术。待消毒物品种类不同，消毒灭菌的方法亦不同，主要包括以下几类：

1. 物理消毒

（1）高温干热消毒　一般在烤箱中进行，主要用于灭菌玻璃器皿（如体积较大的烧杯、培养瓶）、金属器皿及不能与蒸汽接触的物品（如粉剂、油剂）。干热灭菌需将电热烤箱内物品加热到 160℃ 以上，并保持 90～120 分钟，杀死细菌和芽孢，达到灭菌目的；烧灼灭菌方法，常利用台面上的酒精灯对金属器皿及玻璃器皿口缘进行烧灼消毒。

（2）高温湿热灭菌　压力蒸汽灭菌是最常用的高温湿热灭菌法，一般使用高压蒸汽灭菌器。主要用于布类、耐高压塑料器皿、玻璃器皿、金属器皿、金属器械、橡胶制品和某些培养基等的灭菌。高压消毒的压力一般在 5、10、15、20 磅，持续时间可为 15、20、30 分钟。煮沸消毒也是常用的湿热消毒方法，条件简单、使用方便。

（3）射线消毒　紫外线是一种低能量的电磁辐射，可杀死多种微生物，是目前各实验室常用的方法之一。革兰阴性菌对紫外线最为敏感，其次是革兰阳性菌，再次为芽孢，而真菌孢子的抵抗力最强。紫外线照射主要用于消毒实验室空气、工作台面和一些不能使用其他方法消毒的培养器皿。直接照射培养室消毒，用法简单、效果好。

（4）过滤消毒除菌　有很多细胞培养的液体不能采用高压消毒的方法进行灭菌处

理，则可采用过滤消毒除菌，即将液体或气体用微孔薄膜过滤，使大于孔径的细菌等微生物颗粒阻留，从而达到除菌目的。多用于遇热容易变性而失效的试剂、药物或含有蛋白质等具有生物活性的液体。滤器有抽吸式及加压式两种类型；滤板（或滤膜）结构可为石棉板、玻璃或微孔膜。

2. 化学消毒　也是组织细胞培养工作中的常用消毒灭菌方法。操作者的皮肤、实验台、器械、器皿的操作表面，以及实验室的桌椅、墙壁、地面等，常用化学消毒法。消毒剂主要包括酒精、过氧乙酸、乳酸、来苏儿及抗生素等。75% 酒精最为常用，用途也最广泛；培养瓶的盖及外壁常用碘酒、酒精消毒；无菌室内操作表面、物体可用 0.1% 新洁尔灭、过氧乙酸、来苏儿等擦拭或浸泡消毒；实验室、无菌室可用甲醛熏蒸消毒。

3. 抗生素消毒　抗生素主要用于消毒培养基，是培养过程中预防微生物污染的重要手段，也是微生物污染不严重时的"急救"方法。不同抗生素杀灭微生物不同，应根据需要进行选择，常用抗生素为青霉素与链霉素。抗生素也常在组织细胞培养中使用，但多是为了预防污染，不能完全依赖抗生素达到消毒灭菌的效果。

二、无菌操作

体外培养的细胞缺乏抗感染能力，故在一切操作中应尽量做到最大限度的无菌，防止污染是决定培养成功与否的首要条件。即使是使用设备完善的实验室，若实验者粗心大意，技术操作不规范，也会导致污染。因此，应在一切操作中尽最大可能地保证无菌，每一项工作都必须做到有条不紊、完全可靠。

1. 培养前准备　实验前要制定好实验计划和操作程序，事先计算好相关数据。根据实验要求，准备好所需器材和物品，清点无误后将其放置操作场所（培养室、超净台）内，然后开始消毒。这样可以避免实验开始后，因物品不全往返拿取而增加污染机会。

2. 培养室和超净台的消毒　无菌培养室每天均需 0.2% 的新洁尔灭或 2%~5% 来苏儿拖洗地面，紫外线照射消毒 30~50 分钟；超净台台面每次实验前要用 75% 酒精擦洗，然后，紫外线消毒 30 分钟。在工作台面消毒时，切勿将培养细胞和培养基同时照射紫外线。消毒时工作台面上用品不要过多或重叠放置，否则会遮挡紫外线，降低消毒效果。

3. 洗手和着装　进入无菌培养室原则上须彻底洗手并按外科手术要求着装，无菌服、帽子和口罩每次实验后都要清洗消毒。如果实验过程中手触及可能污染的物品和出入培养室都要重新用消毒液洗手。

4. 无菌培养操作　为了保证无菌，除实验中所用物品需要事先消毒外，在实验中还需要无菌操作。因此，在进行实验前，要点燃酒精灯或煤气灯，一切操作都应在火焰外焰经过烧灼进行。烧灼过的器械要冷却后才能使用，否则可能造成组织损伤；开启、关闭长有细胞的培养瓶时，火焰灭菌时间要短，防止高温烧死细胞。

5. 安全防护　工作人员应注意自身的安全，穿戴实验衣及手套后才进行实验。此外，操作过程中应避免引起气雾的产生，小心毒性药品，并避免尖锐针头的伤害等。

三、取材的基本要求

人和动物体内绝大部分组织都可以在体外培养，但其难易程度与组织类型、分化程度、供体的年龄、原代培养方法等有直接关系。在无菌环境下从机体取出某种组织细胞，经一定处理后接种入培养容器中的过程，称为原代取材（细胞株扩增培养无取材过程）。机体取出的组织细胞首次培养称为原代培养。原代取材是进行组织细胞培养的第一步，而人和动物细胞的正确取材也是原代细胞培养成功的首要条件。取材基本要求如下：

1. 取材的组织要尽快培养　新鲜组织易于培养成功，若不能及时培养，可将组织浸泡于培养基内，冰浴或存放于4℃冰箱中。如果组织块很大，应先将其切成1cm^{3}以下的小块再低温保存，但时间不能超过24小时。

2. 取材必须无菌操作　用无菌包装的器皿或用事先消毒好的、带少许培养基的小瓶等便于携带的物品取材。取材过程中尽量避免紫外线照射和接触化学试剂等。从消化道、周围有坏死组织等污染因素存在的区域取材时，可用含500~1000U/mL的青、链霉素平衡盐溶液漂洗5~10分钟，再做培养。若材料疑有污染的可能，应加入高浓度抗生素干预。

3. 取材的其他基本要求

（1）取材要用锋利的器械，尽可能减少细胞的机械损伤；细心去除血液、脂肪、神经组织、结缔组织和坏死组织，切碎组织时应避免干燥，需在少量培养基中进行；取材时组织所处的温度尽量控制在4℃，降低组织细胞的降解程度。

（2）原代培养，特别是正常细胞培养，应采用营养丰富的培养基，最好添加胎牛血清，含量占完全培养液的10%~20%为宜。

（3）胚胎组织较成熟个体的组织容易培养，分化低的较分化高的组织容易生长，肿瘤组织较正常组织容易培养。如无特殊要求，可采用易培养的组织进行培养，成功率较高。

（4）为便于以后鉴别原代组织的来源和观察细胞体外培养后与原组织的差异性，原代取材时要同时保留组织学标本和电镜标本。对组织的来源、部位，包括供体的一般情况要做详细的记录，以备以后查询。

四、细胞分散（分离）

从动物体内取出的各种组织均由结合紧密的多种细胞和纤维成分组成。组织内多种细胞紧密结合，不利于各个细胞在体外培养中生长。在培养基中，1mm^{3}的组织块，仅有少量处于周边的细胞可能生存和生长。若要获得大量生长良好的细胞，必须把组织块充分分散开，使细胞解离出来。另外，有些实验需要提取组织中的某些细胞，也须先将组织解离分散，然后才能分离出细胞。目前，分散组织的方法有机械分离和化学分离两种，要根据组织种类所需和培养要求，采用适宜的手段。常用方法如下：

（一）悬浮细胞的分离

当培养材料为血液、羊水、胸水和腹水等细胞悬液时，常用的是低速离心分离方法，一般用 500~1000rpm 离心 5~10 分钟。若选用悬液中的某些细胞，常采用细胞分层液进行梯度离心，因比重不同细胞可在分层液中形成不同层，以此获取目的细胞。如果一次离心样品量过多，时间可适当延长；但需要注意离心速度不能过高，离心时间不宜太长，以避免挤压或机械损伤细胞。

（二）实体组织的分离

1. 机械分散法　在对含纤维成分少的软组织进行细胞培养时，可以直接采用机械方法进行分散。如脑组织、部分胚胎及一些肿瘤组织等，可用剪刀剪切后用吸管反复吹打、分散组织细胞或在不锈钢纱网内用钝物挤压使细胞过筛网孔，获得单细胞悬液。机械分散组织的方法简便易行、快速，但对组织细胞的机械损伤大，同时，细胞分散效果差，仅用于处理纤维成分少的软组织，对硬组织和纤维组织效果不好。

2. 剪切分离法　进行组织块移植培养时，可采用剪切法，即将组织剪或者切成 1mm³ 左右的小块后，接种于培养瓶进行分离培养。培养 24 小时贴壁后，细胞即从组织周围长出。培养瓶底部预先涂以胶原蛋白薄层，以利于细胞长出。

3. 消化分离法　把组织剪切成较小团块，应用酶的生物化学作用和非酶的化学作用进一步使细胞间的桥联结构松动，使团块膨松，由块状变成絮状，再采用机械法，用吸管吹打分散或电磁搅拌，使细胞团块得以较充分地分散，制成少量细胞群团和大量单个细胞的细胞悬液。该方法主要包括胰蛋白酶或胰酶（trypsin）消化法、胶原酶（collagenase）消化法和乙二胺四乙酸（EDTA）消化法。

五、细胞培养

（一）原代培养

原代培养又称初代培养，是指从生物机体或组织取出组织块或细胞后直接进行首次培养的方法。原代培养是建立各种细胞系或细胞株的第一步，是从事组织细胞培养工作人员应熟悉和掌握的最基本的技术。原代培养是获取细胞的主要手段，但其培养的组织由多种细胞成分组成，比较复杂。目前原代培养方法很多，其中，最基本和最常用的是组织块法和消化培养法。

1. 组织块法　组织块培养是常用、简便易行和成功率较高的原代培养法，所培养组织采用剪切分离法进行分离。培养瓶可根据不同细胞生长需求作适当处理，在放入组织块前预先用 1~2 滴培养基湿润瓶底。组织块法适用于组织量少的原代培养，如血管内皮细胞培养、血管平滑肌细胞培养及牙髓细胞培养。但由于反复剪切和接种过程对组织块的损伤，并非每块组织都能长出细胞。组织块接种后 1~3 日，由于游出细胞数量少，组织块的粘贴不牢固，在观察和移动过程中要注意动作轻柔，以免组织块浮起，影响细胞生长。原代培养 3~5 日需要换液一次，及时去除漂浮的组织块、残留的血细胞和细胞碎片，避免其中含有的有害物质等，影响原代细胞的生长。

2. 消化培养法　采用前述的组织消化分散法，将妨碍细胞生长的细胞间质去除，使细胞分散，形成悬液，可以很快得到大量活细胞。细胞易于从外界吸收养分和排出代谢废物，在短时间内生长成片。本方法适用于培养大量组织细胞，原代细胞产量高，但是步骤繁琐，易污染，一些消化酶价格昂贵，实验成本高。

（二）传代培养

1. 原代培养的首次传代　原代培养后由于细胞游出的数量增加和细胞增殖，单层培养细胞相互汇合，整个瓶底逐渐被细胞覆盖，此时需要进行分离培养。细胞由原培养瓶内分离稀释后传到新的培养瓶的过程称之为传代。进行一次分离再培养称之为传一代。一般认为75%～95%汇合或刚汇合阶段，是细胞理想的传代时机。初代培养后的首次传代非常重要，是建立细胞系的关键时期。已经进行传代培养的细胞则不能再称初代培养，而改称为细胞系。

2. 细胞传代方法　培养细胞传代根据不同细胞采取不同的方法。贴壁生长的细胞用消化法传代；部分贴壁生长的细胞用直接吹打或者细胞刮刀处理即可传代；悬浮生长的细胞可采用直接吹打或离心分离后传代，或用自然沉降法吸出上清后，再吹打传代。

3. 细胞系　原代培养物开始第一次传代培养后的细胞及其后裔均称为细胞系。从生物机体取出组织细胞后，经过连续培养，并通过反复多次再种植，从中选择细胞，使其相对稳定，这种培养应用广泛，细胞可以继续增殖分化，对研究某种特定细胞有利。若细胞系的生存期有限，则称之为有限细胞系，而已获得无限繁殖能力且能持续生存的细胞系，称为无限细胞系或永生细胞系。

4. 无限细胞系和/或永生细胞系　永生细胞系大多已发生异倍化，具异倍体核型，有的可能已成为恶性细胞系，因此，其本质上是已经发生转化的细胞系。无限细胞系有的只有永生性，但是还具备接触抑制和异体接种无致瘤性；有的不仅有永生性，异体接种也有致瘤性，表明已经恶性化。

六、细胞的冷冻保存与复苏

培养细胞的传代及日常维持过程中，要消耗大量的培养器皿、培养基及各种准备工作；而且细胞一旦离开活体开始原代培养，其各种生物特性将逐渐发生变化，并随传代次数的增加和体外环境的变化而不断出现新的变化。因此，及时进行细胞冻存十分必要。

（一）细胞的冷冻保存

细胞低温冷冻储存（cryopreservation）已成为细胞培养室的常规工作和通用技术。-70℃以下时，有机体细胞代谢极其缓慢甚至停止，故可以长期保存，一般一年为宜。细胞冻存在液氮中，温度达-196℃，理论上储存时间是无限的，是目前最佳冻存温度。细胞冻存及复苏的基本原则是慢冻快融，这样可以最大限度地保存细胞活力。

细胞冻存时要缓慢降温，因为在不添加任何保护剂的情况下，降温过程中细胞内易出现结冰现象（降温速度越快，结冰越多），冰晶的形成直接损伤细胞，并使未结冰溶液溶质过高，继发溶质性损伤甚至细胞死亡。因此，在冻存细胞时要尽可能均匀减少细胞内水分，减少细胞内冰晶形成，这是减少细胞损伤的关键。

目前，多采用二甲基亚砜（DMSO）或甘油作冷冻保护剂。这两种物质对细胞无明显毒性，分子量小，溶解度大，易穿透细胞，可以使冰点下降，提高细胞膜对水的通透性；加之缓慢梯度降温法可使细胞内的水分渗到细胞外，减少细胞内冰晶的形成，以保护细胞免受冰晶损伤和溶质损伤。冻存过程中保护剂的选用、细胞密度、降温速度及复苏时温度、融化速度等都对细胞活力有影响。

（二）细胞的复苏

细胞复苏（resuscitation）与细胞冻存的要求相反，应采用快融方法。这样可以保证细胞外结晶短时间内融化，以免缓慢融化使得水分渗入细胞形成胞内再结晶损伤细胞。因此，取出冷冻保存的细胞，立即进行37℃水浴使其快速融化，将融化的细胞置于含有适量培养基的离心管中离心后，弃上清（此步主要是去除细胞杂质及DMSO），后将细胞转入培养器皿中进行培养，则细胞完成复苏，继续生长。复苏时细胞可以做10～20倍稀释，接种密度以每毫升 5×10^5 个为宜。复苏结束后，应稳定细胞24小时，然后留意观察细胞，根据细胞状态采取必要的换液等措施。

第四节　培养细胞的性状检测

一、培养细胞的常规观察

细胞经原代培养后及传代或换液后均需进行连续的、动态性观察。一般应每日或隔日观察一次，对细胞生长过程等要及时记录、照相和采取相应措施进行处理，以全面、细致地了解细胞的生长变化概况。

（一）培养基

培养基（medium）的肉眼观察是常规检查的重要内容，重点观察培养基的颜色和透明度的变化。一般培养基中均含有酚红作为指示剂，以此显示培养基的pH值。正常新鲜的培养基呈桃红色，这种颜色代表培养基的pH值为7.2～7.4。加入细胞培养后，由于酸性代谢产物的堆积，培养基颜色变浅。一旦培养基颜色变黄，说明培养基中代谢产物已堆积到一定量，则需要换液。一般正常情况下，生长稳定的细胞需要2～3日换液一次，生长缓慢的细胞需要3～4日换液一次。传代和换液后，如果发现培养基很快变黄，要注意两点：一是是否有细菌污染；二是可能培养器皿没有洗干净，有残留物。培养基正常为清亮透明，出现浑浊多为污染（悬浮细胞培养除外）。

（二）细胞生长情况

原代培养和传代培养后，绝大多数细胞并不马上开始增殖，都经历一个潜伏期。潜伏期（latency）的时间长短不同，细胞系细胞一般潜伏期较短，多为 24 小时以内；原代培养潜伏期较长，从几天到数周不等；一般胚胎组织细胞生长的潜伏期较短，而成年组织细胞和部分癌组织潜伏期较长。原代培养最先从组织块边缘长出的细胞，常不是增殖产生而是细胞游出所致，因此，原代培养早期较少见到分裂细胞。成纤维细胞是最易生长的细胞，生长速度快，因此，组织块最早游出的细胞以成纤维细胞为主，细胞为细长梭形，多为放射状和旋涡状分布，有时相互连接成网状。

细胞传代后，经过悬浮、贴壁伸展进入潜伏期、对数生长期，细胞大量繁殖，逐渐相连成片，长满瓶底面积的 80% 时就应及时传代，否则细胞可因营养物质缺乏和代谢产物堆积，进入平台期并衰退。此时，细胞变得粗糙，胞内出现颗粒状堆积物，严重时细胞可瓶底脱落。对于悬浮生长的细胞，当细胞显著增多、培养基开始变黄时，也应及时传代。

（三）活细胞的一般形态学观察

细胞培养工作中，对活细胞的形态学观察是基本内容。倒置相差显微镜（inverted phase contrast microscope）是培养室活细胞观察的必备设备。要取得良好的活细胞观察效果，必须了解相差显微镜的基本原理和使用方法。

经传代或换液后，在显微镜下观察时，生长状况良好的细胞透明度大、遮光性强、轮廓不清，用相差显微镜能看清部分细胞的细微结构，细胞处于对数生长期时可以见到很多分裂期细胞；细胞生长状态不良时，细胞遮光性变弱、轮廓增强，胞质中常出现空泡、脂滴、颗粒样物质，细胞之间空隙加大，细胞变得不规则，失去原有的形态特点，上皮样细胞可能变成长纤维细胞的形状，有时细胞表面和周围出现丝絮状物；如果情况进一步严重，可能出现部分细胞死亡、崩解、漂浮。只有生长状态良好的细胞才适合进一步传代和实验。对生长状态不良的细胞，首先要查明原因，采取相应措施进行处理，如换液、排除污染等。

（四）微生物污染

体外培养细胞自身没有抵抗污染（contamination）的能力，而且培养基中的抗生素抗污染能力有限，因而培养细胞一旦发生污染多数将无法挽回。细菌（bacteria）和霉菌（fungus）污染多发生在传代、换液和加药等操作之后，因此，在上述操作后 24～48 小时要密切注意观察。污染早期或轻度污染时，如能及时去除污染物，部分细胞可能恢复；若污染物持续存在培养环境中，轻者细胞生长缓慢，分裂象减少，细胞变得粗糙，轮廓增强，细胞质出现颗粒；污染较严重，细胞增殖停止，分裂象消失，细胞质中出现大量堆积物，细胞变圆、脱壁。微生物污染最典型的表现为培养基浑浊，液体内漂浮菌丝或细菌，但支原体（mycoplasma）污染培养基不浑浊。

预防支原体污染的措施：控制环境污染；严格实验操作；在细胞培养基中加入适量的抗生素。支原体污染细胞后，特别是重要的细胞株，有必要清除支原体，常用方法有抗生素处理、抗血清处理、抗生素加抗血清和补体联合处理。对支原体最有抑制活性及常用于支原体感染治疗的抗生素是四环素类、大环内酯类及一些氟喹诺酮类药物。

（五）细胞交叉污染对细胞的影响及污染物的检测

细胞培养中，细胞间交叉污染并不罕见，多是由于在进行细胞培养操作时，各种细胞同时进行处理，混杂使用器皿和液体所致。细胞交叉污染能使细胞的生长特性、形态特征等发生变化：有些变化较轻、不易察觉；有些可能由于污染的细胞具有生长优势最终压过原来细胞而导致细胞的生长抑制，最终死亡。常用观察细胞形态学、分析生长特性和核型、检测细胞的标记物等方法检测交叉污染的细胞。

二、细胞生长状况的观察

（一）细胞计数

细胞计数是细胞学实验的一项基本技术，它是了解培养细胞生长状态，测定培养基、血清、药物等物质生物学作用的重要手段。常用的细胞计数有血球计数板计数法和电子细胞计数仪计数法。培养的细胞在一般条件下要求有一定的密度才能生长良好，所以要进行细胞计数。细胞计数的原理和方法与血细胞计数相同，计数结果以每毫升细胞数表示。

注意事项：消化单层细胞时，须把细胞分散良好，制成单细胞悬液，否则会影响细胞计数结果；取样计数前，应充分混匀细胞悬液，细胞如果密度过大，一般稀释 10 倍、100 倍后进行计数；镜下计数时，遇见 2 个及以上细胞组成的细胞团，应按单个细胞计算。如细胞团占 10% 以上，说明分散不充分，需重新制备细胞悬液；若细胞过少或过多时，说明稀释浓度不当，需重新设置稀释倍数、制备细胞悬液、计数。细胞密度 =（细胞计数板视野下 4 个大格细胞总数/4）$\times 10^4$/mL。

（二）细胞生长曲线和细胞倍增时间

1. 细胞生长曲线　只有具备自身稳定生长特性的细胞，才适合在观察细胞生长变化的实验中应用。在细胞系细胞和非建系细胞生长特性观察中，细胞生长曲线是细胞培养实验中最基本的指标，是测定细胞绝对增长数值和生长繁殖基本规律常用的简便方法。

细胞生长曲线（growth curve）的测定一般可利用细胞计数法进行：在同一规格的培养器皿中接种同等量的同一代细胞，分成 7 组，经培养后每间隔 24 小时计数一组细胞，连续 7 日，以培养时间为横坐标，不同时刻的细胞数值作为纵坐标，标出各点并连成线，即为该细胞的生长曲线。标准的生长曲线近似"S"形，一般在传代后第一天细胞有所减少，再经过几天的潜伏适应期，然后进入对数生长期，进而达到平台期后生长稳定，最后衰老（图 2-1）。细胞生长曲线虽然最为常用，但其反映数值不够精确，可有 20% ~30% 的误差，需要结合其他指标进行分析。

2. 细胞倍增时间　在生长曲线上细胞数量增加一倍的时间，称为细胞倍增时间（doubling time），可以在曲线上换算得来。细胞倍增的时间区间即细胞对数生长期，细胞传代、实验等多应在此区间进行。

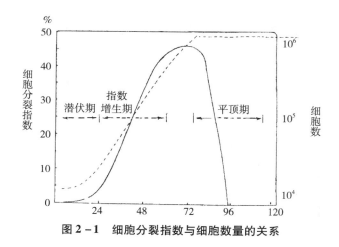

图 2 - 1　细胞分裂指数与细胞数量的关系

（三）细胞分裂指数

细胞分裂指数（mitotic index）是计算分裂细胞占全部细胞比例的方法，表示细胞增殖的旺盛程度。其方法为：以秋水仙素将细胞处理 1～2 小时后，按染色体制片法制片并染色，计算 1000 个细胞中分裂象的数目，重复 4 次取平均值，用百分比表示。细胞分裂指数与生长曲线的趋势类似，只是在细胞总数达平台期时细胞数量很大，但细胞分裂接近停止，分裂指数曲线最低。值得注意的是，细胞分裂指数的观察要掌握好标准，对接近和将完成的分裂象要统一标准加以划分，减少误差。

（四）细胞贴壁率

细胞贴壁率（anchorage efficiency）又称接种存活率（seeding efficiency），适用于贴壁附着生长细胞。因为只有活细胞才能贴壁，所以细胞贴壁率主要反映细胞的生存能力和部分底物材料的生物相容性。实验步骤简述如下：取对数生长期细胞，用消化法制成细胞悬液，计数后接种至培养瓶；每 2 小时取出一瓶细胞，倒掉未贴壁细胞，然后胰酶消化已贴壁细胞。一般观察 24 小时，分 12 次，计算贴壁率［贴壁率或接种存活率％ =（贴壁存活细胞数/接种细胞数）×100％］。

（五）克隆形成率

克隆形成试验是测定单个细胞增殖能力的有效方法之一，基本原理是单个细胞在体外持续增殖 6 代以上，其后代所组成的细胞群体称为克隆或集落（clone），此时每个克隆可含有 50 个细胞，大小 0.3～1.0mm。通过计数克隆形成率（cloning efficiency），可对单个细胞的增殖潜力做定量分析，了解细胞群体依赖性和增殖能力。克隆形成率高者，独立生存能力强。由于细胞生物学性状不同，细胞克隆形成率差别很大，一般原代培养细胞克隆形成率弱，传代细胞系强；二倍体（diploid）细胞克隆形成率弱，转化细胞系强；正常细胞克隆形成率弱，肿瘤细胞强。克隆形成率常用于抗癌药物敏感试验、肿瘤放射生物学试验等。克隆形成率常用平板克隆形成试验和软琼脂培养克隆形成试验来检测。

1. 平板克隆形成试验 适用于贴壁生长的细胞，包括培养的肿瘤细胞和正常细胞。方法简单，不需要制备琼脂培养基，细胞可在培养皿壁形成克隆。试验成功的关键是细胞悬液的制备和接种密度。注意：细胞一定要分散好，不能出现细胞团，单个细胞百分率至少在90％以上，接种密度不能过大；培养早期不要晃动培养皿，培养期间要根据培养基 pH 值的变化适时更换新鲜培养基；克隆培养时间较长，应防止细菌或霉菌污染。

2. 软琼脂培养法 常用于非锚着依赖性生长的细胞，如肿瘤细胞和转化细胞系等。正常细胞在悬浮状态下不能增殖，不适用于软琼脂克隆形成试验。克隆形成率与接种密度有一定的关系，做克隆形成率测定时，接种细胞一定要分散成单细胞悬液，直接接种在碟皿中，持续一周，随时检查，到细胞形成克隆时终止培养。实验中琼脂与细胞相混时，琼脂温度不宜超过40℃，接种密度不宜超过35个/cm^2。

（六）细胞周期

每一细胞增殖过程都要经历一个周期，包括一个间期和一个分裂（M）期，这个细胞生活周期称为细胞周期，它反应细胞的增殖速度。细胞周期可利用培养细胞来研究细胞动力学、细胞 DNA 合成代谢和有丝分裂。细胞周期与细胞群体倍增时间是不同的两个概念。倍增时间是指细胞总数量增加一倍的时间，这一时间内有些细胞参与分裂，而有些细胞可能不分裂。细胞周期仅指单个细胞的分裂生长周期时间。一般细胞周期短于细胞倍增时间。细胞周期的时间测定方法有很多，常用的有以下两种：

1. BrdU 法 其原理是将 5 - 溴脱氧尿嘧啶核苷（BrdU）加入培养基后作为细胞 DNA 复制的原料，培养细胞经过两个细胞周期后，细胞中两条单链均含 BrdU 的 DNA 将占1/2，反映在染色体上应表现为一条单体浅染；如经历了三个周期，则染色体中约一半为两条单体均浅染，另一半为一深一浅；细胞如果仅经历了一个周期，则两条单体均深染。计分裂象中各期比例，则可算出细胞周期的值。

2. 流式细胞术（FCM） 其原理是采用亲核染料碘化丙啶（propidium iodide，PI）染色，PI 可与 DNA 结合，其荧光强度直接反应 DNA 含量，而细胞周期各时相 DNA 含量不同。因此，用流式细胞内 DNA 含量进行检测时，便可将细胞周期区分为 G_1/G_0（DNA 含量为 2N）期、S（DNA 含量介于 2N 和 4N 之间）期及 G_2/M（DNA 含量为 4N）期，以此得出各期细胞百分数。需要注意的是，流式细胞术需要选择对数生长期细胞，消化法制成细胞悬液，使细胞成为单细胞，不能成团。

（七）细胞活力的检测

在细胞群体中有一些因各种原因而死亡的细胞，总细胞中活细胞所占百分比称为细胞活力。由组织中分离的细胞一般也要检查活力，以了解分离的过程对细胞是否有损伤作用；复苏后的细胞也要检查活力，以了解冻存和复苏的效果。常用方法如下：

1. 台盼蓝排斥试验 细胞损伤或死亡时，某些染料可穿透受损的细胞膜，与解体的 DNA 结合，使其着色；而活细胞能阻止这类染料进入细胞，借此可以鉴别死细胞和活细胞。常用染料有台盼蓝（trypan blue）、伊红 Y（eosin Y）和苯胺黑（aniline black）等。台盼蓝排斥试验方法简单，是最常用的细胞活力检测方法。正常的活细胞胞膜结构完整，能阻止台盼蓝进入细胞；丧失细胞活性或胞膜结构不完整的细胞，细胞膜的通透性增加，台盼蓝可穿透其细胞膜进入细胞而使其着蓝色。故台盼蓝染色法常用于检测细胞活力或细胞膜完整性。因此，台盼蓝染色法可以计算出细胞总数，也可以计算活细胞和死细胞数，以测定细胞存活百分率。活力测定可以和细胞计数合起来进行，但要考虑到染液对原细胞悬液的加倍稀释作用。值得注意的是，台盼蓝染细胞时，时间不宜过长，否则部分活细胞也会着色，从而干扰实验结果。

2. MTT 比色试验　是一种检测细胞存活和生长的方法。显色剂四唑盐是一种能接受氢原子的染料，化学名为 3 -（4,5 - 二甲基噻唑 - 2）- 2,5 - 二苯基四氮唑溴盐（MTT），商品名噻唑蓝。其基本原理是：活细胞线粒体中的琥珀酸脱氢酶能使外源性 MTT 还原为不溶于水的蓝紫色结晶甲䐶（formazan）并沉积在细胞中，而死细胞则无此功能。DMSO 能溶解细胞中的甲䐶，用酶联免疫检测仪在 490nm 波长处测定其光吸收值，可间接反映活细胞的数量。在一定细胞数范围内，MTT 结晶形成量与细胞数和活力成正比。因此，MTT 比色试验可检测细胞相对数量和相对活力及药物对细胞的毒性。该方法灵敏度高、重复性好、经济、快速、无放射性污染，并与其他检测细胞活力的方法有良好的相关性，已广泛用于一些生物活性因子的活性检测、大规模的抗肿瘤药物筛选、细胞毒性试验及肿瘤放射敏感性测定等；缺点是只能测定细胞相对数和相对活力，不能测定细胞绝对数。

3. CCK - 8 法　细胞计数试剂盒（cell counting kit - 8），所用试剂是 WST - 8，广泛应用于细胞增殖和细胞毒性检测。其基本原理是：在电子耦合试剂存在的情况下，WST - 8 可以被线粒体内的脱氢酶还原生成高度水溶性的橙黄色的甲䐶产物。生成的甲䐶物量与活细胞数量成正比。用酶联免疫检测仪在 450nm 波长处测定其光吸收值，可间接反映活细胞数量。颜色的深浅与细胞的增殖成正比，与细胞毒性成反比。颜色越深，吸光度越大。CCK 法应用非常广泛，如药物筛选、细胞增殖测定、细胞毒性测定、肿瘤药敏试验及生物因子的活性检测等。酚红和血清对 CCK - 8 法的检测不会造成干扰。

4. ATP 发光试验　三磷腺苷（ATP）仅存在于活细胞内，是活细胞的基本能量单位。细胞内 ATP 值与活细胞的数量呈正相关，一旦细胞死亡，ATP 活性也随之消失。因此，测定细胞 ATP 的含量，可间接反映活细胞的数量。ATP 可用荧光色素 - 荧光色素酶试剂标记，用发光仪测定。

（八）细胞运动、迁移和侵袭力的检测

1. Transwell 小室迁移和侵袭实验　将 Transwell 小室放入培养板中，小室内称上室，培养板内称下室，上下层培养基以聚碳酸酯膜相隔。将被研究的细胞种植于上室内，由于聚碳酸酯膜有通透性，下层培养基中的成分可影响到上室内的细胞，从而可以研究下层培养基中的成分对细胞运动的影响。应用不同孔径和经过不同处理的聚碳酸酯膜，适用于细胞趋化、细胞迁移（migration）、细胞侵袭（invasion）等多种研究。聚碳酸酯膜的膜孔径大小在 0.1 ~ 12.0μm，迁移和侵袭一般选择 8.0μm 孔径。

（1）迁移实验　　上室培养基为不含血清的培养基，24 孔板接种约 10×10^5 个细胞，体积大约 $200\mu L$，下室一般加入 $500\mu L$ 含血清或趋化因子的培养基。培养 12~24 小时后，取出 Transwell 小室，用棉签擦去膜靠近上室面的细胞；另一面用甲醛或乙醇室温固定 30 分钟，结晶紫染色 20 分钟，用清水洗 3 遍以上，显微镜下观察细胞，计数进入下室的细胞量以反映细胞的迁移能力。

（2）侵袭实验　　与迁移试验不同的是在聚碳酸酯膜上室侧铺上一层基质胶，用以模仿体内细胞外基质，细胞欲进入下室，先要分泌基质金属蛋白酶将基质胶降解，方可通过聚碳酸酯膜。主要用于肿瘤侵袭能力的观察，计数进入下室的细胞量可反映肿瘤细胞的侵袭能力。基质胶的主要成分是层粘连蛋白和 IV 型胶原，在 37℃ 呈胶状。

2. 细胞划痕试验（cell scratch test）　　是研究细胞迁移能力的体外试验。其原理是当细胞长到融合成单层状态时，在融合的单层细胞上人为制造一个空白区域，即"划痕"，划痕边缘的细胞会逐渐长入空白区域使"划痕"愈合。通过对不同时期划痕区域细胞状态的观察，对细胞的迁移能力进行判断。实验步骤：在培养板接种细胞之前用 Marker 笔在培养板背面画横线标记（方便拍照时定位同一个视野）；接种细胞，数量以贴壁后铺满板底为宜（或者培养至铺满板底）；用 1mL 枪头垂直于孔板制作宽度一致的划痕；吸去培养基，用 PBS 洗去划痕产生的细胞碎片；加入无血清培养基，每隔 4~6 小时取出细胞，拍照记录，分析距离的变化。值得注意的是，此试验与 Transwell 小室迁移试验相比，对细胞密度要求较高，如密度太小将影响实验结果。

3. 活细胞的动态观察　　培养细胞的附着、贴壁、伸展、移动、有丝分裂等活动是连续动态的，是培养细胞观察中最为生动的部分。要做到细胞动态观察最好有显微镜恒温装置和连续、定格缩时拍摄或录像装置。拍摄培养细胞的动态过程，首先对要观察的细胞活动周期进行预观察，掌握其大致活动时间，如：一个细胞先从多边形到球形，然后进行分裂，最后又贴壁伸展。用此方法可以观察很多生动的细胞运动变化影像。

4. 高内涵细胞成像分析系统　　高内涵细胞成像分析系统由全自动高速显微成像、全自动图像分析和数据管理三个部分组成。全自动高速显微成像在短时间内生成大量的图像，全自动图像分析从这些图像中提取大量的数据，数据管理软件负责建档存储、注释比较、检索分享这些图像和数据。高内涵，意味着丰富的信息，包括单个细胞图像和各项指标、细胞群体的统计分析结果、细胞数量和形态的改变、亚细胞结构的变化、荧光信号随时间的变化和荧光信号空间分布的改变等。

三、固定细胞形态学观察和成分分析

固定后染色观察是细胞培养中常用的显示细胞形态的技术。固定细胞的目的在于把细胞的原有结构尽可能完整地保存下来，避免细胞发生降解、自溶和变形等，标本固定后可以长期保存和做长时间的观察分析。

（一）固定

细胞固定尽可能选用新鲜培养物，根据检测对象、目的和要求选择固定剂和方法。

1. 固定对象　　用各种方法培养的细胞均可，但是以盖片培养法最为常用。单层细胞固定观察的特点是：细胞层次少，固定穿透快，固定效果好，不需要包埋和切片。需要注意的是，在盖玻片单层培养时，固定前需要用37℃等渗的PBS漂洗细胞，以洗去血清和细胞表面的残留物以防止其妨碍染色；悬浮培养细胞，低速离心去除含血清的培养基，然后PBS漂洗后，制成细胞悬液，涂片。

2. 固定液　固定液的基本要求是维持细胞形态，不影响进一步的实验。常用固定液为4%甲醛–PBS固定液，甲醛是一种气体，其饱和水溶液无色，约含40%甲醛。用40%甲醛水溶液：PBS=1∶9配方制备甲醛固定液，对细胞染色体、线粒体和高尔基体的固定效果好；4%多聚甲醛–PBS固定液，适于固定纤维蛋白、细胞骨架蛋白，进行核酸原位杂交时多用此固定液；丙酮多用分析纯的冷丙酮，固定细胞内酶的效果较好，多用于免疫组化；戊二醛对组织细胞渗透性好，与蛋白质反应快，能较好保存蛋白质，对微管和膜性结构保存也较好，进行透射电镜分析时常用；甲醇/醋酸固定液是应用最广泛的培养细胞固定剂，其甲醇∶醋酸为3∶1。甲醇穿透力好、易于挥发，醋酸固定蛋白效果好，且有使细胞膨胀的作用，二者结合使细胞形态固定不变，最适宜观察染色体，该试剂注意现配现用。

（二）染色

利用化学染料与细胞及各细胞器发生化学作用或吸附作用，使各种细胞结构能够通过染色改变其折射率，从而清晰地显现出来。培养细胞可用多种方法染色，有一般染色（观察细胞一般形态）和特殊染色（观察细胞特殊成分和结构）之分，亦可分为单染和复染两种。常用染色方法介绍如下：

1. Giemsa染色　是最常用的染色方法，简便、快速，适用于多种细胞和染色体的染色。细胞核染成紫红色或蓝紫色，胞质染成粉红色。染色液宜现用现配，保存时间最好不要超过48小时，pH值要准确。

2. 苏木精–伊红（H&E）染色　较为常用，苏木精染液呈碱性，主要使细胞核内的染色质和胞质内的核蛋白体着紫蓝色；伊红呈酸性，主要使细胞质和细胞外基质中的成分着粉红色。

3. Feulgen染色　是经典鉴别DNA的一种染色方法。标本经稀盐酸水解后，DNA分子中的嘌呤和脱氧核糖键被打开，嘌呤碱基被解离，从而在脱氧核糖的一端出现了醛基，并在原位与Schiff试剂中的无色品红反应，形成含有醛基的化合物分子，因醛基为发色团，可呈现出紫红色。DNA经稀盐酸水解后产生的醛基具有还原作用，可与无色品红结合形成紫红色化合物。即Feulgen染色后DNA呈粉红色至紫红色，细胞质呈无色或绿色（亮绿复染所致），从而显示出细胞内DNA的分布。

4. 丫啶橙染色　荧光染料丫啶橙（acridine orange，AO）与细胞内的DNA和RNA都有亲和力，但结合后却发出不同颜色的荧光，其中DNA呈翠绿色而RNA呈橘红色至火红色。此法简便快捷，特异性好，对活细胞毒性小，既可以染活细胞，也可以染固定细胞。

5. 考马斯亮蓝染色　是显示细胞内骨架和细胞内微丝的染色方法。细胞内微丝经考马斯亮蓝（coomassie brilliant blue）染色后呈蓝色。

四、免疫组织化学技术观察细胞成分

免疫组织化学技术是细胞学、免疫学抗原抗体结合及显微镜的特异性相结合的技术，定性准确可靠，不损伤细胞的固有结构和成分，并可与其他形态学观察方法相结合进行研究。常用的有免疫荧光和免疫酶技术，主要用于细胞内抗原物质的检测。详见第四章、第九章有关内容。

五、培养细胞的超微结构观察

细胞超微结构主要依赖电镜进行观察。培养细胞具有层次菲薄、材料新鲜的特点，固定效果好，适于电镜观察。电镜观察主要包含透射电镜观察和扫描电镜观察。详见第四章、第九章有关内容。

第五节 杂交瘤细胞系的建立

骨髓瘤细胞在体外可以连续传代，而淋巴细胞是终末细胞，不能在体外繁殖。如将小鼠的骨髓瘤细胞与分泌某种抗体或因子的淋巴细胞融合，则融合细胞既具有肿瘤细胞无限繁殖的特性，又具有淋巴细胞能分泌特异性抗体或因子的能力，同时也克服了免疫淋巴细胞不能在体外繁殖的缺点，该融合细胞称为杂交瘤细胞系（hybridoma cell line）。

1962 年，Okada 和 Tadokoro 发现，灭活的仙台病毒有促进细胞融合的作用。1970年，Frye 和 Edidin 利用细胞融合技术，首次直接证明了细胞的膜蛋白在细胞膜内的平面横向移动理论。1974 年，高国楠创立了聚乙二醇（polyethylene glycol，PEG）化学融合法，有力地推动了细胞融合技术的进展。1975 年，Kohler 和 Milstein 证明，骨髓瘤细胞与免疫的动物淋巴细胞融合，形成能分泌针对该抗原的均质的高特异性的抗体——单克隆抗体，这种技术通称为杂交瘤技术（hybridoma technique）。该技术是在细胞融合技术的基础上发展起来的。

一、细胞融合的基本原理

细胞融合（cell fusion）是指在自然条件下或采用人工方法（生物法、物理法和化学法）将两个或两个以上的细胞合并成一个细胞的过程，包括质膜的连接和融合，胞质合并，细胞核、细胞器和酶等互成混合体系。自然情况下，精卵结合虽也是一种融合，但它是有性的，且须在种内进行。20 世纪 60 年代以来，人工诱导的细胞融合技术迅猛发展，不仅能产生同种细胞融合，也能产生异种细胞融合，亦称体细胞杂交（somatic hybridization）。体细胞的无性杂交才是真正意义上的细胞融合技术。

二、细胞融合的方法

1. 生物法　常指病毒诱导法（如灭活仙台病毒），主要以病毒为媒介，使单个细胞间发生凝聚，并在病毒酶作用下产生融合细胞。仙台病毒法介导细胞融合的优点是融合效率高，应用的细胞范围广，且仙台病毒容易培养。缺点是仙台病毒不稳定，在保存过

程中融合活性会降低，并且制备过程比较繁琐。

2. 化学法　常用的是化学诱导剂聚乙二醇（PEG）结合高 pH、高钙离子法。用含有高浓度 Ca^{2+}（$0.05mol/L\ CaCl_2 \cdot 2H_2O$）的强碱性溶液（pH9 ~ 10）清洗 PEG，比用培养基清洗能产生更高的融合频率，即 PEG – 高 Ca^{2+} – 高 pH 融合法。该法操作方便、融合效果稳定。

3. 物理法　有显微操作、电融合法等。其中电融合技术是通过外界电场在离体条件下控制两个或多个细胞融合变成一个单核或多核杂合细胞的方法。相较于生物、化学和物理等诱导融合技术而言，细胞电融合技术具有效率较高、操作简便、对细胞无毒害、便于观察、适于仪器应用和规范操作等优点，逐渐成为现代生物技术/生物工程研究领域的重要手段，已经在遗传学、发育生物学、免疫医学、医药制备等方面得到广泛应用。特别是在药物筛选、单克隆抗体制备、抗癌疫苗研发、临床医学研究等方面成为核心技术。

三、杂交瘤技术的原理

机体在抗原刺激下产生免疫反应，由效应 B 淋巴细胞合成并分泌与抗原有特异性结合的抗体。但是，这些效应 B 淋巴细胞为终末细胞，虽然可以分泌抗体，但不能在体外培养环境中长时间生长。骨髓瘤细胞可以在体外大量繁殖，但是不具有分泌抗体的功能。将能够分泌某种抗体的 B 淋巴细胞与小鼠的骨髓瘤细胞融合，融合后的杂交细胞即具有 B 淋巴细胞分泌特异性抗体的能力，又具有肿瘤细胞无限繁殖的特性，解决了 B 淋巴细胞在体外培养环境无法长期生长的问题。人类和其他哺乳动物体内均有许多 B 淋巴细胞，一个天然的抗原可能含有多个决定簇，一种 B 淋巴细胞只能够接受一种抗原决定簇的刺激，分化繁殖为可分泌相应抗体的克隆系。因此，在血清中就存在多种 B 淋巴细胞，能分泌分别识别一个抗原不同决定簇的多种抗体，这些抗体被称为多克隆抗体（PcAb）。而通过细胞融合技术将产生单一抗体的一种免疫动物 B 淋巴细胞与骨髓瘤细胞融合形成杂交瘤细胞，这种由单一克隆细胞产生的抗体分子称单克隆抗体（McAb）。由于细胞融合的非特异性和效率，细胞融合时，除了 B 淋巴细胞与骨髓瘤细胞发生融合外，还存在 B 淋巴细胞之间或骨髓瘤细胞之间的融合，以及没有发生融合的 B 淋巴细胞及骨髓瘤细胞。因此，需要将 B 淋巴细胞与骨髓瘤细胞杂交瘤细胞，通过 HAT 培养基筛选出来。得到杂交瘤细胞后，还需要通过免疫学检测和单个细胞培养进一步筛选和鉴定，最终获得既能产生单一抗体，又能不断增殖的杂交瘤细胞系。在杂交瘤细胞系制备过程中，共经过两次筛选，第一次筛选出杂交瘤细胞；第二次筛选出能产生特异性抗体的杂交瘤细胞。两次筛选的原理不同。

（一）HAT 筛选的基本原理

细胞融合后，杂交瘤细胞的选择性培养是第一次筛选的关键，通常采用 HAT 选择性培养基，该培养基是在普通的动物细胞培养基中加入次黄嘌呤（hypoxantin，H）、氨基蝶呤（aminopterin，A）和胸腺嘧啶脱氧核苷（thymidin，T）三种物质。正常细胞合成 DNA 有主路和旁路两条途径，氨基蝶呤（A）是二氢叶酸还原酶的抑制剂，可阻断正常细胞 DNA 主路合成中二氢叶酸到四氢叶酸的转化，胸腺嘧啶脱氧核苷酸无法合成，所以只有次黄嘌呤鸟嘌呤磷酸核糖转移酶（HGPRT⁺）催化次黄嘌呤（H）和胸腺嘧啶脱氧核苷激酶（TK⁺）催化胸腺嘧啶脱氧核苷（T），进行旁路 DNA 合成的野生型细胞才能生存。骨髓瘤细胞系是经过筛选出的（HGPRT⁻）或（TK⁻）瘤细胞株。未融合的骨髓瘤细胞或骨髓瘤融合细胞由于 DNA 主路被氨基蝶呤（A）阻断，又不能利用旁路合成 DNA，所以不能继续生长存活；免疫动物的脾淋巴细胞在普通培养液中不能增殖而将自然死亡。只有 B 淋巴细胞与骨髓瘤细胞融合而成的杂交瘤细胞，由于含有来自亲代脾淋巴细胞的 HGPRT⁺ 或 TK⁺ 的补偿，可利用次黄嘌呤或胸腺嘧啶脱氧核苷合成 DNA 而能够克服氨基蝶呤的阻断，故杂交瘤细胞可大量繁殖而被筛选出来。

（二）杂交瘤细胞亚克隆原理

由于效应 B 细胞的特异性是不同的，经 HAT 培养液第一次筛选出的杂交瘤细胞产生的抗体存在差异，必须对杂交瘤细胞进行第二次筛选，选出能产生特定抗体的杂交瘤细胞，才能分泌高纯度的单克隆抗体。二次筛选常用的亚克隆方法为有限稀释法和软琼脂法。

1. 有限稀释法 将杂交瘤细胞多倍稀释，接种在多孔的细胞培养板上，每孔细胞不超过一个，通过培养让其增殖，然后检测各孔上清液中的细胞分泌的抗体，上清液可与特定抗原结合的培养孔为阳性孔。阳性孔中的细胞还不能保证是来自单个细胞，继续进行有限稀释，一般重复 3~4 次，直至确信每孔中增殖的细胞为单克隆细胞。

2. 软琼脂法 将细胞置于琼脂糖凝胶半固体培养液中增殖。将杂交瘤细胞培养在软琼脂板上，待单个细胞形成群落后，再用吸管吸出，反复吹打以分散细胞。将吸出的细胞移入小孔中继续培养。用这种方法可以吸出大量克隆进行增殖和分析。

四、杂交瘤细胞的建立

建立杂交瘤细胞的全程技术称为杂交瘤技术，一般需要 4~6 个月，杂交瘤细胞系建立的步骤包括：抗原制备，动物免疫，免疫脾细胞和骨髓瘤细胞的制备，细胞融合，杂交瘤细胞的选择培养，杂交瘤细胞的筛选，杂交瘤细胞的克隆化，单克隆抗体的鉴定，分泌单克隆抗体杂交瘤细胞系的建立，单克隆抗体的制备。可概况为以下几个阶段：

（一）融合前所需细胞的准备

1. 动物免疫准备脾细胞 动物免疫是利用目的抗原免疫小鼠，使小鼠产生致敏 B 淋巴细胞的过程。免疫效果的好坏直接影响到融合率、阳性率及阳性克隆分泌产物的特性，免疫成功的标志是在融合时脾脏能够提供大量处于增殖状态的特异性 B 淋巴细胞。一般选用 6~8 周龄雌性与骨髓瘤细胞同源小鼠，按照预先制定的免疫方案进行免疫注射。特定抗原通过血液循环或淋巴循环进入脾脏，B 淋巴细胞在特定外来抗原的刺激下，可以大量增殖变成浆细胞以分泌针对该抗原的抗体。脾内不同的 B 淋巴细胞可分泌针对抗原的不同抗原决定簇位点的抗体。当受到特定外来抗原刺激时，相应的 B 淋巴细胞克隆便大量增殖以分泌相应的特异性抗体。动物免疫的作用就是用特定外来抗原对动物进行一次或多次免疫，以刺激能分泌针对该抗原抗体的 B 淋巴细胞大量增殖，从而得到大量的专一 B 淋巴细胞。动物免疫的方法很多，主要有常规免疫法、脾内一次性免疫法、体外免疫法和短程免疫法等。

2. 骨髓瘤细胞准备　8 - 氮鸟嘌呤（8 - Azaguanine，8 - AG）是鸟嘌呤的类似物，可以通过 DNA 合成旁路途径 HGPRT 作用变成 8 - 杂氮磷酸鸟苷（8 - Aza - GMP），进而成为核酸合成的原料。如果在 DNA 复制或 RNA 转录过程中被摄入，则新合成的 DNA 或 RNA 因没有功能而导致细胞死亡。HGPRT 缺失的细胞，缺少旁路途径，可以耐受 8 - AG 而存活。少数骨髓细胞会发生自发性突变，为了防止 HGPRT 缺陷株的回复突变，可将肿瘤细胞定期以 8 - AG 处理，连续培养 7 天，除去含 HGPRT 的骨髓瘤细胞。实体瘤生长的骨髓瘤细胞接种需要提前 10 日进行，体外培养的骨髓瘤细胞也需提前若干天使之扩大培养到 10^7 数量，要求细胞处于对数生长中晚期。所需骨髓瘤细胞可在融合前 2 小时收集。

3. 饲养细胞准备　在鼠源杂交瘤技术中，往往需要加入其他活细胞共同培养，才能使之生存，加入的细胞称为饲养细胞，常用的饲养细胞有正常小鼠腹腔巨噬细胞、脾细胞、胸腺细胞或大鼠胚胎传代成纤维细胞。腹腔细胞因来源和制备较为方便，同时其中含有的巨噬细胞除饲养作用外，还可以清除死亡细胞碎片及微生物，常作为饲养细胞的首选方法。在融合前 1 小时收集，用含血清培养液制备成 2×10^4/mL 密度的单细胞悬液。在融合后的细胞培养过程中，起到饲养层细胞的作用。因为融合后培养孔内的参与融合过程但未形成脾细胞 - 骨髓瘤细胞杂交的细胞（如脾细胞 - 脾细胞杂交细胞、骨髓瘤细胞 - 骨髓瘤细胞杂交细胞、脾细胞、骨髓瘤细胞等），都会在 HAT 选择培养液的培养环境中被淘汰。而存活的骨髓瘤细胞 - 脾细胞杂交细胞密度过低不利于生存，需要饲养层细胞吞噬死亡细胞碎片，并使总体活细胞保持一定的密度。

（二）细胞融合

摘除眼球放血法处死小鼠，无菌操作取出脾脏，在平皿内挤压研磨，制备脾细胞悬液。将准备好的同系脾细胞和骨髓瘤细胞一般按 6∶1 的数量比例混合，并加入促融合剂 PEG。在 PEG 作用下，各种淋巴细胞可与骨髓瘤细胞发生融合，形成杂交瘤细胞。

（三）杂交瘤细胞的筛选

脾是动物体内 B 淋巴细胞集中的最大免疫器官，取出脾细胞（主要是 B 淋巴细胞）与骨髓瘤细胞融合后，能产生 5 种混合细胞类型：未融合的脾细胞和骨髓瘤细胞，自身融合的脾细胞和骨髓瘤细胞，以及脾细胞和骨髓瘤细胞融合形成的杂交瘤细胞。细胞融合后，要从上述 5 种细胞中筛选出杂交瘤细胞，一般使用 HAT 选择培养基进行筛选。

（四）分泌抗体的杂交瘤细胞的检测

经 HAT 筛选存活下来的杂交瘤细胞，不一定分泌单一纯化的抗体。因此，选择并构建合适的检测方法用于及时、快速、准确地检测细胞克隆生长孔内的杂交瘤细胞尤为必要，最常用的是酶联免疫吸附法（ELISA）。一般是在单细胞克隆长满100×显微视场时进行分泌抗体检测。有抗体分泌的孔称阳性孔。单克隆孔的细胞克隆称为阳性克隆，其分泌的抗体即称为单克隆抗体。

（五）分泌抗体的杂交瘤细胞克隆化培养

对阳性孔中的杂交瘤细胞进行克隆化培养的方法包括有限稀释法、软琼脂平板法和显微操作法等，以前者最常见。为了建立能稳定分泌特异性单克隆抗体的杂交瘤细胞株，往往需要进行多次克隆化培养，直至所有单克隆孔的抗体表达量稳定、一致时，便建立了一种杂交瘤细胞株。

（六）杂交瘤细胞株的冻存及其他

遗传稳定的分泌特异性单克隆抗体的杂交瘤细胞株，可进行扩大培养，然后命名、冻存。杂交瘤细胞株的建立，最主要的目的是为了获得持续分泌特异性单克隆抗体的细胞株，以便制备各种用途的单克隆抗体。因此，需要对所分泌抗体进行免疫反应性分析和 Ig 类型分析，为以后应用该抗体提供必要的技术参数。

五、杂交瘤技术在医学上的应用

单克隆抗体不仅在生物学和免疫学基础研究中具有重要价值，而且在实践中的应用范围亦极为广泛。在医学中，单克隆抗体已用于疾病的诊断，优点是诊断准确，无交叉反应。例如，单克隆抗体诊断乙型肝炎及潜伏的乙型肝炎病毒，很少发生假阴性的漏诊。单克隆抗体还可作为治疗疾病的药物载体。单克隆抗体对靶组织有专一亲和性，故在体内有特异定位分布的特点。把抗肿瘤药物和抗某种肿瘤的单克隆抗体结合，则可使药物在体内有选择地集中向该肿瘤细胞攻击，只杀灭靶细胞，而不损伤正常组织，大大减轻了抗癌药物的副作用。因此，载药单克隆抗体有"生物导弹"之称。目前制备的单克隆抗体多为鼠-鼠型，对人来说属异种蛋白质，因此难以用于治疗。为了解决人体对异种单克隆抗体蛋白的排异作用，必须努力研制人-人型单克隆抗体，以利于大量应用治疗疾病。

第三章　实验动物学概论

第一节　概　述

一、实验动物学

实验动物（laboratory animal）是指经人工饲养、繁育，对其携带的微生物及寄生虫实行控制、遗传背景明确或来源清楚，并应用于科研、教学、生产、检定及其他实验的动物。

实验用动物（experimental animal）通常指用于各类实验的动物。广义的实验用动物包括实验动物、野生动物、经济动物和其他动物，狭义的实验用动物是指目前国内通常所说的实验用动物，特指尚无国家标准、行业标准或地方标准，但又用于各类实验的动物，以示与实验动物的区别。

动物实验（animal experiments）是指为了获得有关生物学、医学等方面的新知识或解决具体问题，科学合理地利用实验动物进行各类科学实验，通过科学的动物实验，来研究和阐释生命现象的本质及解决各相关学科领域的各类疑难科学问题。动物实验必须由经过系统培训的、具备相关研究学位或专业技术能力的人员进行，或在其指导下进行。

实验动物学（experimental zoology）是生命科学研究的重要基础和支撑条件，也是生命科学研究以及其他自然科学研究的重要手段。实验动物学是在生物学、动物学、畜牧学、兽医学等学科的基础上发展起来的，融合了医学、药学、遗传学、微生物学、寄生虫学等学科知识的一门新兴学科，也是一门具有自身基本概念内容及理化体系的综合性边缘基础学科。

二、实验动物学的研究内容

实验动物学研究包括实验动物、动物实验、实验动物医学和比较医学等内容，主要涉及实验动物的标准化（standardization）和动物实验的规范化（normalization）两个方面。实验动物标准化包括实验动物生物学、实验动物生态学、实验动物遗传学、实验动物营养学、实验动物繁殖学、实验动物微生物和寄生虫学、实验动物医学等，主要与动物的生物学特性、环境设施条件、育种、保种、生产、饲养、垫料、疾病诊断与控制、质量控制等有关。动物实验规范化包括动物实验技术、动物实验伦理学、动物实验替代方法学等，涉及动物实验的环境条件、实验的条件和方法、动物的选择与应用、动物模型的建立与应用等内容。

实验动物学的研究和应用还涉及解剖学、生理学、病理学、遗传学、育种学、免疫学、营养学、养殖学、生物化学、分子生物学及管理学、环境卫生学等学科。

三、实验动物研究的意义

实验动物研究的意义在于通过系统、科学、规范化的实验动物研究，可以为生命科学、医学科学、药学研究提供标准化的实验动物和标准化的动物实验，这是保证其他科学研究和标准化的基础，是保证其他科学研究数据的准确性和科学性的首要前提。通过在标准化、科学化和规范化研究的基础上形成的国家标准，以及通过法律法规和国家标准的形式强制建立的标准化实验动物环境和设施，可以培育标准化、科学化的实验动物，从而保障实验动物和动物实验的标准化，为生命科学和生物医学研究奠定可靠的基础。目前，国家对大鼠、小鼠、豚鼠等小动物和常用犬类的要求比较明确，对其他实验动物尤其是大动物如猪、牛、马、猴的种子库尚未建立，对猫、鱼类的要求也没有具体的规定和要求。

四、实验动物管理与法规

为加强实验动物的管理工作，保证实验动物质量和保障实验动物福利，适应科学研究、经济建设和社会发展的需要，自 1988 年以来，国家有关部门先后制定了一系列法律法规，包括《实验动物管理条例》《实验动物质量管理办法》《实验动物许可证管理办法》《国家实验动物种子中心管理办法》《关于善待实验动物的指导性意见》等文件，对实验动物及其环境设施实行质量合格证制度，对实验动物生产和使用单位实行许可证制度，对从事实验动物和动物实验人员实行专业培训制度，其核心是保证实验动物的质量及实验动物生产设施、动物实验设施的质量，最终保障动物实验结果的准确性和可靠性。

五、实验动物质量保障体系

实验动物的质量水平直接影响着实验结果的可靠性。从 1988 年起，我国开始执行实验动物管理统一的法制化、标准化的管理体制。迄今为止，已初步建立了较为完善的实验动物质量和动物实验质量管理的组织机构体系、法规标准体系和质量保障体系。由中央政府主管部门和地方政府主管部门牵头分级管理，围绕提高实验动物质量这一中心主题，各级实验动物管理机构依法行政，依照标准管理，并与技术质量检测机构、种源基地和社会化生产结合，逐步形成了较为完整的实验动物质量保障体系。

我国实行统一的实验动物质量国家标准。尚未制定标准的，可依次执行行业标准或地方标准。检测机构实行国家认证制度。全国实行统一的实验动物质量管理体制和实验动物质量保障体系，实验动物信息资源共享体系包括许可证信息、质量监测和质量信用体系。该体系平台的建立，为我国实验动物质量的不断提高提供了必要的保障。

第二节 实验动物的遗传学分类与质量控制

自 1900 年发现孟德尔规律到现在，分子生物学技术的发展使得实验动物基因图谱的绘制、克隆和测序更加简单可行，生物学进入到遗传学时代。从遗传学角度讲，实验动物是具有明确的遗传背景并受严格遗传控制的遗传限定动物（genetic defined animal）。根据遗传特点的不同，实验动物划分为近交系、封闭群和杂交群。不同的实验要求使用不同品种、品系的实验动物。另外，根据群体间基因类型的不同，可分为相同基因型和不同基因型，相同基因型包括近交系和杂交群（F1），不同基因型包括封闭群和突变系动物。

一、实验动物的遗传学分类

（一）实验动物种、品种、品系的概念

种是动物分类的基本单位。实验动物学品种、品系超出了一般动物学分类的概念，把同种动物中具有同遗传特性的动物分成不同的品种、品系，它们各自有其品种品系的特征。品种、品系才是实验动物分类的基本单位。实验动物品种品系应具备四个基本条件：相似的外貌特征；独特的生物学特性；稳定的遗传性能；具有共同的遗传来源和一定的遗传结构。

1. 种（Species） 是生物学分类系统中最基本的单位，可分为：以形态特征为主的分类学种（taxonomic species），也称为形态学种（morphological species）；强调种内成员间可以杂交繁殖、不同种间有生殖屏障（reproductive barrier）或生殖隔离（reproductive isolation）的生物学种（biological species）。实验动物学中的种是指生物学种，同种间可以相互交配且后代有繁殖能力的同一类动物。

2. 品种（Stock，Breed） 是研究者根据不同需要，对同一"种"的实验动物进行改良和选择（即定向培育），并具有某种特定外形和生物学特征，并能较稳定地遗传的动物群体。品种一般系指具有一些容易识别和人们所需要的性状，而且性状可以基本稳定地遗传。如新西兰白兔、青紫蓝兔、韦斯特（Wistar）大鼠等。

3. 品系（Strain） 是指动物群体来源明确，在其内部采用某种交配方法繁殖，个体间外貌相似、群体内都有独特的生物学特征和基本稳定的遗传特性，可用于不同实验目的的动物群体。品系动物的基因高度纯合，通常指近交系和突变系动物，如 C57BL/6 小鼠是近交系动物中的一个品系。裸鼠是带有突变基因（nu/nu）的品系动物。

（二）实验动物的遗传学分类

目前，按遗传学控制方法，根据基因纯合的程度，将实验动物分为下列几类：

1. 近交系动物（inbred strain animals） 一般称为纯系动物。采用兄妹交配（brother × sister，B × S）或亲子交配（parent × offspring，P × O，父母与子女交配），连续繁殖 20 代以上而培育出来的纯品系动物。以小鼠为典型代表。所以把啮齿类动物同

胞兄妹连续交配达 20 代以上的品系称为近交系，其近交系数可达 99.8%，亦可用亲子（父女、母子）连续交配 20 代以上达到近交目的，其近交系数可达 99%。但必须用年轻的双亲同其子女交配，而且亲子交配不能同兄妹交配混用。目前已培育出兔、犬、猫、鸡、羊、猪等的若干近交系。有学者提议：禽类和兔的血缘系数达到 80% 以上时（相当于兄妹交配 4 代），亦可称为近交系。

2. 突变系动物（mutant strain animals） 是保持有特殊突变基因的品系动物，即正常染色体的基因发生变异、具有各种遗传缺陷的品系动物。生物在长期繁殖过程中，子代发生突变，其变异的遗传基因等位点可遗传下去，或即使没有明确的遗传基因等位点，但经过淘汰和选拔后，仍能维持稳定的遗传性状。这种变化了的能保持遗传基因特性的品系，称为突变品系。在小鼠和大鼠中，通过自然突变和人工定向突变，已培育出很多突变品系动物。

3. 杂交群动物（hybrid animals） 也称杂交一代动物或系统杂交动物。是指两个近交品系动物之间进行有计划的交配所获得的第一代动物，简称 F1 动物。一般只用子一代 F1，有时也用子二代 F2。例如由 C57BL/6J 和 DBA/2 小鼠交配后培育的第一代为 DBF1 或 D2B6F1，C57L/J 和 A/He 交配后的第一代为 LAF1。

4. 封闭群动物（closed colony animals） 是指一个动物种群在 5 年以上不从外部引进其他任何品种的新血缘，由同一血缘品种的动物进行随意交配，在固定场所保持繁殖的动物群。一般对群的大小、封闭年月、繁殖结构等均有明确的规定。在这固定的一群动物中，有的可能有近交关系，有的则无近交关系，但都要避免兄妹交配，也要避免亲子、表兄妹之间相互交配，保持其一定的遗传差异。例如 ddN 小鼠，*Wistar* 大鼠、各研究所长期自行繁殖的昆明种（瑞士种）小鼠、青紫兔、新西兰白兔、大白耳兔、豚鼠等均属此类。

二、实验动物的遗传质量控制

实验动物是影响实验成功与否的关键因素之一，没有标准化的动物就不可能得到正确的实验结果。实验动物的质量控制主要包括遗传、微生物、环境和营养等四个方面。其中实验动物的遗传背景是影响实验动物实验结果发生变异的主要因素。实验动物的遗传学质量控制是实验动物标准化的主要内容之一，主要包括两方面的内容：一是科学地进行引种、繁殖和生产，即对生产过程进行控制；二是建立定期的遗传监测制度，对产品的质量进行控制。实验动物遗传质量控制的重点是近交系和封闭群动物。

（一）遗传监测的主要方法

从理论上讲，凡是由遗传决定的动物性状都可能成为遗传监测的指标。但是考虑到性状的稳定性及监测方法的准确和方便，研究者逐渐建立了一些遗传监测的常规方法。因为每种方法只涉及基因组内有限的一部分位点，所以需要几种方法同时使用，才能对品系的遗传组成有全面的了解。目前常使用的方法有：

1. 统计学方法 监测生长发育、繁殖性状参数，包括体重、体长、窝产仔数、离乳数等。

2. 免疫学方法　如皮肤移植法、混合淋巴细胞培养法、肿瘤移植法、血清反应法等。

3. 生物化学方法　通过电泳检测各种同工酶如脂酶、过氧化氢酶等生化标记物。

4. 形态学方法　监测外形等特征，如毛色基因测试法、下颌骨测定法等。

5. 细胞遗传学方法　监测染色体带型，如 C 带、G 带。

6. 分子生物学方法　监测 RFLP、STR、RAPD、SNP、DNA 指纹等。

（二）实验动物遗传质量控制

1. 近交系动物的遗传质量标准　近交系动物必须符合以下要求：

（1）具有明确的品系背景资料，包括品系名称、近交代数、遗传组成、主要生物学特性等，并能充分表明新培育的或引种的近交动物符合近交系定义的规定。

（2）用于近交系保种及生产的繁殖系谱及记录卡应清楚完整，繁殖方法科学合理。

（3）遗传检测（生物标记基因检测、皮肤移植、免疫标记基因检测等）质量合格。

2. 封闭群动物的遗传质量标准　由于封闭群动物的遗传组成不如近交系稳定，且封闭群动物的遗传组成具有较高的杂合性，故目前尚没有统一的质量标准，基本要求如下：

（1）作为繁育用途中的封闭群动物必须遗传背景明确，来源清楚的，有较完整的资料（包括种群名称、来源、遗传基因特点及主要生物学特性等）。

（2）保持封闭群条件，无选择、以非近亲交配方式繁殖，每代近交系数上升不超过 1。

（3）检测时间间隔，近交系动物生产群每年至少进行一次遗传质量检测。

（三）遗传监测制度的实施

遗传监测是定期对动物品系进行遗传检测的一种质量管理制度，其依据是遗传质量标准，检测方法为生化标记检测法和免疫标记检测法。近交系动物每年至少检测一次，封闭群动物也应定期进行检测，具体实施要求见 GB14923。遗传监测制度作为实验动物质量控制的根本制度，必须严格执行。只有实施定期检测，才能确保动物遗传质量符合要求，动物实验结果才能有科学、可靠、可信的保障；否则，动物遗传特性的改变，可导致实验动物的变化和实验数据的不可信，影响实验研究结果的可信度。

第三节　常用实验动物

在我国，实验动物有法定的概念，是指广义的实验用动物中的一个特殊群体，是为满足科学研究需要而通过人工定向培育的标准化动物。大自然环境下，并不存在标准化的实验动物，非实验动物必须通过人工培育才能转化为实验动物。

一、实验动物的特征

1. 遗传背景明确　活体动物对外界刺激的反应在本质上由其基因决定，不同遗传背景的实验动物对同一实验处理的反应也不同。为保证实验研究结果的相对均一性和可比性，必须对实验动物的基因杂合性进行限定。实验动物是按照遗传学原理，经过人工培育，对其基因进行限制的遗传限定动物（genetic defined animal），其遗传背景明确、来源清楚。

2. 对携带的微生物和寄生虫实施监控　自然条件下，动物会受到不同病原微生物、寄生虫的感染而影响动物的健康状态，必然会影响研究结果的可靠性。因此，在实验动物的繁育过程和使用过程中，必须对其携带的微生物和寄生虫实施监控。对实验动物携带的微生物和寄生虫实行人工控制，不仅起到预防人畜共患病的目的，也可保证实验结果准确和可靠。

3. 在特定环境条件下进行人工培育　除遗传基因对活体动物的影响外，生存环境也有显著的影响。实验动物是在标准环境中，经过科学繁殖和人工培育的动物，是活的"精密仪器"。越是高质量、高等级、高标准的实验动物和利用基因工程技术获得的基因修饰动物，受到环境因素影响的可能性越大。因此，标准化的人工条件，是实验动物繁育和使用的必要前提。

4. 应用范围明确　实验动物可用于科学研究、教学、生产、检定及其他科学实验，其应用领域主要包括医学、制药、化工、畜牧、农业、商检、外贸、军工、航空航天及人类生命现象研究等领域，实验动物扮演着人类不可替代的替身角色，是生命科学研究中常用的活的"精密仪器"，是标准化的工具，是现代任何最精密仪器也无法替代的。

实验动物与其他动物有明确的区别。我国政府对实验动物实行许可证制度和质量监督制度，实行统一的法制化管理和质量标准控制。因此，实验动物与实验用动物及其他用途的动物有着规范化的明确界定。在法规和技术层面有着本质的区别。实验动物工作由国家科技行政主管部门主管。实验动物遗传学、微生物学、营养学和饲育环境等方面的标准由国家技术监督主管部门统一颁布，并强制执行。

二、实验动物等级划分和动物环境条件分类

（一）实验动物等级划分

实验动物的等级根据不同的分类依据有不同的划分方法，一般按照微生物学和寄生虫学的不同要求及遗传控制分类进行划分。微生物学划分的标准按照动物身体携带的微生物种类划分级别。1994 年，我国第一次公布了实验动物的划分标准。2001 年，在GB14922－1994《实验动物微生物学和寄生虫学监测等级（啮齿类和兔类）》的基础上，与寄生虫学监测等级的有关内容分开，形成了独立的微生物作为划分依据制定的标准。

1. 实验动物微生物学等级分类　包括四个级别：

（1）普通级动物（conventional animal，CV）　不携带所规定的人兽共患病病原和动物烈性传染病的病原。

（2）清洁级动物（clean animal，CL）　除普通动物应排除的病原外，不携带对动物危害大和对科学研究干扰大的病原。

（3）无特定病原体动物（specific pathogen free animal，SPF）　除清洁级动物应排除

的病原外，不携带主要潜在感染或条件致病和对科学实验干扰大的病原。

（4）无菌级动物（germ free animal，GF）　无可检出的一切生命体。

2. 实验动物寄生虫学等级　划分为四类：

（1）普通级动物（CV）　不携带所规定的人兽共患寄生虫。

（2）清洁动物（CL）　除普通动物应排除的寄生虫外，不携带对动物危害大和对科学研究干扰大的寄生虫。

（3）无特定病原体动物（SPF）　除普通动物、清洁动物应排除寄生虫外，不携带主要潜在感染或条件致病和对科学实验干扰大的寄生虫。

（4）无菌动物（GF）　无可检出的一切生命体。

（二）动物环境条件分类

包括普通环境、屏障环境和隔离环境。2001 年公布的实验动物国家标准中有实验动物环境及设施，在 1994 年的环境标准基础上，对实验动物和动物实验的环境和设施有了更明确的要求，对环境条件和检测的要求也有较大的提高。该标准规定了实验动物繁育、生产及实验环境条件和设施的技术要求及检测方法，同时规定了垫料、饮水和笼具的要求。对适用范围进行了明确的规定，即适用于一切实验动物繁育、生产、实验场所的环境条件及设施设计、施工、工程验收及经常性监督管理。

（三）常用实验动物

了解常用实验动物的生物学特性和解剖生理特点，是养好实验动物的基础，做好动物实验的前提。只有充分了解实验动物的特点特性，才能在实际工作中采取科学合理的饲养管理方式，科学地选择实验动物，合理地应用实验动物，正确地分析实验结果，得出科学、准确、可靠的结论。常用的实验动物有以下几种：

1. 小鼠（mouse）　学名 *Mus musculus*，在生物分类学上属脊椎动物门、哺乳动物纲、啮齿目、鼠科、鼷鼠属、小家鼠种。野生小家鼠经过长期人工饲养和选择培育，已育成许多品种（品系）的小鼠，并广泛应用于生物学、医学、兽医学领域的研究、教学，以及药品和生物制品的研制和检定工作。小鼠在医学生物学中的应用主要包括以下几个方面：

（1）药物研究　①筛选性实验：小鼠广泛用于各种药物的筛选性实验。②毒性试验和安全评价：小鼠对多种毒性刺激敏感，常用于药物的急性、亚急性和慢性毒性试验及半数致死量（LD50）测定。新药临床前毒理学研究中的三致（致癌、致畸、致突变）试验常用小鼠进行。③药效学研究：利用小鼠瞳孔放大作用测试药物对副交感神经和神经接头的影响，用声源性惊厥的小鼠评价抗痉挛药物的药效。但小鼠对吗啡的反应与一般动物相反，表现为兴奋，实验选用时应给予注意。④生物药品和制剂的效价测定：小鼠广泛用于血清、疫苗等生物制品的鉴定，生物效价的测定及各种生物效应的研究。

（2）病毒、细菌和寄生虫病学研究　小鼠对多种病原体和毒素敏感，因而适用于流感、脑炎、狂犬病、支原体、沙门菌等疾病的研究。

（3）肿瘤学研究　小鼠有许多品系能自发肿瘤。据统计，近交系小鼠有 24 个品系或亚系有其特定的自发性肿瘤。如 AKR 小鼠白血病发病率为 90%，C3H 小鼠乳腺癌发病率高达 90%～97%。这些自发性肿瘤与人体肿瘤在肿瘤发生学上相近，所以常选用小鼠自发肿瘤模型进行抗癌药物筛选。另外，小鼠对致癌物敏感，可诱发各种肿瘤模型。

（4）遗传学研究　小鼠一些品系有自发性遗传病，如小鼠黑色素病、白化病、尿崩症、家族性肥胖和遗传性贫血等与人发病相似，可以作为人类遗传性疾病的动物模型。重组近交系、同源近交系和转基因小鼠也常用于遗传方面的研究。另外，小鼠的毛色变化多种多样，因此，常用小鼠毛色做遗传学实验。

（5）免疫学研究　BALB/c 小鼠免疫后的脾细胞能与骨髓细胞融合，可进行单克隆抗体制备和研究。免疫缺陷小鼠如 T 细胞缺乏裸鼠、严重联合免疫缺陷小鼠（SCID）、NK 细胞缺陷小鼠，小鼠既可用于研究自然防御细胞和免疫辅助细胞的分化和功能及其相互关系，也是人和动物肿瘤或组织接种用动物、这类小鼠已成为研究免疫机制的良好动物模型。

（6）计划生育研究　小鼠妊娠期短，繁殖力强，又有产后发情的特点，因此，适用于计划生育方面的研究。

（7）内分泌疾病研究　小鼠肾上腺皮质肥大造成肾上腺皮质功能亢进，发生类似人类的库欣综合征。肾上腺淀粉样变性造成肾上腺激素分泌不足，可导致 Addison 病症状。因此，常用小鼠复制内分泌疾病的动物模型，用于内分泌疾病方面的研究。

（8）老年学研究　小鼠的寿命短，周转快，因而在老年学研究中极为有用。很多抗衰老药物的研究可在小鼠身上进行。

（9）镇咳药研究　小鼠有咳嗽反应，可利用这一特点研究镇咳药物，成为必选实验动物。

（10）遗传工程研究　由于小鼠是哺乳类动物，在 6000 万～7000 万年前与人类有共同的祖先；小鼠也是继人之后第二个开始基因组测序工程的哺乳类动物，从对小鼠 DNA 初步的序列分析表明，小鼠和人类功能基因的同源性高达 90% 以上。所以，小鼠是遗传工程、功能基因研究的最好材料。

2. 大鼠（rat）　学名 *Rattus norvegicus*，在生物分类学上属脊椎动物门、哺乳动物纲、啮齿目、鼠科、家鼠属、褐家鼠种。大鼠是野生褐家鼠的变种，18 世纪后期开始人工饲养，现在已被广泛应用于生命科学等研究领域。大鼠体形大小适中，繁殖快，产仔多，易饲养，给药方便，采样量合适且容易，畸胎发生率低，行为多样化，在实验研究中应用广泛，数量上仅次于小鼠，占 20% 以上。大鼠在医学生物学中的应用主要包括以下方面：

（1）药物研究　①药物安全性评价试验：常用于药物亚急性、慢性毒性试验，致畸试验和药物毒性作用机理研究，以及药物副作用的研究。②药效学研究：大鼠血压和血管阻力对药物的反应很敏感，常用作研究心血管药物的药理和调压作用，以及心血管系统新药筛选；常用于抗炎药物的筛选和评价，如对多发性、化脓性及变态反应性关节炎、中耳炎、内耳炎、淋巴腺炎等治疗药物的评价；还用于神经系统药物的筛选和药效研究。

（2）行为学研究　大鼠行为表现多样，情绪反应敏感，具有一定的变化特征，常用于研究各种行为和高级神经活动的表现。

（3）肿瘤学研究　大鼠对化学致癌物敏感，可复制出各种肿瘤模型。

（4）内分泌研究　大鼠的内分泌腺容易摘除，常用于研究各种腺体及激素对全身生理生化功能的调节、激素腺体和靶器官的相互作用、激素对生殖功能的影响等试验研究。

（5）感染性疾病研究　大鼠对多种细菌、病毒、毒素和寄生虫敏感，适宜复制多种细菌性和病毒性疾病模型。

（6）营养学和代谢疾病的研究　大鼠对营养缺乏敏感，是营养学研究的重要动物。如对维生素 A、B 和蛋白质缺乏及氨基酸和钙、磷代谢的研究常用大鼠。

（7）肝脏外科学研究　大鼠肝脏的 Kupffer 细胞 90% 有吞噬能力，即使切除肝叶 60% ~70% 后仍能再生，因此常用于肝脏外科的研究。

（8）计划生育研究　大鼠性成熟早，繁殖快且为全年多发情动物，适合做抗生育、抗着床、抗早孕、抗排卵和避孕药筛选实验。

（9）遗传学研究　大鼠的毛色变型很多，有多种毛色基因类型，常用于遗传学研究。

此外，大鼠还用于老年病学研究、放射学研究及中医中药研究等。

3. 豚鼠（guinea pig）　学名 *Cavia porcellus*，又名天竺鼠、海猪、荷兰猪，系哺乳纲、啮齿目、豚鼠科、豚鼠属、豚鼠种。由于豚鼠性情温顺，后被人工驯养。1780 年首次用于热原试验，现分布世界各地。豚鼠因其特殊的生物学特性，已经被广泛应用于药物学、传染病学、免疫学、营养学、耳科学等各项医学及生物学研究，其中有些实验研究必须使用豚鼠而不能用其他实验动物替代。豚鼠在动物实验中的应用量占第 4 位，主要有以下几种：

（1）药物学研究　豚鼠可用于制作多种疾病的动物模型，常用于药物、化妆品等的药效评价实验和安全性评价实验等。①常用豚鼠做镇咳药物的药效学评价。②豚鼠对多种药物敏感，如局部麻醉药物、抗生素等，可以用于这些药物的病理学或毒理学研究。③豚鼠对组织胺类药物很敏感，是用于测试平喘和抗组织胺药物的良好动物模。④豚鼠对结核杆菌高度敏感，是研究各种治疗结核病药物的首选实验动物。⑤豚鼠皮肤对毒物刺激反应灵敏，与人类相似，可用于毒物对皮肤的刺激试验，常用于化妆品等的安全性评价。⑥豚鼠怀孕期长，胚胎发育完全，适用于药物或毒物对胚胎后期发育影响的实验研究。

（2）传染病学研究　豚鼠对很多致病菌和病毒敏感，可复制各种感染病理模型，常用于结核、鼠疫、钩端螺旋体、沙门菌、大肠杆菌、布氏杆菌、斑疹伤寒、炭疽杆菌、淋巴脉络丛性脑膜炎、脑脊髓炎、疱疹病毒等细菌性和病毒性疾病的研究。豚鼠的腹腔是一个天然滤器，有很强的抗微生物感染能力，可用豚鼠分离很多微生物如立克次体、鹦鹉热衣原体等。豚鼠对人型结核杆菌具有高度的易感性，而家兔则对人型结核杆菌不敏感，利用这一点可以鉴别细菌的型别。豚鼠受结核杆菌感染后的病变酷似人类的病变，是结核病诊断及病理研究的首选实验动物。

（3）免疫学研究 豚鼠是速发型过敏性呼吸道疾病研究的良好动物模型，是过敏性休克和变态反应研究的首选实验动物。豚鼠的迟发型超敏反应性与人类相似，最适合进行这方面的研究。豚鼠易于过敏，给豚鼠注射马血清很容易复制成功过敏性休克动物模型。常用实验动物对致敏性物质反应程度的高低顺序为：豚鼠＞家兔＞犬＞小鼠＞猫＞蛙。常用实验动物中，豚鼠血清血补体活性最高，是免疫学试验（血清学诊断）中补体的主要来源。

（4）营养学研究 由于豚鼠自身不能合成维生素C，故可利用豚鼠进行维生素C缺乏引起的坏血病的研究。在叶酸、硫氨素、精氨酸等营养成分的研究中，也常用到豚鼠。豚鼠的抗缺氧能力强，适宜做耐缺氧的试验研究；血管反应灵敏，出血症状明显，适宜做出血性和血管通透性实验。

（5）耳科学研究 豚鼠耳壳大，耳道宽，耳蜗和血管延伸至中耳腔，便于手术操作和内耳微循环观察。耳蜗管对声波敏感（普赖尔反射），适用于进行噪声对听力影响的研究。

（6）悉生学研究 豚鼠是胚胎发育完全的动物，采食早，易于成活，因此在悉生学研究中很有应用价值。豚鼠是最早获得无菌品种的实验动物。

（7）其他研究应用 豚鼠还适用于妊娠毒血症、动物代血浆、自发性流产、睾丸炎、肺水肿及畸形足等方面的研究。

4. 兔（rabbit） 学名 *Oryctolagus cuniculus*。系哺乳动物纲、兔形目、兔科、穴兔属、穴兔种，是由野生穴兔经驯养选育而成的。其在生命科学研究中的应用主要包括：

（1）免疫学研究 家兔是制备免疫血清的最理想动物，其特点是制备的血清制品效价高、特异性强。因此被广泛地用于各类抗血清和诊断试剂的研制。

（2）药品、生物制品检验 由于家兔的体温变化十分灵敏，易于产生发热反应，热型恒定，因此各种药品的热源检验常选用家兔。

（3）兽用生物制品的制备 猪瘟兔化弱毒苗、猪支原体乳兔苗等生物制品均是通过家兔研制的。

（4）破骨细胞的制备 以新生乳兔作为制备破骨细胞的理想实验动物，被广泛用于口腔医学方面的研究。

（5）眼科学研究 兔眼球大，便于手术操作和观察，是眼科研究中常用的实验动物。

（6）制备动物疾病模型 利用家兔研究胆固醇代谢和动脉粥样硬化，利用纯胆固醇溶于植物油中喂饲家兔，可以引起家兔典型的高胆固醇血症。以家兔制备的疾病模型有高脂血症、主动脉粥样硬化斑块、冠状动脉粥样硬化病变，与人类的病变基本相似。

（7）皮肤反应试验 家兔皮肤对刺激反应敏感，其反应近似于人。常选用家兔皮肤进行毒物对皮肤局部作用研究；兔耳可进行实验性芥子气皮肤损伤和冻伤烫伤的研究，也用于化妆品的实验研究。

（8）其他 多种寄生虫病研究，畸形学研究，人、兽传染病诊断中病原毒力试验，生物制品安全试验、效力测定，以及化工生产中急性和慢性毒性等试验也常用家兔进行。

5. 犬（dog） 学名 Canis familiaris，系脊椎动物门、哺乳纲、食肉目、犬科、犬属、犬种。犬是最早被驯化的家养动物，其历史约有 12 万年之久。其发源地至今未知。一般认为犬狐和胡狼科动物与犬有一定的亲缘关系。犬易于驯养，饲养方便，适应性强，繁殖力高，且体形适中，易于操作，因而在众多科学实验中尤其是生物医学研究中应用广泛。

（1）**实验外科学研究** 犬广泛用于实验外科各个方面的研究，如心血管外科、脑外科、断肢再植、器官和组织移植等。临床医学在探索、研究新的手术或麻醉方法时，常选用犬进行动物实验，取得成功的经验和熟练的技巧后再试用于临床。

（2）**基础医学实验研究** 犬是目前基础医学研究和教学活动中最常用的实验动物之一，特别是在生理、病理生理等实验研究中尤其如此。犬的神经系统和血液循环系统发达，适合进行此方面的研究。失血性休克、弥漫性血管内凝血、动脉粥样硬化特别是脂质在动脉血管壁中的沉积、急性心肌梗死、心律失常、急性肺动脉高血压、肾性高血压、脊髓传导试验、大脑皮层定位试验等许多实验研究往往选用犬作为实验动物。

（3）**慢性实验研究** 犬易于调教，短期训练即可较好地配合实验，故非常适合慢性实验。条件反射试验、各种治疗效果试验、内分泌腺摘除试验、慢性毒性试验常选用犬。犬的消化系统发达，与人有相同的消化过程，所以特别适合进行消化系统的慢性试验。

（4）**药理学、毒理学及药物代谢研究** 犬常用于多种药物在临床使用前的各种药理试验、代谢试验及毒性试验，如磺胺药物代谢实验研究、新药毒性实验研究等。

（5）**疾病研究** 常用于某些特殊疾病研究，如先天性白内障、高胆固醇血症、糖原缺乏综合征、遗传性耳聋、血友病 A、先天性心脏病、先天性淋巴水肿、肾炎、青光眼、狂犬病等。此外，实验犬常用于行为学、肿瘤科学及放射医学等研究领域。

6. 猴（monkeys） 猴种类繁多，达数百种，为非人灵长类动物。因动物学的分类方法不同，略有差异。在非人灵长类这一大目中，其形态特征、生理及生活方式方法等都有很大区别。灵长目动物在亲缘关系上和人类最接近，20 世纪上半叶开始才广泛应用于生物医学研究，1950 年后灵长目动物已普遍在实验室中使用。由于猴与人是同目，生物学特性、生理特点与人极为相似，因此猴是最理想的实验动物。如因使用猴而使脊髓灰质炎疫苗得到了迅速开展，为其应用开辟了更广泛的途径。

目前，医学实验用猴有数十种，应用较为广泛的主要是猕猴（Rhesus monkey）。其他常用于生物医学科学研究的猴主要包括恒河猴、熊猴、红面断尾猴、四川断尾猴、台湾岩猴、平顶猴、日本猕猴、食蟹猴、头巾猴、戴帽猴、狮尾猴、叟猴、苏拉威西猴、獭猴、犽猴、夜猴、松鼠猴和金丝猴等。猴在生物医学研究中的应用主要有以下几种：

（1）**生理学研究** 猕猴可以用来进行脑功能、血液循环、呼吸生理、内分泌、生殖生理和老年学等各项研究。

（2）**病理学研究** 猕猴可以感染人类所特有的传染病，特别是其他动物所不能复制的传染病，如脊髓灰质炎和菌痢等。很多种猕猴对脊髓灰质炎具有易感性，以黑猩猩和猕猴属最为敏感。猕猴对人的痢疾杆菌和结核杆菌最易感染，因此，在肠道杆菌和结核病等的医学研究中是一种极好的动物模型。猕猴也是研究肝炎、疟疾、麻疹等传染性疾病的理想动物。但需注意，猴的肝炎、结核病、痢疾、沙门菌病及疱疹病毒、类人猿脑膜炎病等会传播给人群。此外，猕猴还可用于职业性疾病和铁尘肺、肝损伤等的研究。

（3）药理学和毒理学研究　猴的生殖生理与人类非常接近，是人类避孕药物研究极为理想的实验动物。目前筛选抗震颤麻痹药物最有价值的方法，是电解损伤引起的猴震颤。应用猴研究镇痛剂的依赖性较为理想，因为猴对镇痛剂的依赖性表现与人较接近，戒断症状又较明显且易于观察，已成为新镇痛剂和其他新药进入临床试用前必需的试验。猴也是进行药物代谢研究的良好动物。但也要注意，不同灵长类动物对药物反应有一定的差异。

（4）复制疾病模型　猴与人很近似，其正常血脂、动脉粥样硬化病变性质和部位、临床症状及各种药品的疗效关系等，都与人体的非常相似。选用猕猴来复制这方面的动物模型更为理想。给予高脂饮食1~3个月，血清胆固醇水平即可达到300~600mg/dL，同时发现动脉粥样硬化，且可产生心肌梗死。动脉粥样硬化病变部位不仅在主动脉，也出现在冠状动脉、脑动脉、肾动脉及股动脉等。猴的气管腺数量较多，直至三级支气管中部仍有腺体存在，适宜于复制慢性气管炎模型和进行祛痰平喘药的疗效实验。

（5）寄生虫学研究　灵长类动物可用人疟原虫感染，是理想的药筛模型，所得结果对临床参考价值较大。现已能用人恶性疟原虫（P. falciparum）红细胞型感染切除脾脏的长臂猿（gibbon），还肯定了人的恶性疟、间日疟（P. vivax）及三日疟原虫（P. malariae）能感染枭猴（owl monkey）、白长臂猿（white – handed gibbon）、恒河猴、黑猩猩（chimpazee）、黑蛛猴（black spider）、吼猴（howler monkey）等。

（6）其他基础和临床研究　猴与人的血液有交叉凝集反应，可用于研究血型，还可用于研究人类垂体性侏儒症（human dwarfism）及特殊疾病的感受性，包括细菌、病毒和寄生虫病的研究。此外，猴还常用于行为学的研究、实验肿瘤学的研究、口腔牙科病的研究、疫苗研究试验等。在制造和鉴定脊髓灰质炎疫苗时，猕猴是唯一的实验动物。

（7）人类器官移植研究　猕猴同黑猩猩、狒狒等，是研究人类器官移植的重要动物模型。猕猴的白细胞抗原（RhLA）是灵长类动物中研究主要组织相容性复合体基因区域的重要对象之一。同人的HLA抗原相似，RhLA具有高度的多态性。荷兰灵长类中心Balner为首的小组在这方面进行过长期研究，结果发现，猕猴RhLA的基因位点排列同人类有相关性。

（8）细菌、病毒性疾病研究　例如进行疱疹病毒病、弓形体病、阿米巴脑膜炎、自发性类风湿病、奴卡菌病、病毒性肝炎等疾病的研究。

（9）遗传代谢性疾病研究　如研究新生儿肠道脂肪沉积、蛋白缺乏症、胆石症（狒狒）等疾病。用黑猩猩研究先天性伸舌白痴（Down综合征）、酒精中毒性胰腺炎、库鲁病（慢病毒）等。

第四节　实验动物设施与饲养管理

实验动物设施或实验动物的饲养环境条件和饲养管理，对实验动物的生存、生长、繁殖及健康状况有直接的影响，从而影响动物实验结果的可靠性和稳定性。因此，应特别重视实验动物设施与饲养管理的规范化和和标准化。

一、实验动物设施与设备

实验动物设施是实验动物和动物实验设施的总称，是为实现对动物所需的环境条件实行控制目标而专门设计和建造的。实验动物设施依其使用功能的不同，划分为各个功能区域，各自有不同的要求。

1. 实验动物设施的等级　根据 GB 14925 - 2010《实验动物　环境及设施》国家标准的规定，按照空气净化的控制程度，实验动物环境分为普通环境、屏障环境和隔离环境。

2. 实验动物饲养的辅助设施和设备　实验动物饲养的辅助设施和设备主要包括笼具和笼架、饮水设备、灭菌设备、运输笼和垫料等。目前，我国实验动物饲养的辅助设施和设备基本上达到了标准化，可以从专业厂商定做。

3. 实验动物环境监测和设施的维护　新建或改建的实验动物设施竣工启用前，须向所属的实验动物管理部门申请进行环境设施的检测，检测合格方能投入使用。实验动物设施是连续运行的，各种环境因素一直处在变动之中，也需要经常性的监测和维护。

二、实验动物营养与饲料的质量控制

实验动物营养学（laboratory animal nutriology）是一门新兴的学科，专门研究实验动物营养、饲料、营养素对各种实验动物生长、发育、繁殖和健康的关系。饲料营养是实验动物生长、繁殖及遗传和各种生物学特性得以充分表达的最直接、最重要的影响因素。

（一）实验动物的营养需要与饲养标准

1. 实验动物的营养需要　营养需要是指动物群体每天对碳水化合物、蛋白质、脂肪、水分、矿物质和维生素等营养素的平均需要量，是制定实验动物饲养标准的科学依据。

2. 影响实验动物营养需要的因素　影响实验动物营养需要的因素很多，与动物的品种、品系、性别、年龄、生理阶段、生产状况密切相关。根据动物的品种、年龄、生理状态，将营养需要分为生长、繁殖、维持三种。

3. 常用实验动物营养需要的特点　由于我国实验动物科学起步较晚，目前对常用实验动物营养需要尚缺乏系统研究。国外已有大量的文献报道，应用时可参考美国 NRC（National Research Council）标准。

4. 常用实验动物的饲养标准　根据实验动物的不同种类、性别、年龄、体重和生理阶段等特点，综合能量与其他各种营养物质代谢实验和饲养实验结果，科学地规定每只动物每天给予的能量及各种营养物质的数量，这种规定被称为饲养标准。

（二）常用实验动物的饲料选择

实践表明，应用实验动物进行毒理、肿瘤、老化及其他各种实验研究时，必须饲以相应标准的全价营养饲料，否则将因饲料营养不同而增加实验结果的变异性。基于此，1977 年，美国营养科学研究所（AIN）曾对实验动物日粮应用给予报道，将实验动物日粮归纳为以下三类，以供合理选用。

1. 天然原料日粮　即以天然动植物为原料，根据实验动物饲养标准制定配方而加工生产的饲料，形状有粉料、颗粒料等。天然原料日粮是实验动物生产中通常使用的日粮类型，其特点是价格便宜，易于获得。有两种类型：一种是配方公开，成分明确；另一种则是完全封闭。但无论哪种类型，其共同的缺点是确切的营养成分难以标化确定。

2. 纯合日粮　这种日粮使用精制原料配制而成，特别是对蛋白质、碳水化合物、脂肪具有精确的计量标识。使用纯合日粮便于掌握日粮成分，进行实验设计，从而获得精确可靠的实验结果。其缺点是适口性不佳。

3. 化学纯合日粮　是由高纯化学营养物质，如含氮营养物质应用氨基酸而不是蛋白质，碳水化合物使用单糖、双糖，脂肪选用纯化脂肪酸或甘油，矿物质和维生素亦均选用高纯化学物质等原料配合而成的实验动物日粮。这种日粮成分可靠，能够使研究变异及可能的污染降至最低限度，但价格十分昂贵，除必须严格控制养分浓度的研究以外，较少使用。

（三）常用实验动物饲料与日粮的配制

1. 常用实验动物饲料的分类方法　饲料是以提供营养素为目的而饲育实验动物的物质，通常要求饲料能够为实验动物提供目前已知的所需营养素约 50 种以上。动物对不同营养素的需要量有明显差异，多者上千克，少者不足微克。饲料一方面作为动物所需营养素的来源，另一方面又作为营养素的载体，以增进饲喂效果。

2. 实验动物饲料配合原则　①必须参考各类实验动物的营养需要量。②注意日粮的适口性，应尽可能配合适口性好的日粮。③所选择的饲料应考虑经济原则，尽量选用营养丰富、价格低廉的进行配合，须因地制宜、因时制宜选用饲料。④饲料配合时须考虑实验动物的生理特点，选择适宜的饲料。如家兔、豚鼠是草食动物，对粗纤维的消化能力强；而小鼠、大鼠是杂食动物，对粗纤维的消化能力弱。

3. 实验动物饲料的加工、消毒、贮存　目前，实验动物饲料的加工、消毒、贮存均有专业公司负责，有统一的行业标准。

（四）实验动物饲料的质量管理和标准

国家对市售饲料建立了由实验动物管理委员会核发的《实验动物全价营养饲料质量合格证》制度，质量应符合国家标准（GB 14924－94）。实验动物质量检测中心和饲料生产单位要对所生产的饲料进行定期检测，对饲料品质进行评定。要求质量符合国家标准的 GB 2001 – 949，并发放《实验动物全价营养饲料质量合格证》。

实验动物分为四级：一级，普通动物；二级，清洁动物；三级，无特定病原体动物；四级，无菌动物。对不同等级的实验动物，应当按照相应的微生物控制标准进行管理。

第五节 实验动物常见疾病和微生物学质量控制

一、实验动物的传染病分类

（一）实验动物的传染病分类

根据实验动物传染病对其自然宿主、人和其他动物的致病性和干扰生物医学研究或污染肿瘤移植物和生物制剂的严重程度，可将其分为以下几种类型：

1. 对自然宿主、人和其他动物均有较强的致病性，属人畜共患病，如狂犬病、淋巴细胞性脉络丛脑膜炎、沙门菌病、志贺菌病、结核、皮肤真菌病及弓形虫病等。

2. 对自然宿主致病性强，常引起暴发流行，甚至毁灭整个动物群，如鼠痘、兔出血症、多杀性巴氏杆菌病、鼠棒状杆菌病、泰泽菌病等。

3. 对自然宿主致病性弱，但可传染给人引起致死性感染，如猴疱疹病毒病（B 病毒）、流行性出血热病。

4. 对自然宿主无致病性，但可引起其他动物的致死性感染，如松鼠猴疱疹病毒感染狨猴可产生致死性淋巴瘤。

5. 对自然宿主有一定的致病性，可引起疾病流行，影响动物的健康，并对医学研究产生严重干扰，如小鼠肝炎、仙台病毒性肺炎、鼠支原体感染等。

6. 对自然宿主、人和其他动物均无明显致病性，但可污染生物制剂、肿瘤移植物和细胞培养物等，如鸡白血病、猴病毒 40 等。

（二）实验动物疾病的危害性

实验动物一旦发生疾病（尤其是传染性疾病），影响的不仅仅是实验动物自身，更重要的是会对科学研究造成难以预料的损失。具体表现在以下几个方面：

1. 传染病暴发流行的直接损失 病原体侵入实验动物群，引起动物传染病的暴发流行，不但导致动物繁殖性能下降，还可招致全群覆灭或淘汰，设施封闭，教学与科研中止，以动物器官、组织为原材料的生物制品生产、检定被迫停止，直接造成严重的经济损失。

2. 污染生物制剂 许多动物的脏器或组织作为人畜预防、诊断、治疗用生物制品的原材料，如有潜伏或隐性感染造成污染，可导致整批生物制剂的废弃。

3. 干扰动物实验结果 实验动物受实验环境和处理影响产生应激反应，降低了对疾病的抵抗力，诱发隐性感染疾病临床爆发，可造成动物发病和死亡，引起统计结果的误差。

4. 威胁人的健康和安全　实验动物一旦携带有人畜共患病病原体，不仅可引起动物发病，而且能直接威胁实验人员的健康。

二、实验动物的健康观察

经常对实验动物进行健康检查，有利于及早发现和及时处理疫情。实验动物健康观察的内容主要包括动物的生活习性、身体状况（身长、体重）、精神状态及反应性，皮肤及被毛的光泽和浓密程度，饮食量食和采食方式，粪尿的量、形、色、味，呼吸频率、心率和节律、体温、血压等生命体征，天然孔（眼、鼻、耳、口、阴户、肛门）和可视黏膜的湿润、充血、分泌物多少等，妊娠及哺乳期的体态、行为、采食反应及流产、早产、死产、难产、拒绝哺乳、弃仔和啃食幼仔等现象，发育迟缓、瘦小或出现畸形等。

发现健康异常时，应对环境设施设备、卫生管理、饲料质量、周边疫情、气候季节、人员、动物（包括外采样本）及物资往来等进行综合性流行病学分析。对可疑动物进行个体检查，初步分析症状异常的原因，进行微生物学、寄生虫学、生物化学、血清免疫学检查以协助诊断，必要时可进行特殊检查如尸体解剖、病理学检查等。

三、实验动物传染病的传播途径及其防疫措施

（一）实验动物传染病流行的基本环节

传染病是指由病原微生物引起，有一定的潜伏期和临床表现，并具有传染性的一类疾病。实验动物传染病的一个基本特征是能在实验动物之间直接或间接地通过媒介物（生物或非生物的传播媒介）互相传染，导致流行。传染病在实验动物群中蔓延流行，必须具备三个基本环节，即传染源、传播途径及对传染病易感的动物。掌握传染病流行过程的基本环节及其影响因素，有助于制定正确的防疫措施，控制传染病在实验动物群中的蔓延或流行。

（二）实验动物的卫生防疫制度

疫苗接种和药物治疗是兽医生产实践中控制和预防传染病的主要措施，但实验动物由于本身固有的特点与要求，除大体型动物，如犬、猴等外，很少采用或不能使用疫苗和药物。因为：①应用疫苗或化学治疗可能干扰实验结果，如使用抗生素或磺胺类药物可使动物的肝、胆、肾等脏器产生毒性损伤，这样会影响实验结果的可信度。②经过治疗或免疫的动物，外表健康，但仍可能带菌或带毒，成为潜在的传染源。③对小型实验动物进行药物治疗，尤其是需要贵重药物治疗时，经济上不合算。

所以，控制实验动物传染性疾病主要以预防为主，掌握和了解动物传染病流行的三个基本环节，隔绝和消灭传染源、切断传播途径，加强饲养卫生管理、提高实验动物抵抗力。对一些常见重要疫病有所认识，强化防疫意识，就一定能防患于未然。

四、实验动物的主要传染性疾病

（一）病毒性疾病

在实验动物疾病中，毒性疾病占有重要的位置，主要包括鼠痘、流行性出血热、淋巴细胞性脉络丛脑膜炎、仙台病毒感染、鼠肝炎、兔出血症、狂犬病、犬瘟热、犬细小病毒感染、犬病毒性肝炎、猴 B 病毒感染等疾病。

某些人畜共患病，如流行性出血热、狂犬病，可同时引起人和动物发病，危害性极大。某些动物烈性传染病，如鼠痘病毒、兔出血症病毒、犬细小病毒等，可引起动物发病，表现出临床症状和病理改变，甚至引起动物大量死亡，使实验中断，造成人力、物力和时间的极大浪费。某些病毒病，如小鼠肝炎病毒、仙台病毒、小鼠微小病毒、小鼠多瘤病毒等，多呈隐性感染，虽不引起动物死亡，但可影响动物自身的稳定性和反应性，如改变机体的免疫状况或影响肿瘤的形成，或与其他病原微生物具有协同、激发、拮抗作用，或在实验应急刺激下发病，干扰实验结果，导致错误结论。

（二）细菌性疾病

1. 沙门杆菌病（salmonellosis）　本病又名副伤寒，是各种动物由沙门菌属细菌引起的疾病的总称。许多种类实验动物均可感染沙门菌，在实验动物中最常见的是鼠伤寒和肠炎沙门菌。沙门菌病是人畜共患病之一。本病遍布世界各地，给实验动物的繁殖和幼龄实验动物的健康带来严重危害。对实验动物威胁较大的是鼠伤寒和肠炎菌。动物可交叉感染，或同时感染两种沙门菌。本病一年四季均可发生，梅雨潮湿季节发病较多。

预防本病应加强饲养管理，消除发病诱因，保持饲料和饮水的清洁、卫生。许多种动物都可能是潜在的传染源，应防止野鼠进入动物房。

2. 泰泽病（Tyzzer's disease）　本病是由毛发状芽孢杆菌引起多种动物感染的一种传染性疾病。其病理特征是肝脏多发性灶状坏死和出血性坏死性肠炎，肝坏死灶的细胞内可见到毛发样菌体。小鼠和兔泰泽病主要以出血性肠炎和盲肠炎为特征。小鼠、大鼠、仓鼠、兔、猫和猕猴等动物均可患本病。

加强饲养管理，搞好综合性卫生。饲料、垫料污染毛发状芽孢杆菌的繁殖体，侵入幼龄动物的消化道可引起疫病，应加强对饲料、垫料的管理。

3. 支原体感染（mycoplasma infection）　本病是由支原体引起的大、小鼠的呼吸道慢性感染性疾病。其以发病率高、死亡率低、引起慢性支气管肺炎为特征。

目前尚无有效的免疫预防方法。日常管理需注意加强通风，避免氨浓度升高，注意气温变化，防止寒冷侵袭。

（三）寄生虫病

寄生虫种类繁多，从寄生虫分类学角度可分为原虫、蠕虫和节肢动物，蠕虫又可分为吸虫、绦虫和线虫。寄生部位也有体内、体外、血液及细胞内等。对实验动物影响较大和对实验研究的干扰较为严重的常见寄生虫疾病主要包括弓形体病、球虫病和螨病等。

五、实验动物微生物学、寄生虫学质量监测

根据我国实验动物感染病原微生物和寄生虫的底样调查结果，结合其他国家的规程和标准，1994 年国家技术质量监督局颁布了我国啮齿类和兔类实验动物微生物学和寄生虫学监测等级标准（GB/14922 – 94）。2001 年在此基础上，根据我国实验动物的发展要求，对其进行了重新修订，并相应增加了实验用猫、犬、猴微生物学和寄生虫学监测等级标准（GB/14922.1 – 2001，GB/14922.2 – 2001）。农业部根据我国各地 SPF 疾病监测方法的实际应用情况，结合国外 SPF 疾病监测原则，制定了我国 SPF 疾病微生物学质量控制标准，并于 2000 年由国家技术质量监督局颁布（GB/T17998 – 1999）。

第六节　影响实验动物和动物实验的因素

动物实验是西医学的常用方法，是进行教学、科研和医疗工作必不可少的重要手段和工具。要想获得正确可靠的动物实验结果，就必须了解影响动物实验效果的各种因素，排除各种影响实验结果的干扰因素。

一、影响动物实验效果的动物因素

（一）种属与种系

1. 种属　不同种属哺乳动物的生命现象，特别是一些最基本的生命过程有一定的共性，这是医学实验可以应用动物实验的基础。另一方面，不同种属的动物，在解剖、生理特征和对各种因素的反应上又各有个性，例如，不同种属动物对同一致病因素的易感性不同，甚至对一种动物是致命的病原体，对另一种动物可能完全无害。

2. 种系　同一种属不同种系的动物，对同一刺激的反应有很大差异。不同品系的小鼠对同一刺激具有不同反应，而且各个品系均有其独特的品系特征。例如，DBA/2 小鼠 100% 的可发生听源性癫痫发作；而 C57BL 小鼠根本不出现这种反应。BALB/cAnN 小鼠对放射线极敏感；而 C57BR/CdJN 小鼠放射线却具有抗力。C57L/N 小鼠对疟原虫易感，而 C58/LwN、DBA/1JN 小鼠对疟原虫感染有抗力。STR/N 小鼠对牙周病易感，而 DBA/2N 对牙周病具有抗力。C57BL 小鼠对肾上腺皮质激素（以嗜伊红细胞为指标）的敏感性比 DBA 小鼠高 12 倍；DBA 小鼠对雌激素（以乳腺变化为指标）比 C57BL 小鼠敏感。DBA 小鼠的促性腺激素含量比 A 种小鼠高 1.5 倍，而 C3H 小鼠的甲状腺素含量比 C57BL 小鼠高 1.5 倍。摘除卵巢对 C57BL 小鼠肾上腺影响不大，但却使 DBA 小鼠肾上腺增大，甚至引起 CE 小鼠肾上腺癌。

（二）年龄、体重与性别

1. 年龄　动物的解剖生理特征和反应性随年龄而有明显的变化。一般幼年动物比成年动物敏感，例如，用断奶鼠或仔鼠做实验，其敏感性比成年鼠要高，可能与抗体发

育不健全，解毒排泄的酶系尚未完善有关。老年动物的代谢功能低下，反应不灵敏，如果不是特别需要，一般不选用。因此，一般动物实验设计应选成年动物进行实验。

2. 体重　动物比较生理和生化学研究表明，动物的一系列功能指标参数与体重有显著相关性。而实验动物的年龄与体重一般呈正比关系，小鼠和大鼠常根据体重来推算其年龄。但其体重与饲养管理有密切关系，因此，动物的正确年龄应以其出生日期为准。

3. 性别　不同性别的动物对同一药物的敏感性差异较大，对各种刺激的反应也不尽一致，雌性动物性周期的不同阶段和怀孕、授乳时的机体反应性改变较大。因此，一般优先选雄性动物或雌雄各半做实验。

（三）生理健康状态

动物的生理状态如怀孕、授乳时，对外界环境因素作用的反应性常较不怀孕、不授乳的动物有较大差异。因此，一般实验研究中不宜采用这种动物。如为了阐明药物对妊娠及后代在胎内、产后的影响时，就必须选用这类动物（为这种实验目的，大鼠及小鼠是最适用的实验动物）。动物所处的功能状态不同，也常影响其对药物的反应，在体温升高的情况下对解热药比较敏感，而体温不高时对解热药就不敏感；血压高时对降压药比较敏感，血压低时对降压药敏感性就差，反而可能对升压药较为敏感。

二、影响动物实验效果的饲养环境和营养因素

（一）温度与湿度

1. 温度　在一定范围内温度缓慢变化，机体可以本能地进行调节与之适应。但变化过大或过急，机体将产生不良的行为和生理反应，影响实验结果。一般当温度过低时，常致哺乳类实验动物性周期推迟，温度超过 30℃ 时，雄性动物则出现睾丸萎缩，产生精子的能力下降；雌性动物出现性周期的紊乱，泌乳能力下降或拒绝哺乳，妊娠率下降。动物实验时最适宜的环境温度为 21～27℃。

2. 湿度　湿度过高，微生物易于繁殖，过低（低于 40%）易致灰尘飞扬，对动物的健康不利。空气的相对湿度也和动物的体温调节有密切关系，在高温情况下其影响尤为明显。如湿度在 40% 以下，大鼠发生环尾病（ringtail）；在低温条件下，小鼠和大鼠的哺乳雌鼠常发生吃仔现象，此外仔鼠也常出现发育不良。

（二）空气的流速及清洁度

实验动物单位体重的体表面积一般均比人大，因而气流对实验动物的影响也较大。实验动物大多饲养在窄小的笼具中，而且还有排泄物，主要是氨（NH_3）和硫化氢（H_2S），因而对空气质量的要求更高。污浊的空气易造成呼吸道传染病的传播。因此，动物饲养室和动物实验室的空气应尽量保持新鲜，注意通风换气；要求氨浓度小于 20ppm，气流速度 10～25cm/s，换气次数每小时 8～15 次。

（三）光照与噪音

1. 光照　光照与动物的性周期有密切关系，过度光照对动物有害，易引起某些雌性动物的吃仔现象和哺育不良。因此，动物室内安装多个小瓦数光源，较单一大瓦数光源更为适宜。完全依靠灯光照明的动物室，应利用明暗 12h/12h 或 13h/11h 照明制度。室内照明要求 75 ~ 300 勒克斯（Lux）；为便于操作和观察动物，距地面 1m 处的光源照度为 350 ~ 400Lux；其他时间照度在 200Lux 即可。在非操作时间保持低照度，而在操作观察时可打开补光照明。

2. 音响噪音　音响噪音可引起动物紧张，并使动物受到刺激。即使是短暂的噪音也能引起动物行为上和生理上的不良反应。豚鼠特别怕噪音，可导致不安和骚动，因而可引起孕鼠的流产或母鼠放弃哺育幼仔。此外，动物能听到人类所听不到的更高频率的音响，即动物能听到较宽的音域，如小鼠能听到频率为 1000 ~ 5000Hz 的音响，而人类只能听到 1000 ~ 2000Hz 的范围。所以，音响对动物的影响不能忽视。一些国家规定，动物室的音响应在 60dB 以下。

（四）饲养条件

1. 饲养密度　动物饲养密度应符合卫生标准，不能过分拥挤，不然也会影响动物健康，直接影响实验结果。各种动物所需笼具的面积和体积因饲养目的而异，哺乳期所需面积较大，如小鼠 $0.016m^2$，大鼠 $0.063m^2$，金黄地鼠 $0.094m^2$，豚鼠 $0.141m^2$，兔 $0.675m^2$。

2. 营养条件　动物的某些系统和器官，特别是消化系统的功能和形态，随着饲料的品种而变化。实验动物品种不同，其生长、发育和生理状况都有区别，因而对各种营养素的要求也不一致。猴和豚鼠在配制饲料时应特别注意加入足够量的维生素 C，以免因缺乏而引起坏血病。兔饲料中应加入一定数量的干草，以提高饲料中粗纤维的含量，这对防治兔腹泻至关重要。小鼠饲料中，蛋白质的含量不得低于 20%，否则容易引起肠道疾病。

三、影响动物实验效果的实验技术环节因素

（一）动物选择

选择好适合研究需要的实验动物是获得正确实验结果和实验成功的重要环节。应按照不同实验的要求选择合适的动物。例如，肿瘤研究必须了解哪种动物是高癌种或低癌种及各种动物自发性肿瘤的发生率，A 系、C3H 系、AKR 系、津白 II 等小鼠是高癌品系小鼠，C3H/He 系经产雌鼠自发性乳腺癌率为 80% ~ 100%，AKR 系 8 ~ 9 月龄小鼠 80% ~ 90% 有自发性白血病；C57BL 系、津白 I 等小鼠是低癌品系小鼠。

（二）实验季节

生物的许多功能随季节产生规律性变化。动物对化学物作用的反应也受到季节的影

响。在不同季节，实验动物的机体反应性有一定差异。如不同季节对辐射效应有影响。兔的放射敏感性在春夏两季升高，秋冬两季降低；犬在春、夏两季照射后的死亡率较秋、冬两季高；小鼠的放射敏感性在冬季和初夏显著升高，而在初春和夏季则降低；大鼠的放射敏感性则没有明显的季节性波动。因此，这种季节的波动，在进行跨季度的慢性实验时必须注意。

（三）昼夜过程

机体的某些功能存在昼夜规律性变化。不同性别、种系和年龄的小鼠和大鼠，对照射的敏感性在昼夜间也有不同的变化，白天放射敏感性降低，夜间升高。实验动物的体温、血糖、基础代谢率、内分泌功能均有昼夜节律性变化。因此，这类实验的观察必须设相应的对照，并注意实验中某种处理的时间顺序对结果的影响。为了得到可比性的实验结果，所有实验组动物应在同一时间内进行照射或其他实验处理。

（四）实验操作

1. 麻醉浓度 麻醉浓度的控制是顺利完成实验和获得正确实验结果的保证。麻醉过深，动物处于浓度抑制，甚至濒死状态，各种正常反应受到抑制，无法得到可靠的实验结果。麻醉过浅，手术或实验过程会引起强烈的疼痛刺激，使动物全身特别是呼吸、循环和消化功能发生改变，如疼痛刺激会反射性长时间中止胰腺的分泌。

2. 手术技巧 手术熟练可以减少对动物的刺激、创伤、出血等，提高实验成功率和实验结果的正确性。为此，必须要了解各种动物的特征，组织、器官的位置，神经、血管的走行特点，通过在动物身上反复实践，即可达到熟中生巧、操作自如。

3. 实验药物 动物实验中，药物的给药途径、剂量、频次是影响实验结果的重要因素。例如，有的激素在肝脏内破坏，经口给药就会影响其效果。有些中药含有大量鞣质，体外试验有抗菌作用，但在体内不被消化道吸收，则没有抗菌作用。

给药频次与药物疗效也有关系，如雌三醇与细胞核内物质结合的时间非常短，每天一次给药的效果就比较弱，如将一天剂量分为 8 次给药，则效果大大增强。

药物浓度和剂量也是一个重要问题，太高的浓度、太大的剂量都会得出错误的结果。如有用 1/2 的 LD50 剂量腹腔注射某药物后动物活动减少，类似镇静作用，实际上 1/2 的 LD50 剂量已近中毒量，这时动物活动减少不能认为是镇静的作用。

动物和人用药剂量的换算以体表面积计算比以体重换算好一些，但仍需要慎重处理。

（五）实验对照

对照的原则是"齐同对比"。对照方法很多，主要有以下几种：

1. 空白对照 是在不给任何措施的情况下，观察动物自发变化的规律。如兔白细胞数每天的上午和下午有周期性生物钟变化。

2. 实验对照 是采用与实验相同操作条件的对照，如给药实验中的溶媒、手术、注射及观察抚摸等都可以对动物发生影响。有研究报道，针刺犬人中穴对休克、心脏血流动力学有改变，但采用空白对照（无针刺）是不够的，还应该设针刺其他部位或穴位的实验对照。

3. 有效或标准对照　常用于药物研究。对新药疗效可用已知的有效药或能引起标准反应的药物作对照，这既可考核实验方法的可靠性，又可通过比较了解新药的疗效和特点。

4. 配对对照　指同一个体在前后不同时间比较对照期和实验期的差异，或同一个体的左右两部分做对照处理和实验处理的差异，这样可大大减少抽样误差。在实验中，也可用一卵双胎或同窝动物进行配对对照。

5. 组间对照　将实验对象分成两组或几组比较其差异。这种对照个体差异和抽样误差比较大。组间对照可用交叉对照方法以减少误差。如观察某药物的疗效，可用两组犬先分别做一次实验和对照，再互相交换，以原实验作为对照组、原对照组作为实验组重复第一次实验所观察的疗效或影响，而且检查的指标和条件要等同。

6. 历史对照　是指与正常值对照，这种对照要十分慎重，必须要条件、背景、指标、技术方法相同才可进行对比，否则将会得出不恰当的甚至错误的结论。

7. 实验重复　选用动物一方面要数量合适，不造成浪费，另一方面也应做必要的重复实验。有些实验单做一种动物还不够，应当重复做几种动物。这不仅可以比较不同动物的差别，而且可以在不同动物实验中发现新问题，提供使用不同指标的线索。此外，把一种动物的实验结果外推到其他动物甚至推论到临床是不正确的，有时是十分危险的。

8. 实验肯定　由于不同种属动物的功能和代谢各有特点，所以在肯定一个实验结果时最好采用两种以上的动物进行比较观察，其中一种应该是非啮齿类动物。尤其是动物实验结果要外推到人的实验，所选用的动物品种应不少于 3 种，而且其中之一不应是啮齿类动物。常用的生物序列是小鼠 – 大鼠 – 犬（或猴）。

第七节　动物实验的基本技术

动物实验的方法多种多样，在生物医学各个领域都有不同的应用，其中一些基本操作方法是共同性的，如动物的选择、抓取、保定、麻醉、给药、标本采集等。因此，动物实验的基本方法和基本技术已成为医学科技工作者必须掌握的一项基本技能。

一、实验动物编号标记方法

实验开始之前，需要对实验动物进行分组、编号标记。常使用染色、耳缘剪孔、烙印、号牌等方法。颜料涂染标记法在实验室最为常用，也较为方便，编号的原则是先左后右、从上到下法。烙印法是用刺数钳在动物耳朵上刺上号码，棉签蘸着溶在酒精中的黑墨在刺号上加以涂抹，烙印前最好对烙印部位进行酒精消毒，以防感染。号牌法常使用金属制的号牌固定于实验动物的耳朵上，大动物可系于颈部。对猴、犬、猫等大动物有时可不做特殊标记，只需要记录它们的外表和毛色即可。

二、实验动物的保定方法

正确地保定动物可以减少动物因应激对实验指标造成的不良影响，并防止研究人员被动物咬伤。针对不同种类的动物和不同的实验内容，保定方法也不相同。

（一）清醒动物的保定方法

1. 大鼠　大鼠性情暴躁，尤其是雄性大鼠，经常咬伤实验者。因此，在给大鼠灌胃、注射、采血时，需要将其保定。捕捉大鼠的方法是：用右手捏住鼠尾向后牵拉，用戴帆布手套的左手拇指和食指迅速、准确地捏紧大鼠双耳背面的皮肤，手掌和其余手指将鼠体压于实验台面，然后将其躯体夹于手中，即可将大鼠保定，进行灌胃、注射、采血等。初学者或实施尾静脉注射时，可用铁丝笼进行保定。

2. 小鼠　小鼠较为温顺，一般不会咬人，保定方法与大鼠基本相同。

3. 兔　兔性情温顺，捕捉时用手抓住其颈后和脊背部皮肤，向上提起全身，用另一手托住其臀部。不要粗暴地抓提双耳和腹部，以免损伤耳部血管和腹部脏器。

（二）麻醉动物的保定方法

在建立动物模型或实施较大的手术时，由于手术精细复杂、时间较长，为防止动物乱动影响手术的进行，需要在麻醉状态下保定动物。麻醉动物的保定方法一般是将动物捆绑固定于实验台上，以便于手术。固定的姿势可根据具体要求采取俯卧位、仰卧位固定。进行脑内定位手术和脑内微量注射，应采用脑立体定位仪固定颅骨。

1. 常用麻醉剂　由于动物种属间的差异等情况，所采用的麻醉方法和选用的麻醉剂亦有不同。动物实验中常用的麻醉剂分为以下三类：

（1）挥发性麻醉剂　包括乙醚、氯仿等。乙醚吸入麻醉适用于各种动物，麻醉量和致死量差距大，安全度亦大，动物麻醉深度容易掌握，而且麻后苏醒较快。其缺点是对局部刺激作用大，可引起上呼吸道黏膜液体分泌增多，再通过神经反射影响呼吸、血压和心率等，并容易引起窒息，故在乙醚吸入麻醉时必需有人照看，以防麻醉过深而出现上情况。

（2）非挥发性麻醉剂　种类较多，包括苯巴比妥钠、戊巴比妥钠、硫喷妥钠等巴比妥类的衍生物，氨基甲酸乙酯和水合氯醛。这些麻醉剂使用方便，麻醉过程较平衡，动物无明显挣扎现象，但缺点是苏醒较慢。

（3）中药麻醉剂　洋金花和氢溴酸东莨菪碱等中药麻醉剂作用不够稳定，而且常需加佐剂麻醉效果才能理想，故在实验过程中尚未得到普及应用。

2. 动物麻醉方法

（1）全身麻醉　①吸入麻醉法：吸入麻醉剂包括乙醚、氟烷类等。以乙醚为例，乙醚吸入麻醉诱导浓度为 10%～20%，维持浓度为 4%～5%。将动物放在玻璃缸内，然后放入浸有乙醚的棉球，盖紧玻璃缸，密闭数分钟，待动物兴奋期过后，四肢肌肉放松，即可取出动物实施保定。本法最适于大、小鼠的短期操作性实验的麻醉。乙醚麻醉比较安全，很少因麻醉过量致动物死亡。②腹腔和静脉给药麻醉法：非挥发性和中药麻醉剂均可用作腹腔和静脉注射麻醉，操作简便，是实验室最常采用的方法之一。腹腔给药麻醉多用于大、小鼠和豚鼠，较大的动物如兔、犬等则多用静脉给药进行麻醉。

（2）局部麻醉　①猫的局部麻醉一般应用 0.5% ~ 1.0% 盐酸普鲁卡因注射。黏膜表面麻醉宜用 2% 盐酸可卡因。②兔在眼球手术时，可于结膜囊滴入 0.02% 盐酸可卡因溶液，数秒钟即可出现麻醉。③犬的局部麻醉用 0.5% ~ 1% 盐酸普鲁卡因注射。眼鼻、咽喉表面麻醉可用 2% 盐酸可卡因。

三、实验动物给药途径和方法

动物不可能像人那样遵医嘱按时服药或接受注射给药。因此，在具体实验中，应根据实验目的和药物的理化性质、剂型、剂量及动物种类，选择合适的给药途径。

（一）经口给药法

临床上大多数药物为口服药，因而经口给药法是动物实验常用的给药方法。

1. 自动口服给药　当药物用量大、异味小、能被动物所接受，并保证药物的性质不会因加工工艺而改变时，可将药物按所需比例均匀地掺入常规饲料中或加入赋形剂后，压制成块状饲料，根据实验要求定量饲养。该法简单易行，但因动物的食量不等，且饲养过程中能浪费数量不等的饲料，因而给药剂量不能精确控制，只适用于一些给药剂量较大、剂量要求不太严格的实验。如利用高脂饲料喂养法建立动脉粥样硬化动物模型。

2. 强制灌胃给药　灌胃给药一般多用于大鼠或小鼠，首先需将所给药物制成液体状态，然后用灌胃器将预先准备好的药物按实验要求进行灌胃。注意事项：大鼠和小鼠灌胃前最好禁食 6 小时。左手保定动物，右手持灌胃器，插入动物口中，沿咽后壁缓慢经食道插入胃腔。动作要轻柔、深度要适中，以免灌胃器刺破咽部、食管和胃；严禁将灌胃器插入气管造成动物窒息死亡；动物保定要牢固，以免动物乱动而损伤动物的消化道器官；注意不要被动物咬伤。常用灌胃剂量为，小鼠 0.2 ~ 0.5mL，大鼠 1 ~ 2mL。兔、猫、犬等动物也可灌胃给药。

（二）注射给药法

注射给药是最常用的给药方法，可以精确地控制给药剂量。注射给药有静脉注射、腹腔注射、肌内注射、皮下注射、皮内注射、淋巴囊注射，以及关节腔内注射、椎管内注射、小脑延髓池注射、脑（室）内注射等。其他途径给药还有呼吸道给药、直肠内给药、皮肤给药等。以下只介绍几种常用的注射方法。

1. 静脉注射

（1）兔　兔耳缘静脉较粗，位于兔耳外缘的皮下，易于寻找辨认，同一部位可反复应用，是兔给药的最好途径。注意消毒，压迫止血。

（2）鼠　鼠尾静脉有三条，左右两侧和背侧各一条。但因静脉太细，易损伤，同一部位不宜反复注射。如反复注射，应先从末端开始，逐步向根部移动，注意消毒，压迫止血。

（3）**犬和猴**   前肢头静脉、后肢小隐静脉、股静脉均可作为静脉注射的部位。

2. 腹腔注射   鼠腹腔大网膜血液循环丰富，对药物吸收快而完全，是鼠最常用的给药方法。其他动物也可用腹腔注射给药。注意消毒皮肤，防止感染；将动物保定牢固，由助手将腹部皮肤提起，确保药物注入腹腔内，注意不要刺伤腹腔内脏器。

3. 肌内注射   肌内注射应选用肌肉发达、无大血管通过的臀部或大腿外侧的肌肉。注射时保定好动物，将针头迅速垂直刺入肌肉，回抽无血即可进行注射。

四、实验动物采血方法

（一）小鼠、大鼠、豚鼠采血法

1. 耳缘切口采血   将豚鼠耳消毒，用刀片沿血管方向割破耳缘，切口约长 0.5cm，在切口边缘涂 20% 枸橼酸钠溶液，防止血凝，血可自切口处流出。此法每次可采 0.5mL。

2. 背中足静脉采血   固定豚鼠，将其右或左后肢膝关节伸直，脚背消毒，找出足静脉，左手拇指和食指拉住豚鼠的趾端，右手将注射针刺入静脉，拔针后立即出血。

3. 心脏采血   用手二指触摸，选择心跳最明显的部位，把注射针刺入心脏，血液即流入针管。心脏采血时所用的针头应细长些，以免发生采血后穿刺孔出血。

此外，还有剪尾采血、鼠尾刺血、眼眶静脉丛采血、断头取血、腹主动脉采血等。

（二）兔采血方法

1. 耳缘静脉采血   是最常用的兔采血方法，可多次重复使用。将兔固定，备皮、消毒，用手指轻弹兔耳，使静脉扩张，用针头刺耳缘静脉末端，缓慢抽血。

2. 耳中央动脉采血   在中央动脉的末端，沿着与动脉平行的向心方向刺入动脉，即可见血液进入针管。兔耳中央动脉容易痉挛，故抽血前必须让兔耳充分充血，采血时动作要迅速。针头不要太细，一般用 6 号针头，针刺部位从动脉末端开始，不要在近耳根部采血。

3. 心脏采血   使家兔仰卧，穿刺部位在第三肋间胸骨左缘 3mm 处，针头刺入心脏后，持针手可感觉到兔心脏有节律的跳动。此时如还抽不到血，可以前后进退调节针头的位置，注意切不可使针头在胸腔内左右摆动，以防弄伤兔的心、肺。

（三）犬采血方法

1. 小隐静脉采血   后肢外侧小隐静脉位于后肢胫部下 1/3 的外侧浅表皮下，由前侧方向后行走。保定动物，局部剪毛、消毒，扎紧止血带，使下部静脉充血，用连有 6 号或 7 号针头的注射器刺入静脉，左手放松，用适当速度抽血即可。

2. 头静脉采血   前肢背侧皮下头静脉位于前爪上方背侧的正前位。方法同上。

3. 颈静脉采血   简便易行，大量或连续采血时，可采用颈静脉采血。

4. 股动脉采血   本法为采取动脉血最常用的方法。操作简便，稍加训练的犬，在清醒状态下将犬卧位固定于犬解剖台上。伸展后肢向外伸直，暴露腹股沟三角部位，剪毛、消毒，左手中指、食指探摸股动脉跳动部位，并固定好血管，右手取连有 5 号半针头的注射器，针头由动脉跳动处直接刺入血管，若刺入动脉一般可见鲜红血液流入注射器。有时可能刺入静脉，必须重抽。抽血毕，迅速拔出针头，用干药棉压迫止血 2～3 分钟。

五、实验动物体液、骨髓采集方法

(一) 消化液的采集

1. 唾液采集法

(1) 直接抽取法　在急性实验中，可用吸管直接插入动物口腔或唾液腺导管抽吸唾液。此法非常简单，但从口腔抽吸唾液会有杂质混入。

(2) 腮腺瘘法　在慢性实验中，收集犬的唾液，要用外科手术方法将腮腺导管开口移向体外，即以腮腺导管为中心，切成一直径为 2～3cm 的圆形黏膜片，将此黏膜片与周围组织分开，穿过皮肤切口引到颊外，将带有导管开口的黏膜片与周围的皮肤缝合，腮腺分泌的唾液就流出颊外。这种方法可以收集到较纯净的唾液。

2. 胃液采集法

(1) 直接收集法　麻醉动物，将胃管经口插入胃内，用注射器经胃管抽取适量胃液。此法适用于犬等大型动物的急性实验。大鼠则需手术剖腹，从幽门端向胃内插入一塑料管，再由口腔经食道将一塑料管插入前胃，用 pH7.5、35℃左右的生理盐水，以 12mL/h 的流速灌胃，收集流出液，进行分析。

(2) 胃瘘法　慢性实验收集胃液多用胃瘘法，如全胃瘘法、巴氏小胃瘘法、海氏小胃瘘法等。应用该法，可以待动物恢复健康后，在动物清醒状态下反复采集胃液。

(3) 胰液和胆汁　经胰总管和胆总管的插管而获得胰液或胆汁。也可通过制备胰瘘和胆囊瘘来获得胰液和胆汁。

(二) 脑脊液的采集

1. 椎管穿刺法　犬、兔脑脊液的采集通常采取椎管穿刺法，穿刺部位在两髂连线中点稍下方第 7 腰椎间隙。动物轻度麻醉后，侧卧位固定，使头部及尾部向腰部尽量弯曲，备皮、消毒，在动物背部用左手拇、食二指固定穿刺部位的皮肤，右手持腰穿刺针垂直刺入，当有落空感及动物的后肢跳动时，表明针已达椎管内 (蛛网膜下腔)，抽去针芯，即见脑脊液流出。如果脑脊液流得太快，插入针芯稍加阻塞，以免导致颅内压突然下降而形成脑疝。

2. 枕骨大孔穿刺法　大鼠脑脊液的采集可采用枕骨大孔直接穿刺法。大鼠麻醉后，头部固定于定向仪上。备皮、消毒，沿颈项部纵向切口 (约 2cm)，钝性分离颈部背侧肌肉，暴露出枕骨大孔，进针直接抽取脑脊液。抽取完毕缝合外层肌肉、皮肤，消毒，包扎，防止感染。采完脑脊液后，应注入等量的消毒生理盐水，以保持原来脑脊髓腔的压力。

（三）尿液的采集

常用的采集方法较多，一般在实验前需给动物灌服一定量的水。

1. 代谢笼法　常用，适用于大、小鼠。将动物放在特制的笼内，动物排便时，通过笼底的大小便分离漏斗将尿液与粪便分开，采集尿液。由于大、小鼠尿量较少，操作中的损失和蒸发及膀胱排空不一致等，误差较大，因而需收集 5 小时以上的尿液，最后取平均值。

2. 导尿法　常用于雄性兔、犬。动物轻度麻醉后，固定于手术台上。由尿道插入导尿管（顶端应用液状石蜡涂抹），可以采到没有受到污染的尿液。

3. 压迫膀胱法　动物轻度麻醉后，用手在动物下腹部加压，手要轻柔而有力。当施压足以使动物膀胱括约肌松弛时，尿液会自动由尿道排出。此法适用于兔、犬等较大动物。

此外，还有反射排尿法、输尿管插管法、膀胱插管法、膀胱穿刺法、剖腹采尿法等。

（四）精液的采集

1. 人工阴道采集法　体型较大的动物，如犬、猪、羊等，可用专用人工阴道套在发情的雄性动物阴茎上，采集精液。也可将人工阴道置入雌性动物的阴道内，待动物交配完毕，取出人工阴道收集精液。还可将人工阴道固定在雌性动物外生殖器附近，雄性动物阴茎开始插入时，立即将其阴茎移入人工阴道内，待其射精完毕，收集人工阴道内的精液。

2. 阴道栓采集法　鼠雌雄交配后 24 小时内，在雌性动物阴道口出现白色透明的阴道栓（雄鼠精液和雌鼠阴道分泌液在阴道内凝固而成），取阴道栓涂片染色可观察到凝固的精液。

3. 其他采集法　将发情的雌性动物放在雄性动物一边，当雄性动物被刺激发情后，立即将雄性动物分开，再用人工法刺激其射精。也可按摩雄性动物的生殖器或用电刺激其发情中枢或性敏感区，使其射精以采集精液。

（五）胸水的采集

如果实验不要求动物继续存活，可处死动物，剖胸采集胸水。如需要动物继续存活，常采用穿刺法。穿刺部位在动物脊侧腋后线胸壁第 11 ~ 12 肋间隙穿刺较安全。此部位是肺最下界之外侧，既可避免损伤肺组织造成气胸，又易采集在肋膈肌的胸水。此外，也可在腹侧胸壁近胸骨左侧缘第 4 ~ 5 肋间隙穿刺。操作中严防空气进入胸腔，始终保持胸腔负压。穿刺应用手控制针头的深度，以防穿刺过深刺伤肺脏。

（六）腹水的采集

1. 大动物腹水采集　动物（如犬）自然站立保定，穿刺部位在耻骨前缘与脐之间，腹中线两侧。剪毛消毒，局部浸润麻醉。作者左手拇、食二指紧绷穿刺部位的皮肤，右手控制穿刺深度做垂直穿刺。注意不可刺得太深，以免刺伤内脏。穿刺针进入腹腔后，腹水多时可见因腹压高而自动流出。

2. 小动物腹水采集 大鼠、小鼠的腹水采集方法简单，用左手拇指及食指捏住动物颈部皮肤，无名指、小手指及手掌夹住其尾巴固定好动物，使其腹部略朝上，在腹股沟和腹中线之间，消毒皮肤，用 8 号针头刺入腹腔，待腹压高腹水自然流出。

（七）骨髓的采集

1. 鼠骨髓的采集 颈椎脱臼处死动物，剥离出胸骨或股骨，用注射器吸取少量 Hank's 平衡盐溶液，冲洗出胸骨或股骨中全部骨髓液。如果是取少量骨髓做检查，可将胸骨或股骨剪断，将其断面的骨髓挤在有稀释液的玻片上，混匀后涂片晾干即可染色检查。

2. 大动物骨髓的采集 常用活体穿刺方法。动物麻醉、固定，备皮、消毒，然后估计好皮肤到骨髓的距离，固定好骨髓穿刺针的长度。左手绷紧穿刺点周围的皮肤，右手将穿刺针在穿刺点垂直刺入，穿入固定后，轻轻左右旋转将穿刺针钻入，当穿刺针进入骨髓腔时常有落空感。犬一般采用髂骨穿刺采集骨髓。

第四章 细胞生物学实验技术

细胞生物学实验技术（the experimental techniques of cell biology）的内容相当广泛，包括细胞培养、形态结构观察、生理生化及分子生物学分析、细胞工程技术等。受篇幅所限，本章只介绍目前较为常用、新颖、先进的细胞生物学实验技术，有利于培养学生的综合实验素质和科研能力。

第一节 干细胞及其分离培养技术

1957 年，美国 Edward Donnall Thomas（1920—2012）报道，将正常人的骨髓移植到患者体内，用以治疗造血功能障碍。1970 年，小鼠胚胎干细胞在体外培养获得成功。1999 年，美国 Margarel Goodell 发现，小鼠肌肉组织干细胞可以"横向分化"成血液细胞。同年，美国《科学》杂志将干细胞研究列为世界十大科学成就之首。2000 年，干细胞研究成果再度入选《科学》评选的当年十大科技成就；同年 5 月，以干细胞工程为核心技术的再生医疗成为日本"千年世纪工程"的四大重点之一。2001 年 6 月，我国完成了人体神经干细胞和角膜干细胞的移植。2003 年，建立了人类皮肤细胞与兔卵细胞种间融合的方法，为人胚胎干细胞研究提供了新的途径。

一、干细胞概述

干细胞（stem cell）是一类具有自我复制（self‑renewing）能力和多向分化（multipotential differentiation）潜能的原始未分化细胞，是形成哺乳类动物各组织器官的原始细胞，医学界称为起源细胞、万用细胞。

（一）干细胞的分类

根据干细胞所处的发育阶段，分为胚胎干细胞和成体干细胞。胚胎干细胞包括胚胎干细胞（embryonic stem cell，ES）和胚胎生殖细胞（embryonic germ cell，EGC）。成体干细胞（somatic stem cell or adult stem cell，ASC）包括间充质干细胞（mesenchymal stem cell，MSC）、造血干细胞（hematopoietic stem cell，HSC）、表皮干细胞（epidermal stem cell，ESC）和神经干细胞（neural stem cell，NSC）等。

根据干细胞的发育潜能，分为三类：全能干细胞（totipotent stem cell，TSC）、亚全能干细胞（sub‑totipotent stem cell）、多能干细胞（multipotential stem cell or pluripotent stem cell，PSC）和单/专能干细胞（unipotent stem cell or monopotent stem cell）。多能干

细胞进一步特异分化，可发展为专能干细胞，如造血干细胞能产生红细胞、白细胞和血小板，皮肤干细胞能产生各种类型的皮肤细胞。

（二）干细胞的来源

1. 胚胎干细胞　ES 是一种高度未分化细胞，具有发育的全能性，能分化出成体动物的所有组织和器官，包括生殖细胞。可来源于畸胎瘤细胞、桑椹球细胞、囊胚内细胞团、拟胚体细胞、生殖原基细胞等。当受精卵分裂发育成囊胚时，内层细胞团的细胞即为 ES。将内细胞团分离出来进行培养，在一定条件下，这些细胞可在体外"无限期"地增殖传代，并保持其全能性，称为 ES。

2. 成体干细胞　ASC 可由下列几个方面得到：①胚胎细胞——由 ES 定向分化或移植分化而成；②胚胎组织——由分离胚胎组织、细胞分离或培养而成；③成体组织——由脐血、骨髓、外周血、骨髓间质和脂肪细胞等得到。在特定条件下，ASC 或者产生新的干细胞，或者按一定的程序分化形成新的功能细胞，从而使组织和器官保持生长和衰退的动态平衡。

（三）干细胞的增殖和分化调控

干细胞的自我复制和分化主要取决于细胞本身的状态和微环境因素。

1. 内源性调控　干细胞本身的状态包括调节细胞周期的各种周期素（cyclin）和周期素依赖激酶（CDK）、基因转录因子、影响细胞不对称分裂的细胞质因子。干细胞自身有许多调控因子可对外界信号起反应，从而调节其增殖和分化，包括调节细胞不对称分裂的蛋白、控制基因表达的核因子等。另外，干细胞在终末分化之前所进行的分裂次数，也受到细胞内调控因子的制约。

2. 外源性调控　微环境因素包括干细胞与周围细胞、干细胞与外基质及干细胞与各种可溶性因子的相互作用。例如，间质细胞能够分泌许多因子，维持干细胞的增殖、分化和存活，TGFβ 家族和 Wnt 信号两类因子在不同组织甚至不同种属中都发挥重要作用。膜蛋白介导的细胞间的相互作用，β 连环蛋白（β－Catenin）是一种介导细胞黏附连接的结构成分。整合素家族（integrins）是介导干细胞与细胞外基质黏附的主要分子，当 β1 整合素丧失功能时，上皮干细胞逃脱了微环境的制约，分化成角质细胞。细胞外基质通过调节 β1 整合素的表达和激活，从而影响干细胞的分布和分化方向。

二、胚胎干细胞

ES 是人胚胎发育早期——囊胚中未分化的细胞，具有体外培养无限增殖、自我更新和多向分化的潜能。在体内、外环境中，ES 均能被诱导分化为机体几乎所有的细胞类型。

（一）生物学特性

1. 形态学特征　ES 具有与早期胚胎细胞相似的形态结构，细胞较小，核浆比高，细胞核大，有一个或几个核仁，胞质内除游离核糖体外，其他细胞器较少。胞核中多为常染色质，分布较分散。体外培养时，细胞呈多层集落状生长，排列紧密，无明显界限，形似鸟巢。用碱性磷酸酶染色，ES 呈棕红色，而周围的成纤维细胞呈淡黄色。细胞克隆和周围存在明显界限，形成的克隆细胞彼此界限不清，细胞表面有折光较强的脂状小滴。细胞克隆形态多样，多数呈岛状或巢状。不同物种、不同类型 ESC 的结构有所差异，小鼠 ESC 直径 7～18 μm，常聚集呈紧密的球形，不易被常规消化方法分散成单个细胞；猪、牛、羊 ES 颜色较深，直径 12～18 μm，形成的集落相对扁平、松散，易被胰蛋白酶消化分散成单个细胞。

2. 细胞核型和周期　ES 和 EGC 染色体正常，有稳定的二倍体核型。未分化 ES 没有雌性动物细胞中的 X 染色体失活现象。ES 通常增殖较快，大多数时间处于 S 期，进行 DNA 合成，G_1 和 G_2 期很短，没有 G_1 检测点，不需要外部信号启动 DNA 的复制。

3. 表面标志

（1）通用标志　ATP 结合转运蛋白 G2/乳腺癌耐药蛋白 1（ABCG2/Bcrp1）基因在不同来源的干细胞都有表达，而在大多数成熟细胞不表达，有望成为确定真正干细胞的更精确方法。已有研究证明，在骨髓、骨骼肌及早期小鼠胚胎干细胞中，ABCG2/Bcrp1基因都以一种高度特异性形式表达，因而可以作为干细胞的一种通用标志。

（2）八聚体结合蛋白 4（Oct－4）　又称 Oct－3 或 Oct－3/4，是含有 POU 结构域的转录因子之一，由 Pou5f1 基因编码产生，是细胞是否具有多能性的标志分子。最早表达于胚胎 8 周，直到桑椹胚，在每个卵裂球中都可检测到大量 Oct－4，之后局限于内细胞团细胞。胚胎植入后，仅原始外胚层有 Oct－4 表达。原肠形成后，胚胎内唯有原始生殖细胞能检测到 Oct－4 表达。体外培养的未分化多能干细胞 Oct－4 也为强阳性。

（3）阶段特异性胚胎表面抗原（SSEA）　表达于胚胎发育早期的糖蛋白，在未分化多能干细胞 SSEA 常为阳性。SSEA 有种属特异性，如小鼠内细胞团细胞、ES 表达 SSEA－1，但不表达 SSEA－3 和 SSEA－4。人与某些非人灵长类动物的 ES、人畸胎瘤细胞表达 SSEA－3 和 SSEA－4，而 SSEA－1 阴性；人 EGC 中 SSEA－1、SSEA－3 和 SSEA－4 表达均为阳性。

（4）碱性磷酸酶（AKP）　与未分化的多能干细胞有关，如桑椹胚和胚泡细胞及 ES 中均含有丰富的 AKP，而在已分化的 ES 中呈弱阳性或阴性。

（5）端粒酶（telomerase）　正常体细胞缺乏端粒酶，而 ES、生殖细胞及肿瘤细胞中端粒酶呈高水平表达，因而细胞每次分裂后端粒不缩短，维持细胞永生。

（6）磁性标记　磁性标记是一种非侵入性技术，称为磁共振成像（MRI）。高磁性探针 MD－100 可用于标记人体神经干细胞。这一技术也可用于其他种类干细胞的研究。

（7）特殊标记物　各种成体干细胞还有各自独特的标记物，利用这些特性及表面标志，采用荧光细胞分离器，从单细胞悬液中即可分离纯化干细胞。但大多数用这种方法确定的细胞，都不是真正的干细胞。

4. 分化　ES 在解除分化抑制条件下能参与包括生殖腺在内的各种组织的发育，即 ES 具有发育成完整动物体的能力，可为细胞遗传操作和细胞分化研究提供实验材料。ES 发育全能性的标志是 ES 表面表达 SSEA，而且可以检查到 Oct4 表达，这两种蛋白是发育全能性的标志。ES 中 AKP 及端粒酶活性较高，可用于 ES 分化与否的鉴定。

5. 功能　ES 具有多能性，可以分化成多种组织，但无法独自发育成一个个体（利用四倍体融合技术可以得到完全由所用 ES 发育而来的个体）。可以发育成为外胚层、中胚层及内胚层三种胚层的细胞组织。

（二）胚胎干细胞的建系

人类多能干细胞系的来源，一是从人胚胎的囊胚期内细胞群直接分离多能干细胞，二是从终止妊娠的胎儿组织分离多能干细胞，三是体细胞核转移（SCNT）获得多能干细胞。目前，建立稳定的、永生化的 ES 细胞系，更为实用和可行的方案有三种：

首先，应用克隆技术用人成熟细胞核置换人卵细胞的遗传物质，然后在体外将其培养至胚泡期，分离 ES 用于研究和治疗。此时胚胎尚未开始分化，各系统也未开始发育，故不能称之为"人"，与"克隆人"有明显区别。这一策略将正常细胞核置入受体无核卵细胞中，培养和分离 ES，再将其体外定向诱导分化为各种特定的功能细胞，可用于治疗因这些细胞损伤而引起的多种严重疾病。

其次，将人类的细胞核置入其他哺乳动物的无核卵细胞以获取 ES。对牛、羊、鼠的研究证实，克隆的后代看起来都与提供起源细胞核的供核动物的后代相像，而不像供卵者的后代。因此，这一策略可以用来获取 ES，并已开始用牛和鼠进行实验。然而，异种核移植目前尚未得到令人满意的结果。

第三，将成人的细胞核植入 ES 的胞质，通过 ES 的胞质与供体细胞核的作用，诱导表达 ES 特异性的基因。已有研究发现，将成纤维细胞核植入肝细胞的胞质中，结果可以表达一个肝细胞特异性的基因。但这一技术目前还不成熟。

三、成体干细胞

成体干细胞（ASC）是存在于已分化组织中的未分化细胞，可以自我更新，同时在一定的条件下也可以分化，产生各种特异的细胞类型。ASC 移植入受体中能表现出很强的可塑性。通常情况下，供体的干细胞在受体中分化为与其组织来源一致的细胞。而在某些情况下，干细胞的分化并不遵循这种规律。1999 年，Goodell 等分离小鼠肌肉干细胞，体外培养后，与少量骨髓间质细胞一起植入小鼠，发现肌肉干细胞会分化为各种血细胞，这种现象称为干细胞的"横向分化"（transdifferentiation）。在特定条件下，ASC 或产生新的干细胞，或按一定程序分化，形成新的功能细胞，从而使组织和器官保持生长和衰退的动态平衡。

1. ASC 的分化来源　成体组织在特定区域内只含极少量干细胞，在数年内都维持静止休眠状态——不分裂的状态，直到组织受到损伤或发生疾病时被激活才开始分裂。已经报道的含有干细胞的成体组织包括脑、骨髓、外周血液、血管、骨骼肌、皮肤和肝脏。

2. ASC 的检测方法　目前尚未就 ASC 的鉴定标准达成一致，经常被采用的鉴定方法包括：①利用分子标记在活体组织中对细胞进行标记，然后确定它们所产生的特定细胞类型；②从活体动物分离细胞，在培养过程中进行标记，之后将细胞移植入另一个动物体内，观察该细胞是否可以再生其来源组织；③分离细胞培养，并对其分化进行控制，通常采用加入生长因子或向细胞内引入新基因的方法，进而观察细胞的分化方向。

3. ASC 的可塑性 ASC 可以突破其"发育限制性"，跨系甚至跨胚层分化为其他类型组织细胞，称为干细胞的可塑性（plasticity）。例如，骨髓来源的干细胞在特定环境中可向肝脏、胰腺、肌肉及神经细胞分化；肌肉、神经干细胞也可向造血细胞分化。ASC 的这种特性为其在多种难治性、终末期疾病的治疗中应用带来希望。

4. ASC 的优势 ASC 较 ES 有许多优势：①ES 具有全能性和可以建系传代等优点，理论上应用前景广阔。②非定位性。ES 能分化成各种细胞类型，当前尚不能控制 ES 在特定的部位分化成相应的细胞，容易导致畸胎瘤。在应用 ES 治疗前，必须先进行初步的细胞诱导分化，以防止畸胎瘤的发生。③ASC 也具有类 ES 的高度分化能力。现已建立了干细胞平台技术，从肌肉、肝脏、骨髓中成功地发现和分离了 ASC 群，完成了干细胞定向诱导分化成骨、软骨、神经细胞、心肌细胞和血管内皮细胞的研究。

5. ASC 存在的问题 ASC 具有一定的优越性，但仍有一些因素限制了它的利用，使得 ASC 不能完全代替 ES：尽管多种不同类型的专能干细胞已得到确定，人们尚未从成人体内的全部组织中分离出 ASC；ASC 含量极微，很难分离和纯化，且数量随年龄增长而降低；在 ASC 上可能无法研究细胞特化的早期阶段，因为其特化性比多能干细胞强。此外，一个 ASC 系能形成几个（可能是 3 或 4 个）组织类型，但目前还没有明显的证据表明 ASC 具有多能性。

四、间充质干细胞

间充质干细胞（mesenchymal stem cell，MSC）是一种多能干细胞，具有干细胞的所有共性，即自我更新和多向分化能力，在体内、体外特定的诱导条件下，可分化为脂肪、骨、软骨、肌肉、肌腱、韧带、神经、肝、心肌、内皮等多种组织细胞，连续传代培养和冷冻保存后仍具有多向分化潜能，临床应用十分广泛。

MSC 主要存在于结缔组织和器官间质，以骨髓组织中含量最为丰富。由于最初在骨髓中发现，因而称为骨髓间充质干细胞或骨髓基质干细胞（BMSC）。MSC 不仅存在于骨髓，也存在于骨骼肌、骨外膜和骨小梁，以及脐带、胎盘等其组织。

MSC 有强大的增殖和分化潜能，在适宜体内/外环境下能分化为肌、肝、骨、脂肪、软骨、基质细胞等；可作为理想的种子细胞用于衰老和病变引起的组织器官的损伤修复。

MSC 有免疫调节功能，通过细胞间的相互作用及产生细胞因子抑制 T 细胞的增殖及其免疫反应，从而发挥免疫重建功能，用于系统性红斑狼疮、系统性硬化症、克罗恩病等。

MSC 取材方便且对机体无害。可取自体骨髓，骨髓穿刺即可获得。来源方便，易于分离、培养、扩增和纯化，多次传代扩增后仍具有干细胞特性，不存在免疫排斥的特性。

MSC 表面抗原不明显，异体移植排异较轻，配型要求不严格。地塞米松是 MSC 分化的非特异诱导剂，可使 MSC 分化成骨及脂肪细胞；而两性霉素 B 可使 MSC 分化为肌细胞。

MSC 理论上能分化为所有的间质组织类型，用于造血干细胞移植，组织损伤、肝脏损伤、脊髓损伤修复、神经系统疾病、自身免疫性疾病治疗；也可作为基因治疗的载体。

MSC 的临床研究已在许多国家开展，相关技术日益成熟。可用于促进恢复造血，与造血干细胞共移植能显著提高白血病和难治性贫血等疾病的治疗效果；还用于心脑血管疾病、肝硬化、骨和骨骼肌退行性变、脑和脊髓神经损伤、老年痴呆及红斑狼疮等自身免疫性疾病的治疗研究，已经取得的部分临床试验结果令人鼓舞。

研究表明，脐带间充质干细胞（UCMSC）是 BMSC 的理想替代物，而且有更大的应用潜能。UCMSC 表达多种 ES 的特有分子标志，具有分化潜力大、增殖能力强、免疫原性低、取材方便、无伦理限制、易于工业化制备等特征，有广阔的临床应用前景。

五、造血干细胞

造血干细胞（Hemopoietic stem cell，HSC）是存在于造血组织中的一群原始造血细胞，是体内各种血细胞的唯一来源，具有长期自我更新的能力和分化成各类成熟血细胞的潜能。HSC 主要存在于骨髓、外周血、脐带血。在造血组织中，HSC 所占比例甚少。

HSC 的基本特征是自我维持和自我更新，即通过不对称性有丝分裂，在不断产生大量祖细胞的同时，使自己不增殖也不分化。造血祖细胞进一步增殖与分化是补充和维持人体外周血细胞的基础。由 HSC 到祖细胞再到外周血细胞的分化调节过程，依赖于各种造血生长因子、造血基质细胞、细胞外基质等多种因素的相互作用与平衡，并涉及细胞的增殖分化、发育成熟、迁移定居、衰老凋亡和癌变等问题。

HSC 较其他多能干细胞有所不同。首先，在个体发育过程中，HSC 历经多次迁移，先由卵黄囊转移到胎肝，最后到达骨髓，其后的某些条件下又可出现髓外造血的情况；而其他多能干细胞多在固定的场所发育成特定的组织。其次，由于生理需要，HSC 始终处于较为活跃的增殖与分化状态，能从骨髓源源不断地进入外周血而到达全身各处，而成熟个体中的多能干细胞多局限于相应的组织器官中，一般情况下处于类似休眠的状态。第三，HSC 具有可塑性，可以分化为肝脏、肌肉及神经等组织的细胞，一定条件下又可来源于肌肉干细胞、神经干细胞等，而这种分化大多在相应组织病变的情况下完成。

HSC 具有自我复制功能，捐赠骨髓一般不影响健康。可通过 HSC 动员技术，采集分离约 200mL 外周血，得到足够数量的 HSC，称为外周血干细胞移植（PBSCT）。所谓骨髓库，是抽取志愿者数毫升血用于 HLA 定型，并将资料储存于电脑。有患者需要供体时，将其 HLA 资料经电脑检索配型，由配型相合者捐献骨髓或外周血用于移植。

脐带血含有丰富的 HSC。与 HSC 相比，脐血干细胞移植无来源的限制，对 HLA 配型要求不高，不易受病毒或肿瘤的污染。对急性白血病无供体者，也可在治疗完全缓解后，采取其自身 HSC 用于移植，称为自体 HSC 移植。脐血干细胞分离、纯化、冷冻保存及复苏的一整套技术已经成熟，并建立了脐血库，以缓解脐血干细胞数量不足的缺陷。临床治疗中，造血干细胞移植广泛应用于血液系统疾病及自身免疫疾病，在其他实体瘤的治疗中，比如淋巴瘤、生殖细胞瘤、乳腺癌、小细胞肺癌，主要应用于常规治疗失败或复发难治及具有不良预后因素的患者。

六、神经干细胞

神经干细胞（neural stem cell，NSC）是指一种能发育成神经组织的、未分化的、具有自我更新能力及多向分化性（multipotentiality）的母细胞。它可以通过不对等的分裂方式产生神经组织的子细胞，最终能分化出神经组织中的各种类型的细胞。

（一）NSC 的特点

在胚胎发育的过程中，NSC 最早出现于胚胎期的神经板中，为柱状细胞，神经管形成时位于神经管的管壁，柱状细胞增殖变成假复层上皮，称为神经上皮。随着神经管的发育，NSC 保留在脑室室管膜上皮及室下区（SVZ）。海马齿状回（DG）颗粒下层（SGZ）和纹状体也终生存在 NSC。成年脊椎动物的大脑侧脑室旁区具备终生神经再生的能力，特别是侧脑室 SVZ 靠近鼻侧的区域，以及 SGZ。新皮质在成年后也能再生，可能存在 NSC。

（二）NSC 的分类

根据分化潜能及产生子细胞种类，NSC 分为：①神经管上皮细胞：分裂能力最强，只存在胚胎时期，可产生放射状胶质神经元和神经母细胞；②放射状胶质神经元：可分裂产生本身并同时产生神经元前体细胞或胶质细胞；③神经母细胞：成人主要存在的神经干细胞，分裂产生神经前体细胞和神经元及胶质细胞；④神经前体细胞：各类神经细胞的前体细胞。

根据部位分类，NSC 主要有两类：神经嵴干细胞（NC – SC）和中枢神经干细胞（CNS – SC）。NC – SC 为外周神经干细胞（PNS – SC），既可发育为外周神经细胞、神经内分泌细胞和 Schwann 细胞，也能分化为色素细胞和平滑肌细胞等。NSC 一般是指存在于脑部的 CNS – SC，其子代细胞能分化成为神经系统的大部分细胞。

（三）NSC 移植

脑损伤后仅调动内源性 NSC 的自我修复不仅 NSC 数量不足，而且某些调节迁移、分化、存活、修复和突触形成的因子也不足。因而通过外源性 NSC 移植达到神经功能恢复的目的。NSC 具备细胞移植理想模型的三个特性：体外高度增殖、未成熟和表型可塑性、增殖和分化可控性。神经干细胞移植有两条途径：一是利用分离的 NSC 直接移植，二是利用 NSC 系的细胞进行移植。目前，神经干细胞移植已应用于帕金森病、黏多糖综合征（MPS VII 型）、脑缺血损伤、认知功能障碍及颅内肿瘤的基因治疗，并取得了较好的疗效。

第二节 细胞膜片钳技术

1949 年，美国 Kenneth S. Cole 和 George Marmont 首创电压钳（voltage clamp）；英国 Alan L. Hodgkin、Andrew F. Huxley 和 Bernard Katz 最先应用于生物电研究，并于 1963 年

获诺贝尔医学与生理学奖。因电压钳需向细胞内插入两根电极，对细胞损伤大，在小细胞中难以实现，又因细胞形态复杂，很难保持细胞各处生物特性的一致，而逐渐被膜片钳（patch clamp）取代。1976 年，德国 Erwin Neher 和 Bert Sakmann 最先创造膜片钳技术，测量蛙胸皮肌细胞膜的乙酰胆碱受体离子通道电流，记录出了 pA 量级的电流。1981 年，Hamill 等对其进一步完善，其电流测量灵敏度达到 1pA，时间和空间分辨率分别达 $10\mu s$ 和 $1\mu m$。1991 年，Erwin Neher 和 Bert Sakmann 因发明膜片钳技术而获诺贝尔医学与生理学奖。

一、工作原理

膜片钳是在电压钳技术的基础上发展而来的一种研究离子通道电流的技术，方法是把微玻管电极的尖端紧贴在细胞膜表面，通过玻管内侧施加负压抽吸，轻轻牵引膜进入微玻管电极尖端，在微玻管电极边缘与细胞膜之间形成千兆欧姆的高阻抗封接，这样微玻管电极尖端下的细胞膜就与周围部分的细胞膜形成电绝缘。由于电极尖端下的膜很小，只含有 1~3 个通道，通过膜片钳放大器在 pA 水平上测定该膜片上单个或数个离子通道的微电流，微玻管电极内、外侧溶液的成分和膜片的钳制电位可根据需要进行改变，从而能够记录到某一种特定离子通道蛋白的开放与闭关情况。

传统膜片钳每次只能记录一个细胞，耗时费力。目前，膜片钳技术已发展到全自动膜片钳技术，在很大程度上解决了传统膜片钳技术的局限性，不仅通量高，一次能记录几个甚至几十个细胞，而且记录质量均一性高，稳定性好。此外，该技术从寻找细胞、形成封接、破膜等整个实验操作实现了自动化，克服了这些复杂操作的困难，明显提高了膜片钳技术的工作效率。因此，膜片钳技术被称为研究离子通道的金标准。

膜片钳记录的优点：与其他微电极实验比较，膜片钳实验相对容易，只要制备用于高阻封接的细胞膜片，就能做到封接并获得数据。膜片暴露的条件可以精确控制，既能测定离子的跨膜梯度，在分子水平上了解离子通道的活动规律，又可提供细胞电生理学特征。此外，膜片钳记录还可测到离子通道活动特征及其各种处理因素的影响。

膜片钳记录的缺点：对细胞表面要求较高，不能附着有间质细胞。膜片钳记录，特别是单通道记录模式会破坏细胞的正常代谢和细胞骨架，从而改变离子通道的活动特征。为了做出更有意义的评价，需要得到大量的数据。为了分析通道启闭直方图，需要分析数以百计的通道活动事件。因此，必须应用高性能计算机才能分析通道的动态特征。

二、记录模式

根据不同实验需求，膜片钳技术分为以下几种记录模式（图 4 - 1）。

1. 细胞贴附式记录（cell - attached recording）　通过微电极对高阻封接形成的小膜片进行膜电位钳制，从而测量流经离子通道的膜电流。该模式的优点：不会破坏细胞膜的完整性，极大地保证了细胞近生理状态；缺点：电流较小，分辨率低，对技术要求高，难度较大，无法实现对信号传导和离子通道调节机制的研究。

细胞吸附式膜片形成以后，继续负压抽吸或施加电脉冲将被吸附的细胞膜打破，使

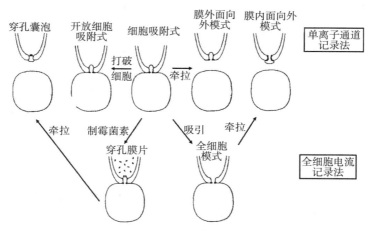

图 4 - 1　膜片钳记录技术的各种模式

电极内液与细胞内液直接相通，形成全细胞记录模式（whole - cell recording）。优点：电流大，信噪比好，可以改变细胞内容物；缺点：只能用于直径小于 $10~\mu m$ 的细胞，且仅能观察膜电流的变化，不能分析变化的产生机制。

2. 膜内面向外记录（inside - out recording）　细胞吸附式膜片形成后，将电极尖端提起，使之与细胞膜分离形成囊泡。囊泡在空气中暴露几秒钟其外表面破裂，再次将电极浸入浴液，就形成膜内面向外记录模式，也可将微玻管浸入低钙溶液中，囊泡外表面也会破裂，从而形成膜内面向外式膜片。

3. 膜外面向外记录（outside - out recording）　细胞吸附式膜片形成后，继续负压或施加瞬间脉冲电压以打破吸到微吸管内的细胞膜，在液面下慢慢提取微玻管，被吸附的膜片在拉力作用下缓慢从细胞表面断裂并与细胞分离，随后膜片在断裂处会迅速融合，从而形成膜外面向外式膜片。该模式与膜内面向外记录模式一样，优点是可以分别观察化学因素对细胞膜内侧面和外侧面结构的影响；缺点是由于细胞渗漏，可能丢失某种通道的调节因子。

4. 穿孔膜片记录模式（perforated patch mode）　该模式是在细胞贴附式记录模式的基础上发展起来的。用微电极对细胞膜形成高阻封接时，通过套管向电极内液加入对细胞膜具有穿孔作用的制菌霉素或两性霉素 B，在细胞膜上形成穿孔，既减少了细胞膜串联电阻，又阻止了胞内大部分活性物质的外溢。穿孔全细胞记录模式的优点是，膜孔道只能透过部分离子，不会使细胞内容物稀释或丢失，实现了对信号传导和离子通道调节机制的研究。对细胞损伤较小，记录持续时间较长。

细胞贴附式记录形成后，对电极电容进行补偿，如电容瞬变值平稳增大，表面细胞膜串联电阻（Rs）平稳下降，5～20 分钟后穿孔完毕，改变电流钳状态，保证膜片无电流产生，轻提电极，即形成穿孔囊泡记录模式（perforated vesicle mode）。该模式克服了游离膜片模式（外面向外模式、内面向外模式和细胞贴附式模式）细胞内活性成分丢失严重的问题。

细胞贴附式、膜内面向外记录、膜外面向外记录和穿孔膜片模式属单通道记录模式

（single channel recording），全细胞记录为全细胞记录模式。此外，近年又陆续发展了巨膜片记录模式（giant membrance patch）、松散封接记录模式（loose patch clamp）等。

三、前期准备

膜片钳技术是一项非常细致和精确的生物学实验技术，不仅要有高科技的软件和硬件仪器设备，对实验室也有一定的特殊要求，要注意防噪声、防震动、防静电、防尘和避光等，实验室的位置选择最好选在地下室。膜片钳实验的标本是活的单细胞、活的脑片或活的整体动物，这些生物样本要求在持续存活的正常生理状态下；因此，要求从标本制备到数据记录的整个实验过程中，应尽可能地使生物样本处在健康、良好的生存环境下。对溶液的配置、细胞的分离和孵育及脑片的制作等环节，均有严格的要求。

（一）溶液的配制

膜片钳实验所用的溶液主要有两大类：一是细胞内液，在全细胞和外面向外记录模式下，细胞内液为电极内液；在贴附式或内面向外记录模式下，细胞内液则为浴液/灌流液/记录液。二是细胞外液，在全细胞和外面向外记录模式下，细胞外液为浴液/灌流液/记录液；在贴附式或内面向外记录模式下，细胞外液则为电极内液。两类溶液在用于不同动物时（如两栖类、哺乳类）差异明显。

配制溶液应遵循胞外液高 Na^+ 低 K^+，胞内液高 K^+ 和低 Na^+ 的原则。这是正常静息生理状态下细胞膜内外离子的分布情况，维持细胞的正常生理状态。还要有酸碱缓冲系统，维持 pH 值在生理范围（7.2~7.4）和渗透压。pH 值和渗透压不仅在不同种类动物存在差异，而且这两个参数的差异可能严重影响离子通道的电流，如渗透压可调节正常细胞的体积而改变 Cl^-、K^+ 离子通道和其他阳离子通道；改变 pH 值也能改变许多离子通道的特性。

（二）微玻管电极的制作

1. 微玻管电极的拉制　制作微电极的玻璃管有不同的材料，不同类型的细胞用不同的玻璃管，大致有两类：一为软玻璃管，制作材料主要为钠钙玻璃和火石玻璃，制作的微玻管的熔点较低（800~1200℃），容易抛光，能拉成 1~2 MΩ 电阻的电极，可用来做全细胞记录；二是硬玻璃管，制作材料主要为硼硅盐玻璃和铝硅盐玻璃。硬玻璃管电极电阻较高，噪声较低，介电损耗低。

记录电极经玻璃微电极拉制仪的两次拉制后，电极尖端直径为 1~2 μm，尖端至开口有一定角度的渐细的过度，形成锥状的尖端。尖端口径根据标本类型加以选择。一般来说，电极尖端口径越小，电阻越高，越容易进行封接，但破膜较难；反之，电极尖端口径越大，电阻越低，破膜较易，则较难进行封接，但可以记录到信号振幅较大和信噪比较合适的信号。记录电极多采用硼硅玻璃管或火石玻璃管，外径通常为 1.5 mm。火石玻璃管比硼硅酸盐玻璃管形成的封接更稳定，但硼硅酸盐玻璃管电极具有更好的电学特性。硼硅酸盐玻璃管是标准的微电极玻璃管。近年来还出现了多管微电极和碳纤微电极。

2. 硅酮树脂疏水膜（sylgard coating）的建立 为降低电极内、外间的电容和由电极玻璃的介电损耗而引起的噪声，需要在微电极表面涂上一层绝缘试剂，如 Sylgard 在微电极表面形成一层疏水膜。建立电极疏水膜时，首先用树脂或催化剂油混合物处理，室温下放置数小时或 50℃以上放置 20 分钟使之增厚。将 Sylgard 涂在电极下段几毫米到离尖端 10~20 µm 的位置，然后迅速喷热空气处理。

3. 热抛光（heat polish） 为便于细胞的封接，需对拉制好的电极用抛光仪进行抛光处理，使玻管电极尖端表面更加宽阔、光滑，可提高高阻封接的成功率。用热抛光处理也可以去除 Sylgard 涂盖过程中在电极尖端的残留污染物。

4. 电极氯化 参考电极或记录电极通常是镀有一层 AgCl 的银丝。反复多次更换玻璃微管，会引起 AgCl 镀层摩擦受损；当大电流通过时，则会引起 AgCl 降解。如果不经常氯化电极，实验过程中会引起电位发生明显漂移，使测得的数据不准确。电极氯化时，用砂纸将银丝表面的尘埃或残存的氯化银彻底抛光，流水冲洗，丙酮或无水乙醇浸泡，去除油污后晾干。银丝作为一段，另一端连上一根碳棒或铂金丝，中间加以 1.5V 的电压，放到含有 Cl^- 的电解质溶液（如含 100 mmol/L KCl 或生理盐水）中，中间再串联一根电位器以控制电流强度（如 1mA），在避光环境下进行。电流通过的方向是把 Cl^- 吸附到电极银丝上形成一薄层灰色氯化银。有些实验室也采用比较简单的方法，即将预处理的银丝避光浸泡在低浓度的次氯化钠（NaClO）溶液中 15~30 分钟，以银丝均匀变黑为度。

四、脑片标本制备

离体脑片（brain slice *in vitro*）为活组织切片的一种，泛指用动物脑组织制备的 100~500 µm 厚的活组织切片，能够在体外存活一定时间，可用来做电生理等功能性实验。离体脑片是目前广泛使用的一种研究中枢神经系统功能的良好标本，已成为在分子、细胞和系统水平研究神经功能的金标准。脑片来源广泛，可来自小鼠、大鼠、豚鼠、猫及青蛙等低等动物。离体脑片的研究已从最早的电生理学研究，发展到病理生理学、生物化学、药理学、分子生物学、临床医学等学科领域的研究。目前，脑片已成为生物研究领域最常见的标本。

五、膜片钳技术的医学应用

膜片钳技术不仅能用来记录离子通道的电活动，膜片钳电极本身还有很多非电生理方面的应用。为解决实际问题的需要，膜片钳技术已经渗透到生物学领域的许多学科，如分子生物学、药理学、免疫学等。目前主要应用于检测单细胞离子通道活动、细胞间信号传导机制、细胞电生理和神经疾病相关机制、神经元、胶质细胞间的相互作用和药物研究等领域。

第三节　流式细胞术

流式细胞术（flow cytometry，FCM）是对细胞或其他颗粒进行定量分析或分类研究的技术。流式细胞仪（flow cytometer）又称为荧光激活细胞分类器（fluorescence – activated cell sorter，FACS），是涉及流体喷射术、激光光学技术、电子计算机技术和显微荧光光度术等多种现代高科技技术，并综合运用了免疫学、血液学、细胞生物学和分子遗传学等多种学科相结合的高科技产品。FCM 结合现代单克隆抗体技术，可同时鉴别单个细胞上多种物质定量定性分析，具有速度快、精度高、准确性好等特点。

一、流式细胞仪的主要组件

流式细胞仪的基本结构包括液流系统、光学系统、电子系统、数据处理系统、分选装置等。

1. 液流系统 由流动室和液流驱动系统组成。单细胞悬液在狭窄的管道中流动时，由于受流体力学的作用，易形成贴边、堆积造成阻塞。在流动室内细胞悬液流由鞘液包绕，鞘液和细胞悬液分别在独立的驱动系统控制下，在流动室内形成层流液束，可以克服上述现象。

2. 光学系统 包括激发光源、光束形成器和光信号收集通道。激光器可分为两类：一是利用气体或蒸汽作为工作物质产生激光的气体激光器，输出光束具有较好的方向性、单色性和较高的频率稳定性；二是用固体激光材料作为工作物质的固体激光器，可作大能量和高功率相干光源，目前大多数高端流式细胞仪采用此种激光器。

3. 电子系统 包括各种放大器、前置放大电路、模数转换电路、高压电源和各种分析处理辅助系统，分离不同细胞的逻辑控制系统。每个荧光通道配置一个光电转换器，把收集的光信号转化成电信号，通过信号前置放大器把单细胞较弱的电信号放大。模数转换电路电信号转换成数字信号，并以通道数来表示。

4. 数据处理系统 包括计算机和各种应用软件，该系统将从细胞获取的数据记录储存起来，操作者利用各种不同的软件对数据进行分析加工处理，把结果以图、表的形式输出完成样品检测、数据采集和结果分析。

二、流式细胞仪检测的信号

流式细胞仪常见的检测信号有两类，分别是散射光和荧光。

1. 散射光信号 当激光束照射细胞时，光以相对轴较小的角度（$0.5° \sim 10°$）向前方散射讯号，称为前向散射光（forward scatter，FSC），由设置在光路前方的光检测器检测。FSC 信号的强弱反映细胞的体积与表面积。当激光照射细胞时，光束在细胞内颗粒成分作用下发射90°折射，称为侧向散射光（side scatter，SSC），该光信号的强弱反映细胞粒度和细胞内相对复杂性。因此，散射光通常用来区分不同细胞群基本形态上的差异。

2. 荧光信号 荧光素或荧光染色吸收激光能量，转换成振动能和热能，释放出比激光波长更长的荧光（fluorescence，FL）。荧光信号通常是由被检细胞上标记的特异性荧光染料所激发产生的。荧光染料通过直接或间接方式与细胞物质特异结合，结合的物质越多，产生的荧光信号越强。不同的多个荧光染料同时与细胞上不同物质结合，分别产生不同波长的荧光，这些混合的荧光通过选择性光滤片分离，再由对应的荧光通道接收。

三、流式细胞仪的工作原理

待检细胞或细胞颗粒被荧光染料染色后，在液流驱动系统作用下，与外层的鞘液一起通过流动室的喷嘴，形成单细胞依次排列的液流。当单行细胞经过激光束照射小区时，一部分激光发生侧向折射和前向折射，分别形成侧向折射光和前向折射光，一部分激光激活标记于细胞表面或细胞内部的荧光染料，发射出荧光。检测器接收折射光和荧光信号，并转化成模拟信号（电信号），再进行放大后把模拟信号转换成数字信号，以列表模式或图形形式储存在计算机系统。多数流式细胞仪可以同时收集两种以上的荧光信号，对细胞上被多种荧光染料标记的物质进行检测和分析。若流式细胞仪带有电荷分选装置，进行细胞分选时，压电晶体通过高频电信号使液流产生微滴，每个微滴含有一个细胞或不含任何细胞，充电电路给含有目的细胞的微滴充电，当微滴经过高压电极板时，带电荷含有目的细胞的微滴在电场中发生偏转，落入细胞收集管中，不带电荷的细胞微滴则落入中央的容器，从而实现细胞分选。这种分类技术能以每秒 5000 ~ 10000 个细胞的速度分类，纯度达 90% ~ 99%，细胞活性在通过仪器过程中不受影响。流式细胞仪仅对悬浮细胞进行分析和测量，统计学分析，但无法得到细胞的形态学及多种动力学功能参数，尤其不能满足细胞的解剖定位研究（图 4 - 2）。

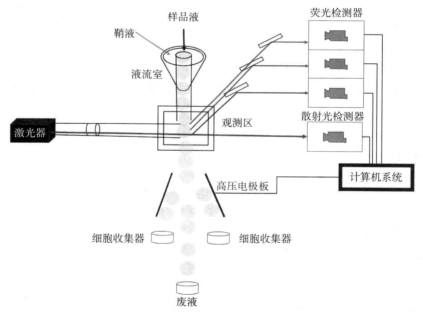

图 4 - 2 流式细胞术的基本原理示意图

四、FCM 在医学上的应用

（一）单细胞悬液的制备

FCM 所得结果好坏首先取决于细胞样品处理制备方法的优劣。所以，要保证细胞在制备过程中和储存期间细胞表面和细胞内部的成分不被破坏和丢失。

使用标准培养技术，单层生长的细胞容易分离，用 PBS 或 Hanks 平衡液加 0.25% 胰蛋白酶（trypsin）洗涤，当细胞变圆时（倒置显微镜观察），倒出 trypsin 液体，用手拍打振动培养瓶使细胞脱落，然后加入缓冲液摇动培养瓶，用吸管取出含有细胞的上清液，再用缓冲液离心洗涤细胞即可。注意：酶消化时间不能过长，以免破坏细胞。

单个细胞悬液也可从新鲜组织、血液获得，甚至可以从石蜡标本制备单细胞悬液。

细胞悬浮固定，常用固定剂有乙醇、甲醇、甲醛和戊二醛等。DNA 定量分析细胞多用乙醇固定，免疫表型分析常用甲醛固定，以保护细胞膜表面的特异性标志物。

（二）常用荧光染料

FCM 一是分析细胞产生的散射光信号，二是分析细胞所产生的荧光信号。细胞的荧光是由一些能够定量的荧光染料与细胞内的特有成分结合，或经抗原抗体反应使荧光染料与细胞间接结合，经激光照射产生的。这里主要列举荧光染料直接与细胞内部特有成分结合定量分析的荧光标记方法，如 DNA、RNA、蛋白等。

FCM 使用的荧光染料有两大类：一类是染料生物大分子基团，如免疫球蛋白，与细胞发生免疫反应，使染料分子间接地连接到细胞上，对抗体和其他配体分子共价标记，如异硫氰酸荧光素（fluorescein isothiocyanate，FTTC），分子量 390，激发波长 495 nm，荧光发射峰波长 525 nm。另一类是直接与细胞内特有成分相结合的染料，它们之间有良好的线性关系，如碘化丙啶（propidium iodide，PI），分子量 668，激发波长 493 nm，荧光发射峰波长 630 nm。实验过程中，应根据仪器的实际情况（如激发光源的种类、滤光片的配置及实验室所具有的条件）选择适宜的荧光染料。

五、FCM 的数据分析

FCM 同时记录细胞多项信息，以列表模式和图形模式储存。前者将每个细胞的各个检测参数以列表或矩阵的方式储存，这种数据储存模式便于在多个参数间，利用设门技术相互提取相关特征性数据，也支持原始数据进行再处理和再分析；后者只能记录一次结果的图形数据，用于显示结果，不能进行再次分析。多种分析软件可以在仪器关机后，对保存的列表模式数据进行离线分析，便利地以图形和数据结合方式显示数据。

（一）数据显示方式

1. 单参数直方图　分析细胞单一参数时可采用单参数直方图（histogram）显示结果（图 4-3a）。图中 X 轴代表某一监测通道内荧光或散射光强度，用通道数（channel）表示；通道数和转换前光信号强度呈对数或线性的对应关系；Y 轴代表检测通道内出现的具有相同光信号强度的细胞的频度，即相对细胞数。根据实验目的，在直方图内设门后，计算机可对选定区域的数据定性和定量分析，相关指标包括区域内的细胞数目（event/count），门内百分比（% gated）和门内细胞占总检测细胞的百分比（% total）、平均荧光强度（mean）、荧光变异系数（CV）、荧光强度中值（median）和峰值道数（peak channel）等。

2. 二维点图 为了同时观察细胞相关的两个参数或更多参数，可用二维或三维散点图（dot plot）显示结果（图 4 - 4）。以双参数散点图为例，图中每个点代表一个细胞，该点在图中有两个参数值。若把该图每个点分别投射到 X 轴和 Y 轴，分别得到两个直方图；但每个直方图无法反向转换成一个双参数散点图，因为双参数散点图中每个点联系着两个参数的对应关系，而两个直方图则无法建立这种联系。采用软件可在二维点图上加入伪彩，伪彩图也能在一定程度上反映细胞的密集程度，在伪彩图中颜色越鲜艳的地方细胞密度越大，该图结果显示更为直观。与单参数直方图比较，二维点图的优点在于在一张图上可以直观呈现两个参数之间的关系，所携带的信息量更大；缺点是如果多个细胞的两个参数相同，则在点图会堆积在一起成为一个点，一团细胞集中在一个地方，难以分析这些细胞的细微差别。

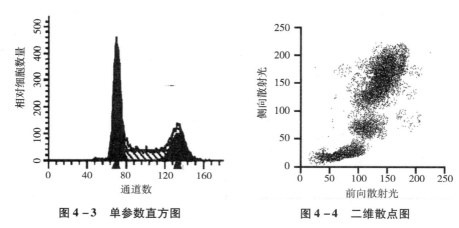

图 4 - 3　单参数直方图　　　　　　图 4 - 4　二维散点图

3. 等高线图 等高线图（contour plot）与地理学上的等高线图原理相似，是把代表相同数目的点依次连接起来所形成密闭的曲线。等高线密集的地方代表着细胞数目变化快。当细胞数目变化不大时，等高线间可设为等间距，便于观察局部；当细胞数目变化较大时，等高线间可设为对数间距，便于观察总体。FCM 的等高线图比流式的散点图更能直观地体现细胞的分群，与二维散点图一样，也可以利用软件在等高线间加入伪彩，在伪彩图中颜色越鲜艳的地方细胞密度越大，能更为直观地展示结果。

4. 多参数组合分析 当细胞标记了多个荧光，被激光激发后，得到多个荧光信号和散射光信号，根据实验目的可以是两个参数以上信号的组合分析，比如是荧光信号间的组合，也可以是散射光信号和荧光信号间的组合。

（二）设门分析技术

FCM 通过设门（gating）技术选定符合特定参数的细胞群体，并对该群体进行分析，设门技术是数据收集和分析的关键。所谓门（gate）是指在某一张选定的图（例如单参数直方图和双参数散点图）上，按科学意义划分出特定的细胞群体，并把该群细胞的所有数据从样本数据库中抽提出来进行分析。门的类型可分为圆形门、多边形门、矩形门、任意门、线性门、四象门和多重逻辑门等（图 4 - 5、图 4 - 6）。例如，在图中用多边形门可将外周血中淋巴细胞、单核细胞和粒细胞分别设为 A 门 B 门和 C 门；与门同时存在的是区（Region），区在门内，或由门划分。图将 A 门细胞展示在 CD4 – FITC 和 FL2 – CD25 – PE 双参数散点图内，再设四象门将其分四个象限以区别阴性细胞、单阳性细胞以及双阳性细胞。左下象限（LL）为双阴性细胞，左上象限（UL）为 Y 轴阳性细胞（CD25 – PE），左下象限（LR）为 X 轴阳性细胞（CD4 – FITC），右上象限（UR）为双阳性细胞（CD25 +/CD4 +）。

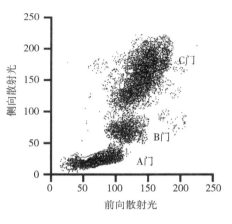

图 4 – 5　多边性门示意图

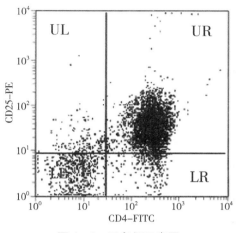

图 4 – 6　四象门示意图

当数据参数多于 3 个时，单张图无法同时显示全部参数。目前多采用组合设门技术，先用部分参数选定分析细胞群，再用多个双参数散点图和直方图进一步分析细胞群特征。此外，还可采用多参数矩阵来统计多参数组合细胞的特征，如百分率和平均荧光强度等。

（三）对照设置

因 FCM 灵敏度非常高，所显示的荧光强度是相对的、可调的。为确保荧光标记抗体与细胞靶点结合的特异性，需要设置一系列对照，主要包括：

1. 阴性对照（negative control）　FCM 可非常敏感地检测到细胞内物质自身的自发荧光。检测时得到的荧光信号是细胞本身的非特异性荧光和来自与细胞结合的荧光染料的特异性荧光叠加得到的结果。为排除干扰，降低细胞自身荧光信号的噪音，不论细胞内自发荧光强或弱，均需要严格设置阴性对照。例如，CD3/CD19 双染检测健康人血液淋巴细胞亚群时，NK 细胞因不表达这两种抗原，可作为阴性对照。

2. 阳性对照（positive control）　为特异性检测细胞特征，也需要合理设置阳性对照。例如，检测血小板 CD62P 时，可用被 ADP 诱导活化血小板作为 CD62P 检测的阳性对照。此外，还要通过荧光试剂种类、工作浓度、孵育时间和洗涤条件等的筛选，使阳性细胞群与阴性细胞群被完全分开。可靠的 FCM 分析，阴性对照和阳性对照缺一不可。

3. 同型对照（isotype control）　检测某一细胞分子时，使用荧光染料标记的单克隆抗体与细胞结合。抗体除通过可变区与特定抗原表位结合外，抗体分子的恒定区也可能结合细胞的其他结构。因此，为确保抗体与膜分子特异性结合，通常采用与特异性抗体同种属来源，种类、亚型和相同剂量的对照抗体做同型对照。例如，IgG1、IgG2a、IgG2b 和 IgM。

4. 荧光补偿（fluorescence compensation）　不同荧光染料发射光谱间有不同程度的重叠，此时，两种荧光的部分发射光能被同一荧光检测通道检测，相互干扰。因此，当采用两种或两种以上的荧光染料标记抗体对细胞分子分析时，需要采用荧光补偿的方法，消除干扰。荧光补偿是纠正荧光染料发射光谱重叠的过程，即从一个被检测荧光信号中去除其他来源的干扰信号。因此，要求在实验前准备各个荧光染料单独染色的样本，通过软件调节 FCM 的电压和增益，扣除每种荧光通道中重叠的荧光信号。

第四节　原子力显微镜术

原子力显微镜（atomic force microscope，AFM）是利用一种小探针在样品表面扫描，从而提供高放大倍率观察的一系列显微镜的总称，是继扫描隧道显微镜（scanning tunneling microscope，STM）后发明的一种具有原子级高分辨的新型仪器。由于 AFM 能观测非导电样品，因而具有更为广泛的适用性，可以在大气和液体环境下对各种材料和样品进行纳米区域的物理性质包括形貌进行探测，或者直接进行纳米操纵。AFM 现已广泛应用于半导体、纳米功能材料、生物、化工、食品、医药研究和科研院所各种纳米相关学科的研究实验等领域中，成为纳米科学研究的基本工具。

一、AFM 基本原理

当物体在原子间距离减小到一定程度以后，原子间的作用力将迅速上升。因此，由显微探针受原子间作用力的大小就可以直接换算出样品表面的高度，从而获得样品表面形貌的信息。因此，将一个对微弱力极敏感的微悬臂一端固定，另一端有一微小的针尖，针尖与样品表面轻轻接触，由于针尖尖端原子与样品表面原子间存在极微弱的作用力，通过在扫描时控制这种力的恒定，带有针尖的微悬臂将对应于针尖与样品表面原子间作用力的等位面而在垂直于样品的表面方向起伏运动。利用光学检测法或隧道电流检测法，可测得微悬臂对应于扫描各点的位置变化，从而可以获得样品表面形貌的信息。

在系统检测成像全过程中，探针和被测样品间的距离始终保持在纳米（nm）量级，距离太大不能获得样品表面的信息，距离太小会损伤探针和被测样品。反馈回路（feedback）的作用就是在工作过程中，由探针得到探针–样品相互作用的强度，来改变加在样品扫描器垂直方向的电压，从而使样品伸缩，调节探针和被测样品间的距离，反过来控制探针–样品相互作用的强度，实现反馈控制。因此，反馈控制是本系统的核心工作机制。

本系统采用数字反馈控制回路，用户在控制软件的参数工具栏通过对参考电流、积分增益和比例增益几个参数的设置，对反馈回路的特性进行控制。

二、AFM 的硬件结构

AFM 系统可分为力检测部分、位置检测部分、反馈系统三部分。

1. 力检测部分　AFM 系统所要检测的力是原子与原子间的范德华力，使用微悬臂（cantilever）检测原子间力的变化量。微悬臂通常由一个 100 ~ 500 μm 长和 500 nm ~ 5 μm 厚的硅片或氮化硅片制成。微悬臂顶端有一个尖锐针尖，用来检测样品 – 针尖间的相互作用力。

2. 位置检测部分　在 AFM 系统中，当针尖与样品间有了交互作用后，会使得悬臂摆动。所以，当激光照射在微悬臂的末端时，其反射光的位置也会因为悬臂摆动而有所改变，这就造成偏移量的产生。整个系统是依靠激光光斑位置检测器，将偏移量记录下并转换成电信号，以供扫描探针显微镜（SPM）控制器作信号处理。

3. 反馈系统　AFM 系统将信号经由激光检测器取入后，在反馈系统中会将此信号当作反馈信号和内部的调整信号，驱使通常由压电陶瓷管制作的扫描器做适当的移动，以使样品与针尖保持一定的作用力。

三、AFM 的工作模式

AFM 的工作模式以针尖与样品间的作用力的形式分类，主要有以下模式：

(一) 接触模式 (Contact Mode)

接触模式是 AFM 最直接的成像模式。利用探针和待测物表面之原子力交互作用（一定要接触），此作用力（原子间的排斥力）很小，但由于接触面积很小，排斥力对距离非常敏感，所以较易得到原子分辨率。在整个扫描成像过程中，探针针尖始终与样品表面保持紧密的接触，而相互作用力是排斥力。扫描时力的大小在 10^{-10} ~ 10^{-6} N 范围。过大的作用力会损坏样品，尤其对软性材质，所以选择较适当的作用力非常重要。若样品表面柔嫩而不能承受这样的力，不宜选用接触模式对样品表面进行成像。

接触模式的优点：扫描速度快，是唯一能够获得"原子分辨率"图像的 AFM。垂直方向上有明显变化的质硬样品，更适于用接触模式扫描成像。缺点：横向力影响图像质量。在空气中，因样品表面吸附液层的毛细作用，使针尖与样品间的黏着力很大。横向力与黏着力的合力导致图像空间分辨率降低，而且针尖刮擦样品会损坏软质样品（如生物样品、聚合体等）。

(二) 非接触模式 (Non – contact Mode)

非接触式 AFM 是利用原子间的长距离吸引力来运作，此吸引力对距离的变化非常小，所以必须使用调变技术来增加讯号对噪声比。非接触模式探测试样表面时悬臂在距离试样表面上方 5 ~ 10 nm 处振荡。这时，样品与针尖间的相互作用由范德华力控制，通常为 10^{-12} N。

由于探针和样品没有接触，因此样品不会被破坏，而且针尖也不会被污染，特别适合研究柔嫩物体的表面。其缺点是要在室温大气环境下十分困难，因为样品表面不可避免地会积聚薄薄的一层水，在样品与针尖间搭起一个小小的毛细桥，将针尖与表面吸在一起，从而增加尖端对表面的压力。在空气中由于样品表面水膜的影响，其横向分辨率一般只有 50 nm，而在超高真空中才可获得较高的原子分辨率。为了避免接触吸附层而导致针尖胶粘，其扫描速度低于敲击模式和接触模式 AFM。非接触模式通常仅用于非常怕水的样品，吸附液层必须薄，如果太厚，针尖会陷入液层，引起反馈不稳，刮擦样品。

（三）敲击模式 （Tapping mode）

轻敲模式介于接触模式和非接触模式之间，将非接触式 AFM 改良，将探针和样品表面距离拉近，悬臂在试样表面上方以其共振频率振荡，增大振幅，使探针再振荡至波谷时接触样品。由于样品的表面高低起伏，使得振幅改变，再利用接触式的回馈控制方式，便能取得高度影像。针尖仅是周期性地短暂地接触/敲击样品表面，分辨率界于接触式和非接触式之间，破坏样品率大为降低，且不受横向力的干扰。对很硬的样品而言，针尖仍可能受损。因此，当检测柔嫩的样品时，敲击模式是最好的选择。

相移模式或相位移模式 （phase shift mode or phase displacement mode） 是轻敲模式的一项扩展技术，通过检测驱动微悬臂探针振动的信号源的相位角与微悬臂探针实际振动的相位角之差（即两者的相移）的变化来成像。引起该相移的因素很多，如样品的组分、硬度、黏弹性质等。因此，利用相移模式可以在纳米尺度上获得样品表面局域性质的丰富信息。

轻敲模式的优点：消除了横向力的影响；降低了由吸附液层引起的力，图像分辨率高，适于观测软、易碎或胶黏性样品，不会损伤其表面。缺点：比接触模式 AFM 扫描速度慢。

（四）其他模式

除了上面三种工作模式外，原子力显微镜还可以进行下面的工作：

1. 横向力显微镜 （lateral force microscope，LFM） LFM 是在 AFM 表面形貌成像基础上发展的新技术，其工作原理与接触模式 AFM 相似。

2. 曲线测量 运动重建结构 （structure from motion，SFM） 还能测量力对探针－样品间距离的关系曲线 Zt （Zs），几乎包含了所有关于样品和针尖间相互作用的必要信息。

3. 纳米加工 （nanofabrication） 扫描探针纳米加工技术是纳米科技的核心技术之一，是利用 SPM 的探针－样品纳米可控定位和运动及其相互作用对样品进行纳米加工操纵，常用的纳米加工技术包括机械刻蚀、电致/场致刻蚀、浸润笔等。

四、AFM 的应用优点

与常规显微镜比较，AFM 的优点是在大气条件下，以高倍率观察样品表面，可用于几乎所有样品（对表面光洁度有一定要求），无须进行其他制样处理即可得到样品表面的三维形貌图像，并可对所得的三维形貌图像进行粗糙度计算及厚度、步宽、方框图或颗粒度分析。

1. 分辨率高 远远超过扫描电子显微镜 （SEM），以及光学粗糙度仪。

2. 非破坏性 探针与样品表面相互作用力为 10^{-8} N 以下，远比以往触针式粗糙度仪压力小，因此不会损伤样品，也不存在扫描电子显微镜的电子束损伤问题。

3. 应用范围广 可用于表面观察、尺寸测定、表面粗糙测定、颗粒度解析、突起与凹坑的统计处理、成膜条件评价、保护层的尺寸台阶测定、层间绝缘膜的平整度评价、VCD 涂层评价、定向薄膜的摩擦处理过程的评价、缺陷分析等。

4. 软件处理功能强 三维图像显示大小、视角、显示色、光泽可以自由设定，并可选用网络、等高线、线条显示。

五、AFM 在生命科学领域中的应用

在生命科学领域，AFM 不但可以原位检测溶液下 DNA、蛋白质、细胞的精细结构，还可对其进行力学和电学性质的测量，获得生物学样品的杨氏模量及阻抗特性；而且结合分子识别技术可以快速识别分子级别的相互作用。

（一）观察生物细胞的表面形态

AFM 可以观察细胞形态学，并进行图像分析。通过观察细胞表面形态和三维结构，可以获得细胞的表面积、厚度、宽度和体积等的量化参数。AFM 可以对感染病毒后的细胞表面形态的改变、成骨细胞在加入底物（钴铬、钛、钛钒等）后细胞形态和细胞弹性的变化、GTP 对胰腺外分泌细胞囊泡高度的影响进行研究。

（二）观测生物大分子的结构及其性质

1. 蛋白质 AFM 可以观察一些常见的蛋白质，诸如白蛋白、血红蛋白、胰岛素及分子马达和噬菌调理素（一类能增强吞噬细胞吞噬功能的蛋白质）吸附在不同固体界面上的行为，对于了解生物相溶性、体外细胞的生长、蛋白质的纯化、膜中毒等有很大帮助。

2. DNA AFM 液相成像技术的优点在于消除了毛细作用力、针尖黏滞力，更重要的是可以在接近生理条件下考察 DNA 的单分子行为。

3. RNA 在不同的缓冲条件下，单链 RNA 结构变化十分复杂。利用 AFM 成像，RNA 分子需对样品作特殊和复杂处理。借鉴 Ni^{2+} 固定 DNA 法，能在缓冲条件下获得单链 Pre－mRNA 分子的 AFM 图像。

4. 核酸与蛋白质复合物 蛋白质与 DNA 结合的精确位点图谱和不同细胞状态下结合位点的测定，对于了解复杂细胞体系的功能与机制，特别是基因表达的控制都十分关键。AFM 作为一种高度分辨率达 0.1 nm，宽度分辨率为 2 nm 左右的表面分析技术，已广泛地用于表征各类 DNA－蛋白质的复合物。

5. 细胞 AFM 不仅能够提供超光学极限的细胞结构图像，还能够探测细胞的微机械特性，利用 AFM 力－曲线技术甚至能够实时检测细胞动力学和细胞运动过程。

6. 病毒 烟草花叶病毒（TMV）或星形烟草花叶病毒（STMV）是迄今研究最多的病毒。在胶体溶液中，TMV 非常类似已知的蛋白质行为，可采用研究蛋白质的方法进行考察。

（三）观测生物分子间力谱曲线

分子间作用力还同时支配着生物体内的各种生理现象、生化现象、药物药理现象，以及离子通道的开放或关闭，受体与配体的结合或解离，酶功能的激活或抑制等。因此，生物分子间作用力的研究，就是对生命体功能活动中最根本原理的研究。

将两种分子分别固定于 AFM 的基底和探针尖端。然后使带有一种分子的探针尖端在垂直方向上不断地接近和离开基底上的另一种分子。这时，两种分子间的相互作用力，就是二者间的相对距离的函数。这种力与距离间的函数关系曲线，称为力谱曲线。

利用 AFM 获得的力谱曲线在生物医学中的应用：在探测一个细胞后，根据所遇到的阻力，AFM 就会赋予一个表明细胞柔软度的数值。研究发现，尽管正常细胞的硬度各有不同，但癌细胞比正常细胞要柔软得多，所研究的胰腺、肺部和乳腺细胞均是如此。一些肿瘤的细胞可能比另外一些更为坚硬，那就意味着这些肿瘤恶化转移的可能性较小，对患者的威胁也较小。利用 AFM 还可以研究不同药物对癌细胞的影响。针对细胞用药后，AFM 可以观察在药物的作用下细胞的变化情况。这样可以开发出比当前所用的药物毒性更小，但同样能够阻止正常细胞发生癌变的药物，以免因癌症扩散而危及生命。

第五节　激光扫描共聚焦显微镜术

激光扫描共聚焦显微镜（laser scanning confocal microscope，LSCM）是在荧光显微镜成像基础上加装了激光扫描装置，利用计算机进行图像处理，使用紫外或可见光激发荧光探针，从而得到细胞或组织内部显微结构的荧光图像。LSCM 有能力研究和分析细胞在变化过程中的结构，特别是对活细胞离子含量变化的定量检测，这是以往的显微镜所望尘莫及的。LSCM 也是活细胞的动态观察、多重免疫荧光标记和离子荧光标记观察的有力工具。其不仅可对活细胞或固定的细胞及组织进行无损伤的"光学切片"，还可用于单标记或双标记细胞及组织标本的荧光定性分析，亦可用于细胞生理信号、离子含量的实时动态分析监测，黏附细胞的分选等，可以无损伤地观察和分析细胞的三维空间结构。

一、LSCM 的基本原理

1. 基本结构　LSCM 是将光学显微镜技术、激光扫描技术和计算机图像处理技术结合在一起的高新技术设备。基本结构包括样品台、检测装置、激光发射器、扫描装置、荧光显微镜、计算机处理与控制系统 6 大部分。包括数据采集、处理、转换及相应的应用软件，图像输出设备及光学装置，如光学滤片、分光器、共聚焦针孔及相应的控制系统。

2. 工作原理　LSCM 采用激光做光源，激光器发出的激光通过光源针孔（light source pinhole）形成点光源，经二向色镜（dichroic mirror）和物镜聚焦于样品上，并对标本内焦平面上的每一点进行扫描。然后，样品被激光激发后发出荧光，经透镜后通过探测针孔（detection pinhole）再聚焦，聚焦后的光波在检测小孔平面被检测器（detector）探测收集，并在显示器上成像。由于照明针孔与探测针孔相对于物镜平面是共轭的，焦平面上的点同时聚焦于照明针孔和探测针孔，焦平面以外的点不会在探测针孔处成像，即共聚焦。以激光作光源并对样品进行扫描，在此过程中经过两次聚焦，故称为激光扫描共聚焦显微镜（图4-7）。

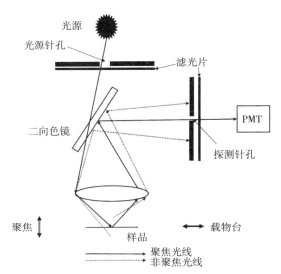

图 4 -7 激光共聚焦扫描显微镜的原理（光路图）

3. 优点与局限性 LSCM 用激光作为光源，因为激光的单色性非常好，光源波束的波长相同，从根本上消除了色差；采用共聚焦技术在物镜的焦平面上放置一个中央带小孔的挡板，将焦平面以外的杂散光挡住，消除了色差；采用点扫描技术将样品分解成二维或三维空间上的无数点，用十分细小的激光束（点光源）逐点逐行扫描成像，再通过计算机合成一个整体平面或立体的像。而传统的光镜是在场光源下一次成像，标本上的每个点的图像都会受到相邻点的衍射光和散射光的干扰，所以 LSCM 图像的清晰度和精密度非常高。

4. 动态多维实时定量观察 LSCM 在对多种物质相应的荧光探针标记后，可以对活细胞和组织进行无损伤、原位动态定量的观察和测量，动态测量细胞内的 Ca^{2+} 浓度和 pH 值等活细胞生理信息，可对样本进行逐点扫描，逐层获得二维光学横断面图像，具有"细胞 CT"的功能，并可通过计算机三维重建软件支持获得三维图像，而且可以任意角度旋转，观察细胞、组织的立体形态和空间关系。

5. LSCM 的局限性 LSCM 的分辨率理论极限约 0.15 μm，轴向分辨率为 0.5 μm；观察厚度（60X）50~100 μm；LSCM 是逐点逐行成像，成像速度较慢。

二、LCSM 的功能概述

1. 薄层光学切片 共聚焦成像利用照明点与探测点共轭这一特性，可有效抑制同一焦平面上非测量点的杂散荧光及来自样品中非焦平面的荧光，可获得普通显微镜无法达到的分辨率。使用光色较纯的激光,因此成像分辨率可达普通光学显微镜的 1.4 倍,同一样品用 LSCM 观察到的图像比普通光学显微镜清晰,观察荧光染料标记的样品效果更为明显。同时,LSCM 将高敏感性的光电倍增管(PMT)合为一体,应用数字滤过,使信/噪比最佳化,排除了焦点以外的荧光干扰。逐点扫描,对生物样本进行无损伤的光学切片。同时,LSCM 可在不变换镜头的情况下,对某幅图片的局部放大,并进行精细逐点扫描成像,获得高分辨率的图像。

2. 多通道同时扫描 普通光学显微镜每次只能观测一种荧光,LSCM 配有 3 个独立的光电倍增管,可同时获取多种信号数据,可以多激光多通道同时扫描,多通道同时探测。24 比特图像显示屏可以同时显示三种颜色,所以可同时同屏采集和显示 3 个不同发射波长的荧光和一个混合图像,进行两种物质或三种物质研究。

3. 多维度扫描 LSCM 具有深度辨识能力,通过逐层光学切片功能,可逐层获得高分辨率的光学横断面图像,获得标本真正意义上的三维数据,经过计算机图像处理软件和三维重建软件获得标本的三维立体结构,从而直观地进行形态学观察,并揭示细胞结构的空间关系。三维重建可以揭示亚细胞结构的空间关系:如单个细胞光学切片的细胞内离子 Ca^{2+}、K^+、Na^+、Mg^{2+}、pH 等比率测定,并测定各种离子的动态变化。测定光学切片的物理、生物化学特征变化,包括 DNA、RNA、蛋白和胞内离子的含量及分子扩散等。细胞特异性结构的探测和分析,如线粒体、内质网、高尔基体、微管、微丝、染色体细胞膜系统、细胞骨架系统等,也可对这些结构进行准确的定性、定量、定位和定时测定。

4. 荧光共定位与强度分析 使用能量稳定的激光作为光源,且各种参数可调,荧光探针的特异性标记即荧光强度与特异性标记蛋白的表达量成正相关。同一个光学条件下,应用相同的荧光探针,通过对比各组样品之间的荧光强度值,进行定量分析。

5. 时间序列扫描 LSCM 可以对带有荧光信号的活细胞进行实时动态观察,记录细胞内特定成分的动态变化。用外置设备进行时间控制或用软件直接设置扫描时间,用线扫描或点扫描的方式进行扫描,就可以及时捕获胞内荧光信号变化信息,但分辨率可能降低。目前,LSCM 的软件一般均可自动控制,按照设置的时程和扫描方式进行激光扫描。由于新一代 LSCM 有较高的探测效率,只需较小的激光能量就可达到较好的图像质量,因此可用于数小时的长时程定时扫描,在细胞受损较小的情况下,记录细胞迁移和生长等细胞生物学现象。

6. 光活化扫描 许多重要的生物活性分子(如神经递质、胞内第二信使、钙离子、蛋白质、多肽和核苷酸等)通过具有光敏活性的共价键与一些惰性分子(笼锁部分)形成笼锁化合物,但这些生物活性分子处于笼锁状态时,其功能被封闭失活。一旦这些共价键被特定波长的瞬间光照射,因共价键断裂光活化而解笼锁,原有活性和功能得以复活。LSCM 的激光光束(高强度紫外光源、闪光灯等)具有光活化及测定功能,通过选择控制合适的瞬间光波长和照射时间,可人为地控制多种生物活性产物在细胞内的行为及时空特征。该测定技术在新药研发及细胞的分化、增殖等研究方面具有重要的实践意义。

三、LCSM 在医学研究中的应用

LSCM 利用激光、电子摄像、计算机图像处理系统，使用激光激发的荧光探针，从而得到细胞或组织内部显微结构的荧光图像，在亚细胞水平上观察生理信号及细胞形态的变化，成为神经科学、药理学、病理学、肿瘤免疫学等领域的重要研究工具。目前主要用于细胞内离子分析、细胞间通讯研究、线粒体膜电位分析和细胞膜流动性的测定等。

第六节　染色体标本制备技术

染色体制备技术是医学遗传学中最常见一种技术，染色体标本制备是染色体核型分析的重要环节。染色体核型分析是对细胞染色体的数目、形状、长度、带型、着丝粒位置等内容的分析研究，是进行生物物种鉴定、倍数性分析、染色体变异、遗传疾病诊断等研究的一种手段。染色体的形态学特征在细胞分裂中期或后期最为明显，是进行核型分析和研究的最优节点。研究方法有细胞悬液滴片法、组织细胞压片或涂片法或细胞相差显微镜观察法、显微缩时电影术、染色体分带机器超薄切片电镜观察和扫描电镜观察法等。

一、基本原理

染色质是指间期细胞核中可被碱性染料着色的物质，是呈伸展状态的 DNA 蛋白纤维。染色体则是细胞处于分裂期时由染色质高度盘绕、折叠而成的棒状结构。染色质和染色体是同一物质在细胞不同时期不同形态结构的存在形式。

1. 染色体的化学组成　染色体是由 DNA、组蛋白、非组蛋白和 RNA 组成的核蛋白复合体。其中 DNA 和组蛋白的含量较为稳定，两者比例是 1∶1。非组蛋白含量与细胞的生理状态有关，变化较大，RNA 含量最少。DNA 是染色体的主要化学成分，携带大量的遗传信息。人类基因组 DNA 分子包括单一序列和重复序列。组蛋白属于碱性蛋白，富含带正电荷的精氨酸和赖氨酸，与酸性的 DNA 紧密结合，维持染色体的结构。组蛋白根据其功能不同，可分为核小体组蛋白（包括 H_2A、H_2B、H_3 和 H_4）和 H_1 组蛋白。组蛋白与 DNA 的结合可抑制 DNA 的复制和转录；非组蛋白为酸性蛋白，含有较多的天冬氨酸和谷氨酸，带负电荷，与特异 DNA 序列相结合，所以又称序列特异性 DNA 结合蛋白。与组蛋白相比，非组蛋白在细胞总的数量少而种类多，其生理功能各异。RNA 在染色质中含量较低，这些 RNA 是染色体的正常组分还是转录而来的 RNA 残余，目前尚存在争议。

2. 染色体的形态结构　显微观察表明，在细胞分裂中期，每一个染色体含有两条姐妹染色单体，两个单体之间由着丝粒相连，着丝粒处凹陷狭窄，又称为主缢痕或初级缢痕，着丝粒将染色体纵向分成长臂（q）和短臂（p）两部分。染色体的末端各有一个特别部位即端粒。端粒含有端粒蛋白和端粒 DNA，对维持染色体结构的稳定有重要作用。有些染色体的纵轴上除了主缢痕外，还有次缢痕，该部位与主缢痕相似，着色较

浅。还有一类染色体的末端还存在一个特殊的棒状结构即随体，通过细丝与染色体臂相连。

二、基本环节

在细胞分裂中期，每一物种的细胞都有特定的数量、形状、大小的染色体。采用一定浓度的秋水仙素或长春碱使细胞分裂停止在分裂期后，再用低渗等方法使染色体分散、把细胞平铺在玻片上，用碱性染料染色，以供观察和分析。

染色体制备技术的基本环节包括取材、培养、低渗、固定、滴片等，操作过程复杂，目前尚无法做到从采集到培养，从收获、低渗处理到封片的全程自动化，仅实现了染色体收获自动化和制片自动化。收获系统有 HANABI 染色体自动收获系统、MultiPrep 染色体收获系统等，制片系统则有 HANABI - PIV 高通量全自动染色体制片系统，这些自动化设备保证了标本质量的稳定性和可重复性。

三、染色体染色

1. 常规染色　常规染色通常选用碱性染料，常用的染色体染色剂有醋酸洋红、改良石炭酸品红（卡宝品红）、苏木精和吉姆萨（Giemsa）等。

2. 显带染色方法

（1）Q 显带　1970 年，Caspersson 等发现用荧光染料氮芥喹吖因（quinacrine mustard，QM）染色，每个染色体都有亮带和暗带（Q 带）组成特殊的带型，需用荧光显微镜检查，但荧光持续时间短，标本不能长时间保存。

（2）G 显带　先用加热、胰蛋白酶处理，使染色体蛋白变性，然后 Giemsa 染色，染色体吸收染料，形成深色和浅色的带型（G 带）。G 带的深色带对应于 Q 带。普通显微镜下，每条染色体显示深浅交替的横纹，显带处理时间短，染色永久不退，标本可长期保存。

（3）R 显带　是指染色体经热磷酸盐进行预处理，然后用 Giemsa 染色显示的深色和浅色带型（R 带）交替的横纹。R 带和 Q 带、G 带的带型正好相反，即 G 带是深染的部分，R 带呈浅色带。

（4）C 显带　是染色体标本经 NaOH 和 Ba（OH）$_2$ 热碱处理，然后在缓冲液中热水解，再用 Giemsa 染色显带。该方法主要针对每一条染色体的中着丝粒区和包含结构异染色质的其他区域选择性着色，例如，人类第 1、9、16 号染色体的次缢痕区和 Y 染色体长臂远端 1/2 ~ 2/3 的区域。

（5）N 显带　人类近端着丝粒染色体的随体柄部次缢痕与核仁形成有关，故又称核仁组织区（NOR），rRNA 编码基因（人类 18S ~ 28S 核糖体 RNA 基因）位于该区域，当 rRNA 基因转录激活或存在 rRNA 相关酸性蛋白质时，NOR 被银染着色，且 NOR 着色频率与 rRNA 基因的数量一致。N 显带是目前探讨 rRNA 基因功能的重要方法。

（6）T 显带　末端显带，专门染色染色体末端。用加热变性，再以 Giemsa 染色，便在某些染色体末端显示一定的深色带。该方法用以研究染色体末端的结构异常，如缺失异位等。

四、核型分析

核型是指一个中期体细胞中的全部染色体，按其大小、形状特征依次排列而成的图像。对这些图像进行染色体数目、形态特征的分析称为核型分析。核型分析主要分为两种类型，即非显带核型分析和显带核型分析。

1. 染色体非显带核型分析　包括染色体数目、形态、次缢痕的位置，以及染色体、染色单体的自发畸变分析；染色体测量，在所观察的细胞中，选择分散良好、着丝粒清楚、染色体比较平直的细胞分裂相拍照放大，对放大照片中的染色体进行测量；计算每条染色体的相对长度、臂比和着丝粒指数；最后根据上述分析结果进行分组并确定每一号染色体。

人类细胞遗传学国际体制（丹佛体制）是人类染色体核型分析的依据。但是，非显带的染色体标本由于对某些染色体的组内区分较为困难，对染色体的一些结构畸变不能正确检出，因此其应用受到一定的限制。

2. 染色体显带核型分析　应用荧光染料氮芥喹吖因处理中期染色体标本后，在荧光显微镜下观察到染色体纵轴上出现明暗相间、宽窄不一的带纹，称为 Q 带。该技术优点是带型稳定；缺点是荧光持续时间短，标本不能长时间保存。此外，还有 G 带、R 带、C 带、N 带和 T 带等数种染色体显带技术。

第七节　显微切割技术

显微切割技术（microdissection technique）是 20 世纪 90 年代初发展起来的一门新技术，是在显微状态或显微镜直视下，通过显微操作系统对欲选取的标本（如组织、细胞群、细胞、细胞内组分或染色体区带）进行切割分离并收集用于后续研究的技术。显微切割技术实际上属于在微观领域对研究材料分离、收集的技术，能够从组织切片或细胞涂片上的任意一区域内切割下几十个、几百个同类细胞，甚至单个细胞，进行有关的分子生物学方面的研究，如 PCR、PCR - SSCP 及比较基因组杂交等。

一、显微切割的方式

1. 手动直接显微切割　在显微镜下直接手持切割用针分离组织或细胞群。这种方式切割精度低，只适用于对大块组织中的局部区域或细胞群进行分离，切割单个细胞十分困难。

2. 机械辅助显微切割　利用普通光学显微镜的微调旋钮控制切割针切割细胞，可采用 30G1/2 注射用针，代替需要专用拉丝设备制作的玻璃切割针。切割精度较手动直接显微切割有所提高，可以达到对较大的单细胞进行切割，简单易行，消耗较低。但由于显微镜的微调旋钮只能进行二维控制，对切割后的细胞进行收集较为困难，切割精度仍然较低。

3. 液压控制显微切割　采用液压式显微操纵系统，配合倒置显微镜进行显微切割。液压系统可提供 X、Y 和 Z 轴方向的精确的三维控制，切割精度较高，是目前实验室常用的方法。缺点是不能实现显微切割的自动化，收集较大量的目的组分时，耗时长、效率低。

4. 激光捕获显微切割　是目前最先进的显微切割方式。其优点是快速、简单、无污染，广泛适用于任何玻片类型，已经广泛应用于生命科学领域中的各种研究，在药物研发、肿瘤机理、诊断学方面发挥着极为重要的作用。

二、显微切割的特点

1. 细微　显微切割的对象可以达到微米级，精度可以达到纳米级。因此，利用显微切割技术可以分离、收集到像核仁和包涵体及染色体特异区带这样细微的对象。

2. 原位　显微切割技术是在组织细胞或染色体的原位取材，所取材料定位清楚，研究对象历史背景明确。例如，霍奇金淋巴瘤中瘤组织成分多样，特征性的瘤细胞（R－S细胞及其变异型）占细胞成分的2%左右，且呈散在性分布，用常规组织匀浆方式从组织中提取蛋白质或核酸，既包含了来自瘤细胞的成分，又包含了来自淋巴细胞、浆细胞、中性粒细胞、嗜酸性粒细胞、组织细胞等多种非瘤细胞的成分，这样所提的蛋白质或核酸究竟来自何种细胞并不清楚。用显微切割技术，可以选择所需要的细胞，使研究对象的历史背景明确。

3. 同质　显微切割技术可以保证所取材料在一定层次上的同质性，例如它可以收集 CD4 或 CD8 阳性的同质细胞。

4. 结合　显微切割技术可以与分子生物学、免疫学及病理学等多种技术结合使用。

三、显微切割的材料

显微切割的材料可以是以各种方式黏附于固相支持物上的各种组织细胞成分，来源十分广泛，石蜡组织切片、冷冻组织切片、细胞铺片、细胞爬片、细胞甩片、培养细胞、常规制备的染色体等均可采用。具体选择何种材料应根据研究目的的不同进行，如果显微切割后需要进行 RNA 分析，通常采用冷冻组织切片或新制备的细胞片；在回顾性研究中，福尔马林固定石蜡包埋的组织切片应用最为广泛。

四、显微切割的影响因素

由于显微切割通常与多种方法结合使用，影响显微切割实验最终结果的因素也就多种多样。这就需要在实验过程中把握一个原则，即一切与显微切割结合的技术影响因素，应同时列为显微切割实验最终结果的影响因素。

与不同的方法结合决定了需要对显微切割的材料进行不同的处理。如显微切割后需要进行 RNA 的相关分析，则所有过程必须确保无 RNase 的降解干扰。如显微切割后需要进行基因组 DNA 的相关分析，则应保持基因组的相对完整性，避免在样品处理过程中造成 DNA 的降解和断裂，这就需要选择合适的方法进行样品的固定和保存。

运用显微切割技术时，应该分离多少细胞或亚细胞结构才能满足实验研究的需要，也受多种因素的影响。例如，单细胞显微切割用于 DNA 分析所需的单个细胞数，依研究目的、标本固定方式、切片厚度、细胞大小、DNA 提取方式、PCR 扩增片段长度的不同而异。冷冻切片与流式细胞仪至少需要 10 个细胞，石蜡切片一般需要 30 个细胞。在不影响形态观察的前提下，显微切割的组织切片越厚越好，石蜡组织一般用 7 μm 的连续切片为宜。

五、显微切割技术的应用

显微切割技术属于在微观领域对研究材料的分离、收集技术，能与多种分子生物学、免疫学、遗传学、病理学等经典及现代技术手段相结合，并且新的研究领域还在不断扩展。显微切割技术在分子生物学研究中的应用经历了显微组织切割、细胞群切割、单个细胞切割、单细胞内组分切割、染色体切割等阶段。目前应用最为广泛的是单细胞显微切割和在染色体水平上的显微切割。显微切割法减少了寻找基因的盲目性，并提高了工作效率。

从显微切割的最终目的看，目前多用于细胞基因分析，特别是对肿瘤的突变检测和特异的基因表达分析。在肿瘤分子生物学研究领域，常借助于分子生物学技术进行 DNA、RNA 的分析。但肿瘤组织是一个异质性的细胞群，肿瘤组织中大量的非瘤成分便成为对瘤细胞 DNA、RNA 进行原位分析的主要障碍，显微切割技术正可以解决这类问题。

第五章　疾病动物模型

实验动物学（laboratory animal science）是医学生物学的重要组成部分。由于人体的结构、功能和疾病的发生机制十分复杂，而且受研究方法和医学伦理的限制，要深入探讨人体的病理生理、发病机制和防治措施，大部分基础实验和临床试验是不允许在人体上进行的，但可以通过动物实验进行研究，进而推用到人类。因此，动物实验技术已成为医学生物学的重要方法，直接影响着医学生物学诸多领域的研究水平。

第一节　动物模型与模型方法

实验动物（laboratory animal）是专门培育供自然科学技术领域中的某些学科，如医学、生物学、兽医学等生命科学学科研究使用的动物。实验动物作为人类的替代者，在生物医学研究中发挥了独特的作用。复制动物模型是人类疾病研究中非常重要的方法，对于研究人类疾病的发病机制和防治措施具有重要的意义。

一、动物模型

动物模型（animal models）是指生物医学研究中所建立的、能够模拟人类疾病表现的动物模型和相关模型系统，即能够把人类疾病的表现复制出来的动物。复制人类疾病动物模型是生物医学研究的重要组成部分，可以用于研究人类疾病的病因、发病机制，探索防治措施和防治药物。

以患病的人作为观察对象是医学研究的最好方法，但是由于一些疾病的性质与变化规律所限，无法开展深入研究。模拟人类疾病的动物实验研究，可以在较短时间内获得大量具有可比性、可重复性的，而从人体不易获得的有价值的疾病材料，从而全面揭示疾病的性质和发展规律。因此，动物模型是现代医学最常用的，甚至是不可替代的研究方法。模拟人类疾病动物模型研究的具体意义主要体现在以下几个方面：

1. 避免人体接受实验的风险　动物模型作为人的替代物，可以在人工设计的条件下进行实验，并对实验结果进行全面评价和分析，以了解疾病因素在人体可能引起的反应。对于一些不能在人身上实施的试验，如各种药物、中毒、外伤、放射病、肿瘤等，可以选择用动物模型开展研究，由动物承担实验风险，而帮助人类提高诊断和治疗水平。

2. 便于实验材料的获取和比较　临床上很多疾病的影响因素复杂，疾病材料收集时呈现一定的局限性。实验室可以根据研究目的进行周密设计，在实验实施后从实验动物身上获取实验材料。复制疾病动物模型时，可以选择相同品系、性别、年龄、体重、健康状态相似的标准实验动物，并且通过严格控制实验条件使各组实验动物所采集的标本具有更好的可比性，在实验材料的数量和多样性上也易于满足。

3. 克服人类疾病潜伏期长、病程长、发病率低的缺点　某些遗传性、免疫性、代谢性、内分泌性疾病在临床上发病率较低，潜伏期较长，通常不易获取疾病标本。利用实验动物模拟这些疾病，复制动物模型，可在较短时间内获得大量疾病材料，缩短研究时间。

4. 可以更全面地认识疾病的本质　对于一些人畜共患疾病，可以通过建立人畜共患病动物模型进行比较研究，有助于更全面地认识这些疾病的性质，为人畜共患病的诊断和治疗提供有价值的依据。

二、制作模型的一般方法

按照模型产生的原因和制作方法，可将模型分为三种：自发性动物模型、诱发性动物模型、基因修饰动物模型。

（一）自发性动物模型

自发性动物模型（spontaneous animal models）指实验动物未经任何人工处置，在自然条件下发生或由于基因突变的异常表现通过遗传育种保留下来的动物模型。自发性动物模型以肿瘤和遗传疾病居多，可分为代谢性疾病、分子性疾病和特种蛋白合成异常性疾病等。如自发性高血压大鼠、自发性糖尿病中国地鼠、各种自发肿瘤的小鼠和大鼠、肥胖症小鼠、脑卒中大鼠、糖尿病大鼠和小鼠、裸小鼠、联合免疫缺陷动物等。

自发性动物模型是在完全自然条件下发生疾病，排除了人为因素，疾病的发生、发展与人类相应的疾病很相似，能为生物医学研究提供更多有价值的模型材料。

（二）诱发性动物模型

诱发性动物模型（inducible animal models）又称人工诱发特定疾病动物模型，通过物理、化学、生物或复合致病因素作用于动物，造成动物组织、器官或全身一定的损害，出现某些类似人类疾病时的功能、代谢或形态结构方面的病变。

1. 物理因素诱发动物模型　物理因素（physical factors）包括机械损伤、放射线损伤、气压、手术等。如外科手术方法复制大鼠肾功能衰竭、胰胆管阻塞动物模型；放射线照射复制大鼠骨髓抑制、犬放射病动物模型等。物理因素复制动物模型比较直观、简便。

2. 化学因素诱发动物模型　化学因素（chemical factors）包括化学药物致癌、化学毒物中毒、强酸强碱烧伤、营养成分过多或者过少导致的代谢相关疾病等。如应用四氯化碳复制肝损伤及肝纤维化模型，用牛磺脱氧胆酸复制大鼠急性胰腺炎模型，用乙基亚硝基脲复制大鼠神经系统肿瘤动物模型，用链脲佐菌素诱导糖尿病等。

3. 生物因素诱发动物模型　生物因素（biological factors）包括细菌、病毒、寄生虫、生物毒素等。使用生物因素复制疾病动物模型主要见于传染病学、寄生虫学、微生物学或者免疫学，如应用柯萨奇 B 族病毒复制小鼠、大鼠、猪等的心肌炎动物模型，以福氏Ⅳ型痢疾杆菌或志贺杆菌复制猴的细菌性痢疾动物模型。

4. 复合因素诱发动物模型　某些疾病模型应用单一因素诱发难以保证模型的成功，而使用多种复合因素（composite factors）诱导则易于模拟出人类疾病的表现，可以满足实验的要求。复合因素造模往往需要较长的时间，造模步骤较多，如复制大鼠或豚鼠慢性支气管炎动物模型使用的细菌加寒冷或者香烟加寒冷的方法；用四氯化碳、胆固醇、乙醇等因素诱发的肝硬化动物模型。

（三）基因修饰动物模型

基因修饰动物模型（genetically modified animal models）适应了现代医学研究模式集"临床－靶分子－动物模型"于一体的要求，应用日益广泛，其中针对靶分子的基因修饰动物模型主要包括以下四种：转基因动物、基因敲除动物、基因敲入动物、基因敲低动物。详见本章第五节。

第二节　动物模型制备的指导原则

一、疾病动物模型应具有的特点

建立疾病模型的最终目的是为了防治人类疾病，因此疾病模型研究结果的可靠程度取决于模型与人类疾病的相似和可比拟程度。一个好的疾病模型应具有以下特点：①能够再现所要研究的人类疾病，动物疾病的表现应与人类疾病相似；②动物能重复产生该疾病，最好能在两种动物体内复制该病；③动物背景资料完整，实验动物合格，生命周期要满足实验需要；④动物要价廉，来源充足，便于运送；⑤尽可能选用小动物。

没有任何一种动物模型能全部复制出人类疾病的所有表现，动物毕竟不是人体模型，实验只是一种外延法的见解，研究只可能在局部或几个方面与人类疾病相似。因此，模型实验结论的正确性是相对的，最终还必须在人体上得到验证。复制过程中，一旦出现与人类疾病不同的情况，必须分析其差异的性质和程度，找出相平行的共同点，正确评价其价值。因此，成功的动物模型常常依赖于最初周密的设计。

二、疾病动物模型制备的指导原则

借助有效的动物模型不仅可以对人类疾病开展间接的定性或定量研究，而且可以有意识地改变那些在自然条件下不可能或不易排除的影响因素，通过观察动物模型的变化，并与人类疾病进行比较研究，从而更加方便、有效地认识人类疾病的发生、发展规律，探寻更加有效的防治措施。制备疾病动物模型要遵循以下原则：

1. 相似性（similarity）　在动物身上复制人类疾病模型，目的在于从中找出可以推演应用于患者的有关规律，外推法（extrapolation）要冒风险，因为动物与人到底不是一种动物，如在动物身上无效的药物不等于临床无效，反之亦然。因此，设计动物疾病模型的一个重要原则是所复制的模型应尽可能近似于人类疾病的情况，最好能够找到与人类疾病相同的动物自发性疾病，如大鼠原发性高血压就是研究人类原发性高血压的理想模型。但是，与人类完全相同的动物自发性疾病模型毕竟不可多得，往往需要人工加以复制，尽量做到与人类疾病相似。

2. 重复性（repeatability）　重复性是科学研究的基本要求，理想的动物模型应该是可以重复的，甚至是标准化的。采用定量放血法复制出血性休克模型，在动物品种、体重一致的情况下，通过同样方式丢失同样血量，就可以保证出血性休克模型被重复甚至达到标准化要求。为增强动物模型复制时的重复性，必须在以下方面保持一致：动物品种、品系、年龄、性别、体重、健康情况、饲养管理、实验及环境条件、季节、昼夜节律、应激、室温、湿度、气压；实验方法步骤；药品生产厂家、批号、纯度规格、给药剂量、剂型、途径，方法；麻醉、镇静、镇痛等用药情况；仪器型号、灵敏度、精确度；实验者操作技术熟练程度等。

3. 可靠性（reliability）　复制的动物模型应该力求可靠地反映人类疾病，即可特异地、可靠地反映某种疾病和某种功能代谢结构变化。应具备该种疾病的主要症状和体征，经化验和 X 光照片、心电图、病理切片等证实。若易自发地出现某些相应病变的动物，就不应加以选用，易产生与复制疾病相混淆的疾病动物也不宜选用。例如，铅中毒可用大鼠做模型，但缺点是因为它本身容易患动物地方性肺炎及进行性肾炎，后者容易与铅中毒所致的肾病相混淆，不易确定该病是铅中毒所致，还是它本身的疾病所致。用蒙古沙土鼠就比较容易确定，因为一般只有铅中毒才会使它出现相应的肾病变。

4. 适用性和可控性（applicability and controllability）　复制动物模型时应尽量考虑到临床应用和便于控制其疾病的发展。例如，雌激素能终止大/小鼠的早期妊娠，但不能终止人的妊娠，因此选用雌激素复制的大/小鼠终止早期妊娠的模型不适用于人，因为在大/小鼠筛选带有雌激素活性的药物时，常会发现这些药都能终止妊娠，似乎可能是有效的避孕药，但一旦用于人则不成功。所以，如果知道一个化合物具有雌激素活性，用其在大/小鼠身上观察终止妊娠的作用是没有意义的。又如选用大/小鼠做实验性腹膜炎就不适用，因为它们对革兰阴性细菌具有较高的抵抗力，不容易造成腹膜炎。有的动物对某些致病因子特别敏感，极易死亡，如狗腹腔注射粪便滤液引起腹膜炎，很快死亡，80% 在 24 小时内死亡，来不及做实验、治疗观察，而且粪便剂量和细菌菌株不好控制，因此不能准确重复实验结果。

5. 易行性和经济性（easy and economical）　复制动物模型所采用的方法应尽量做到容易执行和合乎经济条件。灵长类动物与人最相似、最近似复制的疾病，模型相似性好，但稀少昂贵。很多小动物，如地鼠、大鼠、小鼠、豚鼠等也可以复制出十分近似的人类疾病模型，而且容易做到遗传背景明确，模型易控且性状稳定，年龄、性别、体重等可任意选择，而且价廉易得，便于饲养管理。除非不得已和一些特殊疾病，如痢疾、脊髓灰质炎等研究需要外，尽量不用灵长类动物。

第三节　动物模型的原理和方法

动物模型在生命科学研究领域中承担着重要角色，建立疾病动物模型的最终目的是为了更好地防治人类疾病，疾病模型研究结果的可靠程度取决于模型与人类疾病的相似或可比拟程度。所以，成功构建疾病动物模型是开展相关研究成败的关键。本节就常用的动物模型的制作原理和方法及动物模型的评价指标予以介绍。

一、神经精神系统疾病动物模型

神经精神系统病动物模型主要包括帕金森病、老年性痴呆、癫痫、脱髓鞘疾病、运动神经元病、脑脊髓损伤、肿瘤、中毒、周围神经疾病、精神分裂症、躁狂抑郁症、偏执性精神病等。本节主要介绍帕金森病、老年性痴呆动物模型。

（一）帕金森病动物模型

帕金森病（Parkinson's diseases，PD）是老年人常见的以肌强直、运动徐缓和震颤为特征的进行性锥体外系神经疾病。病因尚不清楚，主要是中脑黑质细胞变性坏死，导致黑质纹状体系统内多巴胺（dopamine，DA）含量减少而发病。目前常用的动物模型有毁损大鼠黑质或纹状体诱发 PD 模型、鱼藤酮致大鼠 PD 模型、氟哌啶醇诱发小鼠 PD 模型、猴偏侧 PD 模型。现以毁损大鼠黑质或纹状体诱发 PD 模型为例介绍。

1. 基本原理　黑质致密部是脑内生成 DA 的主要部位，其发出纤维沿黑质背内侧上行，经下丘脑外侧、内囊的内侧到达尾状核头和壳核头端，即体内黑质－纹状体通路。6－羟多巴胺（6－OHDA）是 DA 能神经递质的羟基化衍生物，结构与 DA 类似，不能透过血脑屏障，只有直接脑内给药才能造成中枢神经系统神经元损伤。注入黑质内的 6－OHDA 与 DA 竞争摄取位点，能被摄取到细胞中，通过细胞内外的氧化反应把 6－OHDA 分解后产生活性氧，以及直接引起线粒体功能障碍等机制，选择性引起 DA 神经元的死亡。注入纹状体内的 6－OHDA 被纹状体的神经末梢摄取，通过逆轴突转运至黑质的细胞内，也进行上述生化反应，但此过程呈慢性渐进性改变，类似人体内帕金森病的病程。

2. 造模方法

（1）雌性 SD 大鼠，体重 180～220g，麻醉后固定于脑立体定位仪，大鼠右侧中脑黑质坐标：AP 4.8mm、MR 16mm、DV 8.2mm、TB 3.3mm，注射 0.2% 的 6－OHDA 0.6μL，损毁大鼠一侧中脑黑质细胞造成偏侧帕金森样动物模型。

（2）雌性 SD 大鼠，体重 200～250g。动物术前经多次测试，确认其无旋转行为后进行实验。以戊巴比妥钠（40mg/kg 腹腔注射）麻醉，颅平位固定于大鼠脑立体定向仪上，按 Paxidos 等图谱确定右侧纹状体二坐标（①前卤前 0.7mm，中线右侧 3.0mm，硬膜下 4.5mm；②前卤后 0.2mm，中线右侧 2.6mm，硬膜下 6.0mm）。按此二坐标开颅并用微量注射器向每一点注射 6－OHDA 10μg（溶于 5μL 浓度为 0.2% 的抗坏血酸的生理盐水中），注射速度 0.5μL/min，注毕留针 5 分钟，并以 1mm/min 速度缓慢退出。

3. 评价指标　动物术后两周开始，在特制的四道自动旋转仪中测试由 APO（0.05mg/kg，s. c.）诱发的旋转行为。测试前动物置旋转测试仪中适应环境 10 分钟。每两周测 1 次，连续 3～5 次，每次 60 分钟，筛选转速 >300r/h 的大鼠作为标准模型（PD 大鼠）。

（二）老年性痴呆动物模型

老年性痴呆（senile dementia）是一种中枢神经系统原发性退行性疾病，隐袭发病，逐渐进展，以智能障碍为主要表现。从年龄上划分，是指 65 岁以后发生的痴呆，故又称为晚发性老年痴呆或阿尔茨海默型老年痴呆（Alzheimer's disease，AD）。目前常用的动物模型有 β 淀粉样蛋白致大鼠痴呆模型、鹅膏蕈氨酸损伤模型、奥卡得克酸慢性损害模型、三氯化铝致大鼠痴呆模型、穹隆海马伞损害模型、双侧大脑基底神经核电损伤致大鼠痴呆模型、D 半乳糖合并 Meynert 基底核损毁致大鼠痴呆模型、转基因小鼠痴呆模型等。本节主要介绍 β 淀粉样蛋白致大鼠痴呆模型。

1. 基本原理　AD 的主要神经病理特征是大脑皮质萎缩、细胞外存在大量由 β 淀粉样蛋白（beta amyloid protein，Aβ）组成的老年斑（SPs）、神经元内 Tau 蛋白组成的神经纤维缠结（NFTs）及皮质动脉淀粉样变性等。应用 Aβ$_{25-35}$ 于大鼠双侧海马内一次性注射，一周后即出现学习记忆障碍，可诱发老年性痴呆动物模型。

2. 造模方法　SD 大鼠，10 月龄，体重 280~320g，雌雄兼用。取 Aβ$_{25-35}$ 20μg 用无菌生理盐水配制成 2g/L，-20℃保存。将 Aβ$_{25-35}$ 溶液在 37℃保温箱中放置 7 天，形成聚集态的 Aβ$_{25-35}$。大鼠用戊巴比妥钠（40 mg/kg）麻醉，固定于脑立体定位仪，颅顶剃毛，消毒皮肤，用牙钻对称钻两个孔（AP-3，5mm，ML±2.0mm，DV 2.7mm）即为海马区注射点。每侧注射 5μL（10μg）聚集态 Aβ$_{25-35}$，5 分钟内注射完，留针 3 分钟。用牙托粉填补钻孔，消毒包扎。单笼饲养至大鼠完全清醒。术后第 8 天行为测试，然后进行病理检查。

3. 评价指标　动物麻醉苏醒后，通过 Morris 迷宫或 Y 型迷宫，检测动物的记忆能力和定向能力。

二、心血管系统疾病动物模型

心血管系统疾病动物模型主要包括心力衰竭动物模型、心律失常动物模型、高血压动物模型和动脉粥样硬化动物模型等。

（一）心力衰竭动物模型

心力衰竭又称心功能不全，是指心脏功能从完全代偿阶段发展到失代偿阶段的整个过程，它包括心脏的收缩、舒张与泵血功能、电生理功能、内分泌功能等的不正常状态，是各种心血管疾病发生发展不同阶段的临床综合征。目前常用的动物模型有结扎大鼠左冠状动脉主干诱发大鼠充血性心力衰竭模型、腹主动脉缩窄诱发大鼠慢性充血性心力衰竭模型和阿霉素致大鼠心力衰竭模型等。现以前者为例介绍。

1. 基本原理　通过结扎大鼠左冠状动脉主干，造成左心室大面积心肌梗死，长期存活形成慢性充血性心衰模型，为心力衰竭的实验研究提供动物模型。

2. 建模方法　雄性 SD 大鼠，体重 200~300g。大鼠用乙醚吸入麻醉后仰卧固定于手术台，连接微量人工呼吸机行常压口腔通气，并经呼吸机持续乙醚吸入麻醉。大鼠四肢皮下连接心电监护电极，术中行心电监护。于左前第 2 肋间开胸，皮肤切口长约

1.5cm，逐层分离，向上推开胸腺，切开胸膜及心包膜，以无菌湿棉球向下压迫左肺以保护肺脏，用开睑器牵开肋间切口，无齿镊提住左心耳，暴露主动脉根部，在右室流出道与左心房之间，距主动脉根部 2～3mm 处用 5–0 丝线穿过左冠主干，连同一小束心肌一起结扎。结扎后左室壁变苍白，并出现室壁运动减弱。心电监护可见肢导波振幅明显升高，随后出现 Ⅰ、aVL 导联 S–T 段明显抬高，证实结扎成功。一次结扎不成功，可重复结扎。取出湿棉球，退出开睑器，加大通气量使左肺充分膨胀，然后逐层关胸，切口放少量青霉素粉。用内径 0.5mm 乙烯管反复抽吸左胸腔 2～3 次，以抽去积血及残存气体。整个手术过程无菌操作，关胸的同时停用乙醚。大鼠清醒后分笼饲养 4 周后检测。

3. 注意事项 为提高成功率及存活率，注意：正确选择左前第 2 肋间开胸，以便更好地暴露左冠状动脉主干；术中保证良好的人工呼吸；手术视野清晰；避免损伤左肺；尽量缩短手术时间；结扎冠脉时进针深度适度；术后严密观察，及时处理严密的心律失常。

（二）心律失常动物模型

心律失常是指心脏内的激动起源或者激动传导不正常，引起整个或部分心脏的活动变得过快、过慢或不规则，或者各部分的激动顺序发生紊乱，引起心脏跳动的速度、节律发生改变。目前常用的动物模型有电刺激兔心脏诱发心室颤动模型、垂体后叶素诱发大鼠心律失常模型和大鼠腹主动脉结扎诱发房性快速心律失常模型等。现以后者为例介绍。

1. 基本原理 大鼠腹主动脉缩窄 4 周后，血清血管紧张素 Ⅱ（AngⅡ）水平升高，P波持续时间和 IACT（房间传导）延长，心房纤维化，心房颤动（AF）和房性心动过速（AT）的诱发率升高。

2. 建模方法 雄性 SD 大鼠，体重 200～250g。按 Doering 等报道的方法行肾上腹主动脉缩窄术：将外径为 0.7mm 的穿刺针放于腹主动脉旁，用 4 号丝线在左肾动脉开口上方约 5mm 将腹主动脉和穿刺针一起结扎，然后将穿刺针抽出，使结扎处动脉处于部分缩窄状态，缩窄程度 60%～70%。手术后常规饲养 4 周做检测。

（三）动脉粥样硬化动物模型

动脉粥样硬化是动脉壁变厚并失去弹性的几种疾病的统称，是动脉硬化中最常见而重要的类型。动脉粥样硬化的主要病变特征为动脉某些部位的内膜下脂质沉积，并伴有平滑肌细胞和纤维基质成分的增殖，逐步发展形成动脉粥样硬化性斑块。目前常用的动物模型有高脂饮食诱发去势兔动脉粥样硬化模型、高脂＋维生素 D 饮食＋球囊损伤动脉诱发大鼠动脉粥样硬化模型等。现以后者为例介绍。

1. 基本原理 在给予大鼠高脂饲料加维生素 D_3 负荷可以导致纤维和平滑肌增生样的动脉粥样硬化，但不能形成成熟的动脉粥样硬化斑块；给予高脂饲料及维生素 D_3 复合的同时，并球囊损伤动脉，可形成与人类相似的较成熟的动脉粥样硬化斑块模型。

2. 建模方法 Wistar 大鼠，3～4 月龄，体重 200g 左右，雄性。①高脂饲料配制：

2% 的胆固醇、0.5% 的胆酸钠、3% 的猪油、0.2% 丙硫氧嘧啶和 94.3% 的基础饲料。② 正常组饲喂基础饲料。③ 模型 1 组（高脂 + 维生素 D_3 组）大鼠在喂高脂饲料的基础上加维生素 D_3 粉剂（1.25×10^6 U/kg 饲料）喂养，实验开始时于右下肢肌内注射维生素 D_3 针剂（3×10^5 U/kg 体重），每隔 30 天重复 1 次。④ 模型 2 组（高脂 + 维生素 D_3 + 内皮损伤模型组）大鼠在给予高脂维生素组相同处理的基础上，于第 7 天行大鼠主动脉内膜球囊损伤术，动物用戊巴比妥钠 30mg/kg 体重腹腔麻醉，背位固定，无菌条件下做颈正中切口，分离左颈总动脉，结扎远心端，向心脏方向插入 1.5F 球囊，进入 8cm 后，注入 0.2mL 生理盐水充盈球囊，手感到一定阻力时向回拉 4~5cm，放水后再进入 8cm，注水充盈、回拉、放水，反复 3 次，拔出球囊，结扎近心端。动物饲养在带不锈钢盖底的塑料笼内，每笼 2 只，自由饮水，室温 19~23℃，自然采光。

（四）高血压动物模型

高血压是指体循环动脉血压增高，分为原发性高血压和继发性高血压。前者是以动脉血压升高，尤其是舒张压持续升高为特点的全身性、慢性血管疾病。头痛、头晕、乏力是较常见的一般症状。晚期患者常因心、肾、脑等脏器出现不同程度的器质性损害而有相应的各种临床表现。一般临床所称的高血压病即指原发性高血压。继发于某种疾病而引起的高血压，其血压升高仅是一种症状，所以又称症状性高血压或称继发性高血压。目前常用的动物模型有大鼠肾动脉夹闭性高血压模型、大鼠 DOCA - 盐型高血压模型、大鼠慢性应激性高血压模型等。现以大鼠肾动脉夹闭性高血压模型为例介绍。

1. 基本原理 Goldblatt 首先建立了犬单肾动脉狭窄性（1 - KGH）和双肾动脉狭窄性（2 - KGH）高血压模型，通过手术方式，人为造成动物肾动脉狭窄，肾血流量锐减。由于肾严重缺血而引起肾素分泌增加，激活肾素 - 血管紧张素 - 醛固酮系统，导致全身小动脉收缩，钠水潴留，循环血量增加，最终形成高血压，称为肾性高血压。

2. 造模方法 Wistar 大鼠，体重 180~220g，雌雄各半。大鼠经 1% 戊巴比妥钠 30mg/kg 腹腔注射麻醉，右侧位固定于鼠台上。体外触及左侧肾脏，减去局部 3cm × 3cm 被毛，消毒铺巾，在肾脏与脊柱之间沿与脊柱平行方向切开皮肤，切口 2~3cm，逐层分离皮下筋膜及肌肉，并以盐水棉球推开肾周脂肪囊，用开睑器拨开、充分显露手术视野，于腹膜后仔细分离肾动脉，用手指追查至肾脏。检查无误后在肾动脉自主动脉分叉处放置标准钢丝（直径 0.2 mm），银夹钳夹闭银夹，然后取出标准钢丝，逐层关闭肌肉、皮肤。若要制作 1 - KGH 性高血压模型，则将右侧肾脏切除。此模型的关键在于阻断肾血流量的比例需恰当，血流阻断太多会造成肾缺血坏死，导致模型失败；阻断太少则不形成明显的高血压。通过反复实践总结出大鼠体重与小环直径（也就是所用金属丝的直径）间的大致关系：小环直径（mm）= 大鼠体重（g）÷（1000 ± 0.02）。大鼠最佳体重为 180~220g，此体重范围内的模型成功率最高，在体重 ≤200g 时，小环直径可一律用 0.20mm。

三、脑血管系统疾病动物模型

脑血管系统疾病动物模型主要包括缺血性脑卒中、出血性脑卒中、脑血管痉挛、蛛网膜下腔出血动物模型等。这里主要介绍缺血性和出血性脑卒中动物模型。

（一）缺血性脑卒中动物模型

缺血性脑卒中是由于脑动脉狭窄、闭塞，导致组织缺血甚至坏死的一类疾病。一般分为短暂性脑缺血发作、可逆缺血性神经功能缺失、脑梗死等。缺血性脑卒中动物模型根据是否开颅可分为开颅性和非开颅性，根据缺血时间可分为短暂性和永久性，根据缺血范围可分为局灶性和全脑性缺血模型。目前常用的动物模型有颈内动脉线栓与环扎法制备局灶脑缺血再灌注损伤模型、改良线栓法制备局灶性脑缺血模型、光化学诱导血栓形成性脑缺血模型、电热器烧灼制备单侧局部脑梗死模型、微栓子栓塞法模型、全脑缺血再灌注损伤模型等。现以改良线栓法制备大鼠局灶性脑缺血模型为例介绍。

1. 基本原理 大脑中动脉线栓法（MCAO）具有不开颅、手术创伤小、可以准确控制缺血及再灌注时间等优点，为建立缺血动物模型的常用方法。但该方法制作模型难度大，模型成功率低。为了提高成功率，对线栓的制备和手术操作的方法进行了改进。

2. 建模方法 雄性 SD 或 *Wistar* 大鼠，体重 250g 左右。

（1）制备线栓 选用 3 - 0 尼龙线，直径 0.25mm，浸入 0.1% 多聚赖氨酸溶液中，再放在 60℃ 的烤箱中干燥，然后取出头端涂以硅橡胶。涂胶标准：长 3mm，直径 0.3mm，缓慢提起，垂直悬挂阴干，最后在线栓距头端 20mm、25mm 处各做一标记。

（2）手术操作 大鼠用 3.5% 水合氯醛（350mg/kg）腹腔注射麻醉，仰卧固定于手术台上，颈部左侧旁正中切口，剪开浅筋膜，显露左侧胸锁乳突肌。钝性分离胸锁乳突肌与胸骨舌骨肌间的肌间隙，暴露左侧颈总动脉（CCA）和迷走神经，钝性分离 CCA，结扎 CCA 近心端，注意避免损伤迷走神经。分离左侧颈外动脉（ECA）、颈内动脉（ICA），结扎 ECA 近端，分离 ICA 至颅底，并找出 ICA 颅外段的唯一分支翼腭动脉（PPA）。将 ICA、PPA 交叉处的周围组织分离干净，用微动脉夹夹住 ICA。在 CCA 距动脉分叉 5mm 处剪一小口，插入线栓（预先沾有肝素钠溶液），将线栓与 CCA 结扎圈定，松开夹住 ICA 的微动脉夹，线栓缓慢向 ICA 插入（向内上方角度插入，否则易误入 PPA），至 ICA、PPA 交叉处时，调整插入角度，目视线栓头部进入 ICA 而不是 PPA（如果误入 PPA，插入长度一般不超过 10mm）则被阻，继续将线栓缓慢向 ICA 入颅方向推进，插入长度约（17.0 ± 1.0）mm 微遇阻力时停止，剪除线栓多余末端，在 ICA 根部结扎固定，以防止其内的线栓移动和出血，最后缝合皮肤。

3. 评价指标 动物麻醉苏醒后，通过 Bederson 评分评价动物的神经行为功能。取脑后连续冠状切片（厚 2mm），经氯化三苯基四氮唑（TTC）染色，正常脑组织呈均匀的红色，脑梗死区不着色而呈白色。

（二）出血性脑卒中动物模型

根据制备方法的差异，脑出血模型大体可分为脑内占位模型、人工诱发脑出血模型、高血压卒中模型三类。多数实验动物如鼠、兔、猫、狗、猪、猴和狒狒等，都可用来制作脑出血模型，但不同部位和不同类型的脑出血模型对选择动物的要求也各不相同。用于治疗学研究时最好选择大脑半球较发达的动物，如猫、兔、狗和灵长类动物。

一般情况下多以大鼠作为实验性脑出血研究对象，原因是：①脑血管解剖及生理较接近人类；②脑体积较小，易于病理学及生化学观察；③价格低廉且容易管理和实施手术；④生理、生化、药理、形态学方面实验资料丰富，易于比较。现以新生犬脑内出血模型为例介绍。

1. 基本原理 胎龄 35 周以下，出生体重不足 1500g 的新生儿颅内出血发生率为 31% ~55%，若曾应用过辅助呼吸，出血发生率则高达 70%。根据临床病理学研究，新生儿颅内出血可能与脑缺血、高碳酸血症、全身血容量和血压大幅度变化有关。这些因素主要影响局部脑血流量（rCBF），导致未成熟脑发生缺血和出血。出血主要好发部位是覆盖尾核上的胚胎基质。这个区域有丰富的毛细血管，且缺乏神经胶质髓鞘或支持结构保护，是未成熟脑对 rCBF 变化最敏感的分水岭带。

2. 建模方法 新生 Beagle 幼犬（出生后 12 ~72 小时），体重 200 ~400g，气管切开人工通气维持在 PO_2 在 40 ~60mmHg，PCO_2 在 30 ~40mmHg。股动脉插管检测血压，体温保持在 37℃左右。用肝素化注射器快速回输放出的血液，使平均动脉压骤增超过原血压基线 17mmHg，造成大幅度波动，使 rCBF 改变，诱发脑出血。脑室出血后用放射自显影法测定脑组织各处 rCBF，同时做连续切片、Nissl 染色，观察出血组织的形态。

四、呼吸系统疾病动物模型

呼吸系统疾病动物模型主要包括慢性支气管炎、肺气肿、肺纤维化动物模型等。

（一）慢性支气管炎动物模型

慢性支气管炎是指气管、支气管黏膜及其周围组织的慢性非特异性炎症，临床以咳嗽、咳痰或伴有喘息及反复发作的慢性过程为特征，以老年人多见。目前常用的动物模型有脂多糖致大鼠慢性支气管炎模型、混合烟雾吸入致大鼠慢性支气管炎模型、改良烟熏法致小鼠慢性支气管炎模型等。现以脂多糖致大鼠慢性支气管炎模型为例介绍。

1. 基本原理 脂多糖（LPS）是革兰阴性菌细胞壁层结构，它可刺激单核细胞、内皮细胞及中性粒细胞等合成释放一系列炎性介质，如肿瘤坏死因子 - α（TNF - α）、白细胞介素 - 1（IL - 1）），介导气道及肺组织的炎症反应。

2. 建模方法 雄性 *Wistar* 大鼠，12 周龄，体重 250 ~300g。大鼠用 1% 戊巴比妥钠 40mg/kg 腹腔注射麻醉，仰卧位固定于操作台，拉出舌体，暴露声门，用聚乙烯静脉套管（长度 7.2cm，直径 0.1cm）代气管导管，拔除针芯，快速将套管插入气管，将 LPS 0.2M（1μg/μL）注入气管内，正常饲养 3 周。

（二）肺纤维化动物模型

肺纤维化是弥漫性肺间质疾病的一种病理改变，是对损伤的过度修复，起源于肺泡内皮的急性损伤。在肺泡炎期以炎症改变为主，在纤维化期以成纤维细胞和胶原纤维的聚积为特征，晚期严重影响肺功能，其发病机制未完全阐明。目前常用的动物模型有博来霉素致大鼠肺纤维化模型、博来霉素（A_2 + B_2）致小鼠肺纤维化模型、油酸致大鼠肺纤维化模型、大鼠放射性肺纤维化模型等。现以博来霉素致大鼠肺纤维化模型为例介绍。

1. 基本原理 博来霉素是一种抗肿瘤药物，其不良反应之一是引起肺纤维化，用其诱导的动物肺纤维化模型，病理组织学改变与人类肺纤维化近似，已被普遍应用。目前比较公认的观点是，博来霉素能与亚铁离子形成博来霉素 – Fe^{2+}复合物，在 O_2 存在下，这一复合物能为氧分子提供电子，形成过氧化物和游离羟基等中间体产物，使 DNA 的脱氧核糖产生自由基。大量的自由基对肺组织产生脂质过氧化损伤，促进成纤维细胞等增生、增殖，使肺泡间质发生纤维化。由于博来霉素分子量大，性质稳定，在室温中 2 年不降低效价，进入组织后被细胞缓慢摄取，所以博来霉素对组织的损伤具有持续性。

2. 建模方法 雄性 Wistar 大鼠，8 ~ 10 周龄，体重 250 ~ 300g。研究比较应用博来霉素建立大鼠肺纤维化模型的方法（气管内与腹腔内给予博来霉素）。将动物随机分为气管内注入博来霉素组与腹腔注射博来霉素组，并设立相应对照组。

（1）气管内注入博来霉素建模法 大鼠用 10% 水合氯醛（0.3mL/100g 体重）腹腔内注射麻醉，仰卧固定于实验台，开口器固定口腔，拉出舌，用压舌板压舌腹，在额镜直视下，趁动物吸气瞬间迅速行气管插管（直径 2mm，4 ~ 5cm），缓慢注入博来霉素 5mg/kg（0.2 ~ 0.3mL），立即旋转动物，使药液在肺内均匀分布；对照组同上方法注入生理盐水 0.2 ~ 0.3mL，分笼饲养，自由饮水。该方法给药次数少、剂量小、建模时间短，但动物死亡率较高，操作复杂，病灶分布不均。

（2）腹腔注射博来霉素建模法 大鼠每日腹腔注射博来霉素 15mg/kg，连续 10 天。对照组腹腔注射生理盐水 0.2 ~ 0.3mL。分笼饲养，自由饮水。该方法给药次数多、剂量大、建模时间长，但动物死亡率相对较低，且操作简便，病灶分布均匀。在造模第 28 天肺泡壁增厚的同时胸膜明显增厚，病变分布较均匀，与人类肺纤维化的改变近似，肺组织羟脯氨酸含量增加更为明显。

五、肝胆胰疾病动物模型

肝胆胰疾病动物模型主要包括脂肪肝、肝纤维化、胆道结石、胆囊炎、胰腺炎等动物模型，这里主要介绍以下三种：

（一）肝纤维化动物模型

肝纤维化是指肝脏内弥漫性细胞外基质（特别是胶原）过度沉积，是许多慢性肝病共同的病理过程，几乎各种慢性肝病（化学毒性、感染性、遗传代谢性、自身免疫性，以及胆汁淤积性）都可以导致肝纤维化。现以复合因素致大鼠肝纤维化模型为例介绍。

1. 基本原理 采用两种方法造成营养不良性肝硬化，一是给予高脂肪、低蛋白和胆碱饮食，使肝脏发生脂肪变性，逐渐形成肝硬化；二是食物中缺乏营养物质，如胱氨酸、蛋氨酸，维生素 E 等，引起肝细胞坏死，发展为肝硬化。再加上乙醇和四氯化碳（CCL_4），可加速脂肪肝的发展，脂肪变性反过来又增加了肝细胞对四氯化碳损伤的敏感性，故细胞大量坏死，最终导致发展成肝硬化。

2. 建模方法　雄性 SD 或 *Wistar* 大鼠，体重 150 ~ 220g。腹腔注射 40% CCl_4 大豆油悬液，首次剂量 5mL/kg，其余每次均注射 0.3mL/kg，每 3 天 1 次，共 14 次。同时前两周饲以单纯玉米面（80% 玉米面 + 20% 猪油），2 周后加入 0.5% 胆固醇，以 30% 乙醇为唯一饮品。第 6 周末即可形成肝硬化。简便易行、病变典型、成功率高（100%）、死亡率低（20%）。病变有明显分期，有助于研究外在因素对肝硬化进程的干预作用。肝硬化形成后饲料中加入 2% 的氯化钠可制作肝硬化腹水模型。采用此方法要注意：不用干饲料块，要用水调配饲料；注射 CCl_4 确保在皮下，以防发生溃疡；注射 CCl_4 要按体重增减调整剂量。

（二）胆囊炎动物模型

胆囊炎是胆道系统常见疾病，胆囊炎的主要类型为结石性胆囊炎和非结石性胆囊炎。结石性胆囊炎多从胆囊排空受阻开始，病因包括结石机械损伤、胆汁淤积引发胆囊内高压、代谢障碍、细菌感染、化学刺激及神经因素等，其中结石造成胆囊管梗阻是最常见的病因。非结石性胆囊炎的病因可能与胆囊壁局部血供障碍、胆汁淤滞及其成分变化、细菌感染及机体免疫功能低下等因素有关。现以豚鼠急性化脓性胆囊炎模型为例介绍。

1. 基本原理　细菌感染是胆囊炎发病的主要原因之一。急性胆囊炎时胆囊胆汁的细菌培养阳性率高达 80% ~ 90%，包括需氧菌与厌氧菌感染，其中肠源性革兰阴性杆菌为最常见的致病菌，特别是大肠杆菌较多。故常采用大肠杆菌或含大肠杆菌的动物粪便溶液等注射于动物胆囊内，诱发动物的胆道感染，使之形成化脓性感染模型。

2. 建模方法　英国短毛种豚鼠，体重 300 ~ 320g，雌雄各半。将动物随机分成模型组和对照组，术前禁食 12 小时。并将 20% 的豚鼠新鲜粪便混悬液过滤备用。模型组手术暴露豚鼠胆囊，由胆囊底部抽取胆汁后，每只注入粪便混悬液 0.1mL，结扎针眼，缝合。对照组不注入粪便悬液。两组动物均术后饲养 4 天再行检查。

（三）胰腺炎动物模型

急性坏死性胰腺炎是一种严重危害人类健康的疾病，为临床常见急腹症之一。迄今仍是一种起病急、病情凶险、进展快、并发症多、死亡率高和治疗棘手的临床急症。坏死性胰腺炎的发病机制至今尚未完全阐明，也未能总结出非常理想的治疗方案，建立理想的胰腺炎动物模型对探讨该病的发病机制和防治对策具有非常重要的意义。主要的疾病模型有铃蟾肽致小鼠急性胰腺炎模型、雨蛙素联合脂多糖致小鼠急性胰腺炎模型、牛磺脱氧胆酸致大鼠急性胰腺炎模型、精氨酸致大鼠急性胰腺炎模型、油酸致大鼠慢性胰腺炎模型和 DDC 递增法诱发大鼠胰腺纤维化模型等。现以精氨酸致大鼠急性胰腺炎模型为例介绍。

1. 基本原理　大剂量 L - 精氨酸可减少多胺合成，抑制核酸及蛋白质合成，而胰腺细胞的蛋白质合成最为活跃，因此极易受损伤。也可能与氧自由基及细胞因子的作用有关。

2. 建模方法　雄性 *Wistar* 大鼠，体重 250 ~ 300g。用生理盐水将 L - 精氨酸配成

20%的溶液，实验前大鼠禁食 12 小时，自由饮水。胰腺炎组大鼠分 2 次腹腔内注射 20% L – 精氨酸溶液（2×250mg/100g 体重），中间间隔 1 小时。

六、胃肠道疾病动物模型

（一）胃炎动物模型

胃能分泌胃酸，帮助食物消化，但酸性胃液也能破坏胃黏膜。正常人具有保护胃黏膜的机制，如胃分泌黏液覆盖黏膜，黏膜上皮细胞能不断更新，胃壁有丰富的血管供给，酸性胃液的侵蚀作用和胃黏膜的防御机制达到平衡。慢性胃炎就是由多种因素破坏了这一平衡，而导致胃黏膜发生的慢性炎症。慢性胃炎分浅表型、萎缩型和肥厚型三种，以萎缩型多见。目前常用的动物模型有主动免疫加去氧胆酸钠和阿司匹林诱发大鼠慢性萎缩性胃炎模型、水杨酸钠和乙醇诱发大鼠慢性萎缩性胃炎模型、幽门螺杆菌感染性致大鼠慢性活动性胃炎模型等。现以幽门螺杆菌感染性致大鼠慢性活动性胃炎模型为例介绍。

雌性 Wistar 大鼠，体重 80～100g。实验细菌及培养 HP 菌株为 Sydney strain（SS1），该菌株经鉴定含有 cagA 基因和 vacA 基因。采用改良 Skirrow 培养基培养，含 5% 的脱纤维羊血及万古霉素（10mg/L），两性霉素 5mg/L 等抗生素，37℃微氧培养 3～5 天。

HP 的鉴定包括菌落形态、尿素酶实验、涂片观察等。用布氏肉汤洗脱 HP 菌落，动物通过胃管灌胃，每只喂菌液 1.5mL（约 10^9/mL），动物灌胃前禁食 12 小时，连续 5次，1 周内完成。末次灌胃 HP 菌液后隔 4 周、8 周、12 周、24 周分别处死动物进行检查。

（二）溃疡性结肠炎动物模型

溃疡性结肠炎又称慢性非特异性溃疡性结肠炎，病变主要限于结肠的黏膜层，且以溃疡为主，多累及直肠和远端结肠，但可向近端扩展，以致遍及整个结肠。本病可见任何年龄，但以青壮年多见，男性稍多于女性。主要症状有腹泻、脓血便、腹痛和里急后重，病程漫长，病情轻重不一，常反复发作。目前常用的有三硝基苯磺酸（TNBS）致大鼠溃疡性结肠炎模型、大鼠脾虚型溃疡性结肠炎模型、葡萄糖硫酸钠致小鼠溃疡性结肠炎模型等。现以 TNBS 致大鼠溃疡性结肠炎模型为例介绍。

1. 基本原理 TNBS 的乙醇溶液造模法属于正常免疫系统下的半抗原诱导性模型。当 TNBS 的乙醇溶液灌肠时，乙醇作为有机溶剂溶解肠黏膜表面的黏液，暂时性破坏肠黏膜屏障，使 TNBS 与肠组织蛋白结合形成完全抗原，导致肠黏膜免疫系统针对该抗原的迟发性变态反应，并造成肠黏膜损伤。

2. 建模方法 雄性 SD 大鼠，体重 180～220g。大鼠禁食 24 小时。模型 1 组：按 50mg/kg 计算 TNBS（约等于 TNBS 原液 0.09mL/100g）加入 50% 的乙醇 0.25mL，用聚丙烯管插入肛门上段 8cm 后一次性注入混合试剂；模型 2 组：按 100mg/kg 计算，TNBS（等于 TNBS 原液 0.18mL/100g）加入 50% 的乙醇 0.25mL，用聚丙烯管插入肛门上段 8cm 后一次性注入混合试剂。于造模 1 周后处死大鼠检查。

七、泌尿系统疾病动物模型

（一）肾小球肾炎动物模型

肾小球肾炎是以肾小球损害为主的变态反应性炎症。临床表现主要有蛋白尿、血尿、水肿和高血压等。早期症状常不明显，容易被忽略，发展到晚期可引起肾功能衰竭，严重威胁患者的健康和生命，是引起肾功能衰竭最常见的原因。肾小球肾炎可分为原发性和继发性。目前常用的动物模型有大鼠急性血清病肾炎模型、大鼠慢性血清病肾炎模型、嘌呤霉素致大鼠肾小球硬化模型、肾脏大部分切除致大鼠肾小球硬化模型、阿霉素致大鼠肾小球肾炎硬化模型等。现以后者为例介绍。

1. 基本原理　阿霉素所致的肾小球硬化动物模型为稳定的肾小球硬化模型，具有慢性进展性肾损害的特点，与人类进行性肾脏疾病的表现非常类似。盐酸阿霉素（ADR）对机体具有强烈的细胞毒作用，直接嵌入 DNA 核碱基对之间，干扰转录过程，抑制 DNA 和 RNA 的合成，对细胞周期各阶段均有作用，属细胞周期非特异性药物。阿霉素还可导致自由基的生成，诱发细胞凋亡，引起肾损害，形成肾小球硬化。

2. 建模方法　雄性 SD 大鼠，体重 180～200g。腹腔注射 1.5% 戊巴比妥钠 40mg/kg 麻醉，摘除左肾。模型 1 组大鼠第 8 天尾静脉注射阿霉素 5mg/kg，第 35 天尾静脉注射生理盐水 0.5mL；模型 2 组大鼠第 8 天尾静脉注射阿霉素 3mg/kg，第 35 天尾静脉注射阿霉素 2mg/kg。于第 8 周末进行检查。

（二）急性肾功能衰竭动物模型

任何原因引起的急性肾损害，使肾单位丧失调节功能，不能维持体液电解质平衡和排泄代谢废物，导致高血压、代谢性酸中毒及急性尿毒症综合征者，统称为急性肾功能衰竭（ARF）。ARF 临床有狭义和广义之分，前者是指急性肾小管坏死，后者是指由多种病因引起的一个临床综合征。与日俱增的进行性血肌酐和尿素氮升高（通常每日血肌酐可增加 88.4～176.8μmol/L，尿素氮升高 3.6～10.7mmol/L）是诊断 ARF 的可靠依据。目前常用的动物模型有甘油致大鼠急性肾功能衰竭模型、氯化汞致兔急性肾功能衰竭模型、大鼠缺血性急性肾功能衰竭模型等。现以甘油致大鼠急性肾功能衰竭模型为例介绍。

1. 基本原理　大鼠肌内注射甘油可造成肌肉溶解和溶血，释放出大量的肌红蛋白和血红蛋白，虽经肾小球滤过但不能被肾小管重吸收而聚集为管型堵塞肾小管，导致肾小管和间质损伤；另外，肌红蛋白和血红蛋白均可分解成高铁血红素，对肾小管产生直接的毒性作用，二者也均可引起肾小球出、入球小动脉收缩，导致肾小球滤过率的下降。小鼠肌内注射甘油 72 小时病理改变最重，其中以肾小管坏死、管腔扩张、蛋白管型及间质炎细胞浸润表现最为突出，血肌酐水平也达到高峰。

2. 建模方法　雄性 SD 大鼠，体重 200～250g。造模前禁水 24 小时，选体重减轻并有脱水的大鼠以 50% 甘油按 10mL/kg 分别在两侧后肢肌内注射。大鼠自由进食和饮水，一般于 2 小时出现血红蛋白尿，48 小时形成稳定的急性肾功能衰竭模型。

八、男性生殖疾病动物模型

(一) 良性前列腺增生动物模型

良性前列腺增生 (BPH) 是老年男子常见疾病,60 岁以上男性 43% 患有梗阻性 BPH,其生活质量受到严重影响;至 90 岁时,前列腺组织学检查几乎 100% 发现前列腺增生。目前常用的有老年狗自发性良性前列腺增生模型、丙酸睾酮诱导去势大鼠前列腺增生模型。现以前者为例介绍。

1. 基本原理　哺乳类动物中只有人和狗可发生自发性 BPH,发病率随年龄而递增,两者的发病机制相似。老年狗 BPH 与人类最接近,是公认的研究人类 BPH 的合适动物模型,适宜于研究人 BPH 的病因和病理生理机制,也用于观察药物对 BPH 的疗效和作用机制研究。狗 BPH 与狗龄相关,1～3 岁龄狗前列腺重为 (14.7±6.4) g,BPH 者仅占 25%;5～10 岁者前列腺重为 (23.6±10.5) g,增生者占 88%。并认为狗前列腺三径 (横径、头尾径及背腹径) 的乘积大于 18m³ 者可作为合格的 BPH 实验动物。

2. 建模方法　雄性犬,6～13 年老龄,体重 11～20kg。在收集实验动物的现场,首先经过直肠指检,选用前列腺体积明显增大者作 BPH 组及前列腺体积正常者作对照组。带回实验动物室后,进行检疫、驱虫、卫生消毒等处理后圈养,喂以常规配制的狗饲料,每日 2 餐,自由饮水,适应饲养 1 周后正式实验检查。

(二) 前列腺炎动物模型

慢性前列腺炎是成年男性的常见病、多发病,表现为尿频、尿急、尿痛、排尿不尽、排尿困难等排尿异常症状,会阴部、下腹部、阴茎阴囊、腰骶部等部位不适或疼痛等有各种独特形式的综合征。该病临床上以发病缓慢,病因病理复杂,症状表现多样化,病程迁延,反复发作,经久难愈为特点。目前常用的有大鼠细菌性前列腺炎模型、角叉菜胶致大鼠非细菌性前列腺炎模型、小鼠免疫性慢性非细菌性前列腺炎模型。现以后者为例介绍。

1. 实验动物　雄性 C57BL/6 小鼠,清洁级,6～8 周,体重 16～18g。

2. 抗原制备　取 240～260g 的 SD 雄性大鼠,无菌取前列腺组织,称重,用冷生理盐水洗净,加入含 0.5% TritonX-100 的生理盐水溶液 (预先高温灭菌),用玻璃匀浆器制成匀浆,3000r/min 离心 10 分钟,取上清液,用双缩脲法测定蛋白含量,用 0.1mol/L pH7.2 PBS 稀释到 0.2mg/mL、0.6mg/mL、1.0mg/mL、2.0mg/mL 浓度。

3. 佐剂制备　为完全弗氏佐剂 (CFA) 和百白破 (百日咳、白喉、破伤风) 疫苗两种。具体方法如下:按 4:1 称取液状石蜡和羊毛脂,研碎后混匀分装,高压消毒后低温保存,临用时按 3mg/mL 加入无菌卡介苗,进行无菌乳化后使用。

4. 实验操作　取 C57BL/6 小鼠,先予以腹腔注射 CFA 0.5mL,第二天模型组按不同组别和抗原浓度多点皮下注射 0.5mL 纯化前列腺抗原蛋白,其中低剂量组浓度为 0.2mg/mL,中剂量组为 0.6mg/mL,高剂量组为 1mg/mL 和 2mg/mL。同时腹腔注射百白破疫苗 0.1mL。分别于造模 6 周和 8 周时各处死一半实验动物,在无菌条件下,解剖分离取出小鼠的前列腺组织，待测。造模 6 周、8 周进行检查。

九、血液系统疾病动物模型

（一）再生障碍性贫血动物模型

再生障碍性贫血（简称再障），是由于生物、化学、物理等因素导致造血组织功能减退或衰竭而引起全血细胞减少，临床表现为贫血、出血、感染等症状的一组综合征，是造血系统比较常见的疾病。目前常用的动物模型有^{60}Co－γ射线照射致小/大鼠再生障碍性贫血模型、环磷酰胺致小/大鼠再生障碍性贫血模型、苯致小/大鼠再生障碍性贫血模型、复合因素致小/大鼠再生障碍性贫血模型等。现以后者为例介绍。

1. 小鼠再障模型 综合采用^{60}Co－γ、环磷酰胺、氯霉素或相互间的组合，通过抑制骨髓造血细胞生成和损伤外周血细胞来建立再障性贫血模型。雄性 BALB/c 小鼠，8～12 周龄，体重 18～22g。一次性^{60}Co－γ射线均匀全身照射，总吸收剂量 4.0Gy，再一次性腹腔注射环磷酰胺 25mg/kg，建立再障性贫血模型。

2. 大鼠再障模型 利用氟尿嘧啶富集干细胞和白消安损伤干细胞的作用，联合用药建立大鼠造血干细胞衰竭型急性再障模型。雌性 *Wistar* 大鼠，体重 180～250g，一次性腹腔注射 5－氟尿嘧啶 150mg/kg，5 天后白消安提取液 15mg/kg 灌胃，每周 1 次，连续 3 周。

（二）白细胞减少症动物模型

白细胞减少症是指外周血中白细胞总数少于 4.0×10^9/L，粒细胞总数绝对值低于 1.8×10^9/L，是临床常见的一种疾病，可由多种原因引起，其中尤以放、化疗及经常接触化学物品、药品及放射线等因素为常见。环磷酰胺通过干扰骨髓造血细胞的 DNA 合成，直接影响髓内幼稚细胞的分裂与增殖，损伤外周血白细胞建立白细胞减少症模型。

KM 小鼠，体重 18～22g，雌雄不拘。小鼠每天腹腔注射环磷酰胺 70mg/kg，连续 3 天，建立白细胞减少症模型。

Wistar 大鼠，体重 200～240g，雌雄不拘。大鼠每天腹腔注射环磷酰胺 40mg/kg，连续 5 天，建立白细胞减少症模型。

十、内分泌与代谢疾病动物模型

（一）痛风动物模型

痛风是一组由于黄嘌呤代谢紊乱所致的疾病。其临床特点为高尿酸血症，以及由此而引起的痛风性急性关节炎反复发作、痛风石沉积、痛风石性慢性关节炎和关节畸形。常累及肾脏引起慢性间质性肾炎和尿酸肾结石形成。本病根据血中尿酸增高的原因，可分为原发性和继发性两大类。现以黄嘌呤和烟酸致小鼠高尿酸血症模型为例介绍。

小鼠灌胃黄嘌呤加乙胺丁醇，或黄嘌呤加烟酸，可诱发高尿酸血症。KM 小鼠，体重 18～22g，雄性。以黄嘌呤 600mg/kg＋盐酸乙胺丁醇片 250mg/kg；或者以次黄嘌呤

600mg/kg + 烟酸 100mg/kg。每天对小鼠灌胃给予 1 次，连续 5 天。这两种方法可作为小鼠高尿酸血症动物模型。

（二）骨质疏松动物模型

骨质疏松症是以骨量减少，骨组织细微结构破坏导致骨脆性增加和骨折危险性增加为特征的一种系统性、全身性骨骼疾病。主要的疾病模型有去卵巢（或睾丸）诱发大鼠骨质疏松症模型、糖皮质激素致大鼠骨质疏松症模型、维 A 酸致大鼠骨质疏松症模型。现以去卵巢诱发大鼠骨质疏松症模型为例介绍。

1. 基本原理　雌性动物卵巢切除造成的骨质疏松模型可以模拟女性雌激素低落引起的骨质疏松特征，是研究绝经后骨质疏松症的良好模型。绝经后骨质疏松是指由于雌激素水平降低导致骨吸收 - 骨形成均增强，骨吸收大于骨形成最终导致骨量减少，骨组织微结构退行性变（松质骨骨小梁变细、断裂、数量减少；皮质骨多孔、变薄）。

2. 建模方法　雌性 Wistar 大鼠，3 ~ 6 月龄，180 ~ 250g。腹腔注射3% 戊巴比妥钠 40mg/kg 麻醉，无菌条件下打开腹腔，找到埋于乳白色脂肪团中的卵巢，用小镊子轻轻夹住脂肪团拉出切口外，分离脂肪团，可见黄红色的卵巢，剪取时先将卵巢下输卵管（包括脂肪）用细线结扎，再摘除卵巢，同法再摘除另侧卵巢。术后将子宫角送回腹腔中，缝合肌肉及皮肤。术后常规饲养，自由饮水和摄食，3 ~ 4 个月后可造成骨质疏松症模型。

（三）糖尿病动物模型

糖尿病是一种胰岛素相对或绝对分泌不足导致的内分泌疾病，约 90% 的糖尿病患者是 2 型糖尿病。目前常用的动物模型有高脂膳食诱发小鼠 2 型糖尿病模型、链脲佐菌素诱发大鼠糖尿病模型、四氧嘧啶诱发大鼠 2 型糖尿病模型。现以后者为例介绍。

1. 基本原理　大鼠在喂食脂肪乳形成高脂血症的基础上，两次腹腔注射四氧嘧啶，可诱发大鼠 2 型糖尿病模型。方法稳定，成模率高，死亡率低。

2. 建模方法　Wistar 大鼠，体重 180 ~ 220g，雌雄兼用。

（1）每日灌胃脂肪乳（猪油 20g、甲硫氧嘧啶 1g、胆固醇 5g、谷氨酸钠 1g、蔗糖 5g、果糖 5g、吐温 - 80 20mL、丙二醇 30mL，加水定容至 100mL），共 10 天。

（2）将灌胃脂肪乳 10 天的大鼠，腹腔注射四氧嘧啶。按四氧嘧啶给药方式的不同分为 4 组：A 组为一次性腹腔注射四氯嘧啶 200mg/kg；B 组为一次性腹腔注射四氯嘧啶 120mg/kg；C 组为两次给药法，第一次腹腔注射四氧嘧啶 120mg/kg，第二次腹腔注射四氧嘧啶 100mg/kg；D 组为两次给药法，第一次腹腔注射四氧嘧啶 120mg/kg，第二次腹腔注射四氧嘧啶 80mg/kg。注射容积为 0.2mL/kg。

四氧嘧啶给药方法分为两种：一次给药法和两次给药法。一次给药法的操作程序：将大鼠禁食不禁水，12 小时后腹腔注射四氧嘧啶，15 分钟后腹腔注射胰岛素每只 0.4U，并分别于给四氧嘧啶后 2.5 小时和 5 小时灌胃给 25% 葡萄糖 10mL/kg。两次给药法的操作程序：一次给药法的操作程序连续 2 天进行操作。

十一、眼科疾病动物模型

白内障是人类常见的眼病，临床症状起初稍有视物模糊，逐渐加重，最后致盲。根据不同的病因可分为不同类型：老年性白内障、先天性白内障、外伤性白内障和并发性白内障。目前常用的动物模型有亚硒酸钠致大鼠白内障模型、半乳糖致大鼠白内障模型、大鼠糖尿病性白内障模型等。现以前者为例介绍。

1. 基本原理 1978 年，Ostadalovo 等首先报道一次大剂量（10.44mg/kg）注射亚硒酸钠可诱发大鼠产生间歇性白内障。后来一些学者给大鼠乳鼠注射不同剂量的亚硒酸钠，两周左右，可诱发大鼠出现间歇性性核型或成熟期白内障。

2. 建模方法 SD 大鼠，12 日龄，体重 15g 左右，雌雄兼用。大鼠皮下注射 0.1% 亚硒酸钠 0.26mL/kg 一次造模。或 SD 大鼠乳鼠，10 ~ 14 日龄，雌雄兼用。乳鼠隔日在颈部皮下注射 1mM 的亚硒酸钠溶液（3.46mg/kg 体重），共注射 3 次。

十二、肿瘤动物模型

（一）化学诱导方法建立动物肿瘤模型

恶性肿瘤是严重威胁人类健康的一种疾病，几乎所有组织都可以发生肿瘤。目前，化学诱导方法可以诱导肺癌、食管癌、胃癌、大肠癌、肝癌、乳腺癌、卵巢癌、宫颈癌等动物模型。现以大鼠肺癌模型为例介绍。

1. 实验动物 *Wistar* 大鼠，初断乳，饲养 4 周至体重 150 ~ 200g。

2. 煤焦沥青（CTP）悬液的制备 可以为中温 160g/L 的 CTP 生理盐水悬液和中温 160g/L 的 CTP 玉米油悬液。

3. 煤焦沥青、炭粉悬液的制备 选用中温 CTP 和炭粉，在玛瑙钵内反复研磨成粉末，作分散度分析，94% 的颗粒直径小于 10μm，分别装入干燥洁净的试剂瓶中，紫外线消毒，置干燥器中备用。①取适量炭粉加少量青霉素，用生理盐水配制成 160g/L 炭粉生理盐水悬液；②研磨好的中温 CTP 加少量青霉素，用生理盐水配制成 160g/L 的 CTP 生理盐水悬液；③研磨好的中温 CTP 加少量青霉素，用玉米油配制成 160g/L 的 CTP 玉米油悬液。

4. 建模方法 大鼠以乙醚麻醉，固定，轻轻夹出鼠舌放入改制的窥耳镜，暴露声门，插入钝头灌注器，气管内分别注入相应的实验悬液，每次灌注间隔 7 ~ 10 天，每次 32mg（生理盐水悬液累计灌注量为 192mg，玉米油悬液累计灌注剂量为 256mg），灌注后 3 天内每只大鼠每天肌内注射青霉素 $1.6 \times 10^5 U$。诱导时间越长，癌变越明显。

（二）移植性动物肿瘤模型

目前世界上保存的动物移植肿瘤约 400 株，但筛选试验常用者仅 20 ~ 30 种。据 1984 年的统计，我国在同系、同种动物中已建立各种动物和人的常见的瘤株 64 个。例如小鼠肺腺瘤（HP615）、小鼠子宫颈瘤 27 号（U27）、小鼠脑瘤 22（B22）、小鼠淋巴细胞性白血病（L615）、裸鼠人肝瘤移植瘤和人脑恶性胶质细胞瘤（NCS – 1）等。

动物肿瘤可通过移植传代而培养出所需要的肿瘤细胞株。瘤株是一种组织学类型和生长特性已趋稳定,并能在同系或同种动物中连续传代的肿瘤细胞模型。肿瘤移植于健康动物,相当于活体组织培养,可长期保存瘤种,供实验所用。

实验中常用腹水瘤和实体瘤两种方式进行移植。对于会产生腹水的肿瘤,可将其一定数量的细胞注入受体动物腹腔,形成腹水瘤或产生腹水。实体瘤移植也是在无菌条件下,把实体瘤切成 2~3mm 小块,植于受体动物皮下。

同种动物移植时可结合注射肾上腺皮质激素、抗肿瘤药物和适当量的放射等方法,降低宿主免疫排斥反应。异种动物肿瘤移植难度较大,常用下列方法:①接种皮下或黏膜下。优点是易观察,但排斥作用大,效果欠佳。②动物肿瘤移植于鸡胚尿囊膜。特点是较易存活,但人类肿瘤无成功报道。③人类肿瘤接种于大鼠、豚鼠、兔的眼前房。缺点是细胞不能传代。④移植于动物脑内,肿瘤生长快,但难度大,不易观察。

(三)自发性动物肿瘤模型

实验动物种群中不经有意识的人工实验处置而自然发生的肿瘤称为自发性肿瘤。自发性肿瘤发生的类型和发病率可随实验动物的种属、品系及类型的不同而各有差异。肿瘤实验研究中,一般应当选用高发病率的实验动物肿瘤模型作为研究对象,否则就无法进行研究。当然,低发病率的肿瘤模型也有一定用处,可以用它作为对照。

自发性肿瘤动物模型的优点:首先是自发性肿瘤通常比用实验方法诱发的肿瘤与人类所患的肿瘤更为相似,有利于将动物实验结果推用到人;其次是这一类肿瘤发生的条件比较自然,有可能通过细致观察和统计分析而发现原来没有发现的环境的或其他的致癌因素,可以着重观察遗传因素在肿瘤发生上的作用。其缺点是肿瘤的发生情况可能参差不齐,不可能在短时间内获得大量肿瘤学材料,观察时间可能较长,实验耗费较大。

第四节　免疫缺陷动物模型

免疫缺陷动物(immunodeficiency animals)是指由于先天性遗传突变或人工方法造成免疫系统某种或多种成分缺陷的动物。免疫缺陷动物与人类在体内免疫系统缺陷具有相似性,因此被广泛应用于免疫学、肿瘤学等研究领域。

一、免疫缺陷动物的分类

按产生原因分类,免疫缺陷动物可以分为:①先天性免疫缺陷动物,又称为自发性免疫缺陷动物,是指动物自然发生的免疫缺陷疾病,通过定向培育而获得的免疫功能缺陷或者低下的动物。包括裸小鼠、Beige 小鼠、XID 小鼠、SCID 小鼠、NOD/SCID 小鼠、BNX 小鼠。②获得性免疫缺陷动物,又称为诱发性免疫缺陷动物,本身的基因型并没有问题,而由后天的某些刺激因素,如营养不良、恶性肿瘤、药物、病毒等使其免疫功能缺陷或者低下的动物,如 AIDS 模型,免疫抑制等模型。

按免疫缺陷种类分类,免疫缺陷动物可以分为:①T 淋巴细胞功能缺陷型:裸小鼠、裸大鼠、裸牛、裸豚鼠等。②B 淋巴细胞功能缺陷型:CBA/N 小鼠、Arabin 马和

Quarter 马等马属动物。③NK 细胞功能缺陷型：Beige 小鼠。④联合免疫缺陷动物：SCID 小鼠等人工定向培育的多种免疫功能缺陷动物。

按免疫缺陷程度分类，免疫缺陷动物可以分为：①单缺陷动物：裸小鼠、裸大鼠、裸牛、裸豚鼠、CBA/N 小鼠、Beige 小鼠等。②双缺陷动物：T、B 淋巴细胞功能缺陷型小鼠（SCID 小鼠）等。

二、常用免疫缺陷动物

科研实验中更为常用的是先天（或原发）性免疫缺陷小鼠，该类小鼠为遗传性缺陷病，可以导致对病原微生物的高度易感性。根据小鼠所缺失的免疫细胞种类不同进行分类，常用的品系有：

（一）SCID 小鼠

SCID 小鼠是一种先天性 T 和 B 淋巴细胞免疫缺陷动物。发现与 CB - 17 近交系，位于 16 号染色体 *scid* 的单个隐性突变基因所致。但是，SCID 小鼠有正常的 NK 细胞、巨噬细胞和粒细胞。它们的外观和正常小鼠一样，体重发育正常，但胸腺、脾、淋巴结的重量一般均不及正常的 30%，组织学上表现为淋巴细胞显著缺乏。其胸腺多为脂肪组织包围，没有皮质结构，仅残存髓质，主要由类上皮细胞和成纤维细胞构成，边缘偶见灶状淋巴细胞群。脾白髓不明显，红髓正常，脾小体无淋巴细胞聚集，主要由网状细胞构成淋巴结，无明显皮质区，副皮质区缺失，呈淋巴细胞脱空状，由网状细胞所占据。小肠黏膜下和支气管淋巴集结较少见，结构内无淋巴细胞聚集。其骨髓结构正常。其外周血白细胞较少，淋巴细胞占白细胞总数的 10% ~ 20%，而正常小鼠应占约 70%。SCID 小鼠的所有 T 和 B 淋巴细胞功能测试均为阴性，对外源性抗原无细胞免疫及抗体反应，体内缺乏携带前 B 细胞、B 细胞和 T 细胞表面标志的细胞。但其淋巴性造血细胞分化不受突变基因的影响，巨噬细胞、粒细胞、巨核细胞、红细胞等呈正常状态。NK 细胞及淋巴因子激活细胞也呈正常状态。SCID 小鼠在肿瘤学、免疫学、微生物学、生殖医学等领域研究中得到广泛应用，是 PDX 模型的良好宿主。少数 SCID 小鼠，在青年期可出现一定程度的免疫功能恢复，此即为 SCID 小鼠的渗漏现象。其渗漏现象不遗传，但与小鼠的年龄、品系、饲养环境有关。SCID 小鼠极易感染，在高度洁净的 SPF 环境下可存活 1 年以上。

（二）NOD - SCID 小鼠

非肥胖性糖尿病（non obese diabetic，NOD）小鼠是一种被广泛应用的自身免疫性 1 型糖尿病小鼠，是日本学者对远交系 ICR/JCL 小鼠进行近交培育第 6 代时从白内障易感亚系中分离出的非肥胖糖尿病品系。在近交第 20 代时发现 NOD 小鼠中 60% ~ 80% 雌鼠和 20% ~ 30% 雄鼠可自发性发展为胰岛素依赖性糖尿病。1 型糖尿病是 T 细胞介导的自身免疫性疾病，淋巴细胞在介导胰岛 β 细胞特异性损伤方面起关键性作用。当机体出现免疫调节机制失调时，导致针对胰岛 β 细胞的自身反应性 T 细胞活化、增殖，β 细胞破坏，发生糖尿病。将 SCID 突变基因导入到 NOD 小鼠身上，形成 NOD - SCID 小鼠，小鼠具有 T 和 B 淋巴细胞联合免疫缺陷、NK 细胞活性低下、无循环补体、巨噬细胞和抗原呈递细胞功能损害等特性，近年已成为人类肿瘤移植瘤比较理想的研究模型之一。

与普通 SCID 相比，NK 细胞活性低，具有更低的免疫恢复概率。NOD – SCID 小鼠是在 SCID 小鼠的基础上与非肥胖性糖尿病小鼠（NOD/Lt）品系回交的免疫缺陷鼠。NOD – SCID 小鼠既有先天免疫缺陷，又有 T 和 B 淋巴细胞缺乏，各种肿瘤细胞可以植入，且较少发生排斥反应及移植物抗宿主病（GVHD）。NOD – SCID 小鼠因易产生胸腺淋巴瘤，在特殊无菌环境的寿命仅 8.5 个月。NOD – SCID 小鼠与 IL2rg – / – 杂交所得的品系 NOG（NOD/Shi – scid，IL – 2Rγnull）小鼠，与 NOD/SCID 小鼠相比，NOG 小鼠的人体细胞和组织移植存活率显著提高，同时能够植入更高比例的正常或癌变人类细胞和组织。另外，NOG 小鼠还能满足作为人类免疫系统模型的需求，植入人类造血干细胞后，NOG 小鼠的外周淋巴组织可以产生人类 T 细胞。

（三）Nude 小鼠

无胸腺裸鼠，目前已成为医学生物学研究领域中不可缺少的实验动物模型。它的 T 淋巴细胞功能缺陷，先天无胸腺，广泛应用于肿瘤学、微生物学、免疫学、寄生虫学、遗传学、毒理学、临床医学等研究中。通常将肿瘤细胞打入皮下，肿瘤细胞可于皮下生长。裸鼠自发肿瘤现象罕见，易患鼠肝炎和病毒性肺炎。

（四）CBA/N 小鼠

B 细胞功能缺陷，基因符号 *xid*，位于 X 性染色体上。CBA/N 小鼠对非胸腺依赖性 II 型抗原没有体液免疫反应，血清中 IgM 和 IgG 含量降低，对 B 细胞分裂素缺乏反应，分泌 IgM 和 IgG 亚类的 B 细胞数量减少，其 T 细胞功能正常。CBA/N 小鼠可以进行骨髓移植修复，所以是研究 B 淋巴细胞的产生、功能和异质性理想的动物，其病理与人类 Bruton 丙球蛋白缺乏症和 Wiskott – Aidsch 综合征相似。

（五）Beige 小鼠

Beige 小鼠为 NK 细胞活性缺陷的突变系小鼠，在第 13 号染色体上的隐性遗传基因 *bg* 发生突变引起。小鼠内源性 NK 细胞发育和功能缺陷，血液凝固和巨噬细胞活性也有缺陷，其免疫抗肿瘤杀伤作用出现较晚，缺乏细胞毒性 T 细胞功能，对同种、异种肿瘤细胞的体液免疫功能减弱，欠缺巨噬细胞的抗肿瘤活性、杀伤细胞活性等。应用于免疫学领域。对各种致病因子较敏感，需良好的 SPF 环境。

此外，还有 NRG 小鼠（Rag2，IL2rg 双敲小鼠），NOG、NPG 小鼠，Motheaten 小鼠模型、Beige – nude – xid 小鼠（BNX 小鼠）和 CBA/N – nu 系小鼠模型等。

第五节　基因工程动物疾病模型

人类疾病动物模型除了自发性动物模型和诱发性动物模型外，基因工程动物模型在生命科学的各个领域得到了广泛重视和研究。基因工程动物是通过转基因、基因打靶、克隆技术人为改变了遗传性状的动物。基因工程动物技术为众多基因操作提供了一个新的平台，使基因操作从分子水平、细胞水平走向动物整体水平，它可以突破物种壁垒，实现动物与细菌、病毒，动物与动物，动物与人的基因交换，从而提供了无限杂交机会，因此可能培育出各种用于实验研究和疾病研究需要的基因工程动物。基因工程动物的最大优越性在于能在动物整体水平观察基因的生物学功能，探讨其在动物体内的组织特异性表达或调控过程。由于基因工程动物技术具有的这种分子和细胞水平操作、整体水平表达的特点，能更客观、准确地反映疾病的本质，在新基因的功能鉴定及人类疾病的研究中展现出不可估量的应用前景，为 21 世纪人类疾病研究的理想动物模型。

随着 DNA 双螺旋结构的解析及中心法则的确立，分子生物学技术获得迅猛发展，DNA 重组技术的出现更是开启了生命科学的新纪元，为实现基因组定点编辑提供了理论基础与技术保障。第一代基因编辑技术就是同源重组建立动物基因敲除（knock - out）、基因敲入（knock - in）的基因突变模型。基因敲除指的是把原有的动物基因组的某些基因通过一定的技术把它从动物基因组里敲除出去；基因敲入则是在动物基因组某个位点上把原本不存在的基因通过一定的技术把它整合进去。第二代基因编辑技术是 ZFN、TALEN 技术。这两个技术的原理都是通过 DNA 核酸结合蛋白和核酸内切酶结合在一起建立一个系统。因为这些蛋白可以识别一定的核苷酸序列，通过一定设计形成的系统可以对特定的基因进行基因敲除和基因突变。第三代基因编辑技术就是现今广泛应用的 CRISPR/Cas9 系统。它的原理就是利用核糖体结构来进行基因编辑。CRISPR/Cas9 系统经过一定的设计可以结合到靶基因上，然后对这个靶基因进行敲除、定点突变或者引入新的外源基因，来进行基因编辑。

一、转基因动物疾病模型

转基因技术（transgenic techniques）是基因工程与胚胎工程结合的一门生物技术。通过基因工程实验手段将设计的目的基因导入到动物胚胎细胞中，并随机整合入基因组中，进入生殖细胞，以至能稳定地遗传到下一代，由此获得的动物称为转基因动物（transgenic animals）。随着转基因载体技术和显微注射技术的不断发展和成熟，在小鼠、大鼠、家兔、牛、羊、猪等动物中均可见转基因动物的研制，转基因动物已经广泛应用于疾病发病机制、基因功能、药物筛选、治疗效果评价等多个方面。

二、基因敲除动物疾病模型

基因敲除动物（gene knockout animals）是应用基因敲除技术和胚胎干细胞技术制作出来的，在个体基因组特定位点上的目的基因被删除或灭活的一类动物模型。基因敲除技术是指应用一定的手段，在体外构建特殊的载体，通过同源重组的方式，删除一个结构已知但功能未知的基因，在细胞水平或动物个体水平观察该基因的功能。迄今为止，通过基因剔除技术，已建立起近千种的基因剔除鼠模型。这些疾病模型在探讨人类各种疾病的发病机制，疾病的诊断、预防及基因治疗等方面有重大意义。

条件性基因敲除（conditional knockout，CKO）是指将某个基因的修饰限制于小鼠某些特定类型的细胞或发育的某一特定阶段，实现对小鼠基因组的时空特异性修饰。传统的敲除小鼠是通过目标载体的相对简单的克隆方法产生的第一个模型，这种模型其实已经消除了目标基因的关键部分，且有大约 30% 的胚胎致死率。此外，由于间接受基因缺失影响，可能会导致其他器官或组织的继发性发育缺陷。例如，产生激素的器官如垂体或卵巢的主要缺陷可以在诸如乳腺的效应器官中产生二次表型。目前，BAC 重组工程和位点特异性重组技术（如 Cre/LoxP 和 Flp/Frt 系统）的进步已经成为产生条件性敲除小鼠模型的重要手段，以研究特定组织中基因的主要功能。制作这种基因工程小鼠模型的一般程序包括三个主要步骤：第一步是找到目的基因的基因组克隆，并设计克隆和 Southern blot 的策略；第二步是克隆基因靶向载体及其所有必要成分，包括阳性和阴性选择卡带和插入 LoxP 位点；第三步是将基因靶向载体转移到胚胎干细胞中，并成功地将靶向胚胎干细胞克隆注入小鼠囊胚中，产生条件敲除小鼠。

三、CRISPR/Cas9 基因编辑技术

CRISPR/Cas（Clustered Regularly Interspaced Short Palindromic Repeats/CRISPR – associated proteins）是原核生物基因组内的一段重复序列，是细菌用来抵御病毒侵袭/躲避哺乳动物免疫反应的基因系统。CRISPR/Cas9 基因编辑技术是继锌指核酸酶（zinc – finger nuclease，ZFN）技术、转录激活因子样效应物核酸酶（transcription activator – like effector nuclease，TALEN）技术之后的第三代基因编辑技术，又叫做 RNA 指导的核酸内切酶（RNA – guided endonuclease，RGEN）技术，是指在向导 RNA 和 Cas9 蛋白的参与下，精确剪切待编辑的细胞基因组 DNA，对基因进行定点的精确编辑，达到基因敲除（knock – out）、敲入（knock – in）、替换（replacement）或突变（mutation）等目的的基因编辑技术。该技术具有设计简单、操作方便、效率高、成本低并可同时进行多点编辑等优势，目前已广泛应用于细胞基因编辑和基因调节、基因敲除动物模型的构建、人类疾病动物模型的治疗研究等领域。

CRISPR/Cas9 系统将入侵噬菌体及质粒 DNA 的片段整合到 CRISPR 中，并利用相应的 CRISPR RNAs（crRNAs）来指导同源序列的降解，从而提供免疫性。目前，由 Ⅱ 型 CRISPR 改造而来的 CRISPR/Cas9 系统在研究中被广泛使用，并已发展成为一种可用于基因组编辑的分子生物学利器。

第六章 证候动物模型

传统中医学的"人"在自然界、生物界是相对孤立的。中医学知识体系多是局限于对人的研究，较少涉及其他物种。"天人合一""远取诸物"仅是表面上的观念。这就出现了有些中医能接受以无生命的金、木、水、火、土类比人体，而不能接受用动物类比人体的现象。因此，动物实验、动物模型成为中医学研究的方法，其意义不仅仅是作为研究的手段，更重要的是为中医学带来了理性的生物观（biological views），使中医学的"人"回归生物界，中医学成为建立在生物学基础上的中医学。所以，动物（证候模型）实验在中医学中找到位置的同时，更重要的是中医学的"人"在自然界找到了位置。

第一节 概 述

一、中医理性生物观

（一）中医传统生物观

与古代西方医学比较，传统中医学知识体系中学习动物或其他生物的内容十分缺乏。以基础理论为核心的这一体系基本形成于单一的人类研究。在中医学与中国传统兽医学（简称"中兽医学"）的关系上，后者从前者的移植是主要的，"神农尝药而后，代有神奇，使人无夭折，因而推其术于兽焉"。仅有的动物实验，也只是用于对从人类所取得的经验的证实。这反映了中医传统生物观（traditional biological view）在人与动物间建立的鸿沟。

1. 中医传统生物观的特点 主要包括：①在认识人与动物的关系上，有平等并列和高（人）低（动物）排列两种观点，而且以后者占优势。②评价人与动物关系的依据有两类，一是伦理，二是具有古代朴素唯物主义和自发辩证法特征的阴阳、五行、六气、八卦体系。从伦理角度评价人与动物的关系，认为贵人的灵魂进入高贵动物（猴）体内，粗野人的灵魂进入低级动物体内；把动物的异事作为人间事物的征兆等。③极少从人和动物的自然属性出发，评价二者的关系。对动物和人进化关系的认识未见探讨，仅可见《本草纲目》中虫、鳞、介、禽、兽、人的排列次序暗合进化论原理。

2. 中医传统生物观的影响根源和比较

（1）中医传统生物观实质上是一种非理性生物观（irrational biological view）。伦理是人在社会中的行为准则，是社会属性而非自然属性。社会属性的价值判断是贵贱、对错、善恶，是主观判断。自然属性的价值判断是真假、是否，是客观判断。因此，用仁、义、礼、智、信、君臣、兄弟等社会属性和贵贱、善恶的价值判断，来否定、取代自然属性及其价值判断作为人与动物关系的评价依据是错误的，因为二者不可通约，而且自然属性是根本。鸡并不因其有"信"而说明其生理结构比其他无"信"的动物更接近于人，"禽兽之徒"得病时依然可按普通人治疗。而且，上述从伦理角度进行的评价，实际上是把人的伦理观强加于动物，这显然是不公正的。每种动物都有其独特的伦理价值标准，如母企鹅不偏袒体弱幼儿而任其自生自灭是在严酷生活环境中保持种群质量的需要；动物界普遍存在的"一夫多妻"制使优良种质保留于后代成为可能。再次，以人的伦理观衡量动物，往往会产生人对于动物的盲目优越感。

阴阳、五行、六气、八卦等自然哲学体系的本质是先验、非实证的。它们只能为事物提供形式上的解释，就目前技术而言本身并无实际可证的内容。如用"硝性至阴，硫性至阳，阴阳两神物相遇于无隙可容之中"（《天工开物》）来解释爆炸，用"阳伏而不能出，阴迫而不能蒸"（《国语》）来解释地震，仍无助于说明爆炸和地震的真实机制，因为"阴阳"本身就有待说明。上引资料中，五行与五畜相配的随意性也说明了这一点。因此，在上述体系中，无论人与其他动物的关系是并列、独立或高级低级，均对评价人与动物的真实关系毫无裨益。

伦理和自然哲学构成了中医非理性的传统生物观。这一生物观实际上使人孤立于其他生物，使中医学知识体系的学术源泉局限于对人的研究，对动物学习只是零散的、自发的、技术性的。从而极大地限制了中医的发展。如为古代儒家思想所禁止的人体解剖，本可以从动物解剖上得到弥补。

（2）中医传统生物观的直接根源在于儒家正统思想的伦理中心主义和古代哲学。在中医学的其他各领域，伦理观和自然哲学同在，如心为君主之官，肺为相傅之官和方剂的君、臣、佐、使等。但更深层的原因是根深蒂固的人类中心论思想。中国文化把人类看成可与天、地并列或仅次于天、地。"三才天地人。""天开于子，地辟于丑，人生于寅。"认为人为万物之灵，而兽者物类也，人与物之间不具有可比性。神话传说中，修成人身是动物的最高境界。这种人类的自我崇拜，使其自觉地与其他生物拉开距离。

（3）古代西方医学同样具有伦理和自然哲学的非理性生物观，其深层根源同样是人类中心论思想。如进化论在其传播初期曾被称为"牲畜哲学"。以宗教名义出现是这一生物观的特点。但另一方面，理性的生物观始终占有重要地位。从古希腊的阿尔克梅翁、亚里士多德、埃拉西斯特拉塔等到古罗马的盖伦，有目的的、系统的比较解剖学、胚胎学、生理学研究工作被大量进行，并成为古代西方医学的重要内容。在进化思想上亚里士多德认为人是动物的退化，阿那克西曼德、斯特拉图等认为人是动物的进化，盖伦认为猿猴比其他动物在解剖上更接近人。其思维方式较为接近现代进化论思想。鲁迅说："进化之说，黏灼于希腊智者德黎，至达尔文而大定。"15世纪后，哥德研究了生物学、比较解剖学，提出生物间有亲缘关系，并有共同的起源，被称为哲学界主张进化论的前驱者之一。

中医动物模型已成为中医科研方法体系的一个重要组成部分。更重要的是，它对中医学的贡献将不限于作为模型这一技术本身，而在于为中医学引入新的理性的生物观，使之从自然万物的普遍联系中重新认识人类及学科自身。

（二）中医理性生物观

理性生物观（rational biological view）以生物自身的客观现象和规律去认识生物，包括把对人的认识置于生物界的普遍联系之中进行考察。中国古代已有对非理性自然观的批评，如《论衡·物势篇》所言"含血之虫，亦有不相胜之效。午，马也；子，鼠也；酉，鸡也；卯，兔也。水胜火，鼠何不逐马？金胜木，鸡何不啄兔？"

1. 理性生物观的发展　西方文艺复兴的实质也即理性思想的复兴，近代生物学的发展过程，也即以人类中心论为根源的非理性生物观逐渐为理性生物观所代替的过程。人类中心论之外化——地球中心论被太阳中心论取代；人类中心论之泛化——活力论被对动物呼吸和植物营养过程的化学认识及对人体生理功能的物理解释所打破；生命的神秘性不复存在；实验医学的奠基人克洛德·贝尔纳（Claude Bernard，1813—1878）论证了决定论的原则不仅适用于非生物，而且也适用于生物，实验方法进入生物学研究；细胞学说使生物界有了统一的结构基础；进化论打破了神创论所认为的物种之间的绝对界限；冯特把研究自然科学的实验方法引入了心理学；巴甫洛夫把对低级神经中枢的研究方法引用于大脑研究等。理性前进一步，生物学就前进一步。

2. 中医动物模型的意义　中医动物模型已成为中医基础研究的重要组成部分。但对这一工作仍有一些模糊的认识需要澄清，一是人（医）为什么需要动物点头？二是仅把动物作为一种有用的工具理解。实际上，中医动物模型方法的基础是现代生物学及贯彻其中的理性生物观。任何伦理或自然哲学的生物观都无法建立和支持这一学科。因此，对中医动物模型来说，"人（医）为什么需要动物点头"的疑问仍是"人尊物卑"伦理观的表现。对中医学来说，动物模型不仅是一种工具，更重要的是为其带来一个全新的生物观，使其从生物界的普遍联系中重新认识和发展自身，走出其研究对象——人的孤立状态。

3. 比较中医学　比较研究是现代生物学的基本研究方法，比较中医学（comparing TCM）将是中医学的前沿学科。中医学知识体系将在人与生物界其他物种的比较研究中得到补充、修正和升华。从针灸的微针系统到生物全息律的提出是中医比较研究的一个明显例子。中医对脏腑解剖部位的记载也从进化角度加以理解。如《礼记·月令》述五脏位置为肺前、肾后、心中、脾左、肝右，显然应从人类的动物祖先解释；"腹为阴，背为阳""的理解也是如此。在经络实质研究方面有研究者提出经络是生物进化上的原始系统。个体的胚胎发育总是重演系统发育的过程。所以，比较研究也能为中医小儿、老年、虚证理论提出新的材料。

二、中医动物模型学

中医动物模型学（animal modeling of TCM）就是研究如何在动物体上复制中医证候的学科。动物包括整体动物及动物的某一部分（器官、组织和细胞）。证候包括中医的其他状态性病象：症、病（如胃脘痛、乳痈），以及中西医结合的病证统一体。从中医角度看，无证候的动物实际上是生理模型，但习惯上的动物模型均指病理模型。用正常动物（生理模型）进行实验是一次性创造，用病理模型进行实验是二次创造。

中医动物实验科学（animal experimental science of TCM）以中医证候动物模型学为核心，中医证候动物模型学为中医基础生理学、病理学、药理学服务；中医实验动物学、中医动物实验方法学为其支持学科。中医证候动物模型评价学，是研究如何评价证候动物模型与临床证候的相似关系，为其辅助学科。中医证候动物模型学与上述各相关学科一起组成中医动物实验科学。

中医动物实验科学作为一个整体，从临床角度与中医临床实验学，进而与中医临床学发生联系；从动物实验角度与现代医学动物实验学发生联系；从兽医学角度与中医兽医学，进而与西医兽医学发生联系。

三、相关学科

1. 针灸经络动物实验学　用动物实验方法研究针灸经络原理，包括经络脏腑相关研究、针灸疗效及作用机制研究、针法研究、针麻及作用机制研究、经穴探测及经穴特异性研究、动物经穴模型研究等。

2. 中药药理动物实验学　用动物实验方法研究中药药理，其中证候模型与复方研究关系更为密切。中药药理学的特点和长处是临床结果的可靠性、体内作用的合理性、病理状态的针对性强，复方作用的整体性；西药药理学的特点与长处是实验研究的计划性强，实验条件易于控制，药物作用机制和规律从微观上了解得深入和准确等。

3. 中医实验动物学　从中医学角度探讨实验动物饲养管理、遗传及微生物质量控制、实验动物评价、选择标准的学科。如从舌象角度判别实验动物的体质，用中医方药提高实验动物质量等。

4. 中医动物实验方法学　从中医学角度研究动物实验方法的学科。如郭谦亨在建立温病模型过程中先后建立了暑风证人工气候室、湿温动物造模箱、舌面湿度测定仪；在经络研究中使用实验动物用经络检测仪等。

四、观念的转变

从传统中医临床研究到中医动物实验研究，要经历三个转变：①临床思维的科学化预处理，包括实证化、客观化和规范化三个方面，用于排除传统中医临床思维中的主观性和多歧性；②在此基础上，研究方法实验化，如设对照组、条件控制等；③研究对象（证候）的载体动物化。形象地说，完成第一个转变，在思维上类似现代西医学思维；完成第二个转变，则成为中医临床实验；再完成第三个转变，则成为中医动物实验。或者形象地说，单纯第三个转变，就成了传统中医兽医学；再加上第一、第二个转变，就成了中医兽医临床实验，也即中医动物实验。

每个具体实验的工作都是围绕这三个转变进行的。如：临床诊断标准的确立和规范（第一转变），在此基础上依据动物特点确定在动物上的诊断标准、选择动物等（第三转变），实验设计（第二转变）。

五、中医动物模型研究的原理和研究方法

1. 生物学原理和方法　人类属于生物界，如以天作为整个生物界发生的时间尺度，人类只是在最后几秒钟才出现。因此，人类遵循生物学规律，人类的生物学特性源于自然界并与其他生物相联系；尽管人类比起其他生物来说社会学特性更明显，生物学特性却仍是其基础。因此，有关人类医学的研究应在生物学领域中进行，生物学研究方法是中医动物模型研究的方法基础。

2. 模型思维原理和方法　模型思维是普遍的思维形式，因为模型方法是推理思维的唯一基础。就中医传统而言，临床经验的总结实际上即是运用了"以此例彼，以一人例众人"的模型思维方法（以此人为彼人的模型）；"人身为一小天地，故一人之身，一国之象"则是视人、自然界、国家互为模型；阴阳、五行是普适性的理论模型。"比类取象"方法道出了中医藏象学说形成的模型思维方法。

中医动物模型是中医现代形式的比类取象，它与古代中医学形成理论所用的比类取象方法一样，都是用人体以外的事物来类比人体。不同的是动物模型比类取象的目的是求实而不只是一种解释的工具；运用上述形式逻辑原理的严格约束以保证可比性；类比对象的内容则由"象"扩展至"脏"。模型思维的方法，如相似性、简约性、可比性等，也是中医动物模型研究的方法基础。

3. 实验原理和方法　相对于观察研究方法来说，实验是逻辑归纳法原理的完美体现，它使研究结果有更高的可信度。实验科学常用的方法如干预、条件控制、对照、概率统计、分析与综合和比较等，也为中医动物模型研究所遵循。

4. 中医学原理和方法　中医动物模型研究应相对地遵循中医学的内容、规律和方法等方面的特殊规律，如证候研究、证病结合、中药辨病治疗、中药四气五味研究、复方研究、针灸针麻原理研究等。

第二节　疾病模型证候化

辨证论治是中医临床独特的理论体系，复方和中药的使用主要是针对相应的证。长期以来，中药实验研究主要沿用西医常用的病理模型，因而受一定外因论、局部定位论的束缚，观察方法和指标停留在病的概念上，常造成临床疗效与实验结果间的差距，为全面阐明中药治疗原理带来一定的困难。但时至今日，一方面大量的证候模型极少实际应用，另一方面辨证治疗的中药新药药理实验仍在使用西医疾病模型。因此，必须将证候模型与疾病模型结合起来，这样才能符合临床实际和中药药理实验研究的要求。

一、证候动物模型

中医证候动物模型（animal models of TCM syndromes）是在医学动物模型中体现中医辨证施治特色的一种理想方法，包括阴阳、五脏、气血津液、寒热邪气、卫气营血等。某些证型已有相当的广度和深度，如脾虚模型有苦寒泻下、利舍平、饮食失节等造模方法，肾虚模型有肾上腺皮质激素、甲状腺素、结扎肾动脉等造模方法。

（一）目前存在的问题

医学动物模型的用途是为疾病的发病、病理，特别是药理研究提供服务。目前在证候动物模型上已有不少药理研究，但这些研究的目的是用于反证模型的成功，属于模型研制范围，其特点是所用方药是中医临床已经确认的，如脾虚用四君子汤，肾虚用附子、肉桂、肉苁蓉、仙灵脾、知母，血瘀用丹参等，而不是创新的中医新药药理研究。同样，病理研究也限于与临床研究比对而证实模型的成立。

许多在辨病基础上辨证的中医新药在药理实验上却只能使用疾病模型，这使得中医新药药理研究缺乏辨证施治特色，而且与临床药理难以相符。

古代传统中医学属于经验医学，经验医学是实验医学的初级阶段。中医学蕴含着实验原理，并有自发的实验。现代中医学引进了临床实验和动物实验两方面。而动物实验由于是对临床实验的人道化，指标任意选取和条件充分可控，因此更能充分体现实验原则。

实验中医学（experimental TCM）不仅仅是运用实验的方法，更重要的是运用实验的原理。如在动物模型与人体疾病的相似关系上，既要注意动物毕竟不是人的"减法"，也要注意由于任何临床疾病都是一个经过抽象的概念，而在自然的患者身上存在多种干扰因素，难以纯粹地看到疾病的原貌。但在动物模型实验中由于实验方法的应用，则能高度地实现这一抽象。从这一点来说，疾病模型比临床自然疾病更像其模拟的疾病。这是动物模型的"加法"。动物实验是基础医学的重要支柱。由于人道主义原因，临床的基础研究受到限制。因而动物实验就更多地担负起了基础研究的任务。动物实验、动物模型将促进中医学在基础医学上的应用。

中医古代动物实验未能充分发展有两个原因：一是中医理论属于思辨化而非实证性理论；二是中医人体实验本身就不发达。更重要的是，中医学在这些问题上与西医学有着不同的自然观，这种自然观至今仍有影响。

（二）模型证候化的必要性

证候动物模型之所以难以在中医新药药理实验中应用，许多证候模型尚未成熟是原因之一，更重要的原因是证候模型未能与西医疾病模型结合起来，与中医新药的主治脱节。

中、西医并存是我国医学体系的特点，因此，临床上两套诊断（西医辨病、中医辨证）的结合就成了中、西医临床结合的主要形式。目前比较正规的中医医生的临床诊断都含有这两个内容，而极少是单纯辨证的。因此，中医证候动物模型难以在中医新药药理研究中应用的一个重要原因，就是证候动物模型只是单纯辨证，没有与辨病相结合，与中医新药的主治不完全相吻合。所以，将中医证候动物模型与西医疾病动物模型结合起来，使疾病模型证候化就能与中医临床相一致，使中医新药药理研究具有鲜明的中医辨证施治特色，并为证候动物模型的广泛应用、健康发展扫清障碍。

在中药药理研究中，单味药或单体研究一直占绝大多数，造成这种情况有多种原因，其中之一就是单味药以辨病为主，只需疾病模型就可进行实验，而复方多有辨证内容，必须有证候模型才能进行药理实验。证、病结合模型对复方药理研究显然是有利的。

（三）疾病模型证候化的途径

结合证病模型于一体，必须注意以下问题：①完善中医证候模型，挑选较为成熟、得到中医界承认的模型；②证与病的配对必须选择临床常见者，如溃疡病肝郁型；③具体造模次序可采用先病后证、先证后病、证病同时等；④将证病同体的动物模型迅速、广泛地应用于中医新药药理实验，从中取得效益和经验，是保障此项工作充满活力和不断完善的必要途径。目前，具有代表性的病证结合动物模型有于尔辛的脾虚小鼠移植性肿瘤，曹济民的阴虚、阳虚小鼠 S_{180} 肉瘤，易宁育的阴虚型、阳虚型高血压模型等。

二、动物的选择

1. 基本依据 国家有关医学实验动物管理的有关法规也是证候模型研究中动物选择的基本依据。现代医学动物实验学有关从动物生理特性、研究指标、实验技术操作、自然发病等方面选择动物的原理，也为证候模型研究中动物的选择所遵循。实验动物在遗传、微生物质量控制方面存在着单纯性与代表性的基本矛盾，即动物的品质越高，实验结果就越均一，但其代表性也越弱。

2. 评价和管理体系 与中医学相适应的实证的实验动物评价和管理体系正有待建立。证候模型研究的动物选择应从中医角度考虑体质因素。体质因素有两类：一类是与证候本质相同而只有量的差异，如大鼠的寒体和热体；另一类是与证候本质不同但有发病学上的相关性，如小龄动物易致脾虚等。不同品系的小鼠对大黄脾虚造模的敏感性也不同。

3. 证候模型研究 应尽量选择在其日常生活中就能出现相应证候的动物。遗传性证候模型（如日本的多种肾虚、脾虚模型）由于具有生物学特性恒定、重复性好的特点，应更多地建立。如有人在病的基础上筛选出证候较一致的动物模型。自发性遗传性糖尿病阴虚证中国田鼠（cricetulus griseus）是将健康中国田鼠在兄弟姐妹鼠间交配，第三、第四代时出现自发性遗传性糖尿病，发生率可达 65% ~ 90%，遗传型式属多基因性（即至少四个遗传基因中两个以上系同形合子者）。其中又有不少有多饮、多尿、阴虚的证候，继而选出典型的糖尿病阴虚证候模型。

4. 虚证 虚证是中医学认识人体病理的一个特点。虚证的产生可能与生物的进化有密切关系，即：在生理上，高等生物较之低等生物其衰老期在生活史中占有更大的比例；在病理上，进化程度越高的生物越容易出现虚证，这一观点可供虚证模型研究参考。

5. 中医兽医的经验 可为证候模型的动物选择提供良好的借鉴。中医兽医界在证候模型研究和家畜证候实质研究上正在取得进展。如北京农业大学与中国中医科学院基础理论研究所合作建立马属动物脾虚证模型；中国农业科学院中兽医所对山羊脾虚模型和黄牛寒证、热证、虚证、实证的研究，对家畜经络电阻特性测量的探讨；四川农业大学兽医系、甘肃农业大学兽医系对中药十八反配伍的兽医临床及实验研究；对绵羊胃、脾两经经络传感现象的研究等。

6. 中医证候动物模型研制中的实验动物问题　中医证候动物模型是以实验动物为基础，在中医理论指导下研制的为中医药实验研究服务的工具。要保证其科学性与准确性，就应该根据科研项目的要求，结合实验动物学的研究成果，选择不同品种或品系的实验动物。换句话说，就是要对实验动物的生物学特性及其对模型证的表现能力进行研究和预试。模型动物的生物学特征研究应先于证的模型复制研究。不同的动物对相同的刺激可有不同的反应，这是动物遗传性状受基因影响而在实验中的一种"表达"。

三、造模因素的确定

（一）证候因素

证候模型造模因素有两类：一类相同于临床病因；另一类是能导致证候病理的非自然因素。前者如用饥饱失常复制脾虚模型，后者如用利舍平复制脾虚模型。二者在病理上无本质的区别，但前者可用于发病学研究。

1. 证候病因　对传统证候病因的认识，应作实证性理解。多数病因认识来源于表象观察，或审证求因式的假设，或先验性的理论演绎。这些认识可能包含着错误，不能按其字面意思去理解，应根据临床实践解释其实际内涵。如有的病因只是诱因（痹证的风寒湿因素），有的病因不具备可操作性（疠气），有的病因不具备临床基础（以五行理论为基础的情志相胜）等。反之，有些中医学未认识到的因素却是证候的真正病因（如变态反应之于痹证，微生物感染之于温病）。

对证候病因的实证性理解，应以发展变化的观点看待。古今气殊，人文异轨，古代对病因的认识可能不适合于现代。现代感染性疾病减少，生活水平提高，生活方式改变迅速，药物滥用与医源性疾病等，都意味着证候病因体系的转变，如农村基层滥用激素已成为肾阳虚证的一个新病因。必要时，可用现代临床科研方法重新确定证候病因。

2. 证候病理　用现代西医学某一疾病模型作为某一证候的模型，一要注意临床病与证的具体区别与联系，不宜把二者简单等同。如病与证是从属，还是交叉关系；是证候的某一态与病相同，还是病的某一阶段、某一部分病理与证候相同。二要注意模型疾病与临床疾病是否相似，包括造模方法与临床病因的关系，动物疾病与人类疾病的比较医学。

此外，有人认为用药物造模的证候模型并非真正的模型，而只是药物中毒。但实际上，毒物有特异性（砷剂、汞剂）和非特异性（正常食物、药物过用而成）两类，非特异性中毒正是药物造模所必需的，否则是治病而非造模，只要中毒表现与病证一致就无可非议。西医疾病模型也是如此，如用阿司匹林建立胃黏膜损伤模型正是利用了其副作用。广义而言，物理性因素的造模也属此类"中毒"。

（二）心理因素

许多中医证候有心理、情绪的原因，而进化论的产生导致了现代的动物心理学，使人们明白人的心灵与动物类似于心灵的东西之间具有连续不断的关系。1872 年，达尔文的《人和动物的表情》开创了动物心理学的近代世纪。心理学将心理现象划分为认识过程、情绪过程和意志过程三个方面。情绪过程实际上包括情绪和情感两方面。情绪通常是在有机体的天然生物需要是否获得满足的情况下产生的。如满意与不满意、恐惧、忿怒、忧郁。七情（喜、怒、哀、欲、爱、恶、惧）基本上概括了情绪的基本形式。情绪具有两极性。受社会关系所制约的态度的反映，就是人类所特有的情感（如集体荣誉感、责任感等）。情绪为人和动物所共有，情感为人类所特有。因此，心理、情绪因素也可复制于动物体，如已有的惊伤心、怒伤肝、恐伤肾所致的心气虚证、肝郁证和肾虚证模型。

（三）复合因素

证候的形成是多因素的，复合因素造模也就成了对许多证候模型的要求。如为了模拟临床脾虚证的多病因性特点，创建年份越晚的脾虚模型，其造模要素数量越多，这一规律具有统计学意义。1990 年，徐复霖用劳倦、寒冷、噪音、生化乏源四要素综合致虚。但是，对此概念应做具体分析，一是群体多因素与个体单因素，对一个证候来说，多种病因均可造成，但对具体某一个人或某一群体来说，病因则很可能是单一的。如对于司机，脾虚可能主要是饥饱不均所致，而对热病后患者可能只是过服寒凉引起，对饥饿时代的患者来讲原因可能主要是营养不良。二是多因素与单因素的等价性，有时多因素并不能带来与单因素的本质不同，而只是相当于加大单因素的作用量。因此，上述证候的单因素造模是可能和可行的。三是复合因素造模应有各单因素单独造模做对照，以确认各因素的作用。

（四）时间因素

对慢性证候应采用慢性造模方法，慢性造模所需的时间据经验而定。缓慢恢复则是易为慢性证候模型实验所忽略的另一重要方面。目前多数证候在造模因素不再作用后迅速恢复，自然恢复期甚短，反映造模因素未真正伤及机体元气。据统计，国内报告的130 个脾虚模型实验中，17 个有明确自然恢复时间记载，以宏观指标（体重、体温、外观症状）为标准，其自然恢复时间为 2~14 天，平均 6.6 天，明显少于上述模型的平均造模时间（12.5 天）。在 17 个模型中，自然恢复时间长于造模时间的仅 3 个，二者相等 1 个，自然恢复时间短于造模时间的 13 个。

（五）理想造模因素

理想造模因素应符合如下双向特异性条件，即造模因素是证候的主要病因，证候是造模因素所致的主要证候。流行病学调查发现，脾胃气虚的病因依次为饥饱失宜、郁怒、过食生冷、感受外邪、劳役、感受外湿、误食不洁等。按照条件一，应选择饥饱失宜，或郁怒，或过食生冷作为脾胃气虚证动物模型的造模因素，这样能使模型与临床更为接近而增强其代表性。进一步按照条件之二考虑，发现郁怒、过食生冷虽然是脾胃气虚证的主要病因，但根据中医理论，它们所致病变很大部分还有肝郁证和脾胃虚寒证。所以，为了避免造出的模型中夹有其他证候，只能选择饥饱失宜作为脾胃气虚证动物模型的造模因素。

四、实验指标的选择

1. 指标选择的根据 证候模型研究实验指标的选择，一般是根据模型诊断和利用模型的研究内容，前者用较为公认的指标确认模型的成立，后者则根据研究的性质和目的（病理、药理或模型）而确定。前者是后者的基础。

2. 传统指标与现代客观指标 二者不可互相代替。传统宏观指标的重要性往往大于一些先进的微观指标。不论采用任何先进水平的指标，宏观指标是必备的。正如临床每一位患者均需检查体温、脉搏、血压、呼吸一样。

3. 证候角度设计的指标和现代病理角度设计的指标 二者要有机地结合成一个体系。舌、脉象是中医临床辨证的重要指标，在动物模型上应尽量应用。舌象研究已较多，从初步研究结果及中兽医知识可以看出：动物即使小如小鼠也可做舌象观察；动物的舌象生理、病理变化规律与人类相似；对动物舌象做组织病理研究是中医舌象研究的发展；猪的舌组织结构与人最为相似，进行舌象观察最理想。脉象已有专门模型，除用脉象仪外，脉象在较大动物如驴、狗才可观察到。

中医证候实质研究中，实验指标的变化往往处于现代西医学正常值的范围之内，有人建议应该设立中医的正常值范围。解决这一问题的方法就是使证候模型增强其典型性。如临床研究上中西医结合学会设立的"中医虚证辨证参考标准"即以此为主要原则。实践表明，负荷实验可使患者或模型由代偿状态转为失代偿状态而充分暴露其病理改变。

第三节　中医证候动物模型研究

一、中医证候动物模型学的概念和研究内容

1. 中医证候动物模型学的概念 目前，中医证候动物模型学的确切定义尚无统一的认识。总体而言，中医证候动物模型学是以中医基础理论为指导，在动物身上复制中医病理证候并加以研究，最终为中医临床的辨证和治疗用药提供科学依据的一门学科。中医证候动物模型学有其独特的体系，如独特的理论体系——辨证论治，独特的评价标准——病、证、症，独特的处置措施——中药、针灸、养生措施，独特的观察指标——舌、脉、汗、神、色，独特的认识特色——审证求因等。

中医证候动物模型学虽然是一门独立的学科，但其以中医基础学和实验动物学为基础，三者之间相辅相成。中医基础学指导着中医证候动物模型的研制思路，并作为评价判断模型的理论依据；实验动物学则更加具体地指导着动物模型研制的实施。因此，中医证候动物模型学的产生在很大程度上是中医基础学与实验动物学有机结合的成果。

2. 中医证候动物模型学的主要研究内容 ①复制中医证候动物模型。包括单纯中医证候的动物模型研制（如脾虚证的动物模型、肾阳虚证的动物模型等）和中医病证结合的动物模型研制（如肝郁型胃溃疡动物模型、肾血管性高血压血瘀证动物模型

等）。②从实验研究角度，探讨中医藏象的本质及证候发生的病理生理机制。③以证候动物模型为研究对象，探讨中医理法方药的作用机制及其疗效的物质基础。④研究中医证候动物模型合理性、可行性的评价标准。目前实行的主要评价指标包括：模型制作所采用的病因、病理方法，动物模型的症状、体征、舌脉象，实验室检测指标（包括特殊检查）及药物反证等。

3. 中医证候动物模型的分类　主要分为：①单纯的中医证候动物模型，如脾虚证动物模型、肾阳虚证动物模型、血瘀证动物模型等。②病证结合的动物模型，如肝郁型胃溃疡动物模型、肾血管性高血压血瘀证动物模型、溃疡性结肠炎脾虚证动物模型等。③状态反应性动物模型，如中医"怒伤肝"动物模型、"恐伤肾"动物模型等。④自然病态性动物模型或证候纯系动物模型，如自然衰老肾虚状态模型等。一般而言，上述①②③类动物模型都要借助于外部的施加因素，而第④类动物模型则不存在人为的造模行为。

二、中医证候动物模型学建立的目的和意义

实验动物作为人的替身，承担着安全评价和效果试验，同时实验结果也是学术间交流及成果认定的科学标准之一。因此，无论是中医学理论的发展和创新，还是中医临床疗效的肯定和展示都离不开科学实验。开展动物实验研究是以思辨和经验积累为特征的中医学与以科学实验为基础的现代西医学相结合所必不可少的条件，在现今更是中医实现现代化和全面走向世界的必由之路。

建立中医证候动物模型学的目的和意义在于：①验证传统中医基础理论的实质内涵及其科学性，实现中医宏观与微观、结构和功能的有机结合，促进中医理论实现现代化。如藏象本质的研究、证候发生机制的研究、中医病因致病机制的研究，以及同病异证、异病同证发生机制的研究等等。②发现新问题，探求新规律，从而丰富和创新中医基础理论。如肾阳虚定位研究等。③与中医临床研究相互补充，为中医理法方药的疗效及其作用机制提供科学客观的依据。如同病异治、异病同治的实质、中医治则治法及其复方、中药单体及针灸的疗效及治疗机制的研究等。④为中药新药的研制开发及进入国际市场提供科学依据。如中药复方的剂型、质量控制研究等。

三、中医证候动物模型研究概况

（一）中医证候动物模型学的研究阶段

随着中医现代化进程，中医药的研究已经完全突破了长期以来以经典校注、引证发挥和临床诊治观察为主的传统模式。随着中医实验动物科学的发展，中医证候动物模型学已成为中医方法、理论、实践体系中不可缺少的一部分，并且已经由萌芽阶段逐步走向成熟。回顾其几十年的发展历史，主要经历四个时期：①零散期（1960—1976）。②尝试期（1977—1984），研制中医证候动物模型成了中医界的要求，并为中医动物模型研制进入一个新的发展时期拉开序幕，证候模型研制工作迅猛发展。③初步总结期（1984—1988），随着中医证候动物模型研制的实例与经验不断增多，中西医界对以往研

究工作进行了初步的整理，为其向实用期转化做准备。④实用期（1988 年至今），中医证候动物模型方法与技术比较成熟、稳定，其为实用服务的目标已得到确立。

（二）中医证候动物模型研究概况

中医证候动物模型的研制工作经历以上几个发展时期后，积累了较为丰富的经验，模拟出了许多具有中医特色的中医证候动物模型，开创了从实验角度研究中医生理病理、证候本质的新局面。研究情况概述如下：

1. 五脏证候动物模型的研究概况　中医实验学的发展对五脏证候动物模型研制的要求最为迫切，最早出现的中医证候动物模型就是使用肾上腺皮质激素复制中医肾阳虚证，研究得最多的也是五脏证候动物模型中的脾虚证动物模型，据不完全统计，仅脾气虚动物模型的复制方法就有十几种之多，且复制依据及理论也各异，如苦寒泻下伤脾法、饮食伤脾法、劳倦伤脾法、耗气破气法等。由此可见，五脏证候动物模型的研制工作一直是中医动物模型研制工作中的重点目标。

2. 气血证候动物模型的研究概况　目前有关气血证候动物模型的研究工作，主要开展了气虚、血虚、血瘀、气血暴脱等证型的复制。由于血瘀证动物模型有丰富的临床实验研究基础，故尤以血瘀证模型的研究工作进展最快、复制方法最多，如肾上腺皮质激素的应用、凝血酶的应用、大肠杆菌内毒素的应用等。复制的血瘀证的涵义和诊断标准相对于中医学原有概念来说，已明显的更新和扩大，如采用血液流变学指标改变作为判断血瘀证动物模型复制成功的依据之一。

3. 六淫动物模型的研究概况　目前六淫动物模型的研制是中医证候动物模型研究的薄弱环节，主要是针对风、寒、湿、热等邪气致病有一些模型，其复制依据主要是采用模拟中医病因病机理论，但由于中医六淫涵盖面较广，概念较为抽象，使得这部分的研究工作进展缓慢，且复制出的模型也颇多争议，如：如何界定内外湿、内外热、内外寒等问题。

4. 七情证候动物模型的研究概况　七情证候动物模型的研制，目前主要集中在"怒伤肝""恐伤肾"动物模型的复制，但是由于动物的生理、行为及表情特征与人类差距较大，故而采用大鼠、猫、狗等动物模拟人类的情志变化也存在着颇多争议。

5. "八纲"动物模型的研究概况　"八纲"动物模型的研制，主要集中在阴阳、寒热等证候动物模型的研制。阴阳证动物模型的复制，从思路上看，是以临床证候为主要依据，其造模手段主要是通过药物（包括中药和西药），这都使得阴阳证动物模型的复制带有一定的局限性。而且，由于目前阴阳证模型只涉及"阴虚""阳虚"动物模型的复制，而对阴厥、阳厥、亡阳、亡阴等动物模型的复制工作尚未开展。寒热证动物模型的复制目前主要是根据中医体质学说有关理论，采用自然状态下寒热体质筛选及食物、中药喂饲等途径，这是与中医理论相吻合的。

（三）中医证候动物模型研制存在的问题

随着对理论认识的加深及临床实践的深入进行，中医证候动物模型研制工作进程仍然缓慢，现有模型的被认同性和实际应用性仍然不够，且存在着一些问题，有些是研制工作本身方法上的问题，有些则是观念上的差异所带来的分歧。

1. 制作的动物模型中医特色不强　中医特色应着重体现在造模所采用的病因或方法及模型动物所表现出来的症状体征是否符合中医理论的本质内涵，即模型是不是中医的证。以前很多中医人士对使用动物模型研究中医理论持怀疑甚至否定的态度，这种消极和求全责备的思想不值得赞成，因为要制作出完全符合中医理论的动物模型是不现实的，即便是西医疾病动物模型也存在着与人类相应疾病之间有一定差距的问题。中医证候动物模型的研制，关键是如何将中医的理论灵活准确地实施到动物模型的制作研究过程之中。中医证的形成原因是多样化的，但最贴近临床实际的是哪种？这是证候动物模型形成原因的突破口。实践证明，复制中医证候的动物模型是可行的，但是要在制作的思路和方法上以中医理论为指导，尤其注重结合中医临床的实践经验。值得注意的是，思路和方法应当是灵活的，不应被理论所禁锢而走入教条的困境。

2. 病证结合的动物模型研制缓慢，影响了模型的实用性　在目前以辨病和辨证相结合的中药新药药理研究中，所用的模型大多是动物的疾病模型，缺乏中医证候在模型中的表达。这样也使得中药药理的研究缺乏辨证论治的特色，也很难与临床药理相符合。此外，病证结合模型的缺乏也使得中医证候病理机制的研究难以借助疾病模型得到确切的阐明。因此，大力开展中医病证结合的动物模型研制势在必行。目前中药药理研究中，单味药或单体研究占据主要地位，但是真正意义上的中药研究是中药复方的研究。因为所谓中药治疗是指在中医理论的指导下，在辨证论治的基础上所进行的药物治疗，而运用单味药或单体都不能完全体现中医辨证论治的思想。由此，中医证候动物模型的研制除了要复制一些单纯的中医证候模型外，更为迫切的是要研制出中医病证结合的动物模型，从而为阐明中药复方的作用机制作出贡献。这不仅有助于中医辨证治疗机制的研究，而且对中医证候动物模型学的学科地位及今后的飞速发展将有着极其重要的现实意义。

第四节　中医证候动物模型研制

中医证候动物模型的研制思路是在中医基础理论的指导下，以实验动物学为基础，复制中医证候动物模型。有虚证动物模型、实证动物模型，为纯中医证候的动物模型，中医病证结合的动物模型研制是其进一步发展和开拓。

中医证候动物模型是从实验研究的角度出发，探讨中医藏象本质及证候发生的病理生理机制。以证候动物模型为研究对象，探讨中医理法方药的作用机制及其疗效的物质基础，研究中医证候动物模型合理性、可行性的评价标准。

一、虚证动物模型

目前中医虚证动物模型有很多，如脾虚证动物模型、肾虚证动物模型，以及气虚证、血虚证、心虚证、肺虚证、阴虚证等，而脾虚和肾虚模型是中医证候动物模型中最具代表性者。脾虚、肾虚模型的相同之处可概括为：二者是中医两大根本脏器的虚损证候模型，并在模型上做了大量病理、治疗机制的研究工作。

（一）脾虚证动物模型

主要有脾气虚证、脾阳虚证、脾阴虚证、脾不统血证。

1. 造模方法　①苦寒或苦寒泻下脾虚证模型：苦寒药物法、大黄法、番泻叶法、玄明粉法、大黄加玄明粉法、大承气汤法；②限量营养脾虚证模型；③副交感神经功能亢进脾虚证模型：利舍平法、新斯的明法、利舍平加放线菌素D法；④饮食失节脾虚证模型：甘蓝加猪脂法；⑤耗气破气法脾虚证模型：青皮法、厚朴三物汤法；⑥味过于酸脾虚证模型：食醋法；⑦溃疡性结肠炎脾虚证模型：人结肠黏膜免疫法、胎鼠结肠埋殖法、猪结肠黏膜蛋白注射法、番泻叶加冰醋酸灌肠法；⑧胆汁氢氧化钠溶液应用脾虚证模型；⑨环磷酰胺应用脾虚证模型；⑩熟地黄应用法食滞脾虚证模型。此外，还有气候法伤湿致脾虚证模型，秋水仙碱应用脾虚证模型，复合因素脾虚证模型（苦寒泻下加饥饱失常法、苦寒泻下加劳倦过度法、小承气汤加限量营养法、劳倦过度加饮食失节法、劳倦过度加饥饱失常法、耗气破气加饥饱失常法、劳倦过度加饮食失节加苦寒泻下法、劳倦过度加饮食失节加甲状腺和自主神经功能改变法、劳倦过度加寒冷加噪音干扰加限量营养法、苦寒泻下加劳倦过度加饮食失节法、苦寒泻下加饮食失节加劳倦过度法、限量营养加酒精加醋加大黄法）。

2. 造模原理　脾为后天之本，脾脏病变以虚证为主，故有"虚则太阴"之说。由饮食失调、劳倦损伤、吐泻太过、肝气乘脾、过服寒凉食物、久病体弱、禀赋不足等可损伤脾气脾阳，表现为脾主运化、升清、主肌肉四肢、主统血、开窍于口、其华在唇等功能的障碍。现代研究表明，脾虚证与自主神经功能紊乱（副交感神经功能亢进为主）、细胞免疫功能下降、消化机能障碍、营养不良等病理有关。

目前主要采用模拟临床病因、复合因素方法造模。对造模因素要实证性理解，现有脾虚模型无"限量营养"之名的各造模要素中，除溃疡性结肠炎、寒冷、青皮、噪音、劳倦、厚朴三物汤外，大黄、大承气汤、番泻叶、芒硝、利舍平、新斯的明、饮食失节、饥饱失常、内伤脾胃等，在本质上均有明显的强制性限制营养物质摄入、增强营养物质排出及降低机体消化功能等强制性营养不良作用。

以寒凉药物建立的虚寒证模型应该也是脾阳虚模型。苦寒泻下是脾虚证模型的重要造模因素。罗天益《卫生宝鉴·泻火伤胃》言："苦寒泻土，土，脾胃也。脾胃，人之所以为本者。今火病而泻其土，火固未尝除，而土已病矣。"利舍平和耗气破气法也是脾虚证模型的重要造模方法。

3. 实验动物　Wistar、SD雄性大鼠，昆明小鼠，雌性或雄性。

4. 病理研究　便溏，脱肛，纳呆，腹胀，消瘦，四肢不收，毛枯槁，畏寒，活动频度下降，耐寒力降低，游泳时间减少，肛门红肿，萎靡，蜷卧，体重降低。胃黏膜壁细胞、主细胞RNA、DNA含量减少，壁细胞NSE、MAO、SDH、CCO、CA、AKP活性下降，ACP、LDH、G-6-PDH、TPPase、ATPase活性无变化，主细胞SDH、MAO、AKP活性下降。电镜下胃黏膜表面上皮细胞排列不整齐，破溃处较多，细胞表面呈小的糜烂状，有的部位上皮细胞已经破坏。胃黏膜胃泌素、5HT分泌较为活跃，胃液量减少，总酸度下降。

大多数脾虚动物模型的生物学特征有全身性营养不良的表现，研究指标上以生化研究、胃肠道功能、免疫功能研究、衰老、脂质过氧化为主。

苦寒泻下法脾阳虚模型病理变化见全身性衰弱表现，在胃肠道病理形态改变及消化酶、胃肠道激素、免疫功能上研究较多，有研究睾丸、卵巢病变，认为是"脾虚及肾"表现；限量营养脾虚模型以营养不良改变为主；苦寒泻下加饥饱失常法脾虚模型有心脏功能改变；苦寒泻下加劳倦过度法、劳倦过度加饥饱失常法、耗气破气加饥饱失常法脾虚模型在各种肌肉病理改变方面研究较多；四氯化碳损伤致肝、肾、胰、肠等器官的病理变化模型；环磷酰胺应用脾虚证模型有明显免疫功能抑制；苦寒泻下法、利舍平模型以脾阳虚为主；限量营养、饮食失节、耗气破气、溃疡性结肠炎模型属脾气虚模型。

5. 治疗研究　四君子汤、补中益气汤、清宫八仙糕、附子理中丸、理中汤、绞股蓝、黄芪等益气温阳健脾方药对苦寒泻下脾虚证模型、脾气虚胃溃疡模型、脾阳虚肝损伤模型、脾阳虚腹水型肝癌模型有治疗作用；理中汤对利舍平脾虚模型有治疗作用。

（二）肾虚证动物模型

主要证候有肾阳虚证、肾阴虚证、肾气虚证、肾精虚证。

1. 造模方法　①下丘脑损伤肾虚证模型：谷氨酸单钠法、金硫葡萄糖法、汞硫葡萄糖法；②肾上腺皮质功能改变肾虚证模型：肾上腺皮质激素应用及停药法、肾上腺切除法、氨格鲁米特法、促肾上腺皮质激素应用法；③甲状腺功能改变肾虚证模型：甲状腺激素应用法、甲状腺切除法、硫脲类药物法；④性腺功能改变肾虚证模型：腺嘌呤应用法、雌性动物雄性激素应用法、雄性动物雌性激素应用法、房事不节加劳倦过度法、去势法；⑤DNA合成抑制肾虚证模型：羟基脲应用法；⑥衰老肾虚证模型：老龄法、O_3促衰老法、遗传性衰老加速法；⑦肾脏功能损害肾虚证模型：腺嘌呤应用法、卡那霉素应用法、肾切除法、肾病法；⑧恐伤肾肾虚证模型：惊吓法；⑨膀胱排尿无力肾虚证模型：Regitine法；⑩胎儿发育迟缓肾虚证模型：饥饿法。此外，还有骨髓造血功能障碍肾虚证模型（环磷酰胺法、[60]钴照射法、白消安法），钙缺乏性肾虚证模型，外伤及肾虚证模型，锁阳应用法肾虚证模型，缺铁性肾虚证模型，肾虚骨质疏松证模型（卵巢或睾丸切除法）等。

2. 造模原理　肾虚证是中医主要证型种类之一，为素体亏虚、年高肾亏、房劳过度、久病及肾，或服药失当、情志内伤等所致。表现在肾之藏精、主水、生髓、主骨、开窍于耳等功能方面的障碍。现代研究发现，肾虚证与多个内分泌轴之功能低下或代偿性亢进、DNA合成障碍、肾脏功能损害等有关。要注意一些非传统临床病因因素（如激素）在现代已成为肾虚证的临床病因。

3. 实验动物　昆明小鼠，雌性或雄性；Wister雄性大鼠，雄性；兔，杂种或新西兰纯种白兔，雌性或雄性；豚鼠。

4. 病理研究　食欲降低，嗜睡，蜷缩，竖毛、毛无光泽，舌质淡或青紫，体温下降，呼吸频率减少等。现代研究显示：内分泌方法造模者以各内分泌腺轴变化及免疫功能降低为主；皮质激素造模有免疫功能降低；羟基脲造模者以DNA合成抑制为主；化疗药物及放射线损伤者以骨髓抑制为主；腺嘌呤应用者有肾脏、睾丸等多脏器的实质性损害；老年肾虚动物其内分泌变化与激素造模者有差异；恐伤肾肾虚模型病理改变以垂体 - 性腺轴改变为主；环磷酰胺、硫唑嘌呤骨髓抑制肾虚模型伴体液或细胞免疫功能抑制；卡那霉素、甲状腺素致豚鼠肾虚模型有听力改变。

5. 治疗研究 仙茅、仙灵脾、肉苁蓉组方增加肝组织氧耗量，增加血浆 cAMP 含量及肾上腺儿茶酚胺（CA）含量，尿 CA 排出增多。附子、党参、黄芪组方对外观稍有改善，减轻下丘脑神经元及肾脏、心脏、子宫细胞变性。党参、黄芪、仙灵脾、附子、肉桂、肉苁蓉组方升高血清 T4 水平，降低 TRH 水平，使垂体重量减轻。附子、菟丝子、肉苁蓉、仙茅、仙灵脾、巴戟天、熟地黄、首乌、当归、怀山药、黄芪组方改善外观，升高体温、加快心率。

温阳、滋阴方药对雌激素应用致肾虚模型有治疗作用；补肾益精方药对老年肾虚动物有治疗作用；高血压肾虚模型对温阳、滋肾方药有相应的不同反应；八味地黄丸对老化加速肾虚模型有治疗作用。

（三）肺虚证动物模型

主要证候有肺气虚证、肺虚寒证、肺阴虚证、肺阴阳两虚证、卫气虚证、风寒犯肺证、肺失与大肠相表里证、肺失通调水道证、肺虚痰阻证等。

1. 造模方法 ①慢性支气管炎性肺虚（痰阻）证模型（锯末、刨花、香烟烟熏法，SO_2 熏法，氨水刺激法，刨花、锯末、烟叶、雄黄混合熏法）；②急性呼吸窘迫综合征性肺虚证（油酸法）；③内分泌功能改变加慢性支气管炎性肺虚证（SO_2 加无载体碘法，SO_2 加强的松法，SO_2 加甲状腺粉和利舍平法，烟熏加氢化可的松、利舍平和甲状腺素法）；④禀赋不足或/加后天失调法肺脾两虚易感模型；⑤气候因素加慢性支气管炎改变肺虚证模型（风寒加 SO_2 熏法）；⑥"形寒寒饮则伤肺"证候模型（人工气候加冰水法）；⑦肺失通调水道模型（扩肺法和缩肺法）；⑧肺失与大肠相表里模型（肠系膜上动脉结扎法、直肠结扎法、次碳酸铋法、内毒素法）。此外，还有风寒犯肺模型（气候法），卫气虚证模型（麻黄汤发汗加风寒刺激法、高温发汗加风寒刺激法、急性风寒刺激法），肺阳虚证模型（刨花烟熏加寒冷法），哮喘"痰瘀伏肺"模型（寒冷，致敏，寒冷加致敏，寒冷加致敏加诱发法）。造模上应注意全身性气虚指征的观察，及其与脾虚证的区别和联系。以慢性支气管炎法建立肺虚证模型应有足够造模时间，以使炎证转为慢性。

2. 造模原理 肺主气，司呼吸，外合皮毛。感受外邪、久喘久咳伤肺、劳损所伤、气之化生不足等皆可损伤肺之气阴。表现为通气及卫外功能的改变。现代研究主要从肺通气功能及免疫功能改变理解肺虚证。造模途径以各种方法形成呼吸道炎症，或休克肺，或全身及局部免疫功能障碍，或加用激素形成阴阳虚证。

烟熏是形成呼吸道炎症而导致肺气虚的主要造模方法。"形寒寒饮则伤肺"（《灵枢·邪气脏腑病形》）是肺虚证造模方法之一。《灵枢·百病始生》说："重寒伤肺。"《素问·咳论》指出："其寒饮食入胃，从肺脉上至于肺则肺寒，肺寒则外内合邪因而客之，则为肺咳。"

3. 实验动物 大鼠、小鼠、兔，雌性或雄性。

4. 病理研究　多数呈咳痰清稀、气短、喘促、精神委顿、蜷卧、进食饮水量减少、竖毛怕冷等。镜下有慢性支气管炎改变，肺泡扩大融合，数量减少，肺泡壁毛细血管床减少，并有灶性纤维化。有研究显示，模型动物有 50% 以上的动物右心扩张，镜下心肌纤维呈灶性或弥漫性炎症改变，尤以右心室明显，提示有心肌缺血。有的以肾上腺皮质明显萎缩，以束状带为著，小球带细胞空泡变性，胆固醇含量显著减少，抗坏血酸含量增多为主要改变。

烟熏法、SO_2 熏法肺虚证模型以慢性支气管炎、肺功能不足及上呼吸道防御功能减弱为主；"形寒寒饮则伤肺"证候模型以肺的局部免疫功能降低及部分全身免疫功能降低为主，有气管、支气管组织损害；扩肺法肺失通调水道模型属"实肺"，缩肺法肺失通调水道模型属"虚肺"，二者以尿量增减为主要指标；肺失与大肠相表里模型以大、小肠与肺损伤的相关性研究为主。

5. 治疗研究　加味玉屏风散、利肺止咳方、养阴止咳方、扶正固本方等。卫气虚证模型的单一方法造模不可能模拟卫气虚的全部病理过程，用玉屏风散治疗有效。

（四）心虚证动物模型

主要的证候动物模型有心气虚证、心阳虚证、心阴虚证模型。

1. 造模方法　①睡眠剥夺法心虚证模型；②高脂性免疫损伤加慢性放血法心虚证模型；③心肌缺血法心虚证模型。注意从行为学方面评价造模结果。

2. 造模原理　心主血脉，藏神。因久病、暴病伤阳耗气，年高脏气衰弱，或血之化源不足，失血，热病伤阴等，可致心之气阴亏虚，表现为心脉功能及心神方面的改变。现代研究主要从心功能角度理解心虚证实质。造模方法采用全身或局部因素影响心功能。

3. 实验动物　大鼠、兔。

4. 病理研究　以心功能不足改变为主。血压（收缩压）在睡眠剥夺后 24 小时即明显降低，呈进行性。48～72 小时心率明显加快，96 小时又回降到实验前波动范围。心率变异功率谱低频段平均功率显著增加，呈进行性。

左心功能下降，心电图心肌有缺血缺氧表现。全血黏度、血浆黏度均升高。红细胞压积增大。红细胞电泳时间延长。血沉加快。主动脉尤其在主动脉瓣环处及冠状动脉均可见不同程度脂质斑块沉着。血 cAMP/cGMP 比值有减少趋势。食量减少，活动减少。舌淡，舌质出现斑点。体重下降，血清总胆固醇升高。

5. 治疗研究　黄芪生脉液（黄芪、党参、麦冬、五味子）增加食量及活动度，改善舌淡及舌质瘀点情况，对高脂血症加免疫损伤加慢性放血法心虚证模型有治疗作用；增加每分钟心搏血量，降低低切变率全血黏度比及血浆黏度比；缩短红细胞电泳时间，降低红细胞压积；升高血红蛋白含量，降低血清总胆固醇；减少主动脉脂质斑块沉积。

（五）气虚证动物模型

主要的证候动物模型是气虚证。

1. 造模方法　①慢性失血法气虚证模型；②吗啡应用法气虚证模型；③低压缺氧

法气虚证模型;④过劳法气虚证模型。造模上应注意不同造模方法的气虚证模型间的比较研究,以及与各脏气虚证模型的鉴别和联系。

2. 造模原理 气是构成人体及生命活动的最基本、最重要的精微物质,并构成人体脏腑及经络生理功能。气有原气、宗气、营气、卫气之分。因久病、年老体弱、饮食失调、用药不当等可耗损机体之气,表现为推动、温煦、防御、固摄、气化等功能之障碍。现代研究认为气虚证与生理功能减退,或处于代偿状态有关。造模主要以各种途径耗损整体功能。脾为气血生化之源,"血为气之母",故气虚证模型与脾虚证、血虚证模型密切相关。

3. 实验动物 大鼠、小鼠、兔。

4. 病理研究 以全身性功能减退表现为主。精神萎靡,嗜睡,四肢蜷缩,肌肉张力下降,体温稍高,耳根温度较热,大便量有逐渐增多趋势。网织红细胞增多,血细胞比容下降。血总蛋白略降低,球蛋白相对增高,白球比例略有下降。血 Cl 无变化,血 Na^+ 略偏低,血 K^+ 显著增高。后期舌象苍白、胖嫩、湿润。

慢性失血法气虚证模型有血象低表现;吗啡应用法气虚证模型出现心、肺组织心钠素(ANP)含量下降,心肌细胞线粒体明显增生;低压缺氧法气虚证模型除了有心、肺组织心钠素含量下降,还出现血 Cl 稍下降,血 Na^+、K^+ 稍上升,血白蛋白含量减少,白/球比例下降。

5. 治疗研究 生脉饮使心、肺组织中 ANP 含量增加,脏器超微结构损害减轻,心肌细胞中线粒体无明显增生,肌原纤维中明带、暗带清晰,肌丝排列整齐。肺毛细血管基本无收缩,血流畅通。但有少量红细胞渗出。Ⅰ型上皮细胞板层小体内容物丰富,未出现空化。肾上皮细胞未见髓鞘样小体。

(六)血虚证动物模型

主要证候是血虚证、气血两虚证。

1. 造模方法 ①溶血性贫血血虚证模型(乙酰基苯肼法);②失血性贫血血虚证模型;③失血性贫血加营养不良血虚证模型;④再生障碍性贫血血虚证模型(白消安法、苯中毒法、环磷酰胺法、放射线损伤法、丝裂霉素法)。观察指标除血象外,应着重于机体各脏器失于濡养之表现及历时性改变。

2. 造模原理 血为脾胃水谷精微所化生,有营养和滋润作用,是神志活动的物质基础。因失血过多,或脾胃虚弱,生化不足,或七情过度,暗耗阴血,或用药不当,可致血之不足。表现为机体各脏器失于濡养之症状及神志改变。现代研究目前主要从红细胞、血红蛋白减少理解血虚证。袁兴石研究认为,血象白细胞降低为气虚,血红蛋白降低为血虚,血小板低为(肾)阴虚。造模途径以各种方法抑制红细胞生成,或破坏红细胞,或失血。"血为气之母",血虚常兼见气虚。

3. 动物选择 小鼠、*Wistar* 大鼠等。

4. 病理研究 以血细胞成分减少为主,并有功能减弱表现。溶血性贫血血虚证模型以红细胞和血红蛋白减少及肝、脾病变为主,四物汤、八珍汤、十全大补汤、当归补血汤等益气补血方药对其有治疗作用;失血性贫血血虚证模型以红细胞和血红蛋白减少为主，益气补血方药对其有治疗作用；失血性贫血加营养不良血虚证模型以红细胞和血红蛋白减少为主；白消安法、苯中毒法再生障碍性贫血血虚证模型以骨髓抑制及红细胞和血红蛋白减少为主。

5. 治疗研究　生脉注射液对其有治疗作用；环磷酰胺法、放射线损伤法再生障碍性贫血血虚证模型有外周白细胞的减少，益气补血方药对其有治疗作用。

（七）阴虚证动物模型

1. 造模方法　手术造成高位小肠侧瘘。

2. 实验动物　兔。

3. 病理研究　造型 3 天后，见精神委顿，食欲下降，口渴欲饮，四肢无力，消瘦，皮肤弹性降低，出现皱纹；体温下降，耳根较冷；大便量少而稍干，小便较少。后期睑结膜充血及溃疡，脱毛，或见水肿。血 Cl 稍下降，血 Na^+、K^+ 稍上升，血白蛋白含量减少，白/球比例下降。

舌象早期见舌尖稍平坦，后期见舌红、干、瘦，舌尖光莹，裂隙灯下见舌尖部菌状乳头较突出，血管较充血，丝状乳头之突起几乎完全消失，仅存点状痕迹。舌中部菌状乳头减少，血管不易见。丝状乳头显然变平、变钝，但舌边尚存部分较尖锐之丝状乳头。腐苔区经剥掉后舌质平坦，丝状乳头全部消失。净苔区可见极平坦之丝状乳头点状残迹。组织学见舌表皮生发层染色深，核分裂多见增生活跃现象。生发层及棘细胞层均有不同程度空泡样变性。表面角化的细胞因脱屑过快，仅有 1～2 层残留。丝状乳头上的角化丝也因而脱落。故整个表皮层变薄，乳头变平，乳头间隙增宽。表皮下结缔组织无水肿，有明显充血。乳头中有时可见出血，近表皮生发层处有中度淋巴细胞浸润。

二、实证动物模型

实证动物模型主要有血瘀证动物模型，肝郁证动物模型，以及痰证、湿阻证、湿热下注证、食积证、里实证（便秘）动物模型等。血瘀证和肝郁证是研究较多的实证动物模型，并在模型上做了大量病理、治疗机制的研究工作。

（一）血瘀证动物模型

主要证候为血瘀证。

1. 造模方法　①全身性血液循环系统改变血瘀证模型：高分子右旋醣酐法、肾上腺素法、冰浴应激法、低硒饮食法、肾上腺皮质激素法、高分子右旋醣酐加兔脑粉法、肾上腺皮质激素加肾上腺素法、冰浴应激加肾上腺素法、去甲肾上腺素加牛血清白蛋白法、凝血酶法、兔脑粉浸出液法、凝血酶加六氨基己酸法、胎儿羊水法、大肠杆菌内毒素法、金黄色葡萄球菌法、实验性癫痫法、实验性湿热型肾病法、高盐饮食法、寒凝血瘀法、阳虚血瘀法、肾上腺皮质激素加大肠杆菌内毒素法、肾上腺皮质激素加大肠杆菌内毒素加速尿法、大黄加肾上腺素法、电针疼痛法、癫痫法、电脉冲刺激法。②腹腔血凝块血瘀模型。③血栓形成血瘀证模型：体外血栓形成法、颈总动脉血栓形成法、颈总动脉血小板血栓形成法、下腔静脉血栓形成法、光化学反应法。④局部血液循环障碍血瘀证模型：黏膜盐酸滴加法，气管 SO_2 损伤法，肠系膜、黏膜肾上腺素、去甲肾上腺素滴加法，肠系膜超敏反应法，家兔皮管激光损伤法。⑤高脂性疾病血瘀证模型：高脂血清培养血管内皮细胞法、高脂血症法、动脉粥样硬化症法、高脂血症加内毒素应用致 DIC 法。⑥骨折及外伤血瘀证模型：骨折法、外伤法、正加速度惯性力损伤法。⑦心脏移植血瘀证模型。⑧衰老血瘀证模型：自然衰老法、臭氧致自由基损伤衰老法、衰老加饥饿加疲劳加寒凉法。⑨胎儿宫内发育迟缓血瘀证模型：烟熏法。⑩辐射骨髓损伤血瘀证模型。此外，还有心肌缺血性改变血瘀证模型（冠状动脉结扎法、异丙基肾上腺素应用法、冰水应激法、垂体后叶素应用法、高分子右旋醣酐颈静脉注射法、冠状动脉血栓形成法），脑血管疾病血瘀证模型（自身血凝块栓塞法、脑动脉血栓形成法、高血压脑出血法、激光颅脑损伤法、脑内血肿法、低压低灌流法），肺脏疾病血瘀证模型（肺栓塞法、弹性蛋白酶应用法、腺病毒肺炎加去甲肾上腺素法、[60]钴照射或博来霉素或可溶性免疫复合物法、实验性肺纤维化法），肾病血瘀证模型（腺嘌呤法、免疫损伤法），肾血管性高血压血瘀证模型，肠粘连血瘀证模型，肝硬变性血瘀证模型（CCl_4 应用法、CCl_4 损伤加营养不良加酒精应用法），盆腔静脉系瘀血血瘀证模型（输卵管结扎法），慢性肾功能衰竭血瘀证模型（肾皮质电灼法）等。

2. 造模原理 血的运行有赖于心的推动，肺之辅助，脾的统摄，肝之贮藏和疏泄。"气为血之帅"，是血的运行动力。凡各种原因使离开经脉的血液不能及时排出消散而瘀滞于某一处或血液运行受阻，瘀积于经脉或器官之内，均属瘀血。现代研究主要从血液流变学、微循环血栓等理解血瘀证。影响血液循环的因素很多，因此，血瘀证的造模方法是广泛的。

3. 实验动物 兔、大鼠、小鼠、猪、地鼠。

4. 病理研究 主要有全身或局部血液流变学改变、微循环改变、凝血功能改变、血凝块、血肿、血栓、栓塞、DC、血管再生、高血脂、器官移植排斥反应、自身免疫、组织变性坏死、心功能衰竭、炎症等多种不同或复合改变。从中医学角度看，有寒、热、脾虚、阴虚等的区别。血液流变学改变有黏、浓、凝、聚等特性的不同。有研究者认为，大肠杆菌内毒素法血瘀证模型为低凝高黏模型，金黄色葡萄球菌法血瘀证模型为高凝高黏模型，地塞米松加大肠杆菌内毒素法血瘀证模型为高凝模型。

5. 治疗研究 多种活血化瘀方药对血瘀模型有治疗作用。与其他证候相关者用相应辨证治疗方药。治疗方药是川芎注射液、丹麦注射液、川红注射液、抵当汤、桃核承气汤、宫外孕二号方、冠心病二号方、通栓治瘫片、温脉通、化瘀栓（水蛭）等。研究用药主要有丹参、当归、赤芍、鸡血藤、川芎、红花、桃仁等。针刺内关、膈俞亦能达到效果。

（二）肝郁证动物模型

主要证候有肝郁证、肝郁气滞血瘀证、肝郁脾虚证、肝郁血虚证、肝胆湿热证、胸胁苦满证、肝火证、怒伤肝证。

1. 造模方法 ①艾叶注射法肝郁证模型；②埋针法胸胁苦满模型；③CCl_4 法肝郁脾虚，胸胁苦满模型；④急性激怒法肝郁气滞血瘀模型（夹尾法、模具法）；⑤慢性激怒肝郁证模型（夹尾加肾上腺素法）；⑥慢性激怒肝郁型胃溃疡模型；⑦CCl_4损伤加甲状腺素、利舍平应用肝肾阴虚模型；⑧电击刺激法肝郁脾虚模型；⑨束缚法肝郁证模型；⑩大肠杆菌内毒素注射法肝火证模型。此外，还有电刺激"怒吼中枢"法怒伤肝模型、破坏膈区法怒伤肝模型。要注意肝脏损害与肝郁证之联系与区别。加强模型在行为学方面的研究。

2. 造模原理　肝主疏泄，喜条达而恶抑郁，暴怒伤肝。如因情绪抑郁或激怒，或肝脏损害可致肝失疏泄，气机郁滞。表现为情志、消化、肝经循行部位的异常；气为血帅，肝郁乘脾，故易兼见血瘀及脾虚证。现代研究认为，肝郁证与精神情绪相关激素及神经递质改变有关。造模途径主要以药物或物理手段改变精神活动，或通过肝脏损害而改变情绪，或模拟肝郁证主要征象。

"怒伤肝"是目前肝郁证模型的造模方法之一。《素问·阴阳应象大论》曰："东方生风在志为怒。怒伤肝。"《灵枢·本神》指出："肝气虚则恐，实则怒。"《景岳全书·郁证》说："至若情志之郁……辨其三证，庶可无误。盖一曰怒郁，二曰思郁，三曰忧郁。如怒郁者，方其大怒气逆之时，则实邪在肝，多见气满腹胀，所当平也。"叶天士认为：恼怒肝郁。雌性动物使用雌激素是肝郁证的造模方法之一。雌激素增高引起的临床表现，与肝郁见症大致相符。

3. 实验动物　大鼠、小鼠，多选择雌性。

4. 病理研究　激怒肝郁模型以自主神经功能改变及中枢神经递质研究为主，用电击刺激法，实验动物肝郁脾虚模型表现以忧郁症为主，二者均有血液流变学改变；艾叶注射肝郁模型以中毒性肝炎改变为主；胸胁苦满模型以他觉症状为主，见局部炎症。

暴跳，抓咬笼具，不断嘶叫，毛色枯黄，粪便小、干、少。尾呈棕红色并有鳞片出现。消瘦，体重减轻。肝肉眼观察暗红，粗糙（45天）或灰黄、粗糙（60天）。镜下肝细胞肿胀，胞质疏松出现颗粒，门区有嗜酸细胞浸润。中央静脉充血。大脑皮层、丘脑、肝脏的cAMP、cAMP/cGMP增高。红细胞聚集指数有升高趋势，血小板聚集率明显升高，血浆比黏度明显升高，血沉显著加快，全血黏度明显升高。还有研究发现胃浆膜面血管粗大瘀血，黏膜面色红，瘀血。

5. 治疗研究　疏肝理气药（柴胡、杭芍、枳壳、川芎、香附、甘草）降低血小板聚集率，扩大型血小板含量减少，圆树型血小板含量增多。对血沉、血球压积、全血黏度（各切变）、血浆比黏度无明显影响。保元汤对肝郁血虚型慢性活动性肝炎模型有效，龙胆泻肝汤对肝胆湿热型慢性活动性肝炎模型有效。

（三）痰证动物模型

主要证候是痰证。

1. 造模方法　①急性支气管炎证模型（SO_2熏法）；②高脂血症痰证模型（高脂饮食法、地塞米松应用法）。

2. 造模原理　痰为机体津液失常而潴留形成的病理产物。

3. 实验动物　家兔，日本大耳白。

4. 病理研究　以急性支气管炎、肺病理改变或高脂血症为主。

（四）里实证（便秘）动物模型

主要证候有实热便秘、燥结便秘、寒积便秘、虚寒便秘四种。

1 造模方法 实热型便秘应用自身粪便制成 10% 混悬液，灌喂。燥结型便秘用禁水法，使小鼠只食大米，不饮水（包括蔬菜等一切水分来源），连续三天。寒结型便秘是禁食（不禁水）12 小时，用 10% 活性炭 2℃ 冰水，灌喂。每只用量 1mL，连续 3 次，每次间隔 30 分钟。脾胃虚寒型便秘是禁食（不禁水）12 小时，10% 活性炭 2℃ 冰水，灌喂。每只每天用量 1mL，连续 3 天。治疗时间较寒结型便秘小鼠时间长。

2. 实验动物 小鼠。

3. 病理研究 外观干瘪、瘦小，体重减轻，小便发黄，大便干结，并成圆珠状或串珠状，粪便颗粒细小。寒结型便秘研究发现大便颗粒较大而稀软，小便多而清淡。

4. 治疗研究 实热型便秘用大黄使排便时间明显缩短，排便粒数显著增多；用郁李仁使排便时间显著缩短，排便粒数明显增多。燥结型便秘用大黄和巴豆对排便时间和排便粒数无明显影响。寒结型便秘治疗发现，用巴豆使排便时间显著缩短，排便粒数显著增多。大黄和郁李仁对排便时间和排便粒数无显著影响。脾胃虚寒型便秘用温脾汤（大黄、党参、干姜、附子、甘草）使排便时间有缩短趋势，排便粒数明显增多；巴豆使排便时间明显延长；三物备急汤使排便时间更加延长。

（五）食积动物模型

1. 造模方法 喂饲高蛋白高热量饲料（鱼松、豆粉、面粉、牛奶粉组成，比例 1∶1∶1∶2），喂 2 天，第 2 天每只加喂 25% 牛奶粉液 0.5mL，3 次/日。第 3 天观察。

2. 造模原理 主要是饮食内积，损伤脾胃，脾运失常，气滞不行。

3. 实验动物 小鼠，Swiss 种，雄性。

4. 病理研究 活动明显活跃，食量、便量减少。体重增长缓慢。趾心温升高，腹部胀满，腹前、后径增大。肛温升高。粪便中淀粉颗粒及脂肪球增多。胃、肠腔扩大，胀气。胃电呈高频、高幅波形，说明胃功能亢进。血糖、血 Ca^+ 下降，血 Na^+ 也有下降趋势。

5. 治疗研究 保和丸煎剂增加动物食量、便量，减轻腹胀，减小腹围，增加体重，降低趾心温，减小腹前后径，降低肛温，减少粪便中淀粉颗粒。防积汤降低脑组织 cAMP 含量，降低高热所致惊厥率。

（六）湿阻证动物模型

1. 造模方法 先禁食 1 天，饮水自由，然后置于造型箱中，保持温度 31±2℃，相对湿度（95±3）%，每天每只动物给予 20% 蜂蜜饮料 50mL。在造模开始时及造模后第 48 小时、96 小时，每只动物给予猪脂 20g。造模时间为 120 小时。

2. 实验动物 Wistar 大鼠，雄性。

3. 病理研究 动物体温升高，一般呈低热，置于正常环境后 1 天多能自行恢复。体重下降，食欲不振，不思饮水，便溏，消瘦，精神萎靡，嗜卧懒动。阴囊松弛下垂。

舌苔白腻。

4. 治疗研究 金不换正气散煎剂（功效为芳香化湿醒脾，由藿香、苍术、陈皮、制厚朴、姜半夏、甘草组成）能够改善症状、体征，降低体温，增加体重，增加进食量及饮水量；显著降低死亡率。

（七）湿热下注证动物模型

1. 造模方法 用猪流行性腹泻华株病毒（上海市农业科学院畜牧兽医研究所提供），制成1∶5稀释乳剂，以每头口服10mL剂量人工感染乳猪，一般在感染后第2天发病，发病率37/39。在发病后第2天、4天、9天观察。

2. 实验动物 1~5日龄仔猪。

3. 病理研究 体温38℃左右，恶心，呕吐，拒食，腹泻。粪便初期是带肠黏膜和血丝的稀便，以后变为黄白色稀糊状或水样便。镜下见部分小肠黏膜变薄，黏膜上皮变性、坏死，上皮细胞消失。黏膜层毛细血管扩张，充血，伴轻度淋巴细胞、单核细胞浸润。部分小肠黏膜轻度水肿，黏膜上皮和腺上皮分泌黏液小滴增多。肌层和浆膜层变化不明显。肝、肾、心未见明显改变。

（八）里实证动物模型

1. 造模方法 选择毒性极强细菌，经多次复壮，增强致病力后，注入阑尾肌层；并结扎阑尾根部。潜伏期24小时，成模率100%，存活时间30天以上。本法以"邪正相争"理论为指导，"助邪"为选择毒性极强细菌，"伤正"为阻断血循环。造成急性化脓性阑尾炎。

2. 实验动物 犬。

3. 病理研究 术后2天内拒食，神萎，蜷伏不动。大体标本见阑尾粗大，浆膜面血管扩张，充血，有脓性、纤维素性渗出物；肠管增厚水肿，黏膜见散在坏死，溃疡形成；腔内积有脓性渗出物。镜下见阑尾腔内积有成片脓性渗出物，黏膜坏死、脱落，有肉芽组织增生，各层有不同程度充血、水肿等。白细胞、MPT急剧升高。

三、病证结合动物模型

病证结合模型模拟临床辨证辨病相结合的情况，在同一动物体上同时复制具有相互联系的现代西医学的病及中医证候，实质是一类中西医结合模型。病证结合模型促进了对完整疾病（证病一体）的认识和相应模型的发展，以及证候模型与临床的紧密结合应用。病证结合模型增加了模型的变量，使研究的复杂性及提供的信息量均大幅度增长。

病证结合模型造模阶段的完整分组是正常动物、证病结合模型动物、同病不同证动物、同证不同病动物、单纯证动物、单纯病动物。治疗阶段的分组是自然恢复、中药辨病治疗、中药辨证治疗、中药辨病辨证治疗、西药对病治疗。模型阶段的主要研究目的是同病异证或同证异病的病理比较；治疗阶段的主要研究目的是同病异治或同证异治的作用机制研究。

（一）病证结合肾虚证动物模型

1. 肾阳虚型 S$_{180}$ 肉瘤模型 雄性小鼠，体重 20～30g。将 S$_{180}$ 瘤种制成 1g/4mL 生理盐水细胞悬液，每只 0.2mL 接种于右前肢腋部皮下。次日起醋酸可的松注射液肌内注射。用药量每天 100mg/kgbw，用药 2 天；然后每天 150mg/kgbw，用药 3 天；停药 5 天后观察。小鼠渐萎靡不振，竖毛，拱背少动，爬行困难，明显消瘦，死亡。H3 – Thy 标记体内淋巴细胞转化率显著降低。

2. 肾阴虚型 S$_{180}$ 肉瘤模型 雄性小鼠，体重 20～30g。将 S$_{180}$ 瘤种制成 1g/4mL 生理盐水细胞悬液，每只 0.2mL 接种于右前肢腋部皮下，次日起 T$_4$ 加利舍平，灌喂。用药量 T$_4$ 120mg 加利舍平每天 0.8mg/kgbw，用药 5 天后观察。小鼠两眼不张或眼瞎，时有全身抖动，不活跃，继而消瘦，不吃食，反应迟钝。上述表现比单纯肾阴虚动物为重。巨噬细胞吞噬指数无明显变化，H3 – Thy 标记体内淋巴细胞转化率无明显变化。

3. 肾阴虚型高血压模型 *Wistar* 大鼠，体重 160～180g，或犬，20～25kg。肾血管狭窄高血压模型用滋肾阴方药有效，用温肾阳方药反而加重其病情，所以认为它属肾阴虚型高血压。具体有双肾 8 字结扎加盐水法、二肾一夹法、一肾一夹法、双肾双夹法。

4. 阳虚型高血压模型 *Wistar* 大鼠，体重 100～200g。肾上腺皮质再生型高血压模型用温补肾阳方药能降低血压而用滋补肾阴方药无显著作用。所以认为它属于肾阳虚型高血压模型。手术切除一侧肾脏及肾上腺，另一侧肾上腺挖去髓质及大部分皮质，术后饮 1% 食盐液。术后约 8 周成模，成模率约 74%。

5. 肾阴阳两虚型高血压模型 自发性高血压模型应用滋肾阴、温肾阳方药均能降低其血压，所以认为其属于肾阴阳两虚型高血压模型。

实验动物：自发性高血压大鼠，雌性或雄性，年龄 3 个月，体重雌性 165～195g，雄性 225～275g。血压 21.59kPa（162mmHg），4 周后升至 27.86kPa（209mmHg）。

（二）病证结合脾虚证动物模型

1. 脾阳虚证腹水型肝癌模型 BALB/c 纯系雌性小鼠，体重 18～20g。大黄水煎液和芒硝水溶液以 4∶1 比例混合，灌喂。给药第 9 天接种腹水型肝癌细胞（HAC）。

病理研究：肿瘤生长特点是荷瘤早期肿瘤生长快，表现为潜伏期短，瘤体大。接种瘤细胞数量减少时，这一规律更为明显。荷瘤后期，当瘤体达一定体积，生长反而减慢，而且腹水生长也减慢。生存期短，包括中位生存期和平均生存期均变短。

在免疫功能方面，无论是否去除黏附细胞，脾淋巴细胞转化率对 ConA 反应明显低下。脾虚荷瘤小鼠脾细胞对正常小鼠脾淋巴细胞转化有抑制作用，起抑制作用的细胞或物质不是来自单核巨噬细胞，可能是 T 抑制淋巴细胞。

2. 脾阳虚证实体型肝癌模型 BALB/c 雌性纯系裸鼠（nu/nu），鼠龄 6～8 周。大黄水煎液与芒硝水溶液以 4∶1 比例混合，每只每天用药量 0.3～0.5g，用药 63 天。在第 8 天每只动物在腋下皮下接种一块约 2mm^3 的裸鼠原发性人体肝痘癌组织。

病理研究：脾虚型肝癌肿瘤的 S 期细胞比例最高，G/G1 期细胞比例无明显变化；增殖指数明显增高；血清甲胎蛋白浓度显著增高。

3. 脾阳虚证 S_{180} 肉瘤模型 雌性小鼠，18～20g。大黄水煎液，灌喂。每天用药量 52.6g/kgbw，用药天数 9 天。然后接种 S_{180} 瘤种。成模率 98%。

病理研究：大黄造型后见溏泄、脱肛、行动迟缓、纳少消瘦、体重减轻、毛疏散、枯槁。移植性肿瘤生长快。

4. 脾阳虚证肝损伤模型 *Wistar* 大鼠，体重 150～250g。大黄水煎液，灌喂。每天用药量 30g/kgbw，用药 14 天或 21 天。实验第 1 天及以后每 3 天皮下注射 50% 四氯化碳花生油液 1.5g/kgbw，至实验结束。

病理研究：肝 SDH、G－6－P 活性明显降低。肝细胞核酸、蛋白质合成能力下降。脾虚 CCl_4 肝损伤组与单纯 CCl_4 肝损伤组比较，即使前者 CCl_4 用量较小，其肝脏损伤程度也与后者近似。PHA、DNCB 皮试、酯酶标记 T 淋巴细胞计数表明细胞免疫功能降低，程度较单纯肝损伤者严重。体重在造型第 7 天后明显低于正常对照组和单纯 CCl_4 肝损伤组。

5. 脾气虚证创伤愈合模型 雌性 *Wistar* 大鼠，体重 130～200g。用耗气破气加饥饱失常法建立脾虚证模型。厚朴、枳实、大黄以 3：3：2 比例散末混合煎剂，灌喂。每 2 天用药量 24.6g/kgbw，喂药当日禁食，次日给食不限量。造模天数 42 天。然后在背部皮肤切去 2cm×2cm 皮块，深至深筋膜，形成创伤。术后观察 21 天。

病理研究：造型 7 天后动物体瘦，20 天出现毛枯不泽，便溏，反应迟钝，易于捕捉，尾色灰白，少数动物尾部出现溃疡；体重增长缓慢。

此外，还有脾气虚证胃溃疡模型、脾阳虚证胃溃疡模型、脾气虚证慢性萎缩性胃炎模型，都是在脾气虚、脾阳虚证的基础上，用醋酸法建立胃溃疡模型等。

（三）病证结合心力衰竭动物模型的研究

1. 心气虚证心衰模型 结扎大鼠左冠状动脉造成急性心肌梗死，常规喂养 1 个月，经心阻抗法检测心功能，CI 值 ≤180mL/（min·kg）者列入观察对象，并应用大鼠力竭性游泳实验制作大鼠气虚证心力衰竭。或者结扎大鼠心脏前降支动脉致心力衰竭模型，于术后 9～12 周，应用一氧化氮合酶抑制剂致血压升高、心力衰竭加重。

病理研究：通过采用无创性阻抗血流图法血流动力学（SV、CO、CI、LVET）测定、心电图心率测定、呼吸测定、细胞凋亡及免疫组化等指标，各项符合大鼠气虚证心力衰竭模型。或有研究发现，造模后大鼠心电图 ST 段升高，异常 Q 波数量、脏体比值、左室腔面积和心肌胶原面积、力竭游泳时间、心功能表现等属于心气虚证候。

2. 心阳虚证心衰模型 兔去甲肾上腺素按照 1mg/kg 滴注，即将去甲肾上腺素加入 40mL 生理盐水中，经耳缘静脉滴注，90 分钟滴完。

病理研究：血流动力学明显异常，表现为心率增快，ASP、ADP、LVSP 及 ± dp/dt-max 显著降低，LVEDP 显著升高。表现为全血黏度、血浆黏度、红细胞压积、纤维蛋白原明显增高。TXB_2 明显增高，6－K－$PGF_{1\alpha}$ 显著下降。光镜病理表现：心肌组织可见片状及点状坏死，病灶广泛，心肌细胞肿胀明显，部分心肌细胞空泡变性，胞核增大、深染。

3. 气虚血瘀证心衰模型 大鼠或兔。左冠脉主干结扎术后缝合，有反复多次大剂量静脉滴注去甲肾上腺素复制了兔气虚血瘀型充血性心力衰竭模型。

病理研究：倦怠，黄白色口唇，舌质暗、瘀斑，呼吸、心率加快。测左室心功能和 PRA、Ang Ⅱ、TXB$_2$、PAI – 1 及心脏均明显扩大、变软，心肌颜色变暗。心肌组织形态学观察：心肌细胞核固缩，异染色质呈块团状，可见核仁，肌原纤维排列紊乱、断裂及缺失，各带难以分辨，肿胀，空泡化，闰盘间隙增宽，紧密连接及桥粒连接消失。

4. 心肾阳虚证心衰模型 切除大鼠双侧甲状腺组织造成肾阳虚，甲状腺组织切除 1 周后各组再每次腹腔注射多柔比星 0.1mL/100g 体重，每周 3 次，共 2 周，造成心肾阳虚。

病理研究：大鼠左心室肌标本在电镜下可见心肌细胞结构损害严重，大多数肌纤维明显肿胀，线粒体也见肿胀，且有嵴断裂或消失，细胞间质也肿胀。

5. 少阴病阳虚水停证心衰模型 成年健康兔，先灌服寒凉药（石膏、知母按 2∶1.5 的比例配伍，常规水煎，浓缩成 100% 水煎液）7 天，剂量为 7mL/kg。停灌寒凉药的次日，将兔固定于手术台，2% 普鲁卡因局部麻醉，在无菌操作手术下，沿胸骨左缘切开皮肤肌肉，剪断第 2、3 肋骨，用开胸器撑开，暴露出心脏，再夹住心耳，稍提起暴露冠状动脉。在冠状动脉起始部下 0.5cm 处，用丝线结扎左冠状动脉前降支，为防止存在侧支循环，再在结扎处的下方约 1cm 处再行结扎，然后用血管分离钳分离主动脉，用自制缩窄环套住升主动脉，使两端相接环的长度较升主动脉周径的 2/3 长 1 ~ 2mm，关闭心包膜，缝合切口，整个手术期间均维持兔的自主呼吸，以建立充血性心力衰竭少阴病阳虚水停证兔动物模型。

病理研究：结扎处心肌坏死，心肌肥厚，肝脏出现瘀斑。

第五节 证候和证型确定及预评价

辨证论治是中医临床治疗的基本法则，其精神与涵义就是辨别证象，分析病因、病性和发展趋势，三因制宜判定疾病的本质，从而全面地决定治疗方针，整体地施行治疗的方法。证候与中医体质的关系是量的关系，证候模型与体质模型无本质区别。

一、证候和证型的确定

1. 证候模型建立的基本步骤 首先对证候通过中医理论、临床实践、历史沿革、实质研究、相关证候及相关病种，进行客观化、规范化、实证化、多态性研究和病因、诊断、治疗等多角度的研究，形成一个清楚的概念；然后将这一证候概念在思维上映射于动物；最后围绕这一映射的实现，对有关因素进行实验设计。

2. 症候与病理的关系 症候是中医所认识的人体病理状态，它与现代西医学所认识的病理状态（病）之间，存在着不同、相关、相同（异名同实）三种类型的关系。大多数证候没有对应或完全对应的病，这从证候与病之间广泛存在的组合关系上可反映出来。形成证候与病之间不同之处的原因，可能只是技术性的，也可能源于认识方法的差异。从临床实践看，证候所反映的病理是重要的，在一定情况下比病更接近于疾病的本质。因此，在病的动物模型之外，复制证候模型是必要的。

3. 证和病本质的一致性　证和病都是反映疾病本质的概念。其差别只是技术性的，病与证的区别是这类病与那类病的区别，或这类证与那类证的区别，不是两种并列的病理概念的区别。所以，证候动物模型和病的动物模型并非两类截然不同的事物。长期以来认为证不是病，也不是证候群的看法难以成立。

4. 模型证候与所研究证型的一致性　如暂无合适的模型，可从两个方向选择替代模型：一是对拟研究证型内涵的扩大，如用气虚模型代替肺气虚模型；二是对拟研究模型内涵的限制，如以肝血瘀模型代替血瘀模型。证病结合模型则可用单纯证候和病的模型代替。模型证型的选择还需考虑证型名称外的实际生物学特点的吻合。中医临床证候往往是多态的，同一证型可能有多种不同的病理状态；同一证型模型也可有多种。

5. 有机的实验体系的形成　证候模型实验需与其他形式的动物实验结合，形成一个有机的实验体系，如与正常动物实验、离体实验、细胞学实验、模型病理的极端情形实验（如阳虚与亡阳）、模型病理的某一方面实验、从复合因素模型中抽象出某一单一因素（如脾虚多因素）模型实验等结合研究，以完善模型研究。

二、证候和证型的预评价

中医证候动物模型的研制，长期处于制作模型阶段，对于模型的完善、定型及实用方面的研究尚很欠缺。实际上，真正依据中医理论复制的模型很少，这些不足随着中医证候动物模型研究的发展，变得愈加突出。今后中医证候动物模型的复制，必须在中医整体观的指导下，其造模因素必须有直接的中医理论依据，且使现有模型在应用中得到验证、完善、定型，从而使得中医证候动物模型学真正成为在中医理论指导下的系统学科。

（一）评价依据

1. 理想证候动物模型的特征　①普适性，即对研究主题的各方面要素基本相应。②可重复性。③定量和定性相结合。④开放性，即模型不是孤立的，排它的，而是在不断吸收先进技术和理论的过程中变换和发展。⑤累积性，即模型有累积知识的能力，其造模方案、数据信息可以实现重复累积。⑥特异性或专门性，一种模型表述的是特定范围内的现象或过程。⑦易化性，即易于建立和使用，也易于被其他人员所理解。

2. 证候模型的评价依据　与临床一样有五个方面：症状、病因、治疗、相关因素（年龄、性别、气候、地域等）、客观指标。症状（包括体征）在证候临床诊断上起着最重要的作用，要考察模型所表现出的症状和体征是否符合中医某种证候的主要病理变化。这其中可以纳入证的某些现代实验室研究成果作为判断的依据之一。病因与证候之间存在相互的特异性。中西医结合学会1986年修订的"中医虚证辨证参考标准"指出：久病为虚证诊断之重要前提。"证同治亦同，证异治亦异"，证候与治疗之间也存在着相互的特异性。治疗效果成为检验证候诊断是否正确的一个重要参数。

（二）评价标准的变换

临床诊断的依据用于证候模型应作适当变换，变换的原因和依据有两个方面：一是动物各种生物学特性与人的非本质差别及其规律；一是实验要求与临床观察要求不同。如人之脉诊部位在寸口，马之脉诊部位在胸凫；又如，兽医以草料迟细代替纳呆，以起卧代替腹痛，孔繁智以呼吸道黏膜细菌黏附数代表肺卫不固之体弱易感。各种变换规律如抽象变换则、分析变换则、求果变换则等。

（三）证候模型的诊断存在着模糊性

由于对模型证候的诊断标准不统一，使模型与证候的对应关系变得不确定。这一问题的根本原因在于临床证候诊断标准的不统一。如脾气虚诊断依据即有中国中西医结合学会标准、各脾虚证研究机构标准、原卫生部药政局标准、儿科标准、各脾胃学说研究专家标准等多种；各标准本身又因为采取主次症法、积分法、浮动阈值法诊断而成为事实上的多个标准；而上述标准之外，绝大多数临床医家均有各自的经验性标准。各标准间均存在显著性差异。因此，脾气虚证模型的诊断标准必然难以统一。

证候诊断标准的不统一有两种类型：一是量的差异，即一般所称的模糊；二是质的差异，也即证候的多态性和同态性。证候的多态性是指在目前所认为的某一最基本证型中，包含着若干可分辨的、有意义的不同病理状态。证候的同态性是指在目前所认为的两个或多个无关证型中，包含着共同的病理状态。证候的多态性和同态性是由于中医学的传统方法论特点所决定的。

同一证候模型往往有不同造模方法形成的多个模型，在诊断上人们常会提出"哪个像"的问题，即"哪个（模型）像（该证候）"。但这一问题也常应转化为"像哪个"，即"（哪个模型）像（该证候的）哪个（态）"因为如上述，证候往往具有多态性。

证候由于存在着模糊性、多态性及同态性，模型及临床的特异性诊断指标是难以得到的。但客观地认识及揭示证候的模糊性、多态性及同态性，可为特异性诊断指标的发现创造条件。从证候多态性理论看，研究者对某一证候的诊断标准如与规范性诊断标准不同，在明确其诊断标准及必要时阐述其理由之后，可在这一证候名下使用个人的诊断标准。

（四）关于证候命名

同一动物模型由于诊断角度的不同可有不同的证候命名，如放射性骨髓损伤模型，从肾主骨生髓来说是肾虚模型，从血象来说是血虚模型，从骨髓微循环改变来说是血瘀模型。临床上同样的情况也是常见的。但要注意在同一动物体上各种证候病理不会是相互孤立的，而是相互影响的，如实际上伴有肾虚证的血瘀模型和伴有肝郁证的血瘀模型，其病理改变可能会有所差别。另一方面，对模型病理本质的理解应从实舍名。如上述放射性骨髓损伤模型，可能只是作为肾虚模型建立的，但应知道其同时也是血虚模型及血瘀模型。同时，这一血虚模型与这一肾虚模型之间，较之与乙酰苯肼所致小鼠溶血性贫血血虚模型模型之间，其病理本质可能更为接近。

（五）其他

对于利用治疗反证对某一模型证候诊断，不宜简单化理解。应考虑临床上治疗方药与证候的双向特异性程度，以及特异性的表现内容，据此在模型上进行多角度的比较研究。

证候模型的诊断，一方面用传统诊断症征，另一方面用以微观指标为代表的各种现代客观指标。使用现代客观指标进行诊断，不仅是对传统症征的重复及补充，更重要的是超越。超越的途径包括赋以证候新的含义，揭示证候的多态性、同态性，建立新的证型等。

临床和模型证候的诊断，有时应注意局部证候与全身证候的不一致性，如骨折血瘀模型在初期局部与全身凝血状态可能呈相反趋势，又如某些萎缩性胃炎患者胃黏膜的衰老（虚证）可能明显快于整个机体的衰老，因而其局部辨证与全身辨证可能存在差异。

证候模型与临床证候之间、同一证候不同模型之间、不同证候模型之间应进行比较医学研究，并应客观地包含相似方面和不相似方面。

第七章　解剖学实验技术

随着现代科学技术的发展，解剖学（anatomy）早已超出了以大体形态为中心的研究范畴。但在具体研究过程中，解剖学技术仍然是不可缺少的。解剖学技术直接关系到所提供的标本和资料的系统性、完整性和精确性，影响着后续实验结果的可信性。

人体解剖结构和功能最复杂的系统当属神经系统（nervous system），因此，本章以神经系统为例，简要介绍解剖学实验技术。

第一节　标本采集

人体组织器官标本的采集是解剖学的基本技术，既是制作大体标本（specimens）的前提，也是为生理、病理、生化及分子生物学等研究提供合格标本的关键技术。

一、标本收集

脑和脊髓（brain and spinal cord）是人体最复杂的器官，位于颅内和椎管内。所以，移取脑和脊髓，除用一般的解剖器械外，必须备有开颅和椎管的特殊工具。

（一）固定尸体脑的移取

1. 剥离　在尸体上，自眉间向上经颅顶正中线延续至枕外隆凸，纵行切开头皮和帽状腱膜直至骨膜。在骨膜下向两侧钝性剥离颅顶部软组织和额肌起点，将颅顶部软组织向下翻到两侧耳根的上方为止。

2. 锯颅　用锯绕颅骨于眉弓及枕外隆凸上1cm处，环形锯开颅骨外板及板障，当见到锯口有染血迹的锯（骨）末出现时，立刻停锯。由于两侧颞部骨质较薄，所以不宜锯得太深。用丁字凿轻轻凿开内板并将其插入锯口，两手握住丁字凿把手，用力扭动，揭开颅盖，此时可见覆盖脑表面的硬脑膜。

3. 暴露　在距颅骨锯口断端上方0.5cm处剪开硬脑膜，并水平向后剪至枕部。在鸡冠处，切断突入两大脑半球之间的大脑镰附着部及汇入上矢状窦的静脉，然后向后方揭起硬脑膜及大脑镰。此时，要注意剪断桥静脉和蛛网膜颗粒，避免拉坏脑组织。

4. 取脑　自额骨后方将手指深入颅前窝，轻轻推压大脑额叶，直至见到筛板上的嗅球为止。从筛板上切断嗅丝，将嗅球与脑拉起，见到视交叉时立刻停止。依次切断颈内动脉、视神经。将脑向后拉，切开鞍隔，挖取垂体。继续将脑向后拉起，切断动眼神经和滑车神经。将脑向一侧推，从颅中窝拉出颞叶前端（对侧同样处理），暴露大脑枕叶和小脑之间的小脑幕，沿颞骨岩部上缘切断两侧的三叉神经、展神经、面神经、位听神经及小脑幕。将头复正，项部垫枕，使头后仰，用手托住脑背面，容其向后脱出少许，用长柄刀深入脑底，依次切断舌咽神经、迷走神经、副神经、舌下神经和椎动脉等；再从脑干腹侧面伸刀入枕骨大孔，切断脊髓上端，即可将脑完整取出，用流水冲洗干净备用。

（二）未固定尸体脑的移取

将新鲜尸体流水冲洗消毒后，仰卧于解剖操作台上，项垫木枕，钝性剥离颅顶部软组织，并向前、后翻开，其余操作步骤同上。注意：新鲜脑很软，易变形和挫伤，操作过程中必须用手托扶，取出脑后应立刻用纱布包裹，悬浮在固定液中保存，以免变形。

（三）脊髓的移取

将已取脑或未取脑的尸体俯卧于解剖操作台上，颈部垫枕，沿背正中线，自枕骨至骶尾结合处，纵行切开皮肤，将皮肤翻向两侧，分别距正中线10cm。

切除枕、项部和背部正中线左右各10cm范围内的深层肌肉、项韧带、肋横突后韧带和横突间韧带，用骨膜剥离器或骨凿，沿棘突将骨膜向外剥离达横突和肋骨后端。

调整双刃弓锯（脊柱锯）的宽度，自上而下锯断棘突两侧全部的椎弓和骶骨的椎弓板，也可用骨钳逐个剪断椎弓。将棘突与椎弓拿掉，暴露椎管内的硬脊膜和脊髓。

于枕骨大孔处切断椎动脉和脊髓（脑已被取完者，不需此项操作）。

逐一修剪椎间孔，暴露脊神经根、脊神经节和脊神经，于脊神经节远端逐个游离和切断脊神经（根据标本所需的内容和造型设计，保留适当长度的脊神经）。将脊髓被膜、脊髓和脊神经一并轻轻提起，整条脊髓及被膜即可完整取出，流水冲洗，保存备用。

二、标本保存

从已防腐固定尸体取出的脑和脊髓，流水洗净凝血块和其他组织碎屑，置10%福尔马林液中继续固定。为保证脑外形完整，应在标本缸或瓶底衬垫棉花，每瓶只能装一个脑和一条脊髓，以免互相挤压变形。也可用线穿过基底动脉，将脑悬吊在固定液内。

从未经防腐固定尸体取出的新鲜脑和脊髓，需用纱布包裹，瓶底衬垫棉花，然后放入10%福尔马林液中，固定1个月以上才能充分固定硬化。在此期间，应根据气温的高低，更换新固定液两次以上。

脊髓的固定和保存：应注意将脊髓伸展理直，如带脊神经，应同时加以整理修洁，一同固定在玻璃板或塑料板上，然后放在10%福尔马林液中固定保存。

三、组织取材

尸体解剖观察器官组织的大体形态结构，难以精确判定疾病的病因。因此，需要对所取标本进一步做病理学等方面的研究。具体研究过程中，要注意取材的方法。

（一）脑标本取材

为了系统性地积累资料，使每例尸检脑标本的组织切片都有可比性，应建立规范的脑组织学取材方法。以冠状位切脑为例，取材部位应包括：

双侧额叶的皮质和白质：取材最好在旁正中线1.5cm处，因为这个部位往往是脑分水岭梗死的部位。如有特殊需要，应根据具体实验要求确定取材部位。

双侧顶叶的皮质和白质：取材要求同额叶。

双侧颞叶的皮质和白质：一般以颞中回为主。

双侧枕叶的皮质和白质：常规取距状沟的有纹皮质。

双侧基底核：一般取尾状核和豆状核的头部。

双侧视丘和内囊：取经灰结节的切面。

双侧海马和外侧膝状体：取经中脑前后径1/2处的切面。

双侧杏仁核、双侧扣带回、双侧视神经和视交叉。

脑干取材：一般要求中脑2块，包括中脑的上、下丘；脑桥3块；延髓3块。

小脑取材：一般包括双侧小脑皮质、白质和皮质下的灰质。

脑标本的常规取材数量较多，一般25~30块，能基本保证不漏掉肉眼看不到的病变。取材的组织块要相对大一些，皮质和白质以2cm×2cm为宜，脑干最好要完整的切面。

左右两侧标本要对称摆放，按左单右双（或L、R）编号，便于有序地存放。用记号笔将号码写在要切的组织面的背侧，待墨汁晾干后根据不同实验要求进行后处理。

（二）脊髓标本取材

脊髓标本取材较脑标本取材简单得多，常规检查采用水平切面（或横断面）。取材的关键是要定位清楚、准确，每一块标本都要注明取材的节段，同时用记号笔记好左、右侧和上、下面，以免因各切面形态相似而混淆。

（三）视神经、眼球和内耳取材

将脑和脊髓取出后，凿开颅前窝底的骨板，暴露眼眶的内容物，去掉眼球后方及视神经周围的脂肪组织，暴露眼球和视神经。用锋利刀片在眼球上沿赤道线迅速切开，完全分离眼球的前后部，取出后半部眼球和视神经，置于盛有清水的容器中，观察眼底的改变。将左右眼球加以标记，固定于10%福尔马林液中待检。

用电动石膏锯或凿，打开颞骨岩部内侧的1/2（靠近蝶骨的1/2），暴露内耳，系统检查后，将听小骨及内耳迷路做进一步检查。不要弄破鼓膜，以免尸检后耳道流液。

第二节　大体标本

脑和脊髓标本的种类繁多，可根据教学和科研需要，制作整体或局部标本。应选择固定硬化好、外形端正、完整无损的脑和脊髓。

一、脑和脊髓整体标本

经动脉灌注染料的尸体，取完整的带血管及脑神经根和脊神经根的脑脊髓标本。

修洁脑底部 12 对脑神经根和脑基底动脉环，保留完整的脑和脊髓全貌标本。也可以用脑刀将左、右大脑半球切除，制成脑干和脊髓的连接标本。

沿脊髓的前、后面，自上而下纵行剪开硬脊膜的全长，剪掉脊髓前、后面的大部分硬脊膜，充分显示脊髓前动脉和后动脉、脊髓圆锥、终丝、脊神经前根和后根、脊神经节、马尾及齿状韧带等结构。

可根据标本设计要求和造型进行修剪，保留适当长度的周围神经。

将脑与脊髓和周围神经固定于有机玻璃盒内的塑料板或支架上，封盒保存。

二、纤维束与核群标本

纤维束（fiber bundles）剥离标本，能形象立体地展示脑的主要传导束及核群（nuclear group），对中枢神经系统解耦结构的理解和记忆很有帮助。

制作脑内神经核群和神经纤维束标本，需选用大脑外形完整、充分固定的新鲜脑。首先将脑膜和脑血管剥离干净，流水缓慢冲洗。然后采用特殊的药液浸泡和特殊技术处理。制作脑解剖剥离标本，需要熟悉脑的内部结构，掌握各结构的空间位置关系。

（一）主要纤维束

脑主要纤维束包括投射纤维、联络纤维和连合纤维。将位于其表面的灰质结构剥去，用钝头镊子或牙科探针等，顺纤维方向逐层剥离，便可暴露纤维自然走行的形态。

1. 投射纤维 主要包括内囊纤维和上续的放射冠。一般从外侧面显示，由大脑外侧裂开始，切除脑岛盖，用牙科充填器或竹片刀小心剥去脑岛的灰质和白质，去掉屏状核和外囊，再挖去豆状核，直到显露出上、下方向放射走行的纤维束，即内囊。也可从正中矢状切开的大脑标本的内侧面挖除丘脑，显露内囊纤维。

2. 联络纤维 联络纤维包括短的联络纤维和较长的联络纤维。短的联络纤维是绕过每一脑沟沟底、联络与相邻脑回之间的纤维，即弓状纤维。在相邻两脑回之间，剥除脑沟表层的灰质便可显露。较长的联络纤维多是联络于相距较远的脑回之间，比较重要的有扣带、钩束、上纵束和下纵束。刮除扣带回的灰质，可显露其深面的扣带。在大脑外侧沟底面，清除脑岛的灰质，暴露出呈钩行绕过大脑外侧沟底的钩束。除去颞叶外侧面和相邻的枕叶部分灰质，刮除短的联络纤维，可显示半球外侧面下份深层的由枕极伸至颞极的下纵束。切除额、顶叶部的岛盖，在脑岛上方沿前后方向轻轻刮除额、顶叶部岛盖根部的白质，可找到一些前后走行的上纵束。

3. 连合纤维 最主要的是胼胝体。由大脑纵裂开始，把两侧大脑半球上部的脑组织撕去，直达冠状走行的纤维，即胼胝体。两侧再向外追踪，可看见它进入大脑半球内部由白质构成的半卵圆中心，剥出扣带回的剩余部分及位于额叶和顶叶的部分，可暴露出由胼胝体膝部和压部扩散而形成的小钳和大钳。切除脑岛和屏状核下部，暴露出一个圆形束，便是连接两侧大脑半球颞叶前下份的前连合。

4. 小脑的纤维　小脑借上、中、下脚分别与中脑、脑桥和延髓相连。小脑中脚最大，由脑桥横行纤维组成。用竹片刀循中脚的方向，剥去小脑水平裂前份附近的灰质，便可暴露散入小脑半球白质内的小脑中脚纤维。紧靠小脑中脚的内侧，沿小脑上脚方向去除部分小脑前叶和中叶，便可显示小脑上脚起自小脑齿状核的部位。中脚与上脚之间的纤维束，为小脑下脚，由延髓橄榄核后外侧上行，至脑桥背后方，扩展呈扇形进入小脑。

（二）主要核群的显示

1. 大脑内部的主要核群　包括豆状核、尾状核、杏仁核及屏状核，合称基底核。将小脑三对脚紧贴小脑处切断并去除小脑，再剥去脑岛的灰质和白质，便可暴露出较薄的屏状核。用钝性刀轻轻刮去屏状核，再一片片撕去屏状核内侧薄薄的外囊，可清晰显示出豆状核。在大脑半球的内侧面，经尾状核头部与胼胝体嘴之间，用刀柄插入侧脑室前角内，将胼胝体嘴与尾状核分离，并向上撕开并推向膝部，以暴露豆状核和尾状核相连续的部位。由尾状核头部开始，沿此核向后、向下，然后转向前，修洁尾状核。杏仁核一部分位于侧脑室下角顶部前端，一部分位于海马回钩内，与尾状核尾部的末端相接，循尾状核尖端可找到杏仁核，经过乳头体的脑冠状切面，也可显示杏仁核。

2. 丘脑核群和脑干核群　通常用切面标本显示。

3. 小脑核群　以齿状核最重要。将手指伸入小脑水平裂前份，剥去小脑上部，显示小脑上脚，然后用钝头镊子将上脚后面的白质撕掉，直到灰质，便是小脑齿状核。小脑顶核位于第四脑室顶的中线附近，靠近小脑舌和中央小叶的腹面。球状核居顶核与栓状核之间。这些核团位置较深且较小，剥离时较难寻找，可用脑切面标本显示。

三、脑血管标本

（一）脑膜血管透明显示法

选新鲜尸头，经颈总动脉灌注用10%福尔马林液固定，放置24～48小时后再注入红色乳胶血管填充剂（15%～20%过氯乙烯）。然后将尸头放入10%福尔马林液中浸泡30天左右，彻底防腐固定。常规取脑，放入70%的甘油中浸泡，利用甘油对血管壁的透明作用，可清楚显示脑膜血管。若显示三层脑膜的形态，可于原位保留脑，开窗法分层暴露。

（二）静脉窦与脑膜中动脉显示法

切开头皮，锯切颅骨，钝性剥离颅底硬脑膜，直到枕骨大孔部。颅底蝶骨小翼和前、后床突很难与硬脑膜分离，可用骨凿将骨质连同硬脑膜一同游离，确保硬脑膜完整。切断硬脊膜和脊髓上端，于硬脑膜枕骨大孔部去掉脑组织，冲洗干净备用。

用红色乳胶填充剂灌注硬脑膜静脉窦和脑膜中动脉。将硬脑膜腔内充满自来水，使其恢复正常形态。待填充剂固化后漂白、透明。灌注处理的标本，放入70%的甘油中浸泡透明，可清晰显示硬脑膜静脉窦相互连通的三维立体关系和完整的脑膜中动脉分布状况。

（三）脑血管的显示

经股动脉灌注红色乳胶填充剂，常规移取脑血管标本，细心清除脑蛛网膜，切除一侧大脑颞叶、枕叶及对侧额、顶两叶部和小脑半球，以清楚地暴露颈内动脉、基底动脉、脑底动脉环和各动脉分支的分布区域。经大脑前、中、后动脉，分别灌注不同颜色的填充剂，可以显示这三条动脉在大脑和小脑半球表面的分布范围。

脑动、静脉可用不同颜色填充剂，分别灌注颈内动脉、椎动脉和颈内静脉、椎静脉。在同一个标本上同时灌注动脉和静脉时，需注意掌握灌注压力和灌注填充剂的量，以免动、静脉内填充的颜色相互渗透，影响标本的质量。

脑微血管显示法：用碳素墨水 4 份、甲醛 1 份、蒸馏水 2 份，多层纱布过滤后，经颈内动脉和椎动脉灌注新鲜尸体头。然后放入 10% 的福尔马林液浸泡 24～48 小时。常规方法取脑，放入福尔马林液中，继续防腐固定 30 天左右。

其他器官（新、肝、肾等）的血管分布，可用同样的方法显示出来。

第三节　铸型标本

脑室（ventricle）是深居脑内的不规则腔隙，可采用解剖法和铸型法显示侧脑室、第三脑室、第四脑室和中脑导水管。用铸型法显示脑室的立体形态，便于观察其全貌和各部之间的相互联系。常用的铸型法有塑料铸型法、立体重塑法和易熔合金铸型法。其他器官的不规则腔隙（内耳、肺支气管、肾盂等）也可用类似方法显示。

选择合适的脑标本是铸型（casting）成败的基本条件，应选用经过高浓度福尔马林液充分固定硬化和无变形的脑。此外，还应注意小脑和脑干完整、脑膜完整、构成第三脑室前壁的中板和下丘脑的灰结节等处无破损，以防灌注时铸型剂漏出。

一、塑料铸型法

塑料铸型法以高分子塑料树脂为填充剂灌注显示脑室系统，操作简便，易于掌握。常用的塑料有过氯乙烯、环氧树脂及自凝牙托粉等。过氯乙烯属于溶剂挥发成型法，收缩率较大。环氧树脂和自凝牙托粉都属化学反应成型法，收缩率较小，成型快。

二、立体重塑法

立体重塑法用塑料、石膏或硬蜡等填充剂填塞脑室，凝固后取出铸型，依次结合，使之重塑成为完整的脑室系统的铸型。

三、易熔合金铸型法

易熔合金铸型法铸型效果较好，较为常用。其操作如下：

1. 填充剂配制　将熔点较高的铅用铁锅熔化，温度稍降后加入铋；铋完全熔化后，继续降低温度，将锡加入熔化；温度再降低后加入镉。因镉易氧化而燃烧，故熔化时温度不宜过高。待镉完全熔化后，室温下自然冷却。

2. 钻孔　在一侧半球的中央前回距大脑纵裂 1.5～2.0cm 处，用头端锐利的铜导管（内径 5mm）垂直向下螺旋式插入（4～5cm）侧脑室，清除插孔内残留的脑组织，以免掉入脑室影响铸型。在另一半球的相同部位，切一漏斗形孔（外口径 1.5cm，内口径 1.7cm）直通脑室。然后把脑置于水中，用橡皮管插入一侧孔内轻轻吹气，如对侧孔有气泡出现，证明左右两侧脑室畅通无阻。吹气时用手将对侧孔堵上，如有气泡从第四脑室的正中孔或外侧孔出现，证明侧脑室与第三、四脑室相通。

3. 灌注　将脑完全浸泡于 60℃ 的温水内 1～2 小时，取易熔合金 250～300g 加热完全熔化。将脑从热水中取出，在脑底部垫一厚层蘸有冷水的棉花，使灌注时可能经终板处漏出的合金遇冷迅速凝固。然后迅速将熔化的合金倒入漏斗形孔内。灌注时可按前后方向缓缓振荡，使合金能充分注入脑室各角。有时合金不易充满第四脑室，待注入侧脑室的合金冷却后，将脑倒置，再经第四脑室正中孔局部注入少量合金。

4. 显露铸型　将灌注好的脑浸入冷水中，待铸型的合金冷却凝固后，用脑刀从水平方向除去脑组织。在显露过程中，如有不完整的部位可注入少量合金填补。待铸型完全显露后，用烧热的铜片切去钻孔处多余的合金，即可获得完整的脑室铸型标本。

第四节　断层标本

断层解剖学（sectional anatomy）通过不同方向各种断面，在保持机体结构原位的情况下，准确地展示器官组织的断面形态、位置和毗邻关系；还可利用连续断面追踪观察，或借助计算机进行定量分析和三维重建，重塑人体外部形态和内部结构的空间配布。目前，国内外科学家通过计算机三维重建技术，建立立体"可视人"模拟人体结构软件，用于教学实践。本节以 CT 和 MR 断层为例，简要介绍颅脑断层标本的制作。

一、尸体的选择和处理

1. 尸体的选择　正常人体断层解剖学研究所选尸体的材料要尽可能新鲜，排除疾病和畸形。记录试题的来源、性别、年龄、身高、肢长、胸围、臀围等项目。其中年龄十分重要，儿童和青少年的许多器官尚未发育完善，老年则发生生理和结构的老化，均可影响断面结构的观察和分析。因此，从事该方面研究时，要进行性别和年龄分组。

2. 尸体的处理　将尸体标本按正常解剖体位放置灌注。灌注液常用配方为：酒精 10%～30%、福尔马林 10% 和甘油 10%～20% 的水溶液。根据不同实验的要求，可经股动脉、肱动脉或颈总动脉进行灌注。灌注后将尸体移入相应的容器或尸池内保存，注意避免尸体受压而变形。保存液含福尔马林 5%，固定时间以 2～3 个月为宜。

二、断层平面选择

颅脑断层标本在制作前应先剃净毛发，拔去牙齿。按教学和科研要求划出基线，以此基线分别向上下、左右或前后方向等距离画线，经冰冻后按上述画线断层锯切。

1. 水平切面　颅脑水平切面的基准线有两种：一种是解剖学常用的弗郎克线，即经眶下缘与外耳道上缘所画的直线；另一种是临床上 CT 扫描常用的听眦线（OM），即经外眦至外耳道上缘所画的直线。此外，也可根据需要在上述基准线上，前倾或后仰 25°作切面，分别显示眶内结构和颅后窝内的结构。

2. 矢状切面 以头颅正中矢状线作为基准线。

3. 冠状切面 以经两侧外耳道前缘，并与听眦线平面垂直的直线为基准线。

三、断层操作

1. 画线 墨线以墨汁和棉线画线，烫线以拉直的电炉丝通电烫线。

2. 冰冻 冰冻的目的是使不同硬度的组织，通过冰冻达到硬度均匀，便于锯切。

3. 锯切 带锯有速度快、锯耗小（1~1.5mm）、应用广、断面质量高、操作稳定、安全准确等优点。钻石线锯的锯路损耗仅为 0.2~0.3mm，可用于切割生物塑化薄层断面标本。

现代大体标本薄层断面切片机，已实现计算机自动控制化，操作简便，切片均匀。应随时检查切片的厚度均匀和对称性，如不符合要求，应停机查找原因，做相应调整。

四、修整和保存

1. 冲洗 锯切的断层标本仍处于冰冻状态，表面附有锯屑，需流水冲洗解冻，洗去表面锯屑和血管内凝块。为防止断面结构在冲洗时离散和移位，最好将标本置于玻璃或塑料板上冲洗。翻面时用两块玻璃或塑料板夹紧翻转。在冲洗标本的下方，放一大方盘，一旦有组织结构脱落，便于发现和寻找。

2. 修整 在皮肤边缘有毛刺时，应加以修洁。对于断面内易于脱落的结构应仔细检查，按原位固定好，微小碎块可用明胶黏附固定。

3. 断面资料保存 将冲洗修整的标本置于有坐标的有机玻璃板上，左上角放标本编号，背侧置一标尺，高度与断面等高，调整好焦距后拍照。按要求编号存档、备用。

4. 断面标本保存 拍照后的断层标本，用间隔玻片或有机玻璃片夹持固定，按顺序放入容器内。保存液含酒精 20%~30%、樟脑 1%（防霉）、福尔马林 5%。

五、脑和脊髓切面标本

选择固定和硬化好、完整无损、形态端正、没有脑部疾病的标本，流水冲洗 2~3 小时。应用大脑切片机切割较厚的脑片最为理想，也可用简单的办法切制脑切片标本。

（一）大脑的切面

1. 正中矢状切面 沿大脑纵裂，切断胼胝体，前、后连合，间脑其他部分及小脑和脑干，把脑切成对称的左右两半。

2. 水平切面 与躯干的横切面一致，但所显示的结构并非是横切面，故称水平切面，以示区别。通过室间孔上缘（距脑背侧缘最高处 3.8~4.0cm）的切面，恰好经过豆状核的最宽部，可较全面地显示大脑内部的基底核、内囊、丘脑及其他结构。以此向上每间隔 0.5~1.0cm 切制一片，将脑分为 6 片，即可显示脑内的结构。

3. 冠状切面　脑冠状切面实为脑的横切面，只因其与颅骨的冠状缝一致（平行），故称冠状切面，它与躯干之冠状切面有区别，此点必须注意。

为了显示脑灰质和白质的结构和关系，通常选用下列四个切面：①第一个切面是靠近嗅束后端的前方和距胼胝体膝前 0.5cm 处。可显示尾状核头部与豆状核前部的融合及内囊纤维相交叉的情况。②第二个切面应正好切在胼胝体膝上，经过前穿质，可显示豆状核前部、尾状核和前穿质相融合的形态。③第三个切面是紧贴乳头体前方，经灰结节与乳头体之间，可显示出脑内部较重要的纹状体、内囊、丘脑，以及它们的相互位置关系。④第四个切面是在乳头体后方，通过大脑脚，向下通过脑桥基部和延髓锥体，可较为全面地显示锥体束，也可显示丘脑底部与中脑被盖的连续情况，以及中脑内部的红核。

（二）脊髓的常用切面

脊髓切面通常为横切水平断面，便于观察脊髓各段水平断面的内部结构。由于脊髓各段的外形、粗细、灰质的形态及灰白质的比例不同，一般多用颈、胸、腰和骶 4 个部分的中份横切面显示各段的典型形态。颈膨大和腰膨大切面是较常用的。在脊髓的切面标本上，可将白质部分切除一段，以突出显示灰质前、后柱的立体形态，也可用朱氏液浸泡的脊髓，剥离出横断面上呈"蝴蝶"状的脊髓灰质柱。

六、脑脊髓厚片染色

基本原理：利用灰质与白质所含髓磷脂的量不同这一特性，用水溶性染料使含髓磷脂少的灰质着色；用脂溶性染料使含髓磷脂多的白质着色，以区分灰质与白质。

（一）灰质染色法

一般用苯胺黑、洋红、柏林蓝等染料或其他药品进行处理，使灰质着色，白质无色。

1. 蓝色反应染色法　又称为 Mainlund 染色法。脑片用滤纸吸干水分后，放入 10% 二氯化铁溶液内（此液需要滴加盐酸使溶液呈淡黄色）染 1 ~ 2 分钟。流水冲洗 1 ~ 2 分钟，放入 1% 铁氰化钾内，灰质很快变成柏林蓝色。流水冲洗片刻，放入 1% 盐酸内 1 ~ 2 分钟，取出脑片流水冲洗，此时如果发现脑片染得过深，可用氨水或过氧化氢退色。

2. 柏林蓝反应染色法　即 Lemaevier 染色法。脑片入蒸馏水浸泡 1 小时，吸干水分后放入 60 ~ 65℃ 的 Mulligan 液内染 1 ~ 2 分钟（结晶石炭酸 49g + 硫酸铜 5g + 盐酸 1.25mL + 蒸馏水 1000mL）。置冷蒸馏水内 1 分钟，再入 1% 三氯化铁 1 ~ 2 分钟，灰质呈光亮的棕色，白质几乎不着色。流水冲洗 2 ~ 3 分钟，放入 1% 亚铁氰化钾液内 2 ~ 3 分钟，灰质变蓝即可。

（二）白质染色法

1. 油溶红染色法　将脑片表面的水吸干，浸于染液（苯 640mL + 油溶红 10g 溶解）内染色 3 ~ 5 分钟。取出脑片，用流水冲洗，白质呈红色，灰质呈原色。若染色过深，可放入 90% 酒精内退色，直到满意为止。流水冲洗 24 小时，刷薄层明胶，晾干，密封保存。

2. 立素尔大红染色法　用立素尔大红（立素尔大红 5g，醋酸乙酯 50mL 与数滴冰醋酸搅拌均匀）制作的染色标本，灰、白质界限清晰，标本本不宜退色。流水冲洗，涂刷 5% 明胶，晾干后封装于 10% 福尔马林溶液的有机玻璃盒保存。

第五节　塑化标本

一、基本原理

生物塑化（bioplasticization）是选用液态高分子多聚化合物单体硬聚酯（polymer）作为生物塑化剂，替代组织内的水分，聚合固化，达到组织塑化。组织内水分被脱水剂置换，脱水剂再经中间剂置换。中间剂具有高蒸发压、低沸点（35～60℃，如丙酮为 50℃、二氯甲烷 40℃）的性质，而塑化剂具有低蒸发压、高沸点的特性。在低压或真空状态下，中间剂气化并从细胞和组织内移出，形成气泡，被真空泵抽出。原中间剂在组织细胞内占据的空间则由塑化剂填充。通过中间剂与脱水剂置换，塑化剂和中间剂置换，达到塑化目的。

如果采用丙酮脱水，则无需用中间剂来置换。因为丙酮既是脱水剂又是中间剂。丙酮在生物塑化过程中发挥中间替换作用，在 –25℃ 以下，丙酮挥发很少，进入组织细胞内移出，组织内形成负压，塑化剂则进入组织细胞内填补由于丙酮移出留下的空间。

脱水过程是脱水剂（丙酮）置换组织细胞中的水分，塑化过程是用塑化剂置换组织内的脱水剂。由于脱水、塑化过程都是"取代"方式，因而在制作含水分高的组织标本时，具有皱缩率低的特点。

二、生物塑化的应用

生物塑化技术大致可分为四类：硅橡胶浸渍技术、多聚乳胶包埋技术、环氧树脂透明技术和聚酯树脂组织切片技术等。硅橡胶塑化标本具有弹性和柔韧性，主要用于教学。多聚乳胶塑化标本不透明，硬而易碎，用于厚的人体断面，对脂肪组织能极好地作对比显示，其中脂肪组织为白色，其他组织颜色较深。环氧树脂透明人体和器官断面的塑化标本，能用于对所有人体的形态进行研究。聚酯树脂组织切片技术用于制作不透明的脑片，比较明确地区分脑片上的纤维及核群。生物塑化标本对解剖教学和科研都是很有用的工具。

当今，临床外科手术趋于小型化、显微化，影像诊断已能早期发现微小病灶。因此，断层解剖学研究必须从宏观走向微观。生物塑化方法可以做成很薄的切片，进行宏观–微观研究，使人体形态学的研究更加细致，临床提供更加详尽的解剖学资料。

第八章　生理学实验技术

生理学实验技术（experimental techniques of physiology）的范围非常广泛，涉及各个系统的研究领域，主要包括循环、呼吸、消化、泌尿、感官和神经等组织或系统的生理过程及其指标的观察。本章主要介绍常用的经典生理学实验技术，以及现代生理学实验技术的最新进展。

第一节　基础代谢率

基础代谢率（basal metabolism rate，BMR）是指在基础状态下单位时间内的能量代谢。所谓基础状态，是指人体处在清醒、安静，不受肌肉活动、精神紧张、食物及环境温度等因素影响时的状态。机体在基础状态下的能量消耗主要用于维持血液循环、呼吸等基本生命活动，在这种情况下，代谢水平是比较稳定的。因此，BMR 常作为评价机体能量代谢水平的指标。

一、BMR 测量的基本原理

机体的能量代谢遵循能量守恒定律，即在整个能量转化的过程中，机体消耗的蕴藏于能源物质中的化学能和最终转化为热能及所做的外功按能量来折算完全相等。因此，当机体处于基础状态时（要求受试者应在清醒状态、静卧、无肌紧张、至少 2 小时以上无剧烈运动、无精神紧张、餐后 12 ~ 14 小时、室温保持在 20 ~ 25℃的条件下进行），即不做外功、体温又恒定，此时所消耗的能量完全转化为热能，故测定单位时间内机体散发的总热量即可得出机体的 BMR。根据这一原理，国内外研究者制定了三种测定 BMR 的方法：直接测热法、间接测热法和公式推算法。

二、测定方法

不同身材的个体，其能量代谢量可有较大差异。若以每千克体重的产热量进行比较，则身材矮小的人每千克体重的产热量要高于身材高大的人。研究表明，若以每平方米体表面积的产热量进行比较，则不论身材大小，每小时的产热量就非常接近。即能量代谢率的高低与体重不成比例关系，而与体表面积成正比。因此，能量代谢率常以单位时间内单位体表面积的产热量为单位，即用 kJ/（m² · h）来表示。

人的体表面积可用 Stevenson 公式进行测算，即：

体表面积（m²）＝0.0061×身高（cm）＋0.0128×体重（kg）－0.1529

近年对国人体表面积的测算结果显示，用 Stevenson 公式计算得到的数值略小于实际检测所得的数值；然而，目前尚无公认的更为确切的计算公式。

另外，体表面积还可在体表面积测算图上直接读取。具体做法是在图中分别找出受试者的身高值和体重值在各自标尺上的对应点，这两点的连线与体表面积标尺交点的读数，就是该受试者的体表面积。

除体表面积外，BMR 还因受试者性别、年龄的不同而有差异。当其他情况相同时，男性 BMR 平均值较同龄组女性高；儿童 BMR 比成人高，年龄越大，代谢率越低。

（一）直接测热法

直接测热法是指直接测定受试者安静状态下在一定时间内的散热量的方法。将被测者置于一特殊的检测环境（如隔热小室）中，收集被测者在一定时间内（通过辐射、传导、对流及蒸发4个方面）发散的总热量，然后换算成单位时间的代谢量。但由于直接测热法的装置较为复杂，故这种方法受到很大的限制，一般用于科学研究，如肥胖和内分泌系统疾病等。

（二）间接测热法

间接测热法是指根据受试者安静状态下一定时间内的耗氧量和 CO_2 产生量，推算消耗的能源物质的量，进而计算出产热量的方法。这种方法是依据化学反应的定比定律，即反应物与产物的量之间呈一定的比例关系，例如，氧化 1mol 葡萄糖时，需要消耗 6mol O_2，产生 6mol CO_2 和 6mol H_2O，同时释放一定的热量（ΔH）。其反应式如下：

$$C_6H_{12}O_6 + 6O_2 \rightarrow 6CO_2 + 6H_2O + \Delta H$$

（三）公式推算法

经国内外研究者们多年的研究，提出了各种可行的公式，如 Camps 等创立的 Singapore 公式——男（12.6W＋666）、女（12.6W＋468.2），用来预测人群的 BMR。这些公式只需简单的人体测量体重（W）即可评估基础代谢，极大地便利了临床医学、公共卫生学及运动医学领域的实践操作和进行大样本的人群研究。

三、临床意义

BMR 比一般安静时的代谢率低，是人体在清醒时的最低能量代谢水平。熟睡时机体的各种生理活动减弱至更低水平，能量代谢率也进一步降低，但在做梦时可增高。通常认为，BMR 相对值在 ±15% 之内，超过 20% 可能是病理性变化。甲状腺功能减退时，BMR 可比正常值低 20%～40%；而甲状腺功能亢进时，BMR 可比正常值高 25%～80%。其他如肾上腺皮质功能减退、垂体性肥胖、肾病综合征、病理性饥饿等，将出现 BMR 降低；糖尿病、红细胞增多症、白血病及伴有呼吸困难的心脏疾病等，BMR 可升高。当人体发热时，BMR 也可升高，一般情况下，体温每升高 1℃，BMR 将升高 13% 左右。

第二节　心功能检测

循环系统（circulation system）由心脏和血管组成，其中心脏是维持血液循环的动力器官，通过心脏的泵血功能推动血液在血管中按照一定的方向不停地循环流动。因此，对心脏功能做出客观正确的评价，将对人类健康的评估、疾病的诊断及心血管病防治潜在药物的筛选等有重要的现实意义。

评价心脏功能的指标主要有 4 个：每搏输出量、心输出量、心指数（每平方米体表面积的心输出量，有助于比较不同个体间的心输出量）、射血分数（心脏每搏输出量占心舒末期容积的百分比）。临床上和实验室中主要通过以下项目反映这些指标的变化。

一、血液检查

当心功能发生变化时，血液中某些理化成分也随之发生变化。通过血液检查，可在一定程度上反映心功能状态。如全血细胞计数、尿液分析、血生化、心肌肌钙蛋白（cTnI、cTnT、高敏感肌钙蛋白）、脑利钠肽（BNP）、空腹血糖（FBG）和糖化血红蛋白（HbA1c）、血脂谱及甲状腺功能、肾功能等。其中 cTnI 和 cTnT 是心肌细胞损伤的指标，可用于诊断心力衰竭的基础病因。

二、胸部 X 光

胸部 X 光（chest X-ray，CXR）检查对心脏舒缩功能评价和心脏病的诊断有一定的意义。后前位和侧位片可提供心房和心室的大小和形状，以及肺血管床的情况。但对心脏结构和功能的精确了解几乎总是需要进一步的检查。

三、心电图（ECG）

ECG 通过置于四肢和胸壁的正性电极和负性电极所反映的电位差，可提供心脏电活动的 12 个不同的向量观图。其中 6 个图形在垂直方向（额面导联 I、II、III 和肢体导联 aVR、aVL、aVF），另 6 个图形在水平方向（心前区导联 V_1、V_2、V_3、V_4、V_5 和 V_6）。12 导联心电图对确立许多心脏病的诊断至关重要。

（一）标准心电图

习惯上，将标准心电图曲线分为 P 波、PR 间期、QRS 综合波、QT 间期、ST 段、T 波和 U 波。如图 8-1。

（二）特殊 ECG

1. 动态心电监测仪（Holter monitor）　可记录 24 小时或更长时间的连续心电图节律模式。在评估间歇性的心律失常时非常有用，特别是那些可能无法通过症状进行识别的佩戴者；其次是诊断高血压。Holter 监测仪可随身携带，患者可进行正常的日常活动，也可在没有自动监测仪时用于极少活动的住院患者。要求患者记录出现的症状和活

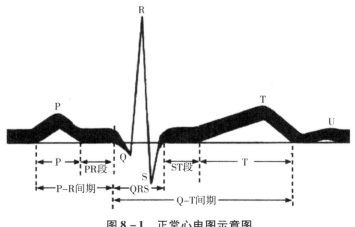

图 8 - 1 正常心电图示意图

动情况，这样可与监测仪上记录的事件相联系。

2. 事件监视器（event monitor） 可佩戴在身上达 30 天，检测到 24h 小时 Holter 监测也许会漏掉的很少发生的节律异常。记录器可以连续工作，也可以在症状发生时由患者自行启动。循环记忆体可将启动前后数秒或数分钟的信息储存下来。如果患者有严重事件（如晕厥）且发生的间隔 > 30 天，可将事件记录器埋置于皮下（可植入的环形记录器），它可用一块小的磁铁进行启动。皮下事件记录器的电池寿命是 36 个月。

3. 运动压力测试 通过在跑步机上运动，与患者连接到 ECG 的循环测力法。可以识别心肌缺血、血流动力学/电不稳定性或其他与运动相关的体征或症状。当个体不能按要求进行运动试验时，也可使用药物诱导心脏"压力"。最适宜的患者包括：年龄及性别相关的冠状动脉疾病疑似者、休息时 ECG 正常的患者，诊断包括对 ST 段变化（反映全部心内膜下缺血）、电压变化和患者症状的评估。ST 段压低越明显，预后越差。

四、超声心动图

超声心动图（ultrasound cardiography）是利用雷达扫描技术和声波反射的特性，在荧光屏上显示超声波通过心脏各层结构时发生的反射，形成灰阶图像，可以提供有关心脏、心脏瓣膜和大血管的图像信息，帮助评估心壁的厚度和运动，提供缺血或梗死的信息。超声心动图可用来评估左心室收缩和舒张功能，协助诊断左心室肥厚、肥厚型或限制型心肌病、严重心力衰竭、缩窄性心包炎和严重主动脉瓣反流；也用来评估心脏瓣膜的结构和功能，检测瓣膜赘生物及腔内血栓；同时还可测定肺动脉压和中心静脉压。

（一）技术手段

1. 经胸超声心动图（transthoracic echocardiography，TTE） 将换能器置于胸骨左缘或右缘、心尖、胸骨上凹（观察主动脉瓣、左心室流出道和降主动脉）或肋骨剑突下区。TTE 能够提供大多数重要心脏结构的二维或三维断层图像。对于 ICU 和急诊科存在活动功能障碍的危重患者（如显著心包积液和严重心功能不全），TTE 检查可在床边完成。

2. 经食管超声心动图（transesophageal echocardiography，TEE） 通过位于内镜顶端的换能器经胃和食管观察心脏。能够更好地显示小的异常结构的细节（如心内赘生物和卵圆孔未闭）和心脏后部结构，因为这些结构距离食管比距离前胸壁更近。TEE 也可观察起于第 3 肋软骨后方的升主动脉、＜3mm 的结构（如血栓、赘生物）和人工瓣膜。

（二）检查方法

1. 二维超声心动图（two – dimensional echocardiography） 能显示心、大血管的断面轮廓和各种结构空间关系的断面形态、大小、联结关系与活动状态，为断面灰阶图像。其最为常用，对比超声心动图和波谱多普勒超声心动图可提供额外的信息。

2. 脉冲多普勒超声心动图（pulsed Doppler echocardiography） 观察血流运动规律，确定血流紊乱的部位和方向。对检测异常的血流方向（如反流性病变）或速度（如狭窄性病变）有帮助。对于心间隔缺损、瓣膜的狭窄与关闭不全等具有较大的诊断价值。

3. 造影超声波心动图（contrast echocardiography） 将超声检查用造影剂（锭氰蓝绿、过氧化氢、二氧化碳、碳酸氢钠＋维生素 C）经静脉或导管注射。由于造影剂在血液内产生微小气泡，致使超声波产生强烈的反射，形成云雾状影像，能观察各种心脏病的血流动力学改变，对临床诊断具有重大价值。

4. 彩色多普勒超声心动图（color Doppler echocardiography） 将二维和波谱多普勒超声心动图结合，可探知心脏及其结构的形状和大小，以及经瓣膜和流出道的血流速度和方向。颜色用于编码血流方向，红色表示血流朝向探头，蓝色表示血流离开探头。

5. 组织多普勒显像（tissue doppler imaging） 使用多普勒技术测量心肌组织（而不是血流）收缩的速度。这些数据可用于计算心肌应变（心肌收缩和松弛时长度变化的百分比）和心肌应变率（长度变化的比率）。应变和应变率测定能够帮助评估收缩和舒张功能并能在负荷试验时识别心肌缺血。

6. 三维超声心动图（three – dimensional echocardiography） 采用 M 型超声心动图，多普勒血流测量和组织多普勒给予实时显示心脏解剖和功能的三维结构。

7. 负荷超声心动图（stress echocardiography） 在运动或给予药物负荷试验以后，TTE 可以代替放射性核素显像来确定心肌缺血。负荷超声心动图可检测出负荷期间因心外膜冠状动脉血流减少导致的局部室壁运动异常。

五、其他

1. 冠状动脉血管造影术（coronary angiography） 是用一根细如发丝的导管沿着桡动脉或股动脉的人为入口延行到心脏的冠状动脉开口处，把造影剂注入冠状动脉，使冠状动脉内部的形态在 X 光下显影，通过图像识别血管变窄的存在、位置和程度，并且可以识别可能的症状来源。结果可以指导治疗，如血运重建（PCI、CABG）或医疗管理。

2. 计算机断层扫描技术（computer Tomography，CT）　可以提供心脏的详细图像，包括识别解剖学异常，例如动脉瘤或瓣膜功能障碍。心脏 CT 还提供有关 CABG 后移植物通畅的信息。CT 血管造影使用对比染料的添加来证明有关 CAD 的更详细信息。可以用 CT 进行钙评分以研究冠状血管系统中钙化斑块的存在、位置和程度。

3. 心脏磁共振成像（magnetic resonance imaging，MRI）　使用高强度磁场和射频产生高分辨率 3D 图像，提供有关心脏体积、肌肉质量、收缩性、组织瘢痕和射血分数的准确信息。精确地描述心肌梗死的位置和大小，提供关于旁路移植物通畅性的有用信息。

4. 心脏压力 MRI　是一种 MRI 扫描，使用静脉输注药物（腺苷、双嘧达莫或多巴酚丁胺）来增加心脏的工作负荷。注入钆染料或造影剂并在其通过心肌时提供图像。压力 MRI 识别心肌瘢痕或缺损和心肌灌注，并对评估缺血性心肌可能的血运重建或治疗有价值。

第三节　肺功能检测

人体借助于呼吸系统（respiratory system）与外界进行气体交换，空气由呼吸道进入肺泡，空气中的氧气从肺泡进入毛细血管的血液，经循环送遍全身，供组织细胞利用。与此同时，组织代谢产生的二氧化碳经血液循环运至肺部，通过呼吸系统排出体外。因此，对肺功能做出客观正确的评价，将对人类健康的评估、疾病的诊断及防治、呼吸系统潜在药物的筛选等有重要的现实意义。

一、肺功能检测

肺功能检查包括肺容积、通气功能、最大呼气流量 – 容积曲线、呼气高峰流量、气道阻力、肺弥散功能测定、心肺功能运动试验和呼吸肌功能测定等。主要反映呼吸生理功能变化，不能单独据此确定病因。某些检测指标个体差异大；某些指标受主观因素影响较大，重复性差。临床应用时应结合其他指标综合分析。

（一）肺容积

根据肺和胸部扩张与回缩的程度，肺内容纳气量产生的相应改变，可分为 4 种基础肺容积和 4 种基础肺容量。受检者取立体或坐位，或上鼻夹，咬口器与肺量计相连，平静呼吸 5 次后测定。测得值须以受试者体温、大气压、饱和水蒸气压（body temperature pressure saturated，BTPS）进行校正。

1. 基础肺容积　包括潮气容积（tidal volume，VT）、补呼气容积（expiratory reserve volume，ERV）、补吸气容积（inspiratory reserve volume，IRV）和残气容积（residual volume，RV）4 种容积，彼此互不重叠。理论上具有静态解剖学意义。

2. 基础肺容量　由 2 个或 2 个以上的基础肺容积所组成，包括深吸气量（inspiratory capacity，IC）、肺活量（vital capacity，VC）、功能残气量（functional residual capacity，FRC）及残气容积（Residual volume，RV）和肺总量（total lung capacity，TLC）。

3. 临床意义 ①功能残气和残气：增多，提示肺内充气过度，见于慢性阻塞性支气管炎、阻塞性肺气肿和哮喘；减少，见于各种弥漫性限制性肺疾病和急性呼吸窘迫综合征（ARDS）。②肺总量：减少，见于限制性肺疾病；增加，主要见于阻塞性肺气肿。一般认为正常 RV/TLC≤35%， >40%提示有肺气肿。

（二）通气功能

通气功能是指在单位时间内随呼吸运动出入肺的气量和流速，又称动态肺容积。凡能影响呼吸频率、呼吸幅度和流速的生理、病理因素，均可影响通气量。通气功能包括肺通气量、用力肺活量和最大呼气中期流速。

1. 肺通气量 肺通气量包括每分钟静息通气量（minute ventilation，VE）、肺泡通气量（alveolar ventilation，V_A）和最大通气量（maximal voluntary ventilation，MVV）。

2. 用力肺活量 用力肺活量（forced vital capacity，FVC）旧称时间肺活量，是深吸气至 TLC 位后以最大用力、最快速度所能呼出的全部气量。1 秒用力呼气容积（forced expiratory volume in one second，FEV1）是指最大吸气到 TLC 位后，开始呼气第 1 秒内的呼出气量，常以 FEV1/FVC%或 FEV1%表示，简称 1 秒率。

正常值：FEV1 男性（3179±117）mL，女性（2314±48）mL；一秒率均>80%。

3. 最大呼气中段流量 最大呼气中段流量（maximal mid – expiratory flow，MMEF or MMF）是由 FVC 曲线计算得到的用力呼出肺活量25%~75%阶段的平均流量。

正常值：男性（3452±1160）mL/s、女性（2836±946）mL/s。

（三）最大呼气流量 – 容积曲线

最大呼气流量 – 容积曲线（maximum expiratory flow – volume curve，MEFV），简称流量 – 容积曲线（V – V 曲线）。是指受试者在深吸气后做最大用力呼气过程中，将其呼出的气体容积与相应的呼气流量所描记的曲线（图 8 – 2）。

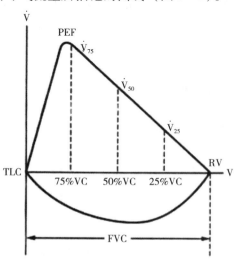

图 8 – 2 正常人 MEFV 曲线即主要测量指标

1. 反映小气道功能指标　V_{50}（50%肺活量最大呼气流量）、V_{25}（25%肺活量最大呼气流量）。

2. 反映大气道功能的指标　PEF（最大呼气流量，又称呼气高峰流量、峰流量）、V_{75}（75%肺活量最大呼气流量）。

3. FVC（用力肺活量）　正常参考值及正常预计值公式参考当地正常值。

当 PEF、V_{75}、V_{50}、V_{25} 实测值/预计值 < 70% 为异常，69% ~ 55% 为轻度降低，54% ~ 40% 为中度降低，< 40% 为重度降低。当 FVC 实测值/预计值 < 80% 为异常，79% ~ 60% 为轻度降低，59% ~ 40% 为中度降低，< 40% 为重度降低。

（四）呼气高峰流量

呼气高峰流量（peak expiratory flow，PEF）又称最大呼气流量、峰流量，指深吸气后用力快速呼气时的最高呼气流量。

正常参考值：男 7.126 ± 1.364（L/s），女 5.429 ± 1.151（L/s）。当 PEF 实测值/预计值 < 70% 为异常，69% ~ 55% 为轻度降低，54% ~ 40% 为中度降低，< 40% 为重度降低。

（五）气道阻力

与气管通畅性关系最为密切的是黏性阻力，称作气道阻力（airway resistance，Raw）。气道阻力等于维持一定呼吸气体流量（V）所耗的压力差（$\triangle P$）与该流量的比值，即：Raw = $\triangle P$/V。气道阻力在呼吸总阻抗中所起的作用亦最大，同时其测量亦相对容易，因此临床使用也最为广泛。

（六）肺弥散功能测定

肺弥散能力是指某种气体在单位时间（min）与单位肺泡 – 毛细血管膜压力差（mmHg）条件下，从肺泡向血液转移的能力。某种气体的弥散能力与其在水中的溶解度成正比，与其分子量的平方根成反比，因此 CO_2 的弥散能力是 O_2 的 20 倍左右，临床上不会发生因肺弥散能力下降造成 CO_2 潴留。临床最为关心的是氧的弥散能力。直接测定氧的弥散能力非常困难，故而临床上都采用测定方便的一氧化碳来代替氧。一氧化碳能极迅速地穿透肺泡膜、间质、毛细血管膜与血红蛋白相结合，再加上吸入低浓度一氧化碳（0.3%）对人体无危害，是选择其作检测气体的原因。

（七）心肺功能运动试验

心肺运动试验（cardiopulmonary exercise testing，CPET）是利用一定的运动负荷对心肺功能进行评价。根据受试者运动过程中心脏、呼吸系统的反应及气体代谢等表现特征，客观评价受试者的心肺功能，从而有助于探讨疾病的病理生理机制，可用于疾病的诊断、评价病情的进展、指导临床决策、判断疾病的疗效及预后。

（八）呼吸肌功能测定

呼吸肌功能测定是用于评价呼吸肌疲劳或呼吸功能衰竭，协助诊断及指导治疗的一种肺功能检查项目。可用于睡眠呼吸暂停综合征、呼吸肌疲劳症、小儿阻塞性睡眠呼吸暂停、小儿呼吸衰竭、小儿急性呼吸衰竭、慢性阻塞性肺疾病的诊治。

二、影像学检测

胸部 X 光、CT、MRI、SPECT、PET、支气管造影等检查，对呼吸系统功能评价和支气管肺部疾病的诊断有一定作用。X 线检查可以观察肺和胸廓的呼吸运动幅度和顺应性，后前位和侧位片可提供肺的形状、大小和支气管的分支、分布情况，与周围器官的关系，以及肺血管床的情况。CT、MRI 等可以精确观察肺和支气管系统的形态结构，以及有关病变的位置、形态结构等。

三、血气分析

血气分析（blood gas，BG）是应用血气分析仪，通过测定人体血液的 H^+ 浓度和溶解在血液中的气体（主要指 CO_2、O_2），来了解人体呼吸功能与酸碱平衡状态的一种方法。BG 能直接反映肺换气功能及其酸碱平衡状态。采用的标本常为动脉血。血气分析仪可直接测定的有动脉氧分压（PO_2）、动脉二氧化碳分压（PCO_2）、动脉氢离子浓度（pH），并推算出一系列参数，发展到今天可测定 50 多项指标。

第四节　脑诱发电位

脑皮层的神经元具有生物电活动，因此大脑皮层经常有持续的节律性电位改变，称为自发脑电活动。临床上在头皮用双极或单极记录法来观察皮层的电位变化，记录到的脑电波称为脑电图（（electroencephalography，EEG）。脑诱发电位（evoked potentials，EPs）也称诱发反应，是指给予神经系统（从感受器到大脑皮层）特定的刺激，或使大脑对刺激（正性或负性）的信息进行加工，在该系统和脑的相应部位产生的可以检出的、与刺激有相对固定时间间隔（锁时关系）和特定位相的生物电反应。临床常用的有视觉诱发电位、听觉诱发电位和体感诱发电位等。20 世纪 70 年代以来，脑诱发电位已广泛用于临床诊断，并且用于术中神经生理学监测，也称为外科神经生理学。

一、视觉诱发电位

视觉诱发电位（visual evoked potential，VEP）系指经视网膜给予视觉刺激时，在两侧后头部记录到的由视觉通路产生的电位活动。

（一）刺激方法

通过交替的棋盘图案刺激眼睛来测试视觉通路。对于视力受损的患者和小孩，使用具有明亮闪光的灯（闪光 VEP）。神经冲动从视网膜通过视神经传递到视觉皮层。该测试最常用于记录视神经炎的病史，例如在疑似多发性硬化症的情况下；还可用于监测多发性硬化症的疾病进展。

电极放置对于获得无伪影的良好 VEP 响应非常重要。在一个典型的（单通道）设置中，一个电极放置在枕外粗隆（inion）上方 2.5cm 处，一个参考电极放置在 Fz 处。为了获得更详细的响应，可以将两个额外的电极放置在 Oz 左右两侧 2.5cm 处。

（二）波形分析

正常 VEP 波形（图 8 - 3）的命名，用大写字母表示峰值的正（P）负（N），后面跟一个数字，表示特定波的平均峰值延迟。例如，P_{100} 是在刺激开始后约 100ms 处出现正峰值的波。VEP 波的平均振幅通常在 5 ~ 20μV。正常 VEP 是一组复合多相电位波，由 N_{75}、P_{100} 和 N_{145} 等组成，其中 P_{100} 出现最稳定，是 VEP 正常与否的可靠指标，其源于视觉皮质 17 区。VEP 分析主要测量波峰潜伏期及两侧波幅差。P100 波峰潜伏期延长，提示视觉传导路功能减退。两侧波幅差大于 6μV、P_{100} 峰潜伏期差大于 8ms 均为异常。

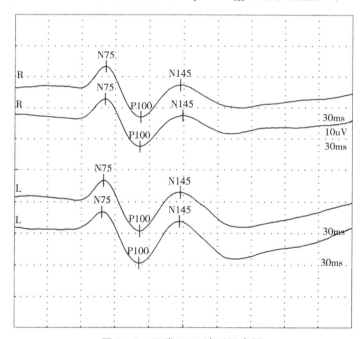

图 8 - 3 正常 VEP 波形示意图

（三）临床应用

VEP 在神经系统疾病中主要用于以下疾病的辅助诊断。

1. 视觉通路疾病定位 例如，多发性硬化、视觉通路上压迫性病变的检查。VEP 是视神经功能的标准化且可重复的测试，与磁共振成像（MRI）相比，它更敏感地检测影响视交叉前视觉通路的病变。一侧视神经损害时，全视野、半视野刺激均显示异常，而刺激健侧时正常；视交叉部位病变，两颞侧半视野刺激时 VEP 异常；视束及枕叶病变，对侧同向半侧视野刺激时 VEP 异常。

2. 功能性和器质性视觉障碍的鉴别 测定 VEP 前应排除眼部疾病，如弱视、屈光不正、青光眼、屈光间质混浊及视网膜病变等，以排除由上述疾病引起的 VEP 异常。

二、听觉诱发电位

听觉诱发电位（auditory evoked potential，AEP）系指给予声刺激，从头皮上记录到的由听觉通路产生的电位活动。其是通过听觉的上升通道来追踪声音产生的信号。诱发电位在耳蜗内产生，经耳蜗神经、耳蜗核、上橄榄复合体、外侧外膜、中脑下丘、内侧膝体，最后到达皮质。因其来源于脑干听觉通路，故又称为听觉性脑干诱发反应（brainstem AEP，BAEP）。AEP 由极小的 7 个波组成，在头顶正中线最明显，颞部并不明显，其再现性很强，且极其稳定，一般不受意识水平的变化及麻醉的影响。

（一）刺激方法

通过耳机输出短声（click）分别进行单耳刺激，对侧用白噪声掩蔽。声刺激频率为 10～15Hz，刺激强度为 50～80dB，以 75dB 最常用。引导时一概采用双极引导法，作用电极置于 10/20 系统的头顶 C2 部位，参考电极置于乳突部相当于 A1、A2 部位，Fz 接地。亦可采用 C3－A2、C4－A2 两侧同时进行记录的方法。记录时需用低噪声、高灵敏度的放大器进行放大，计算机叠加后方可检出，双极法一般需 1000～2000 次加算，单极法需 500 次加算，分析时间 10ms，放大器频率带通 100～2000Hz。

（二）波形分析

正常 BAEP 波形在 10ms 内可记录到 Ⅰ～Ⅶ个波，分别源于听神经、耳蜗神经核、上橄榄核、外侧丘系核团、下丘、内侧膝状体和听辐射。正常时 Ⅴ 波波幅高耸且稳定，部分受检者的Ⅵ、Ⅶ波可不出现（图 8－4）。

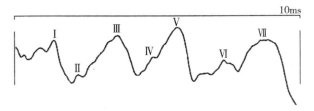

图 8－4 正常 BAEP 波形示意图

BAEP 波形分析的内容：

1. 波形 观察 Ⅰ、Ⅲ、Ⅴ 三个主要波是否存在，波的分化程度如何。

2. 波峰潜伏期 测量自刺激开始到每个波峰的时间。

3. 波峰间潜伏期 测量 Ⅰ～Ⅲ波、Ⅲ～Ⅴ波及 Ⅰ～Ⅴ波峰间潜伏期，分别代表低位脑干、高位脑干及整个脑干听觉通路的传导时间。若 Ⅰ～Ⅴ 潜伏期大于 4.5ms，即为延长。

4. 两侧波峰潜伏期差 比较 Ⅴ 波波峰及 Ⅰ～Ⅴ 波峰潜伏期差，大于 0.4ms 视为异常。

5. 波幅 正常人 BAEP 的波幅绝对值变异较大，很难用波幅作为评价指标，但 V 与 I 的波幅比值有诊断价值，V/I 比值小于 0.5 时提示脑干中枢功能有障碍。

（三）临床应用

BAEP 主要用于以下疾病的辅助诊断。

1. 后颅窝肿瘤 听神经瘤通常 I ~ II 波幅间潜伏期延长或仅见 I 波，其后成分消失。当肿瘤较大压迫脑干时，对侧亦可由潜伏期延长及波形异常。

2. 脑干病变 脑干血管病变、变性及脱髓鞘疾病均可导致 BAEP 异常，其改变与病灶部位、性质和严重程度有关，如脑桥病变，可导致 III ~ V 波异常，甚至消失。

3. 多发性硬化 BAEP 对诊断多发性硬化是一项重要指标，可以发现隐性病灶，判定治疗效果和病灶定位等。

4. 昏迷 麻醉、中毒、代谢等原因引起的昏迷，其 BAEP 多正常。因此，BAEP 检查对昏迷的病因诊断有助，可以鉴别脑干器质性疾病所致的昏迷。

5. 脑死亡 患者从昏迷逐渐向脑死亡发展时，BAEP 由完整状态逐渐出现波幅下降，潜伏期延长，最后仅有 I 波残存或完全消失，预示预后不良。

6. 听觉功能 BAEP 检查比较客观，特别是婴幼儿及不能合作做听力检查者，可以判断其听觉功能是否健全，判断听觉障碍的部位是在耳蜗还是在蜗后；亦可鉴别伪聋。

三、体感诱发电位

躯体感觉诱发电位简称体感诱发电位（somatosensory evoked potential，SEP），系指给予皮肤或末梢神经如胫骨神经、正中神经或尺神经等刺激，在刺激的对侧头皮上记录到的大脑皮层电位活动。通常用于神经监测，以评估手术期间患者脊髓的功能。

SEP 包括脊髓诱发电位（spinal cord evoked potential，SCEP），系指刺激躯体传入神经时，在相应脊髓阶段的脊柱记录到的脊髓诱发电位。SCEP 与皮层诱发电位的主要区别在于皮层电位的记录电极直接置于大脑皮层。

（一）刺激方法及电极安置

接受电极一般使用盘状电极，采用双极或单极导联，置于刺激对侧头皮，其位置按被刺激的神经不同而异。

刺激尺神经或正中神经时，引导电极置于顶部与外耳孔之间的大脑半球背外侧面顶点向后、向外各 2cm 处，无关电极可置于两耳或乳突部位。刺激胫神经时，记录电极置于 Cz 向后 2cm 旁开 2.5cm、第 12 胸椎及第 3 腰椎棘突和腘窝等处，参考电极置于 Pz、对侧髂嵴和腘窝处，分别记录中央后回、腰髓、马尾和胫神经的电位活动。由于信号到达患者头皮后振幅较低，且背景脑电图、头皮肌肉肌电图或室内电气设备产生的电噪声相对较大，因此必须对信号进行平均。平均的使用可提高信噪比。通常在手术室中，必须使用超过 100 到 1000 个平均值来充分解析诱发电位。以脉冲电流或磁场刺激上肢的正中神经或下肢的胫神经，电刺激频率为 1Hz，强度为 10 ~ 20mA。

（二）波形分析

正常 SEP 波形（图 8－5）是一组多相波，波尖向下的波用 P 表示、波尖向上的波用 N 表示。刺激上肢正中神经时，在头皮记录到的短潜伏期 SEP 主要观察 N_{20} 波，代表原始皮质感觉区产生的电位活动，其后有 N_{30}、N_{35} 和 P_{45} 分别代表皮质感觉区及相应区域产生的波。在颈部记录中，可见 N_9、N_{11}、N_{13} 和 N_{14} 四个波，分别代表臂丛（N_9）和外周神经至脊髓所产生的波。在 Erb 点记录到 N_9 相对应的双相电位。刺激下肢胫神经时，可观察到 N_{30}、P_{40} 和 N_{50} 等波，主要观察 P_{40} 波（相当于上肢的 N_{20} 波），在第 12 胸椎、第 3 腰椎和腘窝处可分别记录到 N_{21}、N_{17} 和 N_7 波。

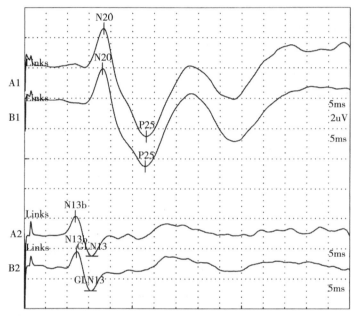

图 8－5　正常 SEP 波形示意图

（三）临床应用

SEP 可根据波的潜伏期长短、波幅变化等，用于中枢感觉通路及周围神经功能的检测，以协助诊断周围神经丛、根、干的病变，脊髓、脑干、丘脑及大脑皮质病灶的定位，病情严重程度的判断，以及脊髓、脊柱、脑干手术的监护和疗效观察等。

头皮的电刺激可以在大脑中产生电流，激活锥体束的运动路径。这种技术被称为经颅电刺激监测，能有效地评估手术过程中中枢神经系统的运动路径（手术将这些结构置于危险之中）。这些运动路径包括侧皮质脊髓束，位于脊髓的侧索和腹索。由于腹侧和背侧脊髓血供分离，侧支血流非常有限，因此前脊髓综合征（麻痹或感觉功能减退，部分感觉功能保持）是一种可能的手术后遗症，因此有必要对运动束和背侧柱进行监测。

四、运动诱发电位

运动诱发电位（motor evoked potential，MEP）是为检查运动神经系统功能而设计的一项电生理检查方法，是指应用电或磁刺激皮层运动区产生的兴奋通过下行传导路径，使脊髓前角细胞或周围神经运动纤维去极化，在相应肌肉或神经表面记录到的电位。

（一）刺激方法

1. 电刺激　通常用高输出电压（750～1500V）短脉冲，刺激电极（正极）置相应的皮质运动区、脊髓 $C_{5～6}$ 或 $L_{1～2}$ 棘突皮肤，负极在运动区前 6cm 或脊髓刺激电极下方。

2. 磁刺激　用直径 90mm 螺旋形线圈作为刺激电极，用单脉冲强电流最大 5000A 通过线圈，产生 2～4tesla 磁场强度，线圈置于头顶中央（大鱼际肌群记录时）或中线顶后 5～6cm（胫前肌群记录时）处。改变线圈方向可分别刺激左右半球。对颅内有金属异物、装有心脏或膈肌起搏器者禁用。

（二）波形分析

上肢多采用大鱼际肌群，下肢为胫前肌群进行记录。

MEP 是由一组不同极性的波组成，潜伏期和波幅各不相同。通常第一个波叫 D 波或直接波，呈单个的正相波，它的潜伏期较短，是皮层运动区第 V 层锥体细胞的轴突始段兴奋的结果，其传导不经过突触传递，受麻醉药物的影响最小。D 波之后的一系列波称为 I 波或间接波，表现为 5 个左右的正相/负相波，是联络纤维间接兴奋锥体细胞所致，潜伏期长，易受外界因素影响。所以，临床上多用 D 波的潜伏期和波幅作为监护指标。

主要分析 MEP 起始潜伏期、中枢运动传导时间（CMCT）、波幅及刺激阈值。凡影响运动传导路径功能的病变，均可引起起始潜伏期和 CMCT 延长、波幅降低和刺激阈值增高。起始潜伏期与身高相关。主动收缩靶肌可提高 MEP 波幅，同时缩短起始潜伏期和降低刺激阈值（图 8-6）。

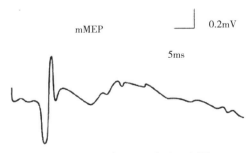

mMEP　　0.2mV

5ms

图 8-6　正常 MEP 波形示意图

（三）临床应用

脑血管病、多发性硬化及其他影响运动传导功能的病变，可出现 MEP 异常。如多发性硬化，诊断明确者 MEP 异常率达 85%、可疑者达 30%。脊髓压迫症、外伤、放射性脊髓病等，使 CMCT 延长。运动神经元疾病峰潜伏期延长，而 CMCT 正常。脊髓手术时使用 SEP 和 MEP 可了解术中脊髓的感觉和运动功能。

第五节　肌电图与神经传导速度

肌电图（electromyogram，EMG）是指骨骼肌细胞产生的动作电位，通过容积导体传导，被细胞外电极或体表电极记录。狭义的 EMG 是指针电极插入肌肉中，收集针附近一组肌纤维的动作电位。而广义的 EMG 是指有关周围神经、神经肌肉接头和肌肉疾病的电生理诊断医学，如神经传导速度检测、F 波、H 反射、重复神经电刺激等。EMG 是记录肌肉安静、随意收缩时，以及周围神经受刺激时的各种电生理特性的一种检查方法，可用于判断神经肌肉所处的功能状态，鉴别神经源性和肌源性疾病，对这些疾病做出较为正确的诊断，并对病情判断、预后及疗效的估价有一定的价值。

一、肌电图的描记方法

（一）表面导出法

表面导出法即表面 EMG，是把电极贴附在皮肤上导出电位的方法，可用作神经传导检查等。主要展示神经和肌接头功能（需给予电刺激），局限性在于表面电极记录仅限于表面肌肉，受记录部位皮下组织深度的影响，且不能可靠地区分相邻肌肉的排出量。近来已用于多方面的诊断及治疗，如物理治疗方面，可使用表面肌电图监测肌肉激活；可能有助于检测神经肌肉疾病；应用于体育技术，以减少软组织损伤的发生率并提高运动员的表现等。

（二）针电极法

针电极法即肌内 EMG，把针电极刺入肌肉，测某个运动单位的插入电位、肌肉放松时的自发电位和肌肉主动收缩时的运动单位电位，主要展示肌肉本身的功能状态（不需任何电刺激）。记录电极有单极针电极、同心圆针电极、单纤维针电极、巨肌电图电极等。其中，最简单的是单极针电极，可以是插入肌肉的细线，而表面电极作为参考；或插入肌肉的两根细线相互引用。

二、常规肌电图

正常肌电图的表现如图 8-7 所示。

1. 肌肉松弛　肌肉完全松弛时，即静息时的肌肉组织通常是不活动的。在针插入刺激引起的电活动消退后，肌电图应该检测到没有异常的自发活动。即示波器上显示一条直线，称生理性电静息。此时应注意来自针极、放大器及其他的干扰信号。

2. 插入电位　当针极插入肌肉或在肌肉内挪动时，由于机械刺激和损伤作用，对神经轴突末端及肌纤维产生刺激，而诱发的电位即为插入电位，其随针极移动的停止而

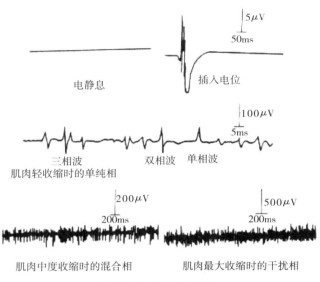

电静息　　　　　插入电位

三相波　　双相波　单相波
肌肉轻收缩时的单纯相

肌肉中度收缩时的混合相　　　　肌肉最大收缩时的干扰相

图 8 - 7　正常肌电图

消失，示波器显示一串动作电位，持续时间短于 1s，有时出现时程 0.5 ~ 2.0ms、振幅小于 100μV 的高频负电位，称终板噪声，这是因为插入电极刺激运动终板或肌肉内神经末梢所致。

3. 轻收缩　当肌肉自动收缩时，动作电位开始出现。随肌肉收缩的强度增加，越来越多的肌肉纤维产生动作电位。轻度用力收缩时出现的动作电位称运动单位电位（motor unit action potential，MUAP），是一个脊髓前角 α 细胞所支配的肌纤维收缩时综合产生的电活动，时程 2.0 ~ 15ms，振幅 100 ~ 2000μV，波形可出现 2 ~ 4 相，甚至多相，4 相以下的波都为正常动作电位，5 相以上的电位称多相波，正常在 10% 以内。

4. 重收缩　肌肉重收缩时，参与收缩的运动单位不止一个，几个运动单位的动作电位混在一起，但尚能相互区别开来，称为混合相。当两个针极插入同一肌肉，间距大于一个运动单位的横切直径（10 ~ 15mm）时，每一电极描记的 MUAP 只有 10% ~ 20% 同时出现，这称为电位同步。不同程度用力收缩时，因参加收缩的运动单位数量、频率不同，而出现不同波形。轻度用力收缩时，MUAP 分散可数，波形单纯；重度用力收缩时，MUAP 相互重叠不能分辨，称为干扰相，其最高的波幅称为峰值电压。

三、神经传导速度

神经传导速度（conductive velocity of peripheral nerve）测定是检测周围神经功能的一种检查方法，分为运动神经传导速度（MCV）测定和感觉神经传导速度（SCV）测定两类。

1. MCV 测定　刺激电极置于神经干，记录电极置于肌腹，参考电极置于肌腱；地线置于刺激电极和记录电极之间。超强刺激神经干远端和近端，在该神经支配的肌肉上可记录到 2 次复合肌肉动作电位，测定其不同的潜伏期，用远端和近端之间的距离除以两点间潜伏期差，即为神经的传导速度。计算公式为：神经传导速度（m/s）＝两点间距离（cm）×10／两点间潜伏期差（ms）。波幅的测定通常取峰峰值。

2. SCV 检测 刺激手指或脚趾末端，顺向性在近端神经干收集（顺向法），或刺激神经干而逆向地在手指或脚趾末端收集（逆向法）；地线固定于刺激电极和记录电极之间。记录潜伏期和感觉神经动作电位，用刺激电极与记录电极间的距离除以潜伏期为 SCV。

神经传导速度测定是判定周围神经运动和感觉神经功能的一种准确可靠的方法，必须严格按技术操作要求进行。通过测定可了解周围神经损害的部位、分布范围和严重程度。对判断病变的性质也有参考价值，如神经传导速度明显减慢而诱发电位波幅改变不明显，常提示其病变以脱髓鞘损害为主；如传导速度减慢不明显而诱发电位波幅明显降低，提示其病变以轴索损害为主。另外，追踪复查对病变的走向及预后的判断有很大价值。

第六节　脑血流量

脑血流量（cerebral blood flow，CBF）系指单位时间内流经每 100g 脑组织的血液流量，以 mL／（100g·min）表示。单位时间内流经整个脑的血液流量称为全脑血流量，单位时间内流经局部脑组织的血液流量称为局部脑血流量（regional CBF，rCBF）。脑血流量受生理、病理、灌流压、体内化学物质（O_2 与 CO_2 张力）、药物等因素的影响，并且脑血管床具有高度的自我调节作用；因此，在分析脑血流量时必须考虑到这些因素的影响。

一、利用氙气测量的相关方法

该方法依赖于通过外部记录直接监测放射性示踪剂组织浓度。将多个闪烁检测器放置在头皮上，根据探测器的数量和位置，可以对许多大脑区域中的 CBF 进行评估。

（一）侵入性 ^{133}Xe 测量法

颈内动脉注射 0.5～1.0mCi，后脑内即可达 17rad/mCi。通过外部检测器测量的峰值计数率反映脑组织中的同位素浓度。CBF 可以从间隙曲线计算为"曲线下的高度/面积"提供"平均"CBF（非隔室指数）。通过计算初始斜率指数，可以在正常脑中区分快速和慢速隔室；但这在受损大脑中可能无效。然而，由于 ^{133}Xe 的能量低，有易于被组织吸收和弥散的缺点，导致有明显的 Campton 弥散效应（scattering），即颅外记录的放射线仅为放射源的 13%～20%，邻近组织的弥散和邻近组织中的放射源使记录准直仪重叠记录，这样就构成了使用 ^{133}Xe 作为放射性示踪剂测定脑血流量的困难。

（二）非侵入性 ^{133}Xe 测量法

1. ^{133}Xe 静脉注射法 由 Austin 等于 1972 年建立，经肘静脉或手背静脉注入放射性核素 ^{133}Xe 5～7mCi，以多探头准直记录仪记录头颅外各点的清除曲线。由于静脉注射核素需要经过肺循环后才能进入体循环而达到脑部，因此，核素的需要量必须大于颈内动脉法；头部放射性记录必须于体循环开始后，即核素剂量必须达峰值后才开始记录。肺功能正常，呼吸道呼出的¹³³Xe 活性基本能反映出动脉中¹³³Xe 的血浓度。由记录得到的清除曲线，经二维方程式进行计算机处理，可计算出各局部的脑血流量。

2. ¹³³Xe 吸入法 由 Obrist 等于 1975 年建立，同时可以测定两侧半球的全脑血流量，能记录 rCBF，在数小时、数天内乃至数周内均可重复测定，而且计算方便、精确度高。具体操作方法：持续吸入 5mCi/L 的¹³³Xe 与空气的混合气体 1 分钟后，记录大脑半球两侧的¹³³Xe 清除曲线，然后以二维彩色灰质血流量分布图计算出 rCBF。无创 CBF 测量的局限性是无法检测低 CBF 的小区域和较差的空间分辨率，尤其是对于深部脑结构。

3. 氙增强 CT（Xe – CT） 可以为临床提供 CBF 的定量分析数据，对不同的治疗干预进行评估，并提供相应的预后信息以指导患者的治疗。1977 年，Winkler 等提出，Xe 的放射密度与碘接近，可以提供与血流成比例的 CT 增强。因此，在 CT 扫描期间可以吸入稳定的非放射性 Xe 进行 CBF 测量，即通过测量动脉积聚 Xe 期间脑组织摄取的量来计算 CBF。

二、脑阻抗血流图

脑阻抗血流图（reoencephalography，REG）亦名脑血流图法。通过放置在头部的电极给予微弱的高频电流，由于血液的电阻率最小，其电阻可随心动周期供血的变化而变化，这种节律性的阻抗变化，经血流图仪放大，可描记出波动性曲线，对其进行测量、计算、分析，可间接了解外周阻力、血管弹性和供血情况。本法简便易行，但因影响因素比较多，如情绪、气温、检查当时的血管功能状态等，故对其判断应加慎重。须结合临床症状、体征等进行判断。常用于脑动脉硬化、闭塞性脑血管病、偏头痛及药物疗效观察等。

三、血液流变学间接法

根据 hagen – poiseulle 定律，可推算脑血流量：

$$Q = \Delta p \pi r4/8L\eta$$

其中 Q 为血流量，Δp 为压力梯度，r 为血管半径，L 为血管长度，η 为全血黏度。由于式中除 η 外，各因素在同一个体相对恒定，所以脑血流量与 η 成反比。当测定出红细胞压积（Hct）和纤维蛋白原浓度（Cf，单位 mg/mL）之后，即可推算出脑血流量：

$$CBF = 103 – 40（Cf） – Hct$$

四、单光子发射断层扫描

单光子发射断层扫描（single – photon emission computed tomography，SPECT）是用影像重建的基本原理，利用能自由穿透血 – 脑脊液屏障进入脑组织的放射性核素脑显像剂在脑组织中浓聚的数量与血流量成正比，并在脑组织内稳定停留，可以用核医学仪器进行显像以获得脑血流灌注影像。通过观察脑内各部位放射性分布的多少，就可以判断局部脑血流的情况。用于 SPECT 脑血流灌注显像的显影剂有三大类：^{99m}Tc 标记的脑灌注显像剂如^{99m}Tc – ECD、^{123}I 标记的脑灌注显像剂如^{123}I – IMP 和惰性气体类的放射性核素显像剂如^{133}Xe。目前国内以应用^{99m}Tc – ECD 为多。

五、正电子发射断层扫描

正电子发射断层扫描（positron emission tomography，PET）是利用 CT 技术和弥散性放射性核素，测定局部脑血流量和局部脑代谢率的方法。PET 应用标记的化合物必须与未被标记的化合物具有相同的代谢及药代动力学性质。由于使用的量极小，其药理学作用微不足道。用 C、O 等普遍存在的原子的同位素标记分子，可以不改变其结构，如^{11}C、^{15}O 、^{18}F 等。这些放射性核素均具有半衰期短（2 分钟~2 小时）和稳定之特点。

第七节　血液流变学

血液流变学（hemorheology）是研究血液及其成分的流动性和变形性规律的科学。血液由血浆和血细胞组成，血浆内含血浆蛋白（白蛋白、球蛋白、纤维蛋白原）、脂蛋白等各种营养成分及无机盐、氧、激素、酶、抗体和细胞代谢产物等；血细胞有红细胞、白细胞和血小板。因此，从研究角度看，血液流变学检测主要包括三个方面：血液的宏观流动性，即黏度；血细胞的流变性，主要是红细胞的聚集性和变形性；血液生化物质对血液流变性的影响，主要是纤维蛋白原、球蛋白等。而这些血液流变学方面的变化与临床上众多疾病相关，如心脑血管疾病、代谢性疾病、血液病等。本节侧重介绍以下两个指标：血液黏度（全血黏度和血浆黏度）、红细胞的聚集性和红细胞的变形性。

一、黏度

黏度（viscosity）测定是血液流变学试验中最基本，也是最主要的参数，对于评价微循环障碍的原因、诊断、防治有着重要的意义。它包括全血黏度（ηb）和血浆黏度（ηp）测定，单位以 mPa·s（毫帕·秒）表示。

血液在血管中主要是以层流形式流动，靠近中轴的液体层流速最快，越靠近管壁流速越慢，这样相邻的两层液体间就形成了一对力，驱使整体血液流动，称为切应力（shear stress）。切变率（shear rate）是快慢两层液体之间的速度差与距离差的比值，公式为：切变率（Y）=速度差（cm/s）/距离差（cm），计量单位为：s^{-1}。一般来说，切变率高，流速就快；反之，则慢。牛顿将黏度定义为液体流动时的内摩擦力的度量。牛顿的黏度定律：黏度＝切应力/切变率；因此，液体流速快，其黏度一定相对低；而流速慢，其黏度相对较高。但这只适合于非牛顿液体，全血是非牛顿液体，即全血的黏度是随切变率的变化而变化的，因此它不是常数；血浆可看作牛顿液体，其黏度与切变率无关。

（一）黏度测定方法

黏度测定的方法主要分两大类，毛细管黏度测定法和旋转式黏度测定法。

1. 毛细管黏度计测量法　毛细管法测定血液黏度的理论依据是法国物理学家泊肃

叶提出的定律，即研究液体在某一管道中的流量符合下列公式：$Q = \pi r^4 P/8\eta L$，即流量 Q 与管道两端的压力差 P、管道半径 r^4 成正比，并与管道长度 L 和流体黏度 η 成反比。式中的流量 Q 也等于 V/t，V 为流经毛细管的容积，t 为流动的时间，即 $V/t = \pi r^4 P/8\eta L$。通常 r、L、P 都可以在实验条件下恒定，若恒定流量 Q，则 $\eta \propto t$；因此，通过测定液体流经毛细管的时间 t，即可计算出液体黏度 η。

全血是非牛顿液体，它的黏度会随切变率变化而变化，故毛细管黏度测定方法只适用血浆黏度的测定。

2. 旋转式黏度测量方法　旋转式黏度测量的原理是以一个能以不同转速主动旋转的物体，通过对被测液体的作用，带动与其有同轴心的另一个物体被动地旋转并产生一定大小的力矩，只要知道主动旋转物体的几何形状、旋转速度及被动旋转物体所产生的力矩大小，就可以计算出被测液体所受的切应力（T）和产生的切变率（Y），利用公式 $\eta = T/Y$，即可计算出被测液体的黏度。利用此原理制造的黏度计为旋转黏度计。

（二）黏度测定切变率设定

由于全血是非牛顿液体，血液黏度对切变率有依赖性，血液在各个不同切变率下所表现出来的黏度是不同的。故其黏度的检测必须设定高、中、低三个切变率条件，在不同的切变率下测定全血的表观黏度（在特定切变率下测定出来的黏度称为表观黏度）。国际血液学标准化委员会规定高切变率应当在 $150s^{-1}$，中变率应当在 $50 \sim 60s^{-1}$，低变率应当在 $1 \sim 5s^{-1}$。研究表明，在低切变率的条件下，红细胞容易相互聚集（因为内摩擦力小）；而在高切变率条件下，红细胞容易变形（因为内摩擦力大）。所以，低切变率下测定出的全血表观黏度实际上反映了该患者红细胞的聚集性；而高切变率下测定的全血表观黏度实际上是反映了该患者的红细胞变形性。

由于血浆被看成是牛顿流体，因此，血浆黏度的测定不需采用不同切变率来进行。正常血浆在 37℃ 的黏度约为 $1.2mPa \cdot s$。

二、红细胞流变性检测

（一）红细胞聚集性

红细胞聚集（erythrocyte aggregation，EA）是指在静止或低切变率条件下，红细胞与红细胞在大分子桥联作用下能形成缗钱状的聚集体（rouleaux）。导致血浆中红细胞聚集形成的最重要的蛋白质是纤维蛋白原。红细胞聚集可对血液的宏观流动特性产生一定影响，对正常血样，只有在较低切变率（$Y < 50s^{-1}$）条件下红细胞聚集才能发生，但在某些病理状态下（如糖尿病等），即便切变率达到 $200s^{-1}$ 以上，仍能发现聚集体存在。常用的评价指标有红细胞聚集指数、血沉、红细胞电泳率等。

1. 红细胞聚集指数（aggregation index，AI）　是反映红细胞聚集程度的一个指标，在低剪切率下，血液表观黏度主要取决于 EA，聚集性越强，聚集程度越高。根据不同切变率下血液黏度的测量结果，计算 AI。其计算公式为：

AI = 低切黏度/高切黏度（参考值：$1.44 \sim 3.62$）

AI 增高可见于炎症、缺血性心脏病、心肌梗死、某些恶性肿瘤等。

2. 红细胞电泳　红细胞表面带有负电荷使它们彼此排斥而不相互聚集，在电场中可向正极移动。以细胞外液或生理盐水配制红细胞悬液，将其灌入具有一定形状的细胞观察小室（如圆柱式、长方扁平式），在37℃恒温条件下，外加一定电压的直流电场作用于红细胞，可用显微镜观察并计算红细胞在电场作用下向一侧电极游动的时间和速率。如果红细胞聚集在一起，其泳动的速度就会减慢。根据这一观察可以了解红细胞的聚集性。根据以上结果还可以计算红细胞的电泳率（erythrocyte electrophoresis rate）：

红细胞电泳率（V）（EPM）＝红细胞电泳速度（U）/电场强度（E，V/cm）

（二）红细胞变形性

红细胞变形性（erythrocyte deformability）是指红细胞在流动过程中受剪切应力作用而发生形态改变的能力。良好的变形性可使红细胞在流动过程中减少摩擦力，降低全血黏度，特别是当红细胞通过微循环血管时，自身被拉长变细，易于通过，使血液微循环畅通，达到为组织供氧的目的。常用检测方法有微孔滤过法、黏度测量法、激光衍射法和微管吸吮法等。其中微孔滤过法目前应用最广，是直接测定红细胞变形性的方法，将一定浓度的红细胞悬液（10%），通过一个由负压抽取的微孔滤膜，根据红细胞悬液通过的时间计算出红细胞的滤过指数（IF）。IF＝参照介质通过时间/红细胞悬液通过时间

第八节　动物活体成像

动物成像技术是指应用影像学方法，在不损伤动物的前提下对活体状态下的生物过程进行组织、细胞和分子水平的定性和定量（绝对和相对定量）研究。检测信号不随其在样本中的位置而改变，这类技术提供的为绝对定量信息，如 CT、MRI 和 PET；图像数据信号为样本位置依赖性的，如可见光成像中的生物发光、荧光、多光子显微镜技术，但可以通过严格设计实验来定量。其中，可见光成像和核素成像特别适合研究分子、代谢和生理学事件，称为功能成像；超声成像和 CT 则适合于解剖学成像，称为结构成像；MRI 介于功能成像和结构成像之间。目前主要分为可见光成像、核素成像、磁共振成像、计算机断层摄影成像和超声成像五大类。

一、可见光成像技术

活体动物成像技术（optical in vivo imaging）采用生物发光（bioilumine - scence）与荧光两种技术。生物发光用荧光素酶（luciferase）基因细胞或 DNA，荧光技术采用荧光报告基因（GFP、RFP、Cyt、Dyes 等）进行标记。利用一套灵敏的光学检测仪器，直接监控活体生物体内的细胞活动和基因行为。通过这个系统，可以观测活体动物体内肿瘤的生长及转移、感染性疾病发展过程、特定基因的表达等生物学过程。

（一）基本原理

以 IVIS Spectrum 系统为例进行描述。该系统同时具备二维及三维断层水平的生物

发光、荧光、切伦科夫辐射成像功能，能够无创伤地在活体动物水平对疾病的发生发展及治疗、细胞的动态变化、基因的实时表达进行长期观测。基于其硬件配置和高灵敏度的生物发光及荧光成像性能，同时具备生物发光和荧光三维成像性能的系统，能够与其他模式的三维影像系统（如 MRI、CT 及 PET 等）联合使用，将不同模式的三维影像融合，实现功能性成像与结构性成像的结合。

IVIS 光谱成像系统是一种高灵敏度、低噪音，在体内成像技术平台下非侵入性可视化实时追踪活体组织细胞和基因的活动，提供生物发光和荧光成像。对于荧光成像，仪器可以在反射中运行透照方式，宽带灯的滤光提供了两种模式的激发源，在反射模式下，光被传送到位于成像室顶部的四个反射器上。宽带灯的滤光提供了再传递模式，激发光被传送到一个 X－Y 转换装置，并聚焦于直径为 2mm 的光束定向到动物主体下方的特定位置。IVIS 光谱成像系统包括 10 个激发光和 18 个发射滤波器，扫描范围为 480～850nm。

该系统还包括一个结构光学投影仪。荧光的三维位置和浓度来源可以从结构化的光和透射荧光图像计算出来。光源的三维位置和强度可由结构光和发光图像数据计算出来。IVIS 技术能够看到体内发出的微弱的可见光。一是高灵敏度的制冷 CCD 镜头，可达到零下 $-90℃$，使体内发出的非常少的光子也能够被检测。二是绝对密封的暗箱装置，可以屏蔽包括宇宙射线在内的所有光线。

IVIS 光谱成像系统包括：位于成像室的 CCD 相机、相机电源装置、热电冷却装置、荧光光源、基于 Windows 的数据采集和分析计算机系统、用于最佳图像采集的透镜和滤波器系统、激光/电镀仪表、摄影照明系统、综合荧光系统、成像平台避碰系统。

（二）应用

目前主要用于干细胞光学研究、基因和细胞治疗研究、感染性疾病研究、肿瘤免疫学研究、神经病学研究、心血管病研究、糖尿病研究等。

二、核素成像技术

正电子发射断层显像技术（positron emission tomography，PET）是利用正电子核素标记的示踪剂进行活体显像，观测同一活体动物体内示踪分子的空间分布、数量及时间变化，能够无创伤地、动态地、定量地从分子水平观察生物体内活动变化特点的一种定量显像技术，已成为药物开发、肿瘤学、人类疾病研究及基因组学研究的重要方法。

微 PET 技术是将正电子同位素标记的化合物注进生物体内作为探针，当这些化合物参与体内的代谢过程时，PET 按照同位素放射性分布的绝对量进行连续性扫描，根据动力学原理和图像数据，对活体组织中的生理生化代谢过程做出定量分析，如血流量、能量代谢、蛋白质合成、脂肪酸代谢、神经递质合成速度、受体密度及其与配体结合的选择性和动力学等。PET 通常使用的探针是由 ^{11}C、^{14}N、^{15}O 及 ^{18}F 等生物组织含量元素最多的放射性核素标记的化合物，具有与体内分子类似（包括细胞代谢）的特点。

PET 的应用：目前主要应用于药理学和分子生物学研究。在药理学研究中可以用正电子同位素直接标记药物，观察其在活体中的分布和代谢，或测量生理性刺激及病例过程中药物分布与代谢的变化，从而对药物剂量、作用部位、可能发生的毒副作用进行前瞻性判定。还可以判断其代谢反应的类型及产物，观察不同药物之间的相互作用、药物与营养物质的相互作用、药物与受体的作用、药物与酶的相互作用。PET 与分子生物学相结合的分子成像探针技术应用前景广阔。放射性核素标记的单克隆抗体片段、人鼠嵌合抗体、基因重组的生物活性物质、小分子的生物多肽、反义寡核苷酸等都已经进入小分子探针研究领域。

PET 的特点：①标记范围广，如葡萄糖、氨基酸、多肽、抗体、胆碱等小分子物质，无机小分子药物，基因，配体；②由于放射性核素不会因穿越组织而造成信号的衰减，小动物 PET 技术能实现绝对定量，不受组织深浅的影响，深、浅部组织成像结果可以相互比较，对深部组织有较高的灵敏度；③分辨率高；④具有三维、动态成像能力。

三、CT、PET - CT 和 SPECT - CT 成像技术

小动物 CT 也被称为显微 CT 或微型 CT（micro CT），是一种非破坏性的 3D 成像技术，可以在无创性的前提下清楚了解样本的内部显微结构。当 X 射线透过样本时，由于样本的各个部位对 X 线的吸收率不同，最终在 X 射线检测器上成像。对样本进行 180°以上的不同角度成像。通过计算机软件，将每个角度的图像进行重构，还原成在电脑中可分析的 3D 图像。通过软件观察样本内部的各个截面的信息，对样本感兴趣部分进行2D 和 3D 分析，还可以制作直观的 3D 动画等。小动物 CT 可以在无创性的前提下对活体小动物的骨骼、牙齿和各种生物材料进行高分辨率 X 射线成像。既可对活体小动物进行如肿瘤等软体组织的动态观察，也可对小动物进行骨骼疾病方面的研究。

核素成像装置（SPECT 和 PET）利用放射性核素标记示踪分子进行活体显像，能无创伤、动态、定量地从分子水平观察活体的生理、生化变化。目前已有专门的小动物显像核医学成像装置（micro - PET，micro - SPECT）。然而，由于核素成像装置较 X 线、CT 的空间分辨率低，不能很好地反映生理组织和器官的解剖结构，因而可将这两类成像装置合成起来，如小动物 PET - CT、小动物 SPECT - CT。这种装置既能反映生物体解剖结构，又能反映生理和功能信息，为放射性标记化合物的生物学分布提供精确的三维定位能力。

四、磁共振成像技术

小动物磁共振成像（MRI）是磁共振成像的重要分支，磁场强度更高，梯度强度更强，空间和时间分辨率更高，使磁共振成像达到分子影像水平，拓展了在材料科学、生物医学基础研究等相关交叉领域的应用。

MRI 成像方法与 CT 相似。有如把检查层面分成 Nx，Ny，Nz……一定数量的小体积，即体素，用接收器收集信息，数字化后输入计算机处理，获得每个体素的 T_1 值或T_2 值，进行空间编码。用转换器将每个 T 值转为模拟灰度，而重建图像。

小动物磁共振成像（MRI）主要用于对大鼠、小鼠、裸鼠等小动物成像，应用于神经科学、心血管、肌肉骨骼、代谢、肿瘤、基因、毒理研究、药代动力学和营养学等领

域临床前实验研究。

六、超声成像技术

超声基于声波在软组织传播而成像，由于其无辐射、操作简单、图像直观、价格便宜等优点，在临床上广泛应用。在小动物研究中，由于所达到组织深度的限制和成像的质量容易受到骨或软组织中空气的影响而产生假象，所以超声不像其他动物成像技术那样应用广泛，其应用主要集中在生理结构易受外界影响的膀胱和血管。但小动物超声在转基因动物的产前发育研究中有很大优势。

阵列声场延时叠加成像是超声成像中最传统，最简单的，也是目前实际当中应用最为广泛的成像方式。在这种方式中，通过对阵列的各个单元引入不同的延时，而后合成为一聚焦波束，以实现对声场各点的成像。

结合心电图采集分析、超声多普勒血流测量、彩色超声，以及心脏 B 型、M 型超声技术，可以有效地实时记录心动周期内心脏各形态结构的动态改变及心功能测量，测量血流量和血流速度，血压改变与血流速度、血流量、心腔体积改变间的关系；应用于所有临床心血管疾病的基础医学小动物实验研究，常见的如心肌梗死、心肌肥大、心衰、高血压，以及各种以小鼠为模型研究先天性心脏病等。

第九章　病理学实验技术

病理学实验技术（pathological laboratory techniques）在中国的发展已有百年历史。随着生物医学科学的迅猛发展，病理学实验技术不再拘泥于过去的常规组织切片和染色技术，已从传统、单一的方法，逐步发展为与现代医学科学新方法相互交叉渗透的新技术，如电镜、免疫荧光成像技术、激光共聚焦显微镜技术，使病理实验技术进入了一个新的发展时期。本章主要从传统到现代介绍病理学常用的相关技术。

第一节　制片技术

利用组织切片染色的方法所制作出的标本显示了各种组织细胞的不同结构和形态，为细胞分子生物学的研究提供了最直观的依据。组织制片技术（slicing technology）是研究医学和生物学的一个最基本和最重要的手段。

标本处理是病理实验技术中的起始环节和关键环节。在组织前处理中，保持标准化、稳定的病理标本及切片质量十分重要，这将直接影响切片的制作、染色及观察。标本的主要处理过程有取材、固定、脱水、透明、浸蜡、包埋、切片、染色、封片。

一、取材

取材（sample collection）是指从大体标本上按照病理检查和科研实验的目的和要求，切取适当大小的组织块，经过包埋（或冷冻）等步骤的处理，制成可供显微镜下观察的切片标本。为达到良好的实验结果，取材是切片制作的首要步骤和关键环节。取材不当，将直接影响病理诊断的准确性和科研实验的有效性。取材的基本要求是：

1. 准备充分　取材前做好充分的准备工作，取材刀具必须锋利，避免使用生锈、有钩镊子或血管钳等手术器械镊取标本，以免损害组织标本，影响观察效果和诊断结果。

2. 固定及时　组织的固定应愈新鲜愈好。固定时间不宜过长或过短，不同的固定液固定时间有所差异，固定后的组织需用流水冲洗，再脱水制片。切取镜检组织块后，可将剩余的组织放入70%酒精保存，这样有利于日后再取材切片时的细胞染色。

3. 部位恰当　通常选择病变或可疑病变的组织，必要时也应选取病变与正常组织交界处。取材时应对大体标本进行形状、大小、质地、颜色、可疑病变部位等进行仔细描述和编号记录。切取组织厚薄要均匀，宜小不宜大，以不超过 $2cm \times 1.5cm \times 0.3cm$ 为佳，厚度以 $3 \sim 5mm$ 为度，过大过厚会影响标本的固定效果和制片质量。

4. 避免损伤　取材时切勿挤压损伤标本。肠黏膜组织上沾有少量粪便，也不应以手拭去或以水洗去。切下的组织块应尽量保持原样，防止折叠和扭曲，如胃肠等组织，应先平展于草纸上，粘着后再缓慢放入固定液中。

5. 保存完整　微量标本和易碎标本，为避免破损或丢失，应以纱布包裹，但包裹前纱布必须浸湿，以免标本黏附纱布上。各组织块应包括各脏器的重要结构，如肾脏组织包括皮质部分和髓质部分。有浆膜的脏器（如胃等）组织块，要至少有一块带有浆膜。

6. 修剪脱钙　组织块附着的软组织如脂肪等，如属非病变成分，在不影响病理诊断的原则下，应尽量剥去或切除，以利制片。组织内的钙化病灶或骨质应进行脱钙处理。

二、固定

为了进行病理检验，必须首先对组织标本进行固定（fixation）。固定是指将各种组织浸入防腐剂内，使组织或细胞内的物质不可溶，尽可能保持原有组织细胞的形态结构，以利于后续诊断和研究。在制作切片过程中，固定是非常重要的一步。如若固定不良，将导致染色不佳，将会造成后续无法补救的损失。

（一）固定的目的

1. 抑制自溶和腐败　组织固定的目的是为了保持细胞与生活时的形态相似。细胞经过固定，不但可以防止自溶和细菌性腐败，而且能沉淀或凝固组织内的各种成分和病理代谢产物，如蛋白质，脂及脂蛋白、脂肪、糖类、色素，其他碳水化合物，无机成分，微生物等都可以经过固定而保存下来，并在制片过程中不被其他试剂溶解破坏。

2. 使组织适度硬化　固定能使柔软组织（如脑）的质地变硬而易于操作，使细胞正常的半液体状（溶胶）变为不能逆转的固体状（凝胶）。固定还可以使组织和细胞的各种渗透压不再发生改变，在制片时就能在最大范围内保持组织和细胞的原来形态。

3. 使细胞易于着色　某些固定剂尚具有一定的媒染作用而增进染色使细胞各种部位易于着色，所以组织固定后有利于制片染色和在显微镜下的观察。此外，固定剂有时也会影响染色效果，导致着色效果不理想（如福尔马林对水溶猩红 S 染色的影响）。

（二）固定的方法

1. 直接固定　直接浸泡固定是最常用的固定方法，简单方便。为达到组织固定效果良好，组织块不宜太大，厚度不宜超过 5mm；选择固定液时要考虑对组织的穿透力，对组织收缩和膨胀的作用。固定液用量通常为组织块的 10 倍以上，固定时间不宜超过24 小时。

2. 灌注固定　一些取材复杂或对缺氧比较敏感的器官或组织，一般采用经心脏/血管灌注固定。用于免疫组化实验的标本，通常采用灌注固定，以充分除去组织中的血液成分，避免其对染色的影响。灌注固定后的标本一般要放入后固定液继续固定 2 ~ 4小时。

3. 蒸汽固定 如果需要固定组织中的可溶性物质，一般选用蒸汽固定法；较小而薄的标本，也可用锇酸或甲醛蒸汽固定。

此外，还有涂片固定、微波固定、戊二醛－四氧化锇双重固定等。

（三）固定剂的选择

1. 渗透性强 固定剂（fixing agent）必须能迅速渗入组织，这样组织内各种成分才能尽快地被固定在原位置，而不致弥散。

2. 收缩或膨胀轻 组织在固定液的作用下，不应发生显著的收缩和膨胀现象。实际上经过固定后的组织，由于蛋白质发生凝固或沉淀，必然导致组织出现不同程度的收缩或膨胀。因此，良好的固定剂应尽量减少组织发生这种变化。

3. 有利于染色 固定剂应该有利于组织切片和染色。

（1）固定剂对固定后的组织应有利于染色剂的染色。例如，重铬酸钾溶液对类脂质具有一定的媒染作用；中性福尔马林比一般福尔马林所固定组织更优于核的染色。

（2）固定剂能将组织或细胞中某些必须观察的成分予以充分固定而保存下来，以便染色。例如，酸可以渗入脂类物质使其固定而避免了在制片过程中被酒精和二甲苯溶解或较少地溶解，并可用石蜡包埋切片。糖原宜用非水溶性固定剂，如无水乙醇、Camoy 固定液等。

4. 利于保存标本 固定液应该同时也是一种较好的保存液。实际上，单一固定液或混合固定液都难以完全达到上述要求。各种固定剂性能和作用都不尽相同，因此，对标本的固定应根据组织的制片目的和要求去选择适当的固定剂。

（四）固定剂的种类

固定剂有单一固定剂和混合固定剂。仅由一种化学物质加水溶解后用以固定标本的称单一固定液，混合固定液为两种或以上单一固定液的混合物。不同种类的固定剂其功能、作用也不同，比如其氧化性、酸碱性、渗透能力和收缩性等方面各有不同，在制作组织切片时，因单一固定剂效果往往不是很理想，常使用混合固定液。

1. 单一固定剂 常用的有酒精、丙酮、甲醛、冰醋酸、重铬酸钾、苦味酸、锇酸等。除酒精、丙酮和甲醛常用作单一固定剂外，其他多作为混合液成分之一。

（1）甲醛 甲醛（formaldeloyde，H·CHO）是碳、氢和氧的化合物，平常情况下是气体状态，约 40% 重量溶于水，它还是一种还原剂，其饱和水溶液称为福尔马林（formalin），外观无色透明，具有腐蚀性，因内含有的甲醛极易挥发，带有强烈刺激眼膜和呼吸器官的特性。10% 福尔马林的组成：由 10mL 甲醛溶液（福尔马林）和 90mL 水混合而成。

甲醛既是一种使用广泛的固定剂，又是良好的标本保存液。甲醛与蛋白质是在分子间的交联上起反应，最终产生一种不溶性产物。它经过络合交联，使蛋白质固定，能较好地保存脂类；对肝糖也有固定作用，但必须及时固定、及时处理，以免产生水解。经它固定的标本可适应一些特殊染色。甲醛渗透性较强，固定均匀，能增加组织的韧性，组织皱缩轻微，硬性大于酒精。甲醛含量为 35%～40%（一般 37%）的水溶液，也加入 10% ~ 5% 的甲醇防止聚合，具有防腐、消毒和漂白的功能，在不同领域有不同作用。

目前，实验研究最常用的是 4% 多聚甲醛磷酸缓冲液。通常先用此固定液对动物进行灌注固定，取材后再用该液浸泡后固定 2 ~ 4 小时。在固定液中加入 5% 蔗糖后，可用于组织标本的长期保存。多聚甲醛 40g + 0.1mol/L 磷酸缓冲液（PBS）1000mL，加热 60℃，边搅拌边加温至透明，滴加 1mol/L 的 NaOH，调整 pH = 7.3。

（2）酒精　酒精（alcohol）或乙醇（ethanol）为常用的有机溶剂，也是一种还原剂，不可与铬酸、重铬酸钾和锇酸等氧化剂混合使用。酒精具有固定、脱水等多种功能，单独做固定剂使用时其渗透力较差，因此取材应薄，才能固定好。经酒精固定的组织细胞核着色较差。高浓度酒精（90% 以上）能凝固蛋白，固定糖原，核蛋白和肝糖经酒精固定成水溶性状态。因此，标本经酒精固定后用水洗涤，则细胞核的着色欠佳，肝糖也将被水解。

酒精又是一种脂溶剂，浓度在 50% 以上时可溶解脂肪和类酯体，因此，要证明脂类物质不宜使用酒精固定。酒精还可溶解血红蛋白和损害多数其他色素，要证明组织蛋白的色素时也不宜用酒精固定。浓酒精有较大的收缩力，固定的组织收缩显著，表面发硬，如必须用酒精固定的标本，宜先用 80% 的酒精固定数小时，再换 95% 酒精固定。酒精既有固定作用，又有脱水作用，经酒精固定的标本不需洗涤，可用较高浓度酒精直接进行脱水。

（3）戊二醛　戊二醛（glutaric dialdehyde，$C_5H_8O_2$）是一种常用的醛类固定剂，能较好地保存组织结构，但其穿透力弱，作为单纯固定液多用于电镜技术中。市售的戊二醛是 25% 的溶液，使用时需配成 1% ~ 6% 的不同浓度。

此外，还有醋酸（acetic acid，CH_3COOH）、苦味酸［piric acid，$C_6H_2(NO_2)_3OH$］、重铬酸钾（potassium dichromate，$K_2Cr_2O_7$）、铬酸（chromic acid，CrO_3）、四氧化锇（OsO_4）、氯化汞［又名升汞或二氯化汞（mercury chloride，$HgCl_2$）］等固定剂。

2. 混合固定剂　用多种具有固定作用的试剂混合配制的固定液，即为混合固定液。选择混合固定剂时，应注意各种试剂的平衡，如使组织收缩的试剂可配以使组织膨胀的试剂，渗透力弱的可与渗透力强的混合使用。但是，氧化剂原则上不与还原剂混用，如需要时，只能在使用前临时混合。一种混合固定剂内不宜有两种以上的盐类，以免产生复盐影响对组织的固定。

（1）Muller 液　重铬酸钾 2.5g，硫酸钠 1.0g，蒸馏水加至 100mL。固定作用缓慢，但颇均匀，收缩亦小。多用于媒染和硬化神经组织。在这种固定溶液中，重铬酸钾未经酸化，所以对染色质无固定作用，不适用于一般细胞学染色。除用于骨骼标本外，此液是一种不常用的固定剂。固定时间数天至数周。在固定过程中，需要每日更换新液并置暗处，固定后的组织用流水冲洗，再放入酒精中脱水。

（2）Orth 液　Muller 液 + 福尔马林。一般以 Muller 液为备用液，用前以 9 份 Muller 液加 1 份福尔马林混合而成，因为重铬酸钾是氧化剂，福尔马林为还原剂，混合后久放即失去固定作用。厚 5mm 的标本需固定 3 ~ 4 日，并每日更换新液，固定后充分水洗，然后进行脱水包埋。如固定过久，标本变脆，颜色由棕黄转变为黑色，则不能制作切片。标本经过固定后如不能及时制片时，应将标本保存于福尔马林或70%酒精中。Orth液对染色质、线粒体有较好的固定效果。硫酸钠在固定液中有助于渗透，一般情况下可省去不用。

（3）Zenker液　升汞5.0g，重铬酸钾2.5g，硫酸钠1.0g，蒸馏水加至100mL。用该固定液固定的组织，细胞核及细胞质染色十分清晰，特别是要显示免疫球蛋白、病毒包涵体（如Negri小体）、骨骼肌的横纹等组织时，应用本液可获得良好的结果。Zenker液在组织学和病理学方面使用广泛，固定组织块2~4mm薄时，固定12~24小时，然后用流水冲洗12小时（以去除多余的铬化物，汞色素须用碘来脱除）后进行脱水或保存于80%酒精中。

此外，还有Heely液、Bouin液、Carnoy液、醋酸-酒精-福尔马林（AAF）混合固定液等，具有不同的特点和用途。

三、脱钙

含钙盐的组织（如骨组织及钙化病灶）经固定后，必先首先脱钙（decalcification），才能进行常规切片，脱钙不全则切片易撕开或碎裂并损伤切片刀刃。优质脱钙剂的标准是：完全脱钙；不损伤组织细胞或纤维；不妨碍以后的染色技术；适当的脱钙速度。

（一）常用脱钙剂

1. 强酸脱钙剂

（1）甲酸脱钙液　甲酸5~25mL，甲醛5mL，加水至100mL。5%的甲酸是一种良好的常规脱钙剂，速度适当，组织损害小。当甲酸成分增至25%可加快脱钙速度，但加快脱钙速度则牺牲细胞微细结构，加入甲醛可适当保护组织不受酸损害。根据组织的厚度和钙化程度，在5%甲酸液内2~4天可完全脱钙，横切的肋骨需36~48小时。

（2）盐酸脱钙液　浓盐酸15mL，氯化钠7.5mL，加水至100mL。盐酸脱钙易使组织收缩，作用速度较快，用氯化钠作为溶剂效果良好，牙齿脱钙时盐酸可增至10%~20%。脱钙时每日应加盐酸（0.5%）直至完成脱钙，人肋骨（5mm厚）横切时脱钙36~72小时。

（3）福尔马林-硝酸液（Clayden液）　福尔马林5mL，硝酸（比重1.41）7.5~15mL，加水至100mL，是最常用的脱钙剂，缺点是形成亚硝酸使溶液呈黄色，产生颜色即迅速影响脱钙速度，且组织的黄染会妨碍随后的染色反应。在硝酸内加入0.1%尿素可以防止变黄而使之无色，但尿素作用短暂，一旦硝酸显淡黄时需再加尿素。

2. 螯合剂脱钙　乙二胺四乙酸（EDTA）为有机化合物螯合剂，有结合某些金属的能力，能结合钙盐，15%的溶液即起脱钙作用。EDTA脱钙对组织破坏性小，即使放置数月亦不致引起对组织的破坏，对以后大多数的染色技术皆可得到满意结果。经10%中性福尔马林液固定后，将组织移到50倍用磷酸盐缓冲剂缓冲至pH=7的5.5% EDTA内。不超过5mm厚的组织在此液内每4~5天换液一次，更换三次后再每天换液一次以便较准确地确定脱钙终点。完全脱钙后将组织直接移到70%酒精内常规脱水，浸蜡，石蜡或火棉胶包埋。

(二) 脱钙与和鉴定

首先将骨组织固定于 10% 福尔马林液 24 小时后再锯取厚度约 5mm 骨片，再以 10% 福尔马林液固定 2 天。将组织置于脱钙剂中，每日更换新鲜液，直至组织软化为止。流水冲洗 24 小时除酸。常规脱水，透明，浸蜡，切片。针刺是最常用的也是最简单的脱钙鉴定方法，也可用 X 射线检查组织内是否仍有钙质。

(三) 酸的中和

脱钙后水洗 24 小时，目的是除去组织中经无机酸浸渍后过多的酸，以免影响染色。冲洗前应将组织用一种碱处理以使之脱酸呈中性，可用 5% 硫酸钾或硫酸钠处理过夜，否则会引起组织膨胀。但直接转移到稀酒精（70%）内过 12～18 小时，并换液 2 次，再继续脱水，经无水酒精、氯仿透明，石蜡包埋，切片，整个过程其酸已全部除去，在多数情况下不仅不膨胀，且对染色反应能有所改善。因此，不冲洗对染色也没大碍，只是脱水剂被酸化。

四、冲洗

固定后的组织应进行冲洗（rinsing or washing），目的是去除组织内的固定液，避免其残留影响组织标本制片和染色。冲洗剂的选择依固定液的种类和性质而定。

注意事项：水溶性的固定剂，需用流水冲洗；含酒精的固定剂，用同浓度的酒精浸洗；含苦味酸的固定剂（苦味酸与甲醛混合液除外）用 70% 酒精浸洗，以免水洗后固定作用消失；含升汞的固定剂，在水或酒精中加碘以洗去组织内汞的沉淀；含铬酸的固定剂，在暗处进行冲洗，以免产生沉淀或使组织硬化而影响制片。

五、脱水

制作石蜡切片前需用石蜡渗透组织并将组织包埋于石蜡中以便于切片，因水与石蜡不相溶，而大多数的组织固定剂是水溶液，用水冲洗也使其含有大量水分，所以在浸蜡和包埋前必须将组织内水去除，这一过程称为脱水（dehydration）。脱水的过程还可使组织再一次发生硬化，脱水剂必须是与水在任何比例下均能混合的液体。目前，组织脱水过程已经基本实现了自动化操作。常用的脱水剂有几下几种：

1. 酒精 可与水在任何比例下相混合，酒精的脱水能力较强，又能硬化组织。但是酒精会使组织明显收缩，因此在用酒精脱水时，应先从低浓度开始，逐渐增高浓度，这样可避免组织过度收缩。酒精浓度一般从 70% 开始，经 80%、85%、95% 直至无水酒精。有时为了能使大量的组织块同时进行脱水，则要求保持液体的浓度以保证脱水的作用，所以会进行两次 95% 酒精，两次 100% 酒精重复脱水，以保证脱水完全（图 9-1）。

在某些特殊情况下，如要做糖原的切片标本或是要做尿酸结晶染色切片标本，为了防止糖原和尿酸结晶在水中消失，需要将标本直接投入无水酒精中固定，而不需经过水洗和低浓度酒精的脱水过程，经无水酒精固定后的组织只需再换一次无水酒精脱水即

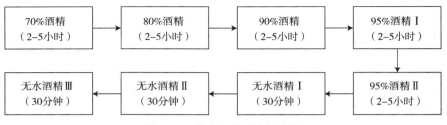

图 9 - 1　梯度酒精脱水的步骤

可。用酒精醋酸福尔马林混合固定液（AAF 固定液）固定的组织可直接置于 95% 酒精开始脱水。用醇性固定剂（如 Carnoy）则可置于高浓度无水酒精内，但应多次换液以除酸。

脱水时间应视组织种类、大小、厚薄和固定剂的不同而异。如脱钙的骨组织、实质性脏器的脱水过程宜短；疏松结缔组织、脂肪组织等脱水过程则宜适当延长，水分必须脱干净，脂肪必须溶去；含有铬酸的固定剂固定的组织，脱水时间不宜过长；镀银组织脱水时间应比未镀银的同类组织要短。一般 1cm × 1cm × 0.2cm 大小的组织仅需数小时即可达到完全脱水。如果组织脱水不尽，将会影响随后的透明和浸蜡，致使切片难以完成。也很容易造成在染色时脱片，这样的组织蜡块，因其含有一定的水分，一经与空气接触即干燥而凹陷。

酒精脱水剂使用不宜太久，应适时更换新液。当酒精混浊、变黄或酒精滴于水中出现乳白色混浊时，说明酒精中溶解了过量的脂类，应及时更换。

2. 丙酮　丙酮（acetone）脱水能力强、速度快，多用在无水酒精的补充脱水。丙酮脱水时间比酒精强，但容易使组织过度硬化，所以应适当掌握脱水时间。

3. 正丁醇　正丁醇（n - butanol）脱水能力较酒精弱，因其不仅可与水和酒精相混合，又可溶解石蜡，所以既可替代酒精使组织脱水，又可替代二甲苯使组织透明。实验室常将其与酒精按照一定比例配制后使用，或将组织脱水至 90% 酒精后移入正丁醇，正丁醇再脱水后直接投入石蜡。用正丁醇脱水较少引起组织收缩和硬化等不良结果。

4. 二氧乙环　二氧乙环（dioxan）有毒，易挥发，能溶解石蜡，是既可以脱水又具有透明效果的液体。一般脱水过程从 70% 开始，再经过 90% 至纯二氧乙环，然后浸入石蜡。二氧乙环脱水对组织无收缩和硬化等不良现象，对较硬的组织或易收缩的组织可使用二氧乙环。

六、透明

组织脱水后需要经过一个浸蜡的媒剂透明过程，目的是使石蜡渗透到组织中去，达到包埋的支持作用。常用的脱水剂酒精不能溶解石蜡与之相混合，因此组织脱水后，必须使用一种既可以同酒精又能同石蜡相混合的媒剂，在浸蜡之前将组织投入这种媒剂中，这种媒剂比重比酒精大，会逐渐取代组织中的酒精而使组织成透明状，这一过程称为透明（transparent）。透明实质上是组织折光系数改变的缘故，其折射系数近于组织蛋白的折射系数，从而显示出透明状态。目前，组织透明已经基本实现了自动化操作。

（一）透明剂

透明剂很多，一般常用的有二甲苯、苯、甲苯、氯仿、香柏油等。其中，二甲苯（xylene or dimethylbenzene）是最常用的透明剂，既能与酒精和丙酮相混合，又能与石蜡相混合。二甲苯对组织的收缩性强，作用迅速，易使组织变脆变硬，因此透明时间不宜过长，一般小块组织透明时间 0.5 ~ 1 小时，较大组织块适当延长但不超过 2 小时。苯较甲苯和二甲苯的作用稍缓，对组织收缩较少，不易变脆。但苯较二甲苯毒性大，挥发快，使用时应注意安全。

（二）透明时间

透明时间的长短因组织的大小而异。脑组织和有血块的组织，应缩短在二甲苯内留置时间，肌肉组织和胃肠组织应稍延长，最好先投入酒精和透明剂等量混合液 30 分钟，再投入透明剂中，并更换透明剂，待组织完全透明后浸蜡，一般需要 30 分钟至 2 ~ 3 小时。脂肪组织透明最快，但因其自身折光率与二甲苯相近，所以应适当延长透明时间以充分溶解，这样有利于石蜡的浸入。透明过久是否会导致组织过度硬化变脆，这取决于脱水的彻底与否，如果组织脱水完全彻底，则不会导致过度硬化和变脆，个别含胶样物质过多的组织例外。

七、浸蜡

组织透明后放入熔化的石蜡内浸渍，石蜡逐渐浸入组织间隙取代原有透明剂，这一程序叫浸蜡（wax – immersing）。根据所用石蜡的熔点，浸蜡需在温箱内进行。

（一）石蜡的选择

石蜡的质量和熔度与切片质量密切相关。用作浸蜡的石蜡不应含有尘粒、杂质及其他异物，不含水分，质地均匀成半透明状，触之感觉滑而不腻，结晶及颗粒少。石蜡使用前应过滤，并放于温箱内熔化几次以使挥发性油脂类挥发，储存于恒温箱中保持液态备用。浸蜡最佳温度应是石蜡刚熔化或杯底尚残留小部分未熔化完蜡时的温度。

石蜡有一定的熔点和硬度，熔点高，硬度大。一般选择熔点温度 52 ~ 56℃的石蜡，夏季采用高熔点的石蜡，冬季则采用低熔点的石蜡。石蜡的熔点越低，质地相应的更为疏松。硬蜡用于硬纤维组织，软蜡用于胎儿和乳腺组织。为了增加石蜡的韧性，可在石蜡中加入一些混合剂，常用蜂蜡、硬脂酸、松香等。

1. 蜂蜡（beeswax）　是蜜蜂建巢时用的淡黄色蜡（黄蜡），熔点 54℃左右，质地柔软，滑润有韧性。为了提高低熔点石蜡的硬度，加入 10% ~ 20% 的蜂蜡，能增加石蜡的熔点而不必使组织浸在高温内，便于切片，但也要根据组织的种类而异，一般用量不超过 5% 。

2. 硬脂酸（stearic acid）　为有光泽的白色片状结晶体，不溶于水，而溶于乙醇、醚和氯仿。在浸蜡中加入少量的硬脂酸可增加石蜡的渗透性。

3. 松香（rosin）　为棕黄色半透明的固体，质硬而脆，遇热熔解，呈胶体状，同石蜡混合时，可增加石蜡的硬度，由于松香质脆，混合后可增加硬度但韧性不足。

（二）浸蜡时间

组织浸蜡时间应视组织种类、大小和结构不同而异。较厚的组织需要较长时间才能使蜡浸入中心除去透明剂，即使少量透明剂也会沾污石蜡而产生结晶，致使切片时切片易碎裂。骨、皮肤和中枢神经系统等致密组织要比软组织如肝、肾等需要加倍时间。含血多的组织、肌肉和纤维束在熔蜡中容易过硬而发脆，故浸蜡时间应缩短。疏松组织、脂肪、消化道组织等浸蜡时间可以适当延长一些。

为尽可能排除透明剂，浸蜡一般分三次，从熔点较低的开始。第一杯熔蜡（软蜡熔点低于54℃）1 小时；第 2 杯熔蜡（硬蜡熔点58～60℃）1 小时；第 3 杯熔蜡（硬蜡熔点 58～60℃）30 分钟。整个浸蜡控制在 3 小时内，并在恒温箱内进行，且温箱温度高于石蜡熔点 2～3 摄氏度。

八、包埋

包埋（embedding）是将某些特殊的支持物质浸入到组织块内部，利用支持物质的物理特性，将整个组织加以包埋，最后凝固成均匀一致的较硬固态结构，以便于切片机制备极薄切片。石蜡是组织学切片技术中最常用的包埋剂，因此，要将浸蜡后的组织块放入充满熔化石蜡的包埋框内，迅速冷却，便于切片。

（一）常规石蜡包埋法

石蜡包埋法是制作光学显微镜切片的常规方法，优点是操作简易便于掌握，可进行连续切片，包埋后的组织可以长期保存。自动包埋机出现后，大大减轻了手工包埋工作量，而且容易实现标准化。

（二）快速石蜡包埋法

快速切片诊断是在数十分钟或半小时左右制成切片并做出诊断的一种方法，主要用于手术中决定手术的切除范围和手术方式。快速切片的方法包括冰冻切片和快速石蜡切片。制作快速石蜡切片时，切取组织应该薄小，从固定、脱水到浸蜡的全过程都要加温，一般是先将各种试剂在超声波快速石蜡脱水仪中预热，恒温下操作，整个过程10～15 分钟即可完成。

（三）火棉胶包埋法

火棉胶（celloidin）常用于大块组织的包埋（如眼球和脑），避免纤维组织和肌组织过度硬化，减少纤维组织的收缩和扭转，利于保持原有的组织结构。但切片较厚，相对费时，价格较贵。包埋好的组织块可放入 70% 乙醇保存。

（四）明胶包埋法

组织块在 5%、10%、20%～25% 明胶（gelatin）酚水溶液内，37℃各浸 24 小时。

切取明胶组织块，稍干燥后入 10% 甲醛溶液硬化 24 小时即可，也可长期保存于此甲醛溶液内。

九、切片与贴片

组织学技术利用染料使组织着色，显微镜下观察组织的微细结构，所观察的标本必须能透过自然可见光。所以，必须将不透光的组织块切成可透光的薄切片（section）。

（一）切片刀

选择刀片（microtome knife）时，要锋利无缺口，否则切片易引起组织卷起、破碎，不能形成连续长条带状。①平凹形：用于滑动式切片机或某些轮转式切片机。②深平凹形：仅用于火棉胶切片，因为刀口较薄，用其切制硬固材料时刀叶会颤动。③平楔形：用于普通石蜡切片和巨检标本切片。④双凹形：用于摇动式切片机和滑动式切片机切割石蜡切片。

理想的切片刀的刀刃应在两个平坦切割面间形成笔直细线。一把锋利的切片刀能将石蜡切片切到 2μm 并连续成条而无压缩。如果刀刃比细胞还厚，则它对细胞的破坏要比切割的大。目前，各实验室基本都是用一次性切片刀，省略了磨刀的繁琐工序。

（二）切片机

切片机（microtome）是切制薄而均匀组织片的机械，基本类型有五种，按其结构分为摇动式切片机、轮转式切片机、滑动式切片机、推动式（雪橇式）切片机和冰冻切片机。

轮转式切片机是最常用的切片机，借助转动手摇轮切片。蜡块台镶装于可在沟槽内上下运动的金属夹座中，借微动螺旋向前推进切断平整的切片。有的转轮式切片机的机头上装有三只旋钮和一个紧固旋钮，能使其向各个方向偏转并紧固，便于调整蜡块的切面。切片刀的切制角度可以调整。这种切片机使用的是重而大的切片刀（或刀架），故除切制硬组织时一般不发生颤动。切片厚度可在 1~30μm 范围内调节，每一梯度为 1~2μm。

（三）切片、贴片

1. 石蜡切片 一般厚度要求 4~6μm。石蜡切片不但可以达到这个要求，甚至可薄到 2μm 至 1μm。另外，石蜡切片还便于制作大批的或是连续的切片，而且以石蜡包埋的组织块便于长期保存。所以，石蜡切片是目前各种切片制作方法中最普遍使用的一种方法。

将切片刀装在刀架上，刀刃与蜡块表面呈 5° 夹角。根据需要调整切片厚度为 5~15μm。切后用毛笔轻轻托起，正面向上放入展片箱（展片温度一般低于蜡熔点 10~20℃），使切片无皱褶为最好。切片展平后，选取其中最完整、无皱褶的切片，用涂有多聚赖氨酸面轻靠切片，捞起切片，标本编号，在空气中略微干燥后即可烤片，一般 60℃ 烤箱（或烤片机）内烤 30 分钟~2 小时，蛋白质凝固后即可进行染色。

2. 恒温冷冻切片　用于冷冻切片的组织取材后可直接进行切片，也可置于羧甲基纤维素包埋后用液氮冷藏备用。调节恒温冷冻箱切片机温度降至 −25℃左右，打开观察窗，将组织固着器放置到速冻台，先放置少量羧甲基纤维素，待冻结后将组织块放上，并在其周围加适量包埋剂将组织块包埋。组织冷冻后，将组织固着器装在切片机上，调整组织的切面与刀刃平行并贴近刀刃，将切片厚度（10~30μm）调至适当后，关闭观察窗。初步修出组织切面后，放下抗卷板开始切片，切片用载玻片黏附后，吹干或固定，保存备用。

3. 火棉胶切片　使用滑动式切片机。切片刀与滑行轨道的角度 20°~40° 为宜，清除角（刀与胶块平面的夹角）为 4°~6°，切片厚度 ≥10μm。连续切片时，不要立即贴片，应先放在 70%~80% 乙醇中，做好顺序标记，剩余的胶块也保存在 70%~80% 乙醇中。

4. 振动切片　用振动切片机可把新鲜组织（不固定、不冷冻）切成 20~100μm 厚的切片。可用漂染法在反应板上进行免疫组化染色，检出免疫阳性部位。组织经修整后，再进行后固定，按照电镜样品的要求脱水、包埋、超薄切片和染色观察。

5. 超薄切片　一般厚度 10~100nm 的切片称超薄切片，用于透射电镜观察，制作过程与石蜡切片原则上基本相同，而且更为细致、复杂，要求严格。

（四）染色

染色的方法很多，按染色技术的不同可分为三大部分：常规染色技术、特殊染色技术和免疫组织化学技术（参见第十一章）。

第二节　常规染色技术

染色（staining）是将组织浸入染料配制的染色液中，使组织的不同结构染上不同颜色或不同深浅的颜色，从而产生不同的折射率，便于在光镜下清楚地显示组织内部各种构造。染料（dye）是一类有色的以苯环为基础的有机化合物，不同于一般颜料，因为它不但有颜色，更重要的是对组织的不同成分有不同的亲和力。构成染料必须有两种原子团连接于苯环上，包括能使染料显色的原子团（发色团）和能使染料对不同组织具有不同亲和力及加深颜色的原子团（助色团）。

常规染色，即苏木素 - 伊红（hematoxylin - eosin，HE）染色，是病理技术中最常用的一种染色技术。染色结果的好坏直接关系到诊断的准确性。组织经过苏木素 - 伊红染色，其形态结构可以全部显示，一般的组织变化和组织产物都可以通过这一染色法显示出来，因此又称之为普通染色法。

一、基本原理

苏木素或苏木精是一种天然染料，易溶于酒精而微溶于水，是较好的细胞核碱性染料，并可将细胞中不同的结构分化出各种不同的颜色；苏木素分子需经氧化形成苏木红分子，才具有真正的染色能力，这个过程叫做"成熟"。成熟的方法一般有两种：一种是把配制好的苏木素液在开口瓶中放置两个月以上，使其自然氧化，暴露时间愈长，染色的效果愈好，可多配置一些备用。另一种方法是在苏木素液中加入氧化剂，如碘酸钠、过锰酸钾、氧化汞、过氧化氢等，此法与前者相反，放置时间愈长，染色效果愈低。这是因为苏木红被继续氧化可生成无色的化合物，故一次不宜配制过多，还应放置冰箱内避光冷藏保存，以延长使用时间。其优点是配制后即可使用。

成熟的苏木素对组织并无亲和力，需加入含金属离子的媒染剂，才能达到染色的目的。所以，苏木素同时需配备适当的媒染剂以增强它对组织的亲和力，达到染色目的。一般用于明矾苏木素的媒染剂为钾明矾或氨明矾。主要是利用明矾中的铝离子和苏木红结合形成的铝沉淀色素为紫蓝色，对染色质有很大的亲和力，水和酒精都不能使其退色。用于铁苏木素的媒染剂是三价铁离子，苏木红的铁沉淀色素为黑蓝色，不溶于水。因此，不能配制大量含媒染剂的混合液，一般用时现配，或在染色过程中先用铁明矾媒染，再染苏木素，如磷钨酸苏木素染色。伊红或曙红是人工合成的煤焦油类染料，红色粉末状，易溶于水或酒精，为酸性细胞质染料，与苏木素染色形成对比染色，染色时常需加助染剂和分化剂，使染色效果更好。

细胞核内染色质主要是脱氧核糖核酸（DNA），其双螺旋结构两条链上的磷酸基向外，带负电，呈酸性，很容易与带正电荷的苏木素碱性染料以离子键或氢键结合而着色，苏木素在碱性溶液中呈蓝色，所以细胞核被染成蓝色。细胞质的主要成分是蛋白质，为两性化合物，细胞质染色与 pH 值密切相关。伊红 Y 是一种化学合成的酸性染料，在水中解离带负电荷，与蛋白质的氨基正电荷结合而使细胞质、红细胞、结缔组织等物质被染成不同程度的红色或粉红色，与细胞核蓝色成鲜明对比。

二、常用染液

（一）苏木素染液

苏木素染液的配方很多，常规应用的通常为明矾苏木素，明矾苏木素又有 Harris 苏木素、Mayer's 苏木素和 Ehrlich 苏木素等，但仍以 Harris 苏木素最经典、最常用。

1. 配方 苏木素 1g，无水乙醇 10mL，氧化汞 0.5g，硫酸铝钾（钾明矾）20g，冰醋酸 8mL，蒸馏水 200mL。

2. 特点 苏木素染液的优点是配后即可应用，染色力较强；缺点是极易产生金属膜沉淀。最常应用染色时间为 5 ~ 10 分钟。

（二）伊红染液

伊红又叫四溴荧光素，根据溶解度不同，分为水溶性和醇溶性两种。

1. 1% 伊红水溶液 伊红 Y 0.5 ~ 1.0g，95% 乙醇 25mL，蒸馏水 75mL，冰醋酸 1 ~ 2 滴。先将伊红用少许蒸馏水调成糊糊状，再加入乙醇，边加边搅拌，直到彻底溶解，此时试剂有些混浊，取少许冰醋酸（每 100mL 加冰醋酸 1 滴），加入试剂中，试剂逐渐转变为清亮，呈鲜红色。染出的切片效果好。

2. 醇溶性伊红液 醇溶性伊红 0.5 ~ 1.0g，蒸馏水 5mL，95% 乙醇 200mL。将伊红溶于蒸馏水中，待其溶解后滴入冰醋酸，产生沉淀，至糊糊状，再加蒸馏水数毫升，继续滴冰醋酸，直至沉淀不再增加，过滤。取沉淀物烘干，溶于乙醇中即可使用。染色 1～5 分钟，染色后可直接进入 80% 乙醇分色脱水。

（三）1% 盐酸乙醇

配方：37% 浓盐酸 1mL，70% 乙醇 99mL，有效期 3 个月。分化作用主要依靠盐酸在水中电离出 H^+，改变组织表面电荷，使过染和吸附的苏木素从组织中脱离。可在显微镜下控制分化程度使核染色清晰，分化过度，核染色淡；分化不足，核染色质分不清。

（四）返蓝弱碱液

返蓝（returning blue）又称促蓝、显蓝，是用弱碱性水处理而使细胞核显示蓝色。苏木素在酸性条件下处于红色离子状，在碱性条件下呈蓝色离子状。自来水呈弱碱性，用流动自来水洗，可使苏木素返蓝并着色牢固。为加速蓝化速度，可用 1% 氨水（pH 7.5～8.0）或饱和碳酸锂水溶液返蓝。如用 45℃ 自来水返蓝，能加快返蓝速度，且组织切片中残留的弱碱液少，经充分水洗后，可使切片染色长期不退色。

三、染色步骤及注意事项

优质的 HE 染色切片，每一个操作步骤都很重要，如若固定、脱水等步骤处理不好，染色是不可能鲜艳、透明、层次分明的。HE 染色时应注意以下问题（图 9-2）：

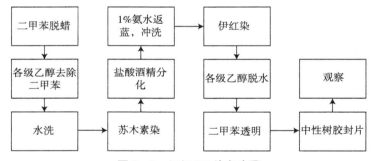

图 9-2 组织 HE 染色步骤

1. 充分脱蜡 脱蜡时间要充分，若溶蜡剂使用过久应及时更换，若室温过低可将溶蜡剂置于温箱进行脱蜡。否则，无论进行哪种染色都会发生困难。

2. 勤换染液 苏木素染液使用一段时间后表面易出现亮晶状漂浮物，这可能是液体表面的过氧化物，必须过滤除去，以防沉渣污染组织切片。苏木素液一般染过三、四百张切片后，着色力会减弱，着色不鲜艳，呈灰蓝色时应及时更换新液。

3. 染色时间 染色时间应根据染剂对组织的染色作用，以及室温、片厚、固定液、染液等多种因素而进行调节。所以，在染色时必须随时观察染色程度，以掌握时间。

4. 分化适度 分化步骤也是染色成败的关键。分化后要镜检观察胞核是否清晰，胞质呈淡白色。否则需再次分化，不然一旦复染后，组织会呈紫蓝色即"蓝盖红"现象。

5. 还原液不宜过浓　若碱性太强，易使组织脱落，故以淡为宜。

6. 伊红宜淡染　如复染过深，胞核会不清晰，影响镜检。

7. 充分脱水透明　应充分脱水透明，否则组织表面会有一层雾状膜。若有这一现象，应立即更换纯酒精脱水，再次透明。在潮湿的季节里应注意酒精的浓度，若降低要及时更换。

8. 封固剂要适量　滴加时应小心，盖玻片要轻轻放置，以免产生气泡影响镜检。盖玻片大小合适、放正，标签贴牢，编号清楚，保证切片的封藏和美观。

9. 妥善保存　染好的切片应妥为保存，避免日光照射，否则切片容易退色。

第三节　特殊染色技术

特殊染色法是为了达到某些特殊的要求，或是为了观察特殊的组织结构而使组织细胞特殊显示的染色方法。例如：胶原纤维、弹力纤维或网状纤维染色；糖、脂肪、黏液、纤维素等的染色。特殊染色的方法很多，应根据实际需要，选择合适的方法。

一、结缔组织染色

结缔组织（connective tissue）包括疏松结缔组织、致密结缔组织、脂肪组织、网状纤维组织、软骨组织、骨组织和血液。结缔组织由细胞和间质构成。间质包括基质和纤维两种成分。疏松结缔组织和致密结缔组织的纤维有胶原纤维、弹力纤维和网状纤维。通常所说的结缔组织染色多指胶原纤维染色。

（一）胶原纤维染色

胶原纤维（collagen fiber）是结缔组织的三种纤维之一，主要由成纤维细胞产生的胶原蛋白交链而成。胶原纤维是原胶原互相错开 1/4 平行排列交联成胶原原纤维，胶原原纤维再聚合成较宽的结构。按胶原的化学成分可分为 15 种，间质中的胶原纤维主要由Ⅰ、Ⅱ、Ⅲ型胶原组成，新鲜时呈白色，故又称为白纤维。

在 HE 染色中，胶原纤维呈均质的粉红色，与周围间质区分不是很清楚。胶原蛋白分子中含有碱性氨基酸，能与酸性染料反应，由于酸性染料具有不同程度的扩散性，小分子染料（如苦味酸）扩散性高，容易进入结构致密的狭孔组织（如肌纤维）的间隙，而大分子染料［如丽春红（ponceau）、天狼星红（sirius red）等］扩散性低，只能进入疏松结缔组织（胶原纤维）的间隙。常用的染色方法有：Van Gieson 染色法，胶原纤维呈红色，肌纤维呈黄色；Ponceau – Victoria blue B 染色法，胶原纤维呈红色，细胞核和血细胞呈绿色，肌肉呈黄色。

（二）网状纤维染色

网状纤维（reticular fiber）由网状细胞产生，纤细而短，分支穿行于细胞之间，与网状细胞共同构成网状支架，大量堆集时则形成致密的网状。网状纤维用 HE 染色不易辨认，通常用浸银染色显示，故又称嗜银纤维（argentaffin fiber）。其染色原理是：组织蛋白质与银化合物结合，再经甲醛还原成金属银，沉淀于组织内及表面而显色。常用染色方法为 Foot's 网状纤维染色法和 James 染色法，网状纤维染成黑色或黑褐色，背景呈黄色。

疏松组织中网状纤维比较少，它多分布在结缔组织与其他组织交界处，如在上皮组织与结缔组织交界处的基膜内，毛细血管周围及造血器官，内分泌腺的腺细胞团索和外分泌腺的腺房周围等处均有丰富的网状纤维。主要分布于肝、脾、骨髓、淋巴组织等造血器官，在病理情况下，常出现于炎症增生和肿瘤性增生组织中。

（三）弹性纤维染色

弹性纤维（elastic fiber）是结缔组织中形成较晚的一种纤维，在创伤修复中一般在 4~5 周才有较明显的弹性纤维形成。新鲜时呈黄色，又称黄纤维。广泛分布于身体各部，特别是在皮肤和血管等处。弹性纤维由随机交联的盘绕肽链组成，主要成分是富含二硫键（-S-S-）糖蛋白，也称为弹性蛋白，用弱碱处理纤维时不被破坏。弹性纤维较细，直径 0.2~1μm，且坚固，弹性大，容易伸展，纤维分枝连接成网，含量较多时在 HE 染色中呈折光性强的粉红色，量少的不显色，不易与胶原纤维区分。常用方法有 Verhoeff 铁苏木精弹性纤维染色法，弹性、胶原纤维双重组合染色法。主要用于观察弹性纤维有无增生、肿胀、断裂、破碎及萎缩或缺如等病变。

（四）结缔组织复合染色

复合染色主要有 Masson 三色染色和 Mallory 三色染色，现以前者为例介绍。

1. 染液配制　Regaud 苏木精染液：苏木精 1g，95% 酒精 10mL，甘油 10mL，蒸馏水 80mL；丽春红酸性复红染液：丽春红 0.7g，酸性复红 0.3g，冰醋酸 1mL，蒸馏水 99mL；醋酸苯胺蓝溶液：苯胺蓝 2g，醋酸 2mL，蒸馏水 98mL；苦味酸酒精液：95% 酒精苦味酸饱和液 20mL，95% 酒精 20mL。

2. 实验方法　石蜡切片（片厚 10~15μm）常规脱蜡水化入水，置于 Regaud 苏木精染液中染色 5 分钟；用 95% 酒精冲洗 2 次后，在苦味酸酒精液中分色 20~30 秒；流水冲洗、蒸馏水充分水洗后，丽春红酸性复红染液中染色 5 分钟；蒸馏水洗涤后，置于 1% 磷钼酸中染色 5 分钟；不经水洗，直接入醋酸苯胺蓝液染色 5 分钟；1% 醋酸处理 1 分钟；95% 酒精脱水，无水酒精多次脱水，二甲苯透明，中性树胶封固。

3. 结果判断　胶原纤维呈蓝色，弹力纤维呈棕色，肌纤维、纤维素、红细胞呈红色，细胞核呈黑蓝色。常用来显示脑膜和脑的修复性病变，也可用以鉴别纤维型肿瘤。

二、肌肉组织染色

肌肉组织包括骨骼肌、心肌和平滑肌，前二者的肌纤维都有横纹，故称为横纹肌（striated muscle）。通常用 Mollory 磷钨酸苏木精（PTAH）染色法，特点是单一的染色液可染出两种主要的颜色，即蓝紫色和棕红色。染液中的磷钨酸与苏木精相互结合，又各有特点。本染色法是显示横纹肌和胶质纤维的好方法。

结果判断：细胞核、中心体、神经胶质纤维、纤维蛋白和肌纤维的横纹染成紫蓝色，胶原纤维、网状蛋白和骨基质染成黄色至砖红色。在神经病理学诊断中，经常使用PTAH 染色来显示胶质纤维作为星形细胞瘤的鉴别诊断，也可用来显示病灶周围的反应性星形细胞。在怀疑有横纹肌肉瘤的病例，可用本染色方法显示横纹。另外，在免疫性疾病诊断中，还可用来显示纤维素性坏死等病理改变。

三、脂类染色

脂肪（fat）和类脂（lipoid）统称为脂类（lipids），是构成机体的正常成分。脂肪主要积于脂肪组织中，以油滴状微粒存在于脂肪细胞质内。脂肪不溶于水而易溶于酒精、乙醚、氯仿等脂溶剂，故在 HE 染色中被溶解掉，必须进行脂肪染色。

脂类染色使用最广泛的染料是苏丹（sudan）染料，最常用的有苏丹Ⅲ，苏丹Ⅳ，苏丹黑（sudan black B）及油红 O（oil red O）等。脂肪被染色，实际上是苏丹染料被脂肪溶解吸附而呈现染料的颜色。组织中脂质在液态或半液态时，对苏丹染料着色效果最好。脂类染色，用冰冻或石蜡切片，以水溶性封固剂封固，如甘油明胶和阿拉伯糖胶等。

脂类苏丹染色的结果：中性脂肪呈橘红色（苏丹Ⅲ）、橙黄至橙红色（苏丹Ⅱ）、猩红色（苏丹Ⅳ），细胞核呈蓝色。常以此染色显示肿瘤中的脂肪、坏死组织中崩解和被吞噬的髓磷脂，以及脂质蓄积症等病理改变。

四、神经组织染色

神经组织（nervous tissue）主要是由神经细胞组成。神经细胞质除含一般细胞器外，还有尼氏小体和神经原纤维，后两者是神经细胞特有的结构。神经细胞由胞体和突起（轴突和树突）组成。常规 HE 染色可以显示神经细胞的轮廓，但不能显示神经原纤维等微细结构，这些细微的结构需要用特殊染色方法显示。

（一）尼氏染色

尼氏体（Nissl body）是分布于神经元除轴突和轴丘以外的胞质内呈颗粒或板块状物质，能被碱性染料着色。尼氏染色法主要有硫堇（thionine）染色、焦油紫（cresyl - violet）染色和甲苯胺蓝（toluidine blue）染色等。是利用硫堇和焦油紫等碱性染料，使神经细胞尼氏体特异性着色。甲苯胺蓝染色尼氏小体呈深蓝色，核染色质呈淡蓝色，背景浅淡。

（二）神经细胞染色

神经组织用重铬酸盐或铬酸及重铬酸钾混合液固定为佳，甲醛固定的也可。最好将新鲜组织直接投入固定和染色复合液内。Golgi - Cox 固定染色，神经细胞及纤维呈黑色，神经胶质有时呈黑色，背景呈黄色。

（三）神经纤维染色

镀银法（silver plating）是最常用的神经元和神经纤维特异性染色方法。将固定后的切片浸于银溶液中，再用甲醛还原处理，使银颗粒沉积于轴索的轴浆中，使之能在显微镜下清晰地看到纤维等微细结构。传统镀银法是 1904 年 Bielschowsky 创立的冰冻切片染色法，之后在此基础上建立了改良 Bielschowsky 石蜡切片染色法和 Bodian 染色法。

染色结果：神经细胞、轴突和树突均为黑色。老年性痴呆脑标本中，神经原纤维缠结、老年斑、颗粒空泡变性中的颗粒，以及 Pick 病神经元中的 Pick 小体等结构均呈阳性改变。

（四）神经纤维髓鞘染色

神经纤维分为有髓和无髓两种。在中枢神经系统，髓鞘由少突胶质细胞构成，在周围神经系统则由雪旺细胞构成。髓鞘染色可分为正常髓鞘染色和变性髓鞘染色。

1. 正常髓鞘染色　主要有 Weil 髓鞘染色法、固绿髓鞘染色法、Luxol Fast Blue – 焦油紫染色。正常神经髓鞘被染成深蓝色至黑色，灰质呈灰黄色至无色，变性和溃变的髓鞘不着色。

2. 变性髓鞘染色　主要有 Marchi 染色法和锇酸 – α – 萘胺染色法。迄今为止，Marchi 法仍是显示退变髓鞘较好的方法。退变髓鞘含有油脂酸，不被铬盐氧化，因而组织用铬盐处理后，能被锇酸染成黑色。正常髓鞘经铬盐处理后，不能被锇酸还原，因而不着色。

具体工作中可将标本一分为二，一半石蜡包埋切片做 Weil 染色显示正常髓鞘，另一半做 Marchi 染色显示变性髓鞘。两种染色相互比较、印证，可提高染色结果的准确性。

（五）神经胶质细胞染色

中枢神经系统主要有星形细胞、少突胶质细胞、小胶质细胞和室管膜细胞，构成神经系统的间质。常规 HE 染色只能显示胶质细胞的细胞核，难以显示其胞质和突起，需要特殊染色才能显示。目前有 Holzer 星形细胞染色法、改良 Cajal 氯化金升华染色法、Penfield 胶质细胞染色法、Hortega 星形细胞二重染色。Holzer 染色后星型细胞及其突起呈蓝紫色，是显示反应性增生的星形胶质细胞、胶质纤维和胶质瘢痕的最佳方法。

五、糖原和黏液染色

糖类（sugars）从组织化学的角度，可分为多糖（polysaccharides）、中性糖液物质和酸性黏液物质及黏蛋白和黏脂质。黏液（mucus）从组织源的角度，分为上皮细胞分泌性及结缔组织黏液性两种。

多糖分子是以糖苷键结合成大分子的化合物，多糖分为淀粉（starch）、纤维素（cellulose）和糖原（glycogen），前二者存在于植物，后者存在于动物。

从组织化学的角度，多糖主要指糖原，又名肝糖，是由许多葡萄糖分子以糖苷键组成的聚合体，常以一种胶样液态存在于肝细胞、骨骼肌、心肌等处，形状为大小不等的颗粒，易溶于水，机体组织坏死后，很快被分解为葡萄糖。因此须采取新鲜标本，并及时固定。

长期以来，糖类物质的组织化学定性主要靠过碘酸雪夫（periodic acid schiff，PAS）反应染色技术，简称 PAS 染色。过碘酸是一种氧化剂，可把多糖的葡萄糖分子的两个相邻的带有羟基的 – C – C – 键打开，而生成醛基再与染色剂结合。Schiff 试剂中的碱性复红（basic fuchsin）是一种混合物，经亚硫酸和二氧化硫的作用，其醌式结构的双键被破坏而消失，成为无色复红，再经过氧化后的醛基与无色复红液进行结合呈紫色。染色结果是，糖原和其他 PAS 阳性物质呈红色，细胞核呈蓝色。在神经病理学诊断中，常在怀疑有霉菌感染、腺癌转移、脊索瘤、糖原积累病时用 PAS 染色。

糖原染色在临床病理诊断上具有重要意义：①糖原染色显示在肝或心肌细胞内有大量糖原存在，即可确诊糖原沉着症。②糖尿病性肾小球硬化症或血管病的诊断。③高雪病与尼曼 – 匹克病的鉴别。④骨内骨外尤文肉瘤的诊断。⑤腺泡状软组织肉瘤与化感瘤的鉴别，以及间皮瘤或滑膜肉瘤与其他癌的鉴别。

黏液染色的应用：①皮肤真皮水肿与黏液变性有时较难以从组织学上区别，黏液染色有助于鉴别。②硬皮病与硬肿病的鉴别，后者胶原纤维增生，纤维之间黏液阳性物质增多。

六、淀粉样物质染色

淀粉样物质（amyloid substances）是一种无细胞结构的均质状嗜伊红物质。现已证实，类淀粉物质属于糖蛋白，其蛋白质部分与球蛋白相似。类淀粉蛋白的化学成分 90% 为类淀粉原纤维蛋白，10% 为糖蛋白。脑内多种疾病有类淀粉物质的沉积，老年性痴呆的主要病理学基础之一就是类淀粉物质在脑内和血管壁中沉积。

淀粉样物质染色法有碘染色、刚果红染色和荧光染色等。其中刚果红染色较为可靠，由 Bennhold 于 1922 年建立。刚果红是一种分子为长线状的偶氮染料，以其氨基与类淀粉的羟基结合，平行地附着在类淀粉纤维上。Puchtler 等对此法做了改进，发现在中性或酸性染液中，刚果红对结缔组织和弹性纤维均着色，而在碱性染液中淀粉样物质以外的非特异染色受到抑制，无须分色，染色方法容易掌握，但有脱片、费时和染色浅等缺点。

目前常用的有 Puchtler 碱性刚果红染色和 Freudenthal 改良刚果红染色法。淀粉样物质呈粉红色到红色，细胞核呈蓝色。染色阳性物质如在偏振光显微镜下发出苹果绿色的偏振光，为淀粉样物质的特异性表现。

第四节　光学显微镜技术

光学显微镜（ligh microscope）是一种精密的光学仪器，已有 300 多年的发展史。自从有了显微镜，人们看到了过去看不到的许多微小生物和构成生物的基本单元——细胞，使我们对生物体的生命活动规律有了更进一步的认识。

一、显微镜的种类和基本结构

光学显微镜可分为台式和便携式。台式显微镜主要是指传统式的纯光学放大显微镜，其放大倍率较高，成像质量较好，但一般体积较大，多应用于实验室内。便携式显微镜主要是数码显微镜与视频显微镜系列的延伸，数码放大，小巧精致，便于携带，且有自带屏幕，可脱离电脑主机独立成像，操作方便。还可集成一些数码功能，如支持拍照、录像，图像对比、测量等功能。

根据光学显微成像原理，显微镜可分为普通显微镜（general microscope）、偏光显微镜（polarizing microscope）、数码显微镜（digital microscope）或视频显微镜。

普通光学显微镜主要由机械部分和光学部分组成。机械部分包括镜座、镜柱、镜臂、物镜转换器、镜台（载物台）、样本夹、载物台移动装置、粗细调焦旋钮等。光学部分包括物镜、目镜、镜筒、反光镜、集光器（聚光镜）和光源。

二、成像原理和性能参数

显微镜是利用凸透镜的放大成像原理，由两组会聚透镜组成的光学折射成像系统。目镜和物镜都是凸透镜，焦距不同。把焦距较短、靠近观察物、成实像的透镜组称为物镜，而焦距较长、靠近眼睛、成虚像的透镜组称为目镜。物镜相当于投影仪的镜头，物体通过物镜成倒立、放大的实像。目镜相当于普通的放大镜，该实像又通过目镜成正立、放大的虚像。经显微镜到人眼的物体都成倒立放大的虚像。物体经物镜成放大倒立的实像，位于目镜的物方焦距的内侧，经目镜后成放大的倒立的虚像于明视距离处。

1. 放大率 物镜的主要参数包括：放大倍数、数值孔径和工作距离。显微镜的放大率（amplification）也称放大倍数，是指显微镜经多次成像后最终成像的大小相对于原物体的比值。总放大倍数等于物镜和目镜放大倍数的乘积。

2. 数值孔径 数值孔径（numerical aperture，NA 或 A）也叫镜口率，是物体与物镜间媒质的折射率与物镜孔径角的一半正弦值的乘积，与显微镜的放大率成正比，与分辨力、景深成反比，它的平方与图像亮度成正比。

3. 工作距离 工作距离（working distance）是指当所观察的标本最清楚时物镜的前端透镜下面到标本的盖玻片上面的距离，与物镜的数值孔径成反比。物镜的工作距离与物镜的焦距有关，物镜的焦距越长，放大倍数越低，其工作距离越长。

4. 分辨率 也称分辨力或分辨本领，即能分辨开的两个物点间的最小距离。在明视距离（25cm）处，正常人眼的分辨率（resolution ratio）为 0.073mm。显微镜的分辨距离越小，即表示分辨力越高，也就是表示它的性能越好。显微镜的分辨率由物镜的分辨力决定，而物镜的分辨力又是由它的数值孔径和照明光线的波长决定的。

5. 视野及景深 视野又称视场，是指通过显微镜所能看到标本所在空间的范围。景深又称焦点深度，是指在成一幅清晰图像的前提下，像平面不变，景物沿光轴前后移动的距离。景物不动，像平面沿光轴前后移动的距离称"焦长"。

6. 镜像亮度和清晰度 镜像亮度即显微镜的图像亮度的简称。高倍率工作条件下的暗场、偏光、摄影显微镜等都需要足够的亮度，与照明即物镜的性能参数有关。镜像清晰度是指图像的轮廓清晰、衬度适中的程度。

三、使用方法和注意事项

(一) 使用方法

自然光源最好用朝北的光源，不宜采用直射阳光；人工光源宜用日光灯光源。目前绝大多数显微镜都是采用自备人工光源（灯泡和亮度调节系统）。移动旋转器，使低倍镜对准镜台的通光孔。将标本玻片置于载物台，有盖玻片的一面朝上，用压片夹夹住，然后移动玻片，右手调节载物台旋钮，使被观察组织对准通光孔。

1. 低倍镜的使用

（1）调节焦距　眼睛置于侧面，以左手按逆时针方向调节粗调节（对焦）旋钮，抬高载物台，使玻片距物镜约5mm处，注意在下降镜筒时，切勿在目镜上观察。两眼同时睁开，用左眼在目镜上观察，左手顺时针方向缓慢转动细准焦螺旋，使镜筒缓慢下降，看到组织后，再调节细调节旋钮，直至观察到清晰的组织图像。

（2）调节目距　双眼置于目镜，推动目镜推杆使目距与眼距一致，双眼视野重叠为一个清晰视野。然后，调节载物台旋钮，从上到下，自左向右，浏览整张切片。

2. 高倍镜的使用

（1）选好目标　首先在低倍镜下将需要放大观察的部分移入视野中央，同时把物象调节到最清晰的程度，转动转换器，调换上高倍镜头，转换高倍镜时速度要慢，注意防止高倍镜头碰撞玻片，如高倍镜头碰到玻片，说明低倍镜的焦距没有调好，应重新操作。

（2）调节焦距　转换好高倍镜后，用左眼在目镜上观察，将细调节器的螺旋逆时针移动0.5～1圈，即可获得清晰的物像（切勿用粗调节器）。

（3）调节双眼同步（双眼清晰）　睁开右眼，调节细调节旋钮至右眼视野清晰，然后闭上右眼，仅睁开左眼，调节左目镜上的补偿旋钮至左眼视野清晰，此时双眼清晰。

如果视野的亮度不合适，可用集光器和光圈加以调节。如果需要更换玻片标本时，必须顺时针（切勿转错方向）转动粗调节器使镜台下降，方可取下玻片标本。

3. 油镜的使用　①将光线调至最强程度（聚光器提高，光圈全部开放）。②转动粗调节器使镜筒上升，滴香柏油1小滴于接物镜正下方标本上。③转动接物镜转换盘，使油镜头于镜筒下方。④在肉眼观察下，转动粗调节器使油镜头下降浸入香柏油，轻轻接触玻片为止。⑤慢慢转动粗调节器，使油镜头徐徐上升至见到标本的物像为止。⑥转动微调节器，使视野物像达到最清晰的程度。⑦左手徐徐移动推进器，并转动微调节器以观察标本。⑧观察完毕，转动粗调节器将镜筒升起，取下标本玻片。立即用擦镜纸将镜头擦净。

4. 关机　实验全部完成，依次降低载物台，低倍物镜对准通光孔，取下组织切片，调节光亮度致最小，关闭开关，拔下电源插头，将镜体各部擦拭干净，盘好电源线，罩上防尘罩，将显微镜置于桌子中央，填写显微镜使用记录，然后才可离开实验室。

（二）注意事项

使用显微镜之前，应熟悉显微镜的各部名称及使用方法，特别应掌握识别三种接物镜之特征。新鲜标本观察时，须加盖玻片，以免标本因蒸发而干燥变形或污染侵蚀接物镜，同时可使标本表面匀平，光线得以集中，有利于观察。

四、显微摄影术

显微摄影术（microphotography）是一种利用显微照相装置，把显微镜视野中所观察到物件的细微结构真实地记录下来，以供进一步分析研究之用的一种技术。从本质上来讲，显微摄影是在原来显微技术的基础上增加了拍摄功能，即利用专业的显微摄影设备，将显微镜下看到的视野范围通过照片的形式表现出来的一门技术。

第五节　荧光显微镜技术

荧光显微镜（fluorescence microscopy）的使用已有 100 多年历史，是利用特定波长的光（紫外光或蓝紫光）照射被检物体产生荧光进行镜检的显微光学观测技术，借此来显示样品中产生荧光成分的分布、结构和数量。

一、基本原理

1. 荧光　荧光是光子与分子的相互作用产生的。这种相互过程可以通过雅布隆斯基（Jablonslc）分子能级图描述：处于激发态（S）的电子可以通过各种不同的途径释放其能量回到基态（S_0），比如电子可以从激发态 S_2 经由非常快的内转换过程（所用时间短于 10 ~ 12 秒），在不发出任何辐射的情况下跃迁至能量稍低并具有相同自旋多重度的激发态 S_1，然后立即从 S_1 以发光（荧光）的方式释放出能量回到基态 S_0：$S_1 \rightarrow S_0$ + hvf，于是我们就看到荧光了。

2. 荧光现象　某物质在受到某种特定波长的高能量光（短波长）照射后获取能量，几乎即时（10 ~ 15 秒后）其分子内的电子跃迁到较高能级轨道使分子进入激发态，激发态的分子不通过内部转换方式消耗能量回到基态，而是释放出相应较低能量的光量子，即人眼可见的荧光（较长波长）。

荧光现象有两种：①一次荧光现象，又称固有荧光或自发荧光，是指经照射后，就能发出荧光的物质，此类物质的化学特征是发光分子具有共轭双键，π 电子活动性大。②二次荧光现象，又称继发荧光，物质经照射后不能或只能部分发生微弱的荧光，这样就需先用荧光色素（或称荧光染料、荧光探针）标记处理，将荧光色素标记结合插入到不发光的活性分子中去，再经照射才能发生荧光。荧光色素应具备的基本条件是能与不发光分子的某个区域有特异性的牢固结合，同时不会影响被结合分子的结构和特性。

荧光的产生包含了激发（excitation）和发射（emission）两个过程，激发光谱短于发射光谱，故光色不同。而不同的荧光物质或荧光色素有其最敏感而有效的激发波长，因此选择合适的激发/发射光谱以获得最佳的荧光镜像质量是实验中要首先考虑的。

3. 荧光成像　荧光物质被激发后所发射的荧光信号的强度，在一定的范围内与荧光素的量呈线性关系。荧光成像系统包括荧光信号激发系统（激发光源、光路传输组件）、荧光信号收集组件、信号检测及放大系统（CCD、PMT）；荧光显微镜是利用光化荧光成像，如果所选激发波长在肉眼所看不见的近紫外光区（320~400nm），荧光的发射光谱也较普通光镜光源的平均波长短，光学分辨率提高。

4. 光源　可选激光光源和发光二极管光源；激光光源为单波长非连续光，分辨率和灵敏度高；二极管光源相对激光光源结构更紧凑简洁，激发光带宽较宽，能量输出相对较低，可以直接整合到图像扫描设备内，也比较经济、轻便。

（1）荧光信号收集系统　主要包括：①振镜式扫描系统，通过快速摆动反射镜将反射光信号捕获；②摆头式扫描系统，通过平移探头实现等距信号捕获。

（2）荧光信号探测系统　荧光信号探测装置包含光电倍增管（PMT）和视觉相机，后者包含电荷耦合元件（CCD）和互补金属氧化物半导体（CMOS）。PMT将放大后的光信号转化为电信号，放大倍数 10^6 ~ 10^7 数量级，转化波长范围 300~00nm。

二、操作要点

荧光显微镜主要用于研究细胞内物质的吸收、运输，以及化学物质的分布及定位等。比如绿色荧光蛋白基因与某种蛋白基因融合，在表达这种融合蛋白的细胞中，可直接观察到该蛋白的动态变化。

1. 检测前调试

（1）每次进行荧光观测前，必须例行检查荧光装置的灯丝对中、光路对焦、孔径光阑、视场光阑设置等状况。如同时进行透射光相差观察，要检查聚光镜对中心及相差环与物镜相反的共轭情况。

（2）所需要的荧光激发/发射滤光片组件是否已装在转换器中，物镜配置是否得当，除去物镜前透镜的油渍和灰尘。检查样品载体（载片、盖片和其他器皿）有否挂有液体、灰尘，厚度是否在物镜标定的工作距离范围内。切片样品不能太厚，约≤ $10\mu m$ 为宜。

（3）电压不稳会降低高压汞灯的使用寿命，光源电源最好加配稳压器。为延长汞灯寿命，在开启后15分钟方可关闭；汞灯荧光电源一旦关闭，再次启动至少需等待10分钟，以使水银蒸汽冷却复至原态，否则会影响灯的寿命。

（4）注意防护：因照明光源含有紫外线，在载物台前上方放一块棕色遮光板，以防紫外线损伤视网膜。

2. 荧光显微镜观察

（1）开启荧光灯源后5~10分钟激发光强度趋于稳定，装载样品进行观察；调焦和寻找物像过程中，过度激发光照会造成样品荧光淬灭，最好先缩小荧光照明器的孔径光阑或加ND滤光片将激发光调节到适度强度，有规律地移动样品台，待确定镜像后，再调节到最佳荧光状态用于拍摄记录。

（2）镜像质量不佳时的处理：①排除成像光路中的遮光或限光器件，如数字图像相关（digital image correlation，DIC）、中性密度滤光片（neutral density filter，NDF）

等。②重新调节荧光照明器的收光器对焦和孔径光阑大小。③细心调节物镜覆盖差校正环。④复查荧光激发/发射组件是否与所标记的荧光色素对应。

（3）在不影响分辨率的前提下，于照相取景框和 CCD 靶面范围之外，尽量回缩荧光光路视场光阑和物镜（100×）的数值孔径光阑调节环，以避免杂散光的影响，提高景深，并可减小激发面积防止附加样品淬灭。暂时不观察时，应阻断激发光路。

（4）油镜观察时，须用"无荧光油"，尤其是在紫外线（ultra - violet，UV）激发时，因常规镜检用的香柏油带有青色荧光。

3. 荧光照相和数字 CCD 相机图像采集

（1）荧光照相　应用快速感光胶片，根据荧光物像在测光区的分布比例和镜像的明暗程度设置曝光补偿调节，原则上适当增大补偿，以获得背景黑暗荧光图像明亮、鲜艳的照片效果。对点状荧光物像或捕捉某点为主的拍摄，可选择适当的点测光模式。对在同一幅需要同样条件拍摄的分散点状荧光物像，可试用点测光配合自动锁定方式拍摄。

（2）数字 CCD 相机图像采集　①光学接口的中间倍率要与 CCD 的芯片尺寸合理匹配。②采用合适的荧光拍摄模式，摸索减背景处理条件，根据镜像情况设置 Binning、Gain、Gamma 等参数。③因 CCD 芯片灵敏度较高，如果荧光镜像过于明亮，为获取对比度较好的采集图像，可适当缩小荧光照明器孔径光阑或加 NDF，特别是在荧光辉光较强而影响拍摄样品细节的情况时。

第六节　电子显微镜技术

1933 年，德国科学家 Knoll 和 Ruska 研制出世界上第一台透射式电子显微镜，尽管其放大倍数只有 13 倍，但为以后电镜的发展和应用奠定了基础。随着科学技术的发展，电镜的分辨力和放大倍率迅速提高，特别是 20 世纪 70 年代以来，电镜设计技术飞速发展，研制出多种类型的电镜，如扫描电镜、分析电镜、超高压电镜等。1958 年我国研制成功的透射电子显微镜，分辨率 3nm。1979 年我国又制成分辨率为 0.3nm 的大型电子显微镜。结合各种电镜样品制备技术，实现了直接观察生物大分子结构和重金属原子图像的愿望，使医学生物学研究从细胞学水平提高到分子细胞学这一超微结构水平。生物医学研究领域常用的主要有透射电子显微镜（TEM）和扫描电子显微镜（SEM）。

一、透射电子显微镜

（一）基本结构

电子显微镜由电子光学系统（镜筒）、真空系统和电源系统三部分组成。

1. 镜筒　主要有照明系统（电子枪、电子聚光镜）、样品室/架、成像系统（电子透镜、荧光屏和照相装置）等，这些部件通常是自上而下地装配成一个柱体。

电子枪由钨丝热阴极、栅极和阴极构成，能发射并形成速度均匀的电子束。电子透镜是电子显微镜镜筒中最重要的部件，用一个对称于镜筒轴线的空间电场或磁场使电子轨迹向轴线弯曲形成聚焦，其作用与玻璃凸透镜使光束聚焦的作用相似，所以称为电子透镜。物镜是电镜中第一个成像的透镜，放大倍数一般为 100～300 倍。中间镜是一个可改变放大倍数的弱透镜，主要用于控制总放大倍数。投影镜的作用是将中间镜所成的像进一步放大并投影到荧光屏上，通常为短焦距强磁透镜，最后一级放大像。观察记录系统包括观察室和底片室，用于观察和记录图像。目前，电镜均配置图像自动采集处理系统。

2. 真空系统　由机械泵、油扩散泵、真空管道、阀门及检测系统组成，并通过抽气管道与镜筒相联接，排除镜筒中的空气，使镜内达到高真空状态。

3. 电源系统　包括高压电源、电子枪灯丝电源、控制极电源、透镜电源、真空系统电源及励磁电流稳流器和各种调节控制单元组成。

（二）成像原理

用电子束和电子透镜代替光束和光学透镜，使物质的细微结构在高放大倍数下成像。20 世纪 70 年代，透射式电子显微镜分辨率约 0.3nm（人眼分辨率约 0.1mm）。现在电子显微镜最大放大倍率超过 300 万倍，而光学显微镜的最大放大倍率约 2000 倍，因此通过电子显微镜就能直接观察到某些重金属的原子和晶体中排列整齐的原子点阵。

电子显微镜和光学显微镜的基本原理相同，不同的是透射电子显微镜利用波长很短的电子束为照明源，用电磁透镜成像，利用电子流具有波动的性质在电磁场作用下，使电子前进的轨迹产生偏转、聚焦、发放，从而通过对样品透射或反射形成不同电子密度的高度放大图像，最后显示在荧光屏或记录在照相装置。如电子束投射到质量大的结构时，电子被散射的多，因此投射到荧光屏上的电子少而呈暗像，电子照片上则呈黑色，称电子密度高；反之，则称为电子密度低。调控通过电磁场线圈的电流就可以调控磁场强度，从而改变电子偏转角度大小，即改变电子束聚焦的焦点。因此，电镜通过调节通过磁场透镜电流的大小改变放大倍数，不需要像光镜一样要更换不同放大倍数的镜头。

（三）应用与注意事项

主要应用于观察组织和细胞内的亚显微结构、蛋白质、核酸等大分子的形态结构及病毒的形态结构，也是区别细胞凋亡与坏死最可靠的办法。透射电镜及其附属设备中有高压电、低温、高压气流、电离辐射等危险因素，因此不正确的使用有可能造成仪器损坏，甚至造成人身伤害。请勿观察磁性样品，严禁用手直接触摸样品杆把手以外的部分。

（四）生物样品制备

由于电子束穿透能力弱，一般的细胞、组织切片难以在电镜下获得清晰图像。直到 1957 年，英国 Huxley 成功地设计出超薄切片机（厚度＜100nm）后，透射电镜技术才在医学生物学领域得以迅速推广应用。透射电镜样品制备技术大致分为两类：一是透射电镜样品的基本制备技术，包括超薄切片技术、负染技术等；二是生物样品特殊制备技术，包括冷冻蚀刻、细胞化学、免疫电镜、放射自显影和 X 线微区分析技术等。

超薄切片（ultra – thin section）技术是透射电镜生物样品制备技术中最基本的技术。许多其他的样品制备技术（如放射自显影、细胞化学和免疫电镜技术等），最终都必须进行超薄切片。超薄切片制备技术与光学显微镜石蜡切片制作技术十分相似，但由于电镜分辨率高，样品微细结构被清楚显示的同时，常常暴露出切片存在的各种人为损伤、污染及变形。因此，超薄切片制备技术比普通光镜制片更为精细和复杂。

（1）取材　要求在活体情况下，依据"快、准、轻、小、冷"的基本原则。

（2）固定　包括锇酸、醛类及高锰酸钾等固定剂。通常用戊二醛－锇酸双重固定。

（3）脱水　丙酮能与环氧树脂互溶，通常采用先用乙醇后用丙酮的脱水方法。

（4）浸透　先用 2 份纯丙酮和 1 份包埋剂混合液室温浸透 1 ~ 2 小时，后用 1 份纯丙酮和 2 份包埋剂混合液室温浸透 2 ~ 3 小时，最后用纯包埋剂在 37℃ 烘箱内浸透 2 小时左右。

（5）包埋　目前常用 Epon812 包埋剂，Epon812 聚合需置烘箱 37℃、45℃、60℃ 各 24 小时，固化完毕后包埋块应放入干燥器内，防止受潮变软。

（6）切片　要在电镜下获得高分辨率的图像，超薄切片的质量是关键。通常进行修块、半薄切片（厚度 $0.5 ~ 2\mu m$）、定位和超薄切片等过程，切片厚度以 50 ~ 70nm 为宜。

（五）染色

超薄切片如直接在电镜下观察反差很小，为充分显示细胞的超微结构，切片必须经过染色。超薄切片染色是利用重金属离子对不同细胞结构的结合能力不同，使各细胞结构对电子产生不同散射程度，以增强明暗之比（反差）。常用的染色液有两种：①醋酸铀（uranyl acetate）又称醋酸双氧铀，是目前广泛使用的染色剂，能与细胞内大多数成分相结合。主要是提高核酸、核蛋白和结缔组织纤维成分的反差，对糖原、分泌颗粒和溶酶体等也能染色，但对膜相结构染色效果较差。②枸橼酸铅（lead citrate）具有很高的电子密度，对细胞超微结构具有广泛的亲和力，能提高细胞膜系统及其脂类的反差。

二、扫描电子显微镜

1935 年，Knoll 首先提出了扫描式电子显微镜（SEM）的设计思想和工作原理。1942 年，英国 D. M. Mullan 研制成了世界上第一台 SEM 实验室装置。1965 年，英国剑桥科学仪器公司研制成功第一台商用扫描电镜，分辨力为 50 ~ 100nm，最高放大倍数仅为 10000 倍。经过近半个世纪的发展，现代扫描电镜的分辨力已达到 3 ~ 6nm，场发射 SEM 分辨力可达 0.5 ~ 1.5nm，接近透射电镜的水平。

（一）基本结构

SEM 的电子枪和聚光镜与 TEM 大致相同，仅性能参数稍有差异。为了使电子束更细，在电子枪下方装有 2 ~ 3 级磁透镜，其作用是将电子枪所发射出的 $20 ~ 50\mu m$ 的束斑会聚成 3 ~ 10nm 的细小探针，因而称其为聚光镜，其中最下面的一级聚光镜靠近样品，习惯上称为物镜。在聚光镜下又增加了物镜和消像散器，在物镜内部还装有两组互相垂直的扫描线圈。扫描线圈也叫偏转线圈，由两组小电磁线圈构成，作用是控制电子束在 X、Y 两个方向上有规律地偏转。SEM 中有三处装有扫描线圈：一处安装在镜筒中末级聚光镜上极靴孔内，使电子探针以不同的速度和不同方式在样品表面上作扫描运动；另两处分别装在观察用和摄影用显像管中，用于控制显像管中的电子束在荧光屏上作同步扫描运动。物镜下面的样品室内装有可以移动、转动和倾斜的样品台。

（二）成像原理

SEM 主要是利用二次电子信号成像来观察样品的表面形态，即用极狭窄的电子束去扫描样品表面，通过电子束与样品的相互作用产生各种效应，其中主要是样品的二次电子发射。以激发出来的二次电子为信号，二次电子能够产生样品表面放大的形貌像，这个像是在样品被扫描时按时序建立起来的，是使用逐点成像的方法获得放大像。

SEM 的分辨率主要决定于在样品表面扫描的电子束的直径。放大倍数是显像管上扫描幅度与样品上扫描幅度之比，可从几十倍连续地变化到几十万倍。

SEM 的特点是对样品的表面进行观察，图像景深大，富有立体感，放大范围广（10 ~ 300k 左右），观察样品体积大，适应性强，可直接观察各种试样凹凸不平的表面的细微结构；能利用电子束与物质相互作用而产生的次级电子、背散射电子和 X 射线等信息，分析被检物质表层的成分；还能结合能谱或波谱进行元素分析。

（三）样品制备

SEM 主要用来观察组织、细胞表面或断裂面的超微结构及较大的颗粒性样品的表面形态结构。样品制备过程中，除较坚硬的组织（如骨、齿、甲、发、贝壳、昆虫及植物）和需要采用某些特殊制备技术（如管道铸型扫描、低电压观察法）外，一般生物组织均需要经过取材、清洗、固定、脱水、干燥及金属镀膜等基本处理，才能进行 SEM 观察。生物样品质地柔软、容易变形、导电性差、二次电子发射率低及含水量多（＞80%），因此必须严格遵循一定的原则和操作程序对样品进行处理。目前，对生物样品的导电处理主要为金属镀膜，用离子镀膜机镀膜法或称离子溅射法，是比较理想的技术方法。

随着科学技术的发展，电镜样品制备技术也日趋完善。在透射电镜超薄切片技术的基础上，又相继出现了电镜放射自显影技术、细胞化学和免疫电镜技术等。在扫描电镜常规技术的基础上，又相继出现了生物样品内部结构冷冻蚀刻技术、高分辨扫描电镜技术、管道铸型技术和扫描电镜盐酸化学消化法等。特别是随着计算机科学的进步，电镜在操作方便性和图像处理方面有了很大的发展，使电镜观察从形态学分析阶段提高到定性、定量分析水平，更加扩大了电镜的性能及其使用范围。

第十章 生物化学实验技术

生物化学实验技术（biochemical experimental techniques）包括基础实验和临床技术。基础实验侧重生物化学理论相适应的生物化学实验内容和技术，包括糖、脂、蛋白质、核酸、酶、维生素的分离、纯化、定性定量分析等。临床实验主要侧重于临床疾病的生化检测技术。目前，一般医院均能开展常规生化检测，三级以上的医院基本实现了全自动生化分析。因此，本章主要介绍与疾病密切相关的基础实验和临床检测方法，对常规生化检测技术不做赘述。

第一节 氨基酸代谢病的生化检测

氨基酸（amino acid）代谢病是氨基酸相关疾病中严重的一类疾病，是由于氨基酸代谢过程酶缺陷或氨基酸吸收障碍所导致的疾病，主要见于儿童，大部分属于常染色体隐性遗传病，临床多表现为发育障碍，智力低下。氨基酸代谢病不影响胎儿的子宫内生长发育和分娩，早期可无明显体征，出生以后逐步出现智能减退，通过饮食控制氨基酸等物质的摄入可明显改善神经症状。临床常见的氨基酸代谢病有苯丙氨酸血症、枫糖尿病、酪氨酸血症、组氨酸血症、瓜氨酸血症、精氨酸血症、高鸟氨酸血症、高甲硫氨酸血症等。目前氨基酸代谢疾病已超过100多种。随着生化检测技术的进步，新的病例将不断被发现。

氨基酸代谢病需要根据患者体内氨基酸含量异常的种类来确诊。异常氨基酸的种类和其含量的准确测量对于氨基酸代谢性疾病的临床诊断、治疗方案选择、疗效评估和预后监测具有重要意义。氨基酸的分析方法纷繁多样，主要体现在衍生剂、检测器的种类多，分析方法又各有优缺点。目前，临床实验室运用的主流氨基酸生化检测方法是氨基酸自动分析仪法、色谱法、质谱法或色谱和质谱联用法。

一、定性分析

氨基酸的定性分析是为后续选择适当的定量分析方法做初步筛选。主要是薄层色谱或称薄层层析（thin-layer chromatography），以涂布于支持板上的支持物作为固定相，以合适的溶剂为流动相，根据比移值（rate of flow，Rf）与适宜的对照物按同法所得的色谱图的 Rf 作对比，对氨基酸进行检测的一种方法。

薄层色谱法是快速分离和定性分析少量氨基酸的实验技术，也用于跟踪反应进程，对氨基酸具有较高的分辨力，能够同时对多种体液中的多种氨基酸标本做出清晰的氨基酸色谱图，分离效果较好。此外，还能够快速分离脂肪酸、类固醇、核苷酸、生物碱及其他多种物质。该法操作方便、设备简单、时间较短、成本较低，适合氨基酸代谢疾病的较大规模筛查。但薄层色谱法定性分析氨基酸有时也会出现展开效果较差、易拖尾、重现性差等缺点。

微乳液薄层色谱法以微乳液为流动相，将不同配比的表面活性剂、助表面活性剂、油、水等组分组合一起，使其自发生成一种无色透明、各向同性、低黏度的溶液，属于缔合胶体溶液。微乳液具有更大的增溶量和更低的界面张力，更有利于提高色谱效率。该法分离效果明显、重现性好，能够弥补传统色谱法的不足。

二、定量分析

氨基酸的定量检测主要有一般定量分析（茚三酮法和电位法）、氨基酸自动分析仪法、高效液相色谱法、离子交换色谱法、毛细管电泳法、气相色谱法、液相色谱－质谱联用法、气相色谱－质谱联用法，高效阴离子交换色谱－积分脉冲法等。

（一）茚三酮法

茚三酮（ninhydrin）溶液与氨基酸共热，生成氨，氨与茚三酮和还原性茚三酮反应，生成紫色化合物，其颜色深度与氨基酸含量成正比，可通过测定 570nm 处的吸光度，测定氨基酸的含量。氨基酸与茚三酮的反应分两步：一是氨基酸被氧化形成 CO_2、NH_3 和醛，茚三酮被还原成还原型茚三酮；二是所形成的还原型茚三酮与另一个茚三酮分子和 NH_3 缩合生成有色物。由于是氨基酸的 α 氨基和茚三酮反应，故可以测定赖氨酸、蛋氨酸、苏氨酸和其他氨基酸。脯氨酸和羟脯氨酸与茚三酮反应呈黄色，最大吸收波长为 440nm。该反应需要在微酸条件中进行，在加热微沸条件下，不仅能使反应正常进行，而且有利于 CO_2 的逸出。该法只需要可见分光光度计，易于操作，定量准确。但不能对某一种类氨基酸准确定量，只能检测总氨基酸含量，需要检测某种氨基酸时要先进行分离纯化。

（二）电位法

根据氨基酸的两性作用，加入甲醛以固定氨基酸的碱性，使羟基显示出酸性，将酸度计的电极插入待检样本中，用氢氧化钠标准溶液进行滴定，根据酸度计的 pH 值作为滴定终点，根据消耗的氢氧化钠量，从而计算得出氨基酸含量。该法快速准确，适于多种样本的游离氨基酸检测，浑浊或颜色较深液体没有干扰。其优点在于不必准确标定滴定剂浓度，无须知道反应的机理及具体历程，无须分离直接测定，且无须衍生化反应。实验设备简单，操作简便，成本低廉，而实验效果较为理想。其局限性在于测定各级离解常数相差很小的同种类氨基酸混合溶液有困难。

（三）氨基酸自动分析仪法

利用待测样品中各种氨基酸组成成分的结构、酸碱性、极性及分子大小的差异，用阳离子交换柱分离，采用不同 pH 值的缓冲液依次洗脱各氨基酸组分，再逐个与另一流路的茚三酮试剂混合，然后共同流至螺旋反应管中，在一定温度下（通常为 115 ~ 120℃）进行显色反应，反应时间一般为 10 ~ 15 分钟，生成的紫色物质在 570nm 波长下比色测定，而生成的黄色化合物在 440nm 波长下比色测定。

自动分析仪是一种快速、自动化氨基酸定量分析工具。做一个氨基酸全分析通常只需 1 小时左右，同时可将几十个样品一起装入仪器，自动按序分析，最后自动计算给出精确的氨基酸含量，根据峰出现的时间可以确定氨基酸的种类。仪器精确度为 ±1% ~ 3%。采用反相色谱原理制造的氨基酸分析仪，可使蛋白质水解出的 17 种氨基酸在 12 分钟内完成分离，具有灵敏度高（最小检出量达 1pmol）、重现性好及一机多用等优点。

（四）高效液相色谱法

高效液相色谱法（high performance liquid chromatography，HPLC）以液体为流动相，小而均匀的颗粒为填充物，采用高压输液系统，将不同极性的单一样本或不同比例的混合样本、缓冲液等流动相泵入装有固定相的色谱柱，在柱内各成分被分离后，进入检测器进行检测，从而实现对样品的分析。HPLC 法具有高压、高效、高灵敏度，应用范围广、分析速度快、载液流速快，色谱柱可反复使用，样品不被破坏、易回收等优点；但也有柱外效应、灵敏度不及气相色谱的缺点。

1. 衍生高效液相色谱法 一般采用 C_{18} 或 C_8 键合硅胶固定相（硅胶填料粒径 3 ~ 10μm，柱内径 2 ~ 5mm），以醋酸盐或磷酸盐缓冲液为流动相，以乙腈或甲醇为调节剂，样品溶液和衍生试剂反应，氨基酸衍生为紫外检测器可以检测到吸收峰的物质，利用衍生高效液相色谱法梯度洗脱分离，最终采用紫外检测器测定氨基酸，根据紫外吸收峰的面积计算所检测氨基酸含量。目前应用较广的衍生试剂有邻苯二甲醛、萘 - 2,3 - 二甲醛、9 - 芴甲基氯甲酸酯、异硫氰酸苯酯、丹酰氯、4,4 - 二甲胺基偶氮苯 - 4′ - 磺酰氯、6 - 氨基奎啉 - N - 羟基琥珀酰亚胺碳酸盐和 2,4 - 二硝基氟等。

该方法快速、灵敏、衍生试剂种类多样，已取代经典的柱后茚三酮衍生化离子交换色谱法。操作简单，样品衍生后可直接分析，适用于临床常规检测。虽然衍生剂的种类很多，但没有哪一种衍生剂能够完全适合所有氨基酸的分析。

2. 直接高效液相色谱法 样品直接经过 C_{18} 色谱柱，以合适的流动相进行梯度洗脱，利用高效液相色谱 - 蒸发光散射检测法（HPLC - ELSD）检测氨基酸含量。该方法应用范围广，适宜快速测定氨基酸，可对 20 种基本氨基酸进行分离检测。该方法操作简便快速，无须依靠专门的氨基酸分析仪或衍生处理，即可直接测定氨基酸含量，为多种氨基酸样品的直接检测提供了参考。

（五）液相色谱 - 质谱联用法

液相色谱 - 质谱联用仪（liquid chromatograph mass spectrometer，LC - MS）以液相色谱作为分离系统，质谱为检测系统，样品在质谱部分与流动相分离，被离子化后，经质谱的质量分析器将离子碎片按质量数分开，经检测器得到质谱图，从而计算出所检测氨基酸含量。该方法结合了液相色谱仪有效分离热不稳性及高沸点化合物的分离能力与质谱仪很强的组分鉴定能力。能够准确鉴定和定量细胞和组织裂解液、血液、血浆、尿液和唾液等复杂样品基质中的微量化合物。

高效液相色谱质谱系统（LC/MS 和 LC/MS/MS）提供了一些独特的优势，包括快速分析和流转所需的最少样品准备；高灵敏度并结合可分析多个化合物能力，甚至可以跨越化合物的种类；高精确度、高分辨率鉴定和量化目标分析物。LC/MS 联用法灵敏度高、选择性好，能提供足够的样品结构信息，抗干扰性能好，一般无须对样品进行衍生处理，定性能力强，但仪器成本较高。串联质谱（MS/MS）和电喷雾离子源（ESI）的快速发展，使液质联用技术已成为最热门的分析手段。由于 MS/MS 具有特征离子提取功能，检测时对于样品的分离度要求相对较低，从而简化了样品的前处理过程。应用 LC‒MS‒ESI 可同时对多种氨基酸定性及定量测定，且不需要复杂繁琐的前处理过程和衍生化操作，使分析效率大大提高；同时，随着同位素稀释质谱法的应用，进一步提高了分析结果的准确度和精确度。

（六）气相色谱法

气相色谱法（gas chromatography，GC）是以惰性气体作为流动相，利用试样中各组分在色谱柱中的气相和固定相间的分配系数不同，当气化后的试样被载气带入色谱柱中运行时，组分就在其中的两相间进行反复多次分配（吸附‒脱附‒放出）。由于固定相对各种组分的吸附能力不同（即保存作用不同），因而各组分在色谱柱中的运行速度不同，经过一定的柱长后，彼此分离，顺序离开色谱柱进入检测器，产生的离子流信号经放大后，在记录器上描绘出各组分的色谱峰。根据色谱峰计算出氨基酸含量。分析氨基酸时，将氨基酸转变为适合于气相色谱分析的衍生物——三氟乙酰基二丁酯，包括用正丁醇的酯化和用三氟醋酸酐（TFAA）的酰化两个步骤。将酰化好的氨基酸衍生物进行气相分析即可得到其氨基酸组成。

该方法柱效高、速度快，易与 MS 联用。由于氨基酸含有氨基、羧基和羟基等极性基团，因此，应用气相色谱法分析氨基酸前首先需要将氨基酸衍生为易于气化的衍生物，然后选择适当的固定相和检测器分离检测。但该方法衍生条件苛刻，不同氨基酸衍生反应速度不同或衍生化试剂也不同，不能采用同一根色谱柱实现全部氨基酸的测定，样品要经脱盐处理，实验过程操作繁琐且易带来污染。

（七）气相色谱‒质谱联用法

气相色谱‒质谱联用（gas chromatography‒mass sepetrometry，GC‒MS）技术，简称气质联用，即将气相色谱仪与质谱仪通过接口组件进行连接，以气相色谱作为试样分离、制备的手段，将质谱作为气相色谱的在线检测手段进行定性、定量分析，辅以相应的数据收集与控制系统构建而成的一种色谱‒质谱联用技术。

GC/MS 是在色谱和质谱技术的基础上，综合二者优点，具有 GC 的高分辨率和质谱的高灵敏度、强鉴别能力，充分利用气象色谱对复杂有机化合物的高效分离能力和质谱对化合物的准确鉴定能力进行定性和定量分析。GC‒MS 可同时完成待测氨基酸组分的分离、鉴定和定量，被广泛应用于复杂氨基酸组分的分离与鉴定。GC/MS 联用技术的分析方法不但能使样品的分离、鉴定和定量一次快速地完成，还对批量物质的整体和动态分析起到了促进作用。

(八) 毛细管电泳法

毛细管电泳（capillary electrophoresis，CE）是以弹性石英毛细管为分离通道，以高压直流电场为驱动力，依据样品中各组分之间淌度和分配行为上的差异而实现分离的电泳分离分析方法，是一种特殊的高效液相分离技术。

CE 有多种分离模式，用于氨基酸分析较多的是毛细管区带电泳（CZE）和胶束电动毛细管电泳（MEKC）。与传统 HPLC 相比，CE 具有高效、快速、灵敏、进样少、成本低，且无须梯度洗脱等优点；缺点是重现性较差。进行 CE 分析前通常需要对氨基酸进行衍生化处理，使之具有紫外可见吸收或荧光吸收，才能进行检测。

CE 检测方式主要有紫外（UV）检测法、激光诱导荧光（LIF）检测法、电化学（EC）检测法。紫外吸收检测法是应用最广泛的检测方式，包括直接紫外吸收和间接紫外吸收。CE 直接紫外检测法仅适用于少数含有芳香基团的氨基酸，大多数氨基酸需用带生色团的衍生剂衍生后才能被检测。激光诱导荧光具有较高的检测灵敏度。与 UV、LIF 检测方法相比，毛细管电泳 – 电化学检测（CE – EC）法也有其独特的灵敏度高、线性范围宽、设备简单等优点，但是大部分氨基酸本身并不具有电活性，在分析检测前需要将其衍生成具有电活性的物质才能进行检测。

(九) 高效阴离子交换色谱 – 积分脉冲安培法

高效阴离子交换色谱 – 积分脉冲安培检测法（high performance anion exchange chromatography – integrated pulse ampere detection method，HPAEC – IPAD）是近年新发展起来的一种氨基酸直接分析方法。在强碱性介质中，氨基酸分子中的羧基形成阴离子，通过施加一定的电位，氨基酸分子中的氨基可在贵金属电极表面发生氧化还原反应，从而无须对氨基酸进行衍生化处理即可实现氨基酸的分离与检测。

该方法已经应用于生物样品、氨基酸注射液、液体调味品和土壤提取液等样品中常见氨基酸的测定。优点包括：不用衍生，操作方便，灵敏度高，对氨基酸测定的检测限常可以达到 pmol 浓度级；实验不使用有毒的化学试剂和溶剂，有利于环境保护和操作人员的健康，是一种环保的分析方法。

三、蛋白质定量检测

蛋白质定量检测主要有微量凯氏（Kjeldahl）定氮法、双缩脲（Biuret）法、Folin – 酚试剂法（lowry 法）、考马斯亮蓝法（Bradford 法）和紫外吸收法等。凯氏定氮法和双缩脲法简便、快速，干扰物质少（主要有硫酸铵、Tris 缓冲液和某些氨基酸等），但灵敏度差。Lowry 法显色原理与双缩脲法相同，灵敏度有所提高，但费时较长，标准曲线也不是严格的直线形式，且专一性较差，干扰物质较多。

1. Bradford 法 是目前灵敏度最高的蛋白质测定法。考马斯亮蓝 G – 250 染料，在酸性溶液中与蛋白质结合，使染料的最大吸收峰位置由 465nm 变为 595nm，溶液的颜色也由棕黑色变为蓝色。染料主要与蛋白质中的碱性氨基酸（特别是精氨酸）和芳香族氨基酸残基相结合。在 595nm 下测定的吸光度值 A595，与蛋白质浓度成正比。该法的优点：灵敏度高，最低蛋白质检测量达 1mg；快速、简便，只需加一种试剂；干扰物质少。缺点是由于各种蛋白质中的精氨酸和芳香族氨基酸的含量不同，用于不同蛋白质测定时有较大的偏差，在制作标准曲线时通常选用 G－球蛋白为标准蛋白质，以减少这方面的偏差。仍有一些干扰物质，如去污剂、Triton X－100、十二烷基硫酸钠（SDS）和 0.1N 的 NaOH。标准曲线也有轻微的非线性，因而不能用 Beer 定律进行计算，而只能用标准曲线来测定未知蛋白质的浓度。

2. 紫外吸收法　蛋白质分子中，酪氨酸、苯丙氨酸和色氨酸残基的苯环含有共轭双键，使蛋白质具有吸收紫外光的性质。吸收高峰在 280nm 处，其吸光度（即光密度值）与蛋白质含量成正比。此外，蛋白质溶液在 238nm 的光吸收值与肽键含量成正比。利用一定波长下蛋白质溶液的光吸收值与蛋白质浓度的正比关系，可以进行蛋白质含量的测定。该法简便、灵敏、快速，不消耗样品，测定后仍能回收使用。特别适用于柱层析洗脱液的快速连续检测。缺点是测定蛋白质含量的准确度较差，干扰物质多，在用标准曲线法测定蛋白质含量时，对那些与标准蛋白质中酪氨酸和色氨酸含量差异大的蛋白质，有一定的误差。

第二节　脂类代谢异常的生化检测

血液脂类（lipids）包括游离胆固醇（free cholesterol，FC）、胆固醇酯（cholesterol ester，CE）、磷脂（phospholipid，PL）、甘油三酯（triglyceride）或三酰甘油（triacylglycerol，TG）、糖脂、游离脂肪酸（free fatty acid，FFA）等，其中 CE 和 FC 称为总胆固醇（total cholesterol，TC）。脂类代谢异常是指因先天性或后天性因素造成的血液及其他组织器官中脂类及其代谢产物质和量的异常。临床上常检测血清或血浆中脂类及其代谢产物水平，用以诊断是否存在脂类代谢异常，有助于评估体内脂类代谢情况、监测药物治疗效果和指导饮食调整等。

一、血浆脂蛋白

脂质共同的物理性质是难溶于水，而脂蛋白（lipoprotein）可稳定地分散在水相血浆中，该特征依赖于其表面覆盖有少量蛋白和极性的 PL 和 FFA，它们的亲水基团暴露于表面突入周围水相，脂蛋白的核心为不溶于水的 TG 和 CE。脂蛋白代谢异常见于血浆 TC 或 TG 升高，或各种脂蛋白水平异常增高。高脂蛋白血症（hyperlipoproteinemia）是指血浆中一种或几种脂蛋白浓度过高的现象，分原发性和继发性两大类。此外，临床上还有少部分低脂血症患者。

（一）血浆脂蛋白的分类

血浆脂蛋白在理化性质和生理功能等方面是不均一的，目前主要通过超速离心法和电泳法进行分类。

1. 超速离心法　血浆脂蛋白在特定密度溶液中进行离心时，因各分子密度的差别表现为漂浮或沉降，即脂蛋白的密度随蛋白质组成比例的增加而升高，进而可对脂蛋白进行分离和分类。通常可将血浆脂蛋白分为乳糜微粒（chylomicron，CM）、极低密度脂蛋白（very low density lipoprotein，VLDL）、中间密度脂蛋白（intermediate density lipoprotein，IDL）、低密度脂蛋白（low density lipoprotein，LDL）和高密度脂蛋白（high density lipoprotein，HDL）。

2. 电泳法　是依据血浆脂蛋白表面电荷量不同，在电场中的迁移率不同，在一定的条件下，迁移率主要决定于分子的电荷/质量比。一般以琼脂糖凝胶为支持介质，可将血浆脂蛋白分为乳糜微粒、β 脂蛋白、前 β 脂蛋白和 α 脂蛋白等四种。

（二）血浆脂蛋白的组成

不同脂蛋白的脂质组成主要是量的不同，其中的蛋白质成分称为载脂蛋白（apolipoprotein，Apo），在不同的脂蛋白间不仅有量的不同，更具有质的差异。载脂蛋白主要包括 ApoA I 、ApoA II 、$ApoB_{100}$、$ApoB_{48}$、ApoC II 、ApoC III 、ApoE 和 Lp（a）等。两种分类方法虽有不同，但所分离的排列顺序有所差异是合理的。

二、常见的脂类代谢异常检测项目

血脂异常的主要危害是增加动脉粥样硬化性心血管疾病的危险。定期检查血脂是血脂异常防治和心血管病防治的重要措施。常用的检测项目有血清 TC、TG、HDL、LDL、Apo 和 Lp（a）等。这里只介绍以下几种：

（一）血清 TC 水平

TC 是指血液中各脂蛋白所含胆固醇之总和，包括 CE（占 60% ~70%）和 FC（占 30% ~40%），健康个体或个体间两种类型的比例稳定。胆固醇在 LDL 中含量最高，其次是 HDL 和 VLDL，CM 中最低。胆固醇是合成肾上腺皮质激素、性激素、胆汁酸及维生素 D 等生理活性物质的重要原料，也是构成细胞膜的主要成分，其血清浓度可作为脂代谢的指标。

【测定方法】包括化学法、色谱法和酶法等，其参考系统最为完善，决定性方法为放射性核素稀释 – 质谱法；参考方法为正己烷抽提 L – B 反应显色法。目前，国内外均推荐酶法作为临床常规测定方法，具有简便、易于自动化、分析性能好等特点。

检测原理：CE 被胆固醇酯水解酶水解成 FFA 和 FC，后者被胆固醇氧化酶（COD）氧化成胆甾烯酮，并产生过氧化氢，再经过氧化物酶（POD）催化，4 – 氨基安替比林（4 – AAP）与酚（三者合称 PAP）反应，生成红色醌亚胺色素（Trinder 反应）。醌亚胺的最大光吸收波长为 500nm，吸光度与标本中 TC 含量成正比。

【参考区间】见表 10 – 1。

表 10 – 1　血清 TC 水平参考区间

	中国成人血脂异常防治建议	NCEP ATP I *
理想范围	<5. 18mmol/L 或 <200mg/dL	<5. 1mmol/L 或 <200mg/dL

续表

	中国成人血脂异常防治建议	NCEP ATP Ⅰ *
边缘升高	5.18~6.19mmol/L 或 200~239mg/dL	5.2~6.2mmol/L 或 200~239mg/dL
升高	≥6.22mmol/L 或 ≥240mg/dL	≥6.21mmol/L 或 ≥240mg/dL

* NCEP ATP Ⅰ：美国胆固醇教育计划成人治疗组第一次报告。

【临床意义】影响 TC 水平的因素有：①年龄与性别：新生儿 TC 水平极低，哺乳后快速上升，接近成人水平；之后常随年龄增加而上升，70 岁以后不再上升甚至下降。中青年期女性低于男性，女性绝经后较同年男性高。②饮食习惯：长期进食高胆固醇、高饱和脂肪和高热量饮食，可使 TC 增高。③遗传因素：脂蛋白代谢相关酶或受体基因发生突变，可引起 TC 显著升高。④其他：如缺少运动、脑力劳动、精神紧张等，可能使 TC 升高。

(二) 血清 TG 水平

TG 构成脂肪组织，参与 TC、CE 合成及血栓形成。根据其甘油骨架上结合的脂肪酸分子数量，分别命名为 TG、甘油二酯和甘油一酯。血清中 90% ~95% 是 TG。

【测定方法】包括化学法、色谱法和酶法，其决定性方法为放射性核素稀释 – 质谱法，参考方法为二氯甲烷抽提、变色酸显色法。目前普遍推荐酶法作为常规测定方法，其原理为：采用脂蛋白酯酶水解血清中 TG 成甘油与脂肪酸，将生成的甘油用甘油激酶及三磷腺苷磷酸化。以磷酸甘油氧化酶（GPO）氧化 3 – 磷酸甘油，然后以过氧化物酶（POD）、4 – 氨基安替比林（4 – AAP）与 4 – 氯酚（三者合称 PAP）反应显色，测定所生成的 H_2O，故本法简称为 GPO – PAP 法。

【参考区间】见表 10 –2。

表 10 –2　血清 TG 水平参考区间

	中国成人血脂异常防治建议	NCEP ATPⅢ *
理想范围	<1.7mmol/L 或 <150mg/dL	<5.1mmol/L 或 <200mg/dL
边缘升高	/	1.7~2.25mmol/L 或 150~199mg/dL
升高	>1.7mmol/L 或 >150mg/dL	2.26~5.64mmol/L 或 200~499mg/dL
很高	/	≥5.65mmol/L 或 ≥500mg/dL

* NCEP ATPⅢ：美国胆固醇教育计划成人治疗组第三次报告。

【临床意义】TG 水平受遗传和环境因素的双重影响，与种族、年龄、性别及生活习惯有关，个体内及个体间差异较大。人群中血清 TG 水平呈正偏态分布。

生理性升高：一般餐后 2~4 小时达高峰，8 小时后基本恢复空腹水平；运动不足或肥胖、成年后随年龄上升而升高，中青年男性高于女性，50 岁后女性高于男性。

原发性病理性升高见于家族性高 TG 血症与家族性混合型高脂（蛋白）血症等。继发性病理性升高见于糖尿病、糖原累积病、甲状腺功能衰退、肾病综合征、妊娠、口服避孕药、酗酒等。原发性病理性降低见于无/低 β 脂蛋白血症。继发性病理性降低见于继发性脂质代谢异常，如消化道疾病（肝、吸收不良）、内分泌疾患（甲亢、慢性肾上腺皮质不全）、癌症晚期、恶病质及肝素等药物的应用。

（三）血清 HDL 水平

HDL – C 主要由肝脏和小肠合成，是颗粒直径最小、密度最大的脂蛋白，其中脂质和蛋白质部分几乎各占一半，其载脂蛋白以 ApoA I 为主。HDL 是一类异质性的脂蛋白，不同亚组分在形状、密度、颗粒大小、电荷和抗动脉粥样硬化特性等方面均不相同。HDL 将胆固醇从周围组织转运到肝脏进行再循环或以胆酸的形式排泄，此过程称为胆固醇逆转运。

【测定方法】由于 HDL 中胆固醇含量比较稳定，故目前多通过测定其所含胆固醇的量，间接了解血中 HDL 水平。HDL – C 测定方法很多，主要包括超速离心法、电泳法、色谱法、沉淀法、匀相法等。没有决定性方法，参考方法为超速离心结合肝素 – 锰（Mn）沉淀法。目前推荐的常规测定方法为匀相法，根据原理可分为聚乙二醇（PEG）修饰酶法、选择性抑制法、抗体法、过氧化氢酶法等，具有使用方便、不需要样本处理和分析性能好等特点。

【参考区间】见表 10 – 3。

表 10 – 3　血清 HDL – C 水平参考区间

	中国成人血脂异常防治建议	NCEP ATP Ⅲ *
理想范围	>1.04mmol/L 或 >40 mg/dL	/
升高	≥1.55mmol/L 或 ≥60mg/dL	≥1.55mmol/L 或 ≥60mg/dL
降低	<1.04mmol/L 或 <40mg/dL	<1.03mmol/L 或 <40mg/dL

* NCEP ATP Ⅲ：美国胆固醇教育计划成人治疗组第三次报告。

【临床意义】HDL – C 水平明显受到遗传因素影响。主要包括以下情况：

生理性变化：①年龄和性别：儿童时期男女 HDL – C 水平相同；青春期男性开始下降，至 18 ~ 19 岁达最低点，以后男性低于女性，女性绝经后与男性接近。②种族：黑人比白人高，美国人比中国人高，中国人与日本、欧洲人接近。③饮食：高糖及素食时 HDL – C 降低。④肥胖：肥胖者 TG 升高，伴有 HDL – C 降低。⑤饮酒使 HDL – C 升高，吸烟使 HDL – C 降低。⑥运动：长期足量的运动使 HDL – C 升高。

病理性变化：流行病学资料表明，HDL – C < 0.9mmol/L 是 ASCVD 发生的危险因素，HDL – C 水平 >1.55mmol/L 被认为是 ASCVD 的负危险因素。HDL – C 降低也多见于心脑血管病、肝炎和肝硬化等患者。

（四）血清 ApoA I 水平

ApoA I 是 ApoA 族中最多的组分，主要存在于 HDL 中，CM、VLDL 和 LDL 中含量极少。HDL 颗粒的蛋白质成分即载脂蛋白约占 50%，蛋白质中 ApoA I 占 65% ~ 75%，所以血清 ApoA I 可以反映 HDL 水平，并与 HDL – C 呈显著正相关。

【测定方法】早期多采用免疫电泳法、免疫扩散法、放射免疫法和酶联免疫吸附法等，其决定性方法为氨基酸分析，候选参考方法为放射免疫法。各种免疫化学方法都可作 ApoA I 的常规测定。如单向免疫扩散法、火箭电泳法、放射免疫分析、酶联免疫吸附分析（ELISA）及免疫浊度法（分为散射比浊法和透射比浊法）等。透射比浊法是目前最常用的方法，简单快速，可自动化批量分析，其原理为：血清 ApoA I 与试剂中的特异性抗人 ApoA I 抗体相结合，形成不溶性免疫复合物，产生浊度，340nm 波长处测定吸光度，浊度高低反映血清标本中 ApoA I 的含量。

【参考区间】1.20 ~ 1.60g/L，女性略高于男性。

【临床意义】病理状态下 HDL 脂类与组成往往发生变化，因此 ApoA I 的升降不一定与 HDL – C 成比例，需同时测定 ApoA I 与 HDL – C 对病理生理状态的分析才更有帮助。ApoA I 水平降低常见于冠心病、脑血管病、家族性混合型高脂血症患者，而家族性高 TG 血症患者 HDL – C 常偏低，但 ApoA I 不一定降低，并不增加冠心病危险。ApoA I 缺乏症（如 Tangier 病，是罕见的遗传性疾病）、家族性低 α 脂蛋白血症、鱼眼病患者 ApoA I 与 HDL – C 水平极低。

第三节　糖代谢异常的生化检测

糖类（carbohydrate）是一类化学本质为多羟醛或多羟酮及其衍生物的有机化合物，糖代谢指葡萄糖（glucose，Glu）、糖原（glycogen，Gn）等在体内的一系列复杂的化学反应。人体内糖的主要形式是葡萄糖及糖原。

血中的葡萄糖称为血糖。葡萄糖是人体的重要组成成分，也是能量的重要来源。血糖必须保持一定的水平才能维持各器官和组织的需要。正常人血糖的产生和利用处于动态平衡的状态，维持相对稳定的水平。

糖代谢紊乱（glucose metabolism disorders）指调节葡萄糖、果糖、半乳糖等代谢的激素或酶的结构、功能、浓度异常，或组织、器官的病理生理变化，监测血糖会有血糖的升高。临床上重要的糖代谢紊乱主要是血糖浓度过高和过低。治疗需查找引起糖代谢紊乱的原发疾病，针对病因治疗。

一、糖代谢异常的常见疾病

某些疾病、肥胖、高脂饮食等原因，或者先天性因素引起人体调节糖代谢的激素或酶的结构、功能、浓度异常或组织、器官病变。常见疾病及典型症状包括：

1. 糖尿病　胰岛素绝对缺乏和/或胰岛素生物效应降低（如胰岛素抵抗）而造成的血糖升高等代谢紊乱，以及血管、神经等慢性并发症。

2. 低血糖症　许多原因可使血浆中葡萄糖降低，低于 2.8mmol/L（50mg/dL），如胰岛细胞瘤分泌过多的胰岛素、过量口服降糖药及胰岛素、垂体 – 肾上腺皮质功能减低、长期饥饿、长期大量饮酒、严重肝脏疾病，以及恶性肿瘤等。

3. 果糖代谢障碍　果糖是饮食中糖的一种重要来源，肝、肾和小肠是果糖代谢的主要部位，脂肪组织也参与它的代谢。

4. 糖原贮积病　糖原分解过程中某些酶的缺乏，使糖原在肝、肌肉和肾等脏器中大量堆积，造成这些器官的肥大及功能障碍，引起有关的疾病。

5. 半乳糖代谢障碍　一般见于初生儿。目前已知有两种常染色体隐性遗传病，分别由 1－磷酸半乳糖尿苷酸转移酶和半乳糖激酶的缺乏所致。此病患者应主食无半乳糖的食物，否则可导致进行性肝功能衰竭和死亡。

6. 丙酮酸代谢障碍　丙酮酸脱氢酶催化丙酮酸氧化成二氧化碳和乙酰辅酶 A，丙酮酸羧化酶促使二氧化碳与丙酮酸形成草酰乙酸盐，此两种酶中任何一种先天性缺乏，皆可使丙酮酸代谢受阻。血中丙酮酸及其衍生物（乳酸等）堆积，可引起神经系统病变，如共济失调、动作幼稚、智力减退、痴呆及乳酸性酸中毒。感染也可减少此两酶活性。丙酮酸代谢障碍可继发于维生素 B 缺乏、休克等。

二、糖代谢异常的生化检测

糖代谢异常应根据病因和病理生理，选择具有针对性的检测指标。常用生化指标有空腹血糖、口服葡萄糖耐量试验、糖化血红蛋白和糖化血清蛋白、胰岛素及胰岛素释放试验、C－肽及 C－肽释放试验、尿酮体、尿蛋白试验、尿 C 肽、尿素、尿糖，以及相关的酶和激素等。这里简要介绍几种常用的检测指标。

（一）血糖

葡萄糖在葡萄糖氧化酶的催化作用下，氧化生成葡萄糖酸并释放过氧化氢。过氧化氢在过氧化物酶和色原性氧受体的存在下释放氧，使色素原氧化成红色醌类化合物。在 505nm 处，醌的生成量与葡萄糖量成正比。临床一般应用氧化酶法或己糖激酶法检测空腹血糖（fasting blood glucose，FBG），参考值为：3.92～6.16mmol/L。FBG 的临床意义在于：

1. 增高　生理性增高见于饭后 1～2 小时，注射葡萄糖后，情绪紧张时肾上腺素分泌增加；注射肾上腺素后，会使得血糖暂时性增高。病理性增高见于各种糖尿病、慢性胰腺炎、心肌梗死、甲状腺功能亢进、肾上腺功能亢进、颅内出血等。

2. 降低　生理性降低见于饥饿、剧烈运动、注射胰岛素后、妊娠、哺乳和服用降糖药后。病理性降低见于胰岛细胞瘤、糖代谢异常、严重肝病、垂体功能减退、肾上腺功能减退、甲状腺功能减退、长期营养不良、注射胰岛素过量等。

（二）糖化血红蛋白

糖化血红蛋白（glycated hemoglobin，GHb）是血红蛋白与糖类非经酶促结合而成的，合成过程缓慢且相对不可逆，合成速率与血糖浓度成正比。GHb 含量的多少取决于血糖浓度及血糖与血红蛋白接触时间，而与抽血时间及患者是否空腹、是否使用胰岛素等因素无关。因此，GHb 可有效地反映糖尿病患者过去 2～3 个月内血糖控制的情况。GHb 由 HbA_1a、HbA_1b、HbA_1c 组成，其中 HbA_1c 约占 70%，且结构稳定，因此，被用作糖尿病控制的监测指标。

目前，HbA_1c 采用亲和色谱或高效液相色谱测定，正常值：4%～6%。

糖化血红蛋白是衡量血糖总体控制情况的金标准，也是诊断和管理糖尿病的重要指标。若糖化血红蛋白 > 9% 说明患者持续存在高血糖，会发生糖尿病肾病、动脉硬化、白内障等并发症，同时也是心肌梗死、脑卒中死亡的一个高危因素。糖化血红蛋白对判断糖尿病的不同阶段有一定的意义。脑血管急症等应激状态下血糖增高，但糖化血红蛋白却不增高。妊娠糖尿病仅测血糖是不够的，要控制糖化血红蛋白，对避免巨大胎儿、死胎、畸胎、子痫前期更有意义。

(三) 胰岛素释放试验

胰岛素释放试验 (insulin release test，Ins or Irt) 是令患者空腹时定量口服葡萄糖 (或馒头)，使血糖升高刺激胰岛 β 细胞释放胰岛素，通过测定空腹及服糖后 0.5 小时、1.0 小时、2.0 小时、3.0 小时的血浆胰岛素水平，了解胰 β 细胞的储备功能，也有助于糖尿病的分型及指导治疗。

【试验方法】口服 75g 无水葡萄糖 (或 100g 标准面粉制馒头) 后，血浆胰岛素在 30 ~ 60 分钟后上升至高峰，高峰为基础值的 5 ~ 10 倍，3 ~ 4 小时应恢复到基础水平。

该试验常与口服糖耐量试验同时进行，应禁食一夜后次日清晨空腹状态下采血。许多生理和药物因素影响血糖值和胰岛素的分泌，如做试验时的情绪、禁食时间的长短等。另外，有些药物 (如氨茶碱类、阻滞剂、糖皮质激素、口服避孕药等) 应停服 3 天后再进行试验。测定空腹、服糖后 0.5 小时、1.0 小时、2.0 小时、3.0 小时的血清胰岛素，正常人的胰岛素分泌常与血糖值呈平行状态，服糖后 0.5 ~ 1.0 小时达到峰值，其浓度为空腹值的 5 ~ 7 倍，达到峰值后的胰岛素测定值较峰值应有一个明显的下降，3.0 小时的测定值应只比空腹值略高。

【参考区间】成年人空腹基础胰岛素参考正常值：5 ~ 20μU/mL (5 ~ 20mU/L)。

餐后正常人血清胰岛素峰值为空腹时的 5 ~ 10 倍，峰值一般出现在餐后 0.5 ~ 1.0 小时 (与进食种类有关：饮用葡萄糖峰值出现快，食用馒头则峰值出现慢)，3.0 小时后接近空腹值。试验目的主要是用于判定胰岛素细胞的分泌功能。胰岛素依赖型糖尿病空腹值低，服糖后仍无反应或反应低下，呈不反应型。非胰岛素依赖性糖尿病空腹值正常或增高，服糖后胰岛素水平增加甚至过强，峰值到来的晚，常在 2.0 小时，甚至 3.0 小时出现，但该型糖尿病在晚期也可呈不反应型 (表 10 - 4)。

表 10 - 4　胰岛素释放试验：正常人和各种患者血浆胰岛素浓度分泌变化比较表

	空腹血浆胰岛素浓度	胰岛素浓度达峰时间	胰岛素分泌达峰浓度
正常人	5 ~ 20mU/L	30 ~ 60 分钟	8 ~ 10 倍于基础值
1 型糖尿病患者	稍低于正常人	90 ~ 120 分钟	低于正常人的分泌量
2 型糖尿病患者	稍高或正常人	> 120 分钟	高于正常人的分泌量
胰岛素瘤患者	明显高于正常人	胰岛素生理调节失常	分泌过多

正常人空腹血浆胰岛素浓度、测试时胰岛素浓度达峰时间和胰岛素分泌达峰浓度如上表，其余患者的反应如表中所列。

【临床意义】糖尿病患者的胰岛素释放试验曲线可分以下 3 种类型：

1. 胰岛素分泌不足型　试验曲线呈低水平状态，表示胰岛功能衰竭或严重受损，说明胰岛素分泌绝对不足。见于胰岛素依赖型糖尿病，需终身胰岛素治疗。

2. 胰岛素分泌增多型　患者空腹胰岛素水平正常或高于正常，刺激后曲线上升迟缓，高峰在 2 小时或 3 小时，多数在 2 小时达到高峰，其峰值明显高于正常值，提示胰岛素分泌相对不足。多见于非胰岛素依赖型肥胖者。该型患者经严格控制饮食、增加运动、减轻体重或服用降血糖药物，常可获得良好控制。

3. 胰岛素释放障碍型　空腹胰岛素水平略低于正常或稍高，刺激后呈迟缓反应，峰值低于正常。多见于成年起病，体型消瘦或正常的糖尿病患者。该型患者磺脲类药物治疗有效。

第四节　核酸代谢异常的生化检测

核苷酸（nucleotides）是组成核酸（nucleic acids）的基本成分。嘌呤（purine）核苷酸合成和分解中最多见的代谢紊乱是高尿酸血症（hyperuricemia），并由此导致痛风。嘧啶（pyrimidine）核苷酸从头合成途径中的酶缺陷可引起乳清酸尿症（orotic aciduria，OA）。

一、嘌呤核苷酸代谢紊乱

1. 血尿酸过多　嘌呤代谢中某些特定酶的缺陷可引起尿酸增多：①1 – 焦磷酸 – 5 – 磷酸核糖（PRPP）合成酶异常可致 PRPP 合成增多及尿酸生成增多。②次黄嘌呤鸟嘌呤磷酸核糖转移酶（HGPRT）缺乏，可为完全缺乏和不完全缺乏，此酶催化鸟嘌呤、次黄嘌呤与 PRPP 回收转变成相应的核苷酸，借此控制鸟嘌呤与次黄嘌呤转变为黄嘌呤进而产生尿酸的量。此酶活性降低时，这种控制失去，尿酸（uric acid）大量产生。③6 – 磷酸葡萄糖酶（G – 6 – P）缺乏，见于糖原贮积病 I 型，有严重的低血糖症和酸中毒，引起高尿酸血症，尿酸增加。嘌呤代谢途径的全部或部分酶反应先天性亢进，也导致最终产物尿酸的大量产生，患者不仅有高尿酸血症，而且伴有高尿酸尿症，临床表现为尿酸过剩型痛风。常用别嘌呤醇治疗痛风症。

2. 血尿酸过少　因尿酸盐和尿酸排泄多或产生减少而引起。遗传性缺陷或严重肝病使黄嘌呤氧化酶缺乏，次黄嘌呤转化为黄嘌呤或黄嘌呤转化为尿酸的代谢均受损害，导致血尿酸形成过少，次黄嘌呤和黄嘌呤排泄增加。严重患者出现黄嘌呤尿和黄嘌呤结石。嘌呤核苷酸磷酸化酶缺乏，不能使次黄嘌呤核苷和鸟嘌呤核苷生成次黄嘌呤和鸟嘌呤。结果过多的嘌呤核苷由尿排出，可能引起肾结石。

3. 高尿酸血症的生化检测　尿酸是嘌呤代谢的终末产物，嘌呤代谢紊乱、能量代谢异常及肾脏对尿酸的排泄障碍均可引起血浆尿酸浓度升高（高尿酸血症）或降低（低尿酸血症）。目前认为，尿酸测定是诊断嘌呤代谢紊乱所致痛风的最佳生化标志。痛风的主要特点是高尿酸血症，尿酸测定还有助于肾脏病变的早期诊断。

采用尿酸酶偶联 Trinder 反应。尿酸在尿酸酶的氧化作用下生成尿囊素和过氧化氢。过氧化氢在过氧化氢酶的催化作用下，使 3.5 – 二氯二羟苯磺酸和 4 – 氨基安替比林缩合成红色醌类化合物。在 520nm 波长读取吸光度，与尿酸浓度成正比。

【参考区间】 血尿酸：208～428μmol/L。

尿尿酸 1.2～5.9mmol/24h。波动范围较大，正常人普通饮食 1.49～4.46mmol/24h，低嘌呤饮食约2.68mmol/24h，高嘌呤饮食可达 5.95mmol/24h。

【临床意义】 尿酸生成过多是由嘌呤合成代谢紊乱引起的。体内20%尿酸来源于食物中的嘌呤，摄入富含嘌呤食物过多可诱发痛风发作。肾脏尿酸排泄障碍性疾病中，一部分是机制不明的多基因遗传缺陷引起的原发性高尿酸血症，另一部分由导致肾小球滤过率下降和肾小管排泌尿酸减少的慢性肾疾患等引起。

二、嘧啶核苷酸代谢紊乱

1. 遗传性乳清酸尿症 患者体内乳清酸中磷酸核糖转移酶及乳清酸核苷酸脱羧酶都缺乏或活性降低。乳清酸磷酸核糖转移酶催化乳清酸转变为乳清酸核苷酸，而乳清酸核苷酸脱羧酶又催化乳清酸核苷酸转变为尿嘧啶核苷酸。两种酶有异常则尿嘧啶核苷酸的合成被阻断，失去最终产物对合成代谢的抑制作用，于是乳清酸便过度产生并在体内积聚，尿乳清酸排出增多。本病多见于近亲婚配所生的婴儿，出生5个月即发病，表现为低色素巨细胞性贫血，身体发育和智力发育障碍，用铁剂及叶酸、维生素 B 治疗无效，用尿嘧啶核苷酸治疗后，病情可以缓解。

2. 获得性乳清酸尿症 抗白血病药6－氮杂尿核苷在体内转变为6－氮杂尿核苷酸；可竞争乳清酸核苷酸脱羧酶，致乳清酸及乳清酸核苷在体内积聚，尿中排出亦多。治疗痛风的药别嘌呤醇在人体内在乳清酸磷酸核糖转移酶作用下，变成别嘌呤醇核苷酸，别嘌呤醇核苷酸可竞争性抑制该酶的活性，并抑制乳清酸核苷酸脱羧酶，造成乳清酸及乳清酸核苷酸从尿中排出，药物引起的嘧啶合成代谢紊乱不严重。正常情况下，嘧啶代谢产物 β－氨基异丁酸可有部分从尿排出。患白血病，经 X 射线照射时，细胞内核酸破坏增多，尿中 β－氨基异丁酸增多，有转氨酶缺陷或食 DNA 丰富的食物时尿中排出 β－氨基异丁酸亦增加。

3. 乳清酸尿症的生化检测 乳清酸又称为乳清因子、动物半乳糖因子和维生素 B_{13}，由于人体和肠道菌群能合成乳清酸，所以不将其列为维生素类。目前，乳清酸定量检测方法主要有容量分析法、紫外－可见分光光度法、荧光分析法、电化学分析法、色谱分析发、色谱－质谱联用法和量热法等。其中，紫外－可见分光光度法是较为常用的方法。

乳清酸经溴化与维生素 C 还原可转化为巴比土酸。巴比土酸与对二甲氨基苯甲醛结合，生成5－对二甲氨基苄叉巴比土酸，后者为橙黄色，吸收峰在480nm处。因此，不用经色谱分离直接用比色法就可测定样品（血或尿）中乳清酸的浓度。

在 pH1～2 范围内，乳清酸水溶液有两个紫外吸收峰，λ_{max} 分别为205nm 和280nm，ε_{max} 分别为 1.09×10^4 和 7.52×10^3 mol/L/cm。因为 280nm 处是一个特征的宽峰，所以，紫外－可见分光光度法通常选280nm 为测定波长。在 277nm 处，以 H_2O 为参比，测定样品中乳清酸钾的线性范围：1.2×10^{-5} mol/L～1.2×10^{-4} mol/L，检测极限：1.2×10^{-7} mol/L。

三、核酸定量检测

核酸和蛋白质是生命活动的物质基础。核苷、核苷酸和核酸中均含有嘌呤、嘧啶碱基，碱基都具有共轭双键，它们都有吸收紫外线的特性，能强烈吸收 250～290nm 波段的紫外线，最大吸收峰在 260nm 波长处。可以利用紫外分光光度法定量测定被测样品中的核酸浓度。

如果已知待测的核酸样品不含酸溶性核苷酸或可透析的低聚多核苷酸，即可将样品配制成一定浓度的溶液（20～50μg/mL）在紫外分光光度计上直接测定。

RNA 或 DNA 含量（μg）=（$TaOD_{260}$ － $TbOD_{260}$）/（0.022 或 0.020）×$V_{总}$×D

式中：$TaOD_{260}$ 为待测样品在 260nm 处的 OD 值，$TbOD_{260}$ 为待测样品加核酸沉淀剂除去大分子核酸后在 260nm 处的 OD 值，二者差即为待测样品中核酸的 OD 值；$V_{总}$ 为待测样品未被稀释时的体积（mL），D 为稀释倍数；0.022 或 0.020 为比消光系数，是指浓度为 1μg/mL 的变性 RNA 或 DNA 溶液，在 260nm 处通过 1cm 光径时的 OD 经验值（近似值）。

RNA 粗制品含量的计算公式为：

RNA =（待测样品液中测得的 RNA μg 数/待测样品液中 RNA 粗制品的 μg 数）×100%

本方法简便、快速、灵敏度高（可达 3μg/mL 水平）。

第五节　血小板功能检测

血小板（platelets）以其数量和功能参与初期止血过程。血小板具有血块收缩、黏附、聚集、释放、促凝和花生四烯酸代谢等多种生理功能，通过一些体外试验，可以部分反映血小板的生理和病理变化，有助于血小板疾病的诊断和治疗。

一、血块收缩试验

血块收缩试验（clot retraction test，CRT）是一定量的血液在 37℃ 试管中发生凝固后，在血小板收缩蛋白的作用下，凝血块中纤维蛋白网眼收缩而析出血清。测定血清占总血浆量的百分比，可以反映血小板的血块收缩功能。

在富含血小板的血浆中加入 Ca^{2+} 和凝血酶，使血浆凝固形成凝块。血小板收缩蛋白使血小板伸出伪足，伪足前端连接到纤维蛋白束上。当伪足向心性收缩，使纤维蛋白网眼缩小，检测析出血清的容积可反映血小板血块收缩能力。

血块收缩率（%）=｛血清（mL）/［全血（mL）×（100% － Hct%）］｝×100%

【参考值】血块收缩率 >40%。

【临床意义】①CRT 减低见于特发性血小板减少性紫癜、血小板增多症、血小板无力症、红细胞增多症、低（无）纤维蛋白原血症、多发性骨髓瘤和原发性巨球蛋白血症等。②CRT 增高见于先天性和获得性因子Ⅷ缺陷症等。

二、血小板黏附试验

血小板黏附试验（platelet adhesion test，PAdT）是受检血液通过玻璃珠柱前后血小板数的差，为黏附于玻璃珠的血小板数，计算该差值占血小板总数的百分比，即为血小板黏附率。此过程含血小板聚集的因素，故称为血小板滞留试验更合适。

用一定量的抗凝血与一定表面积的玻璃表面接触一定时间，血小板可黏附于带负电荷的玻璃表面，根据黏附前后的血小板数量之差，计算血小板的黏附百分率。

血块黏附率（%）=（柱前血小板数 − 柱后血小板数）/柱前血小板数×100%

【参考值】玻璃珠柱法：62.5%±8.6%。

【临床意义】①PAdT 增高见于血栓前状态和血栓性疾病，如心肌梗死、心绞痛、脑血管病变、糖尿病、高脂蛋白血症、深静脉血栓形成、妊娠高血压综合征、肾小球肾炎、动脉粥样硬化、肺梗死、口服避孕药等。② PAdT 减低见于血管性血友病、巨血小板综合征、血小板无力症、尿毒症、肝硬化、异常蛋白血症、骨髓增生异常综合征、单克隆高球蛋白血症、急性白血病、服用抗血小板药、低（无）纤维蛋白原血症等。

三、血小板聚集试验

血小板聚集试验（platelet aggregation test，PAgT）是在富血小板血浆（platelet rich plasma，PRP）中加入诱聚剂，通过检测血小板由于发生聚集反应而产生的浊度改变，了解血小板的聚集功能。通常有比浊法和全血法。

比浊法：在特定的搅拌条件下，于富血小板血浆中加入 ADP、胶原（COL）、花生四烯酸（AA）、肾上腺素（EPI）和瑞斯托霉素（RIS）等诱导剂后，悬液的浊度因血小板发生凝集反应而发生相应的变化。光电池将光浊度变化转化为电信号的变化，并通过记录仪记录下电信号的变化情况。根据描记曲线即可计算出血小板聚集的程度和速度。

全血法：在枸橼酸钠抗凝的全血中加入血小板激活剂，血小板聚集后导致浸在血液中的两电极间电阻抗增加，血小板聚集仪可以连续记录血小板聚集过程中的电阻抗变化并以聚集曲线显示，自动计算出血小板聚集曲线的斜率、不同时间的聚集百分率和最大聚集率等参数。

【参考值】各实验室应建立自己的参考值范围。中国医学科学院血液研究所测得的最大聚集率为：1. ADP（11.2μmol/L）：70%±17%；2. 肾上腺素（5.4μmol/L）：65%±20%；3. 花生四烯酸（20mg/L）：69%±13%；4. 胶原（20mg/L）：60%±13%；5. 瑞斯托霉素（1.5g/L）：67%±9%。

【临床意义】PAgT 是反映血小板膜 GPⅡb/Ⅲa 通过纤维蛋白原与另一血小板膜 GPⅡb/Ⅲa 结合的聚集能力。PAgT 增高反映血小板聚集功能增强，见于血栓前状态和血栓性疾病。PAgT 减低反映血小板聚集功能减低，见于血小板无力症、贮存池病、尿毒症、肝硬化、骨髓增生性疾病、原发性血小板减少性紫癜、急性白血病、服用抗血小板药、低（无）纤维蛋白原血症等。

四、血小板释放试验

血小板胞质内含有 α 颗粒、致密颗粒和溶酶体等，当加入诱导剂后可刺激这些颗粒的释放，此过程称为血小板的释放（platelet release test）。致密颗粒的释放可通过血小板 ATP 释放试验测定。

ATP 与荧光素酶接触会产生荧光，光强度与 ATP 浓度成正比。血小板释放反应中产生的 ADP 在磷酸烯醇式丙酮酸的存在下转变成 ATP，通过荧光强度测定可计算出血小板释放的 ADP 和 ATP 的量。

【参考值】 ATP：$3.5 \sim 8.0\mu mol/10^{11}$ 血小板；ADP：$2.5 \sim 6.0\mu mol/10^{11}$ 血小板；ATP/ADP 比值：$1.0 \sim 2.2$。

【临床意义】 血小板贮存池病时 ATP/ADP 比值降低，阿司匹林样缺陷及药物引起的血小板缺陷时比值正常。

五、血小板第 3 因子有效性测定

血小板第 3 因子（platelet 3 factor，PF3）是血小板膜的磷脂组分，是血小板活化过程中形成的膜表面磷脂，即磷脂酰丝氨酸，是凝血功能的重要组成部分。血小板功能缺陷时，因不能形成 PF3 而造成凝血功能异常。PF3 有效性测定使用正常人和患者的富血小板血浆（PRP）和乏血小板血浆（PPP），以白陶土为活化剂促使 PF3 形成，通过测定各组凝固时间，检测 PF3 是否有缺陷。

将健康人和患者 PRP 和 PPP 交叉混合，以白陶土激活 FXⅡ、XⅠ，加入 Ca^{2+} 后测定混合血浆的凝固时间，比较各组凝血时间的差异，从而判断 PF3 是否有缺陷。

【参考值】 患者与健康人 PRP、PPP 交叉混合的凝固时间延长小于 5 秒。

【临床意义】 患者与健康人 PRP、PPP 交叉混合的凝固时间延长大于 5 秒，视为 PF3 有效性降低，见于先天性 PF3 缺乏症、血小板无力症以及尿毒症、肝硬化、原发性血小板增多症、多发性骨髓瘤、系统性红斑狼疮。

第六节　线粒体病的生化检测

线粒体病（mitochondrial disease）是因遗传基因异常引起线粒体代谢酶的缺陷，导致三磷腺苷（ATP）合成障碍的一组多系统疾病，也称为线粒体细胞病。线粒体拥有自身的遗传物质和遗传体系，是一种半自主性细胞器，其物质代谢与生物学功能受核基因和线粒体基因共同调控。约有 1500 多个基因与线粒体遗传和代谢有关，其中大部分分布于核染色体，只有 37 个基因存在于线粒体基因组。线粒体疾病包括由线粒体 DNA（mtDNA）和核 DNA（nDNA）突变造成的疾病。由于线粒体基因组只控制线粒体中一部分蛋白质的合成，而线粒体中多数蛋白质则由 nDNA 编码和调控。因此，线粒体病大多数是由于核基因组的突变所致。由于线粒体在细胞内起关键的作用，这些疾病又往往是致命的。

一、常见的线粒体病类型

mtDNA 突变最常受累的是对能量依赖性最强的中枢神经系统和骨骼肌，根据受累程度可分为线粒体脑病、线粒体肌病和线粒体脑肌病。线粒体疾病通常累及多个系统，因而表型也高度差异。此外，目前已发现越来越多的疾病，如 2 型糖尿病、肿瘤、帕金森病及心肌病等也与线粒体功能障碍有关。

（一）Leigh 综合征

Leigh 综合征（leigh syndrome，LS）是一组以高乳酸血症、低肌张力为主要表现的进行性脑肌病，主要侵犯婴儿。患者表现为亚急性精神运动阻滞，张力减退，共济失调，吞咽困难，视力丧失，乳酸性酸中毒。nDNA 和 mtDNA 中与能量代谢有关的基因突变均可导致 LS，如 mtDNA 中丙酮酸脱氢酶复合物、细胞色素 C 氧化酶、$ATP6$ 和复合体 I 亚基等。遗传方式为 XR、AR 和线粒体遗传。

LS 的致病突变主要是 mtDNA 第 8993 位点 T→A 或 C，将 ATPase6 亚基第 156 位的亮氨酸置换为精氨酸或脯氨酸，从而影响 ATP 合酶的质子通路。患者异质决定了临床症状的严重性；女性携带者或症状较轻的女患者突变水平＜70％；突变水平＞90％时，表现为 LS。

（二）Alpers 综合征

Alpers 综合征（Alpers syndrome，AS）由 Alpers 在 1931 年首先报道，为一种常染色体隐性遗传的肝脑综合征，其典型的临床特征为难治性癫痫及进行性肝功能异常。发病年龄多为 1 个月至 25 岁，以婴幼儿常见，且多在 3 岁内死亡。

$POLG1$ 位于 15q25，编码 mtDNA 多聚酶 γ，该蛋白在 mtDNA 复制与修复中起重要作用。该基因突变以复合杂合子居多，即 2 个突变发生在 $POLG$ 的一对等位基因的不同位点，不仅可以引起 AS，还可导致其他多种线粒体病，如进行性眼外肌麻痹、少年型脊髓小脑共济失调 - 癫痫综合征、感觉性共济失调 - 神经病 - 构音障碍 - 眼外肌麻痹、帕金森病和男性不育症等。

AS 常见的 $POLG1$ 基因突变为 A467T，占突变等位基因的 40％，其次为 W748S、G848S 和 T914P，其余突变检出率很低。

（三）线粒体脑肌病伴高乳酸血症及卒中样发作

线粒体脑肌病伴高乳酸血症及卒中样发作（mitochondrial encephalomyopathy with lactic acidosis and stroke-like episodes，MELAS）的发病年龄通常为 5～15 岁，主要临床表现为阵发性头痛和呕吐、肌阵挛性癫痫和卒中样发作、血乳酸中毒、近心端四肢乏力等。

MELAS 的分子特征是线粒体 tRNA 点突变，约 80％的患者为 mtDNA 第 3243 位点（tRNA^{Leu}基因）A→G 的碱基置换。该位点是 tRNA^{Leu}基因与 16SrRNA 基因的交界部位，也是转录终止因子的结合部位，进化上高度保守，突变使 tRNA^{Leu}基因结构异常，转录终止因子不能结合，rRNA 和 mRNA 合成的比例发生改变；少数患者为 tRNA^{Leu} 基因 3271、3252 或 3291 位点碱基的突变。

肌组织中 A3243G 突变型 mtDNA 达 40%～50%，出现慢性进行性眼外肌瘫痪、肌病和耳聋；达 90% 时，可出现复发性休克、痴呆、癫痫、共济失调等。

（四）肌阵挛性癫痫伴随破碎红纤维

肌阵挛性癫痫伴随破碎红纤维（myoclonic epilepsy with ragged – red fibers，MERRF）主要临床表现为阵发性癫痫，伴有进行性神经系统障碍（智力减退、共济失调、意向性震颤）。患者肌纤维紊乱、粗糙，线粒体形态异常并在骨骼肌细胞中积累，用 Gomori Trichrome 染色显示为红色，称破碎红纤维。

多种 mtDNA 基因突变可导致 MERRF，最常见的突变型是 mtDNA 编码 tRNA^{Lys} 的基因第 8344 位点 A→G，该突变破坏了 tRNA^{Lys} 中与核糖体连接的 TΨC 环，导致呼吸链中酶复合体的缺陷，尤其是 OXPHOS 复合体 I 和复合体 IV 的合成，造成 OSPHOS 功能下降，导致患者多系统病变。

二、线粒体病的生化和基因检查

线粒体病具有高度异质性特点，给临床诊断带来很大困难，一般需要结合临床、病理、生化和基因检测结果才能建立。线粒体病的典型特征是多系统损害，是临床诊断的重要线索。宜通过以下指标检查以确定患者是否存在多系统损害，其中 mtDNA 缺失型疾病时建议检查内分泌紊乱相关生化指标：促肾腺皮质激素（ACTH）；基础生化检测包括：钠离子、钾离子、氯离子、碳酸氢盐、钙离子、尿素、肌酐和糖等 8 项；全面生化检测在基础生化上增加 6 项：总蛋白、白蛋白、碱性磷酸酶、总胆红素、天门冬氨酸氨基转移酶、丙氨酸氨基转移酶，共 14 项。

第七节　肌肉损害的生化检测

肌肉损害的因素包括：神经肌肉疾病、病原微生物感染导致的肌肉溶解、运动损伤等，其中神经肌肉疾病又包括获得性和遗传性肌肉、神经、神经 – 肌肉接头疾病。肌肉疾病的实验室检查主要为肌内酶类和蛋白，神经 – 肌肉接头疾病的检查包括乙酰胆碱受体抗体和肌肉特异性酪氨酸激酶抗体等。

一、肌酸激酶

肌酸激酶（creatine kinase，CK）催化肌酸和 ATP 或磷酸肌酸和 ADP 之间的磷酸转移的可逆性反应，所产生的磷酸肌酸含高能磷酸键，是肌肉收缩时能量的直接来源。CK 广泛分布于全身，在骨骼肌含量最高，其次是心肌和脑。CK 是由 M 和 B 两类亚基组成的二聚体。在细胞质内存在 3 种同工酶，即 CK – BB（CK$_1$）、CK – MB（CK$_2$）和 CK – MM（CK$_3$）。在细胞线粒体内还存在另一 CK 同工酶，即线粒体 CK（CK – Mt），称为 CK$_4$。

CK 的测定方法有比色法、紫外分光光度法和荧光法等。由于以肌酸激酶为底物的逆向反应速度快，约为正向反应速度的 6 倍，所以采用逆向反应进行测定较为普及。如肌酸显色法和酶偶联法，其中以后者最常用，是 IFCC 测定 CK 的参考方法，有两种工具酶及指示酶参与反应。临床测定 CK 同工酶多用电泳和免疫抑制法，但二法均会受溶血和巨 CK 的干扰，免疫抑制法还会受到 CK – BB 的干扰。因此，推荐用免疫化学方法直接测定 CK – MB，可不受溶血和巨 CK 的干扰。CK 同工酶的亚型多用琼脂糖凝胶高压电泳或等电聚焦电泳等测定。

【参考值】

1. CK 酶偶联法（37℃）：男性 38 ~ 174U/L，女性 26 ~ 140U/L；酶偶联法（30℃）：男性 15 ~ 105U/L，女性 10 ~ 80U/L；肌酸显色法：男性 15 ~ 163U/L，女性 3 ~ 135U/L；连续监测法：男性 37 ~ 174U/L，女性 26 ~ 140U/L；

2. CK – MM 94% ~ 96%

【临床意义】CK 水平受性别、年龄、种族、生理状态的影响。CK 及其同工酶和亚型是临床测定次数最多的酶，主要用于骨骼肌、心肌和脑病的诊断和预后判断。CK 极度升高（ > 3000U/L）主要见于肌肉疾病。进行性肌萎缩时，可见 CK 显著升高；病毒、细菌、寄生虫感染引起的肌肉感染性疾病，也可见 CK 升高。骨骼肌疾病、重症肌无力、肌萎缩、进行性肌营养不良、多发性肌炎等 CK – MM 均明显增高。长期卧床、甲状腺功能亢进症、激素治疗等 CK 均减低。

二、乳酸脱氢酶

乳酸脱氢酶（lactic dehydrogenase，LD）是一种糖酵解酶，广泛存在于机体的组织中，其中以心肌、骨骼肌和肾脏含量最丰富，其次为肝脏、脾脏、胰腺、肺脏和肿瘤组织，红细胞中 LD 含量也极为丰富。LD 是由 H 亚基（心型）和 M 亚基（肌型）组成的四聚体，根据亚基组合不同形成 5 种同工酶，即 LD1（H4）、LD2（H3M）、LD3（H2M2）、LD4（HM3）和 LD5（M4）。其中 LD_1、LD_2 主要来自心肌，LD_3 主要来自肺、脾组织，LD_4 和 LD_5 主要来自肝脏，其次为骨骼肌。由于 LD 同工酶的组织分布特点，其检测具有病变组织定位作用，且其意义较 LD 更大。

乳酸脱氢酶催化乳酸氧化成丙酮酸，同时将氢转移给辅酶成为 NADH，依条件不同而有可逆性。由于 LD 是由两种理化、催化功能和免疫反应性均不相同的亚基按不同比例组成的聚体酶，不同方法测出的 LD 结果差异较大，所以 LD 是常用酶中最难测定的。用 α 羟基丁酸作底物时，可测定 H 亚基的活性（主要为 LD_1 和 LD_2 之和）。LD 同工酶测定常用电泳法、免疫沉淀法和免疫抑制法等。目前以琼脂糖凝胶电泳法更常用。一般成年人 $LD_2 > LD_1 > LD_3 > LD_4 > LD_5$。

【参考值】

LD 连续检测法：104 ~ 245U/L；速率法：95 ~ 200U/L。

LD 同工酶 LD_1：（32.7 ± 4.6）%；LD_2：（45.10 ± 3.53）%；LD_3：（18.50 ± 2.96）%；LD_4：（2.90 ± 0.89）%；LD_5：（0.85 ± 0.55）%。

【临床意义】肌肉损伤时，骨骼肌以 LD_4 和 LD_5 最多，骨骼肌急性损伤和皮肌炎患者血清 LD 总活力、LD_4 和 LD_5 都增高，通常 $LD_5 > LD_4$；假性肥大型进行性肌萎缩症患者的骨骼肌则以 LD_1、LD_2 和 LD_3 为主，肌萎缩早期 LD_5 升高，晚期 LD_1、LD_2 增高。

三、碳酸酐酶 III

碳酸酐酶（carbonic anhydrases，CAs）是一种广泛存在于不同细胞内的含锌金属蛋白酶家族，能可逆地高效催化二氧化碳的水合反应，哺乳动物体内已经发现 13 种 CA 同工酶，参与多种生理病理过程，如连接代谢组织和肺 CO_2/HCO_3^- 的呼吸和转运、维持胞内 pH 值稳定、参与生物合成反应（如糖异生、脂肪形成和尿素生成等）、调节骨吸收和钙化、影响肿瘤发生等。CA III 是 CA 超家族的一员，主要存在于骨骼肌中，在心肌、脂肪细胞和肝脏中的含量较少，在运动或创伤造成的骨骼肌损伤时，会导致 CA III 溢出，引起血清 CA III 水平升高。

通常采用双抗体夹心 ELISA 法。抗人 CA III 抗体包被于酶标板上，加入的标本或标准品中的 CA III 会与包被抗体结合，洗去游离成分后，依次加入生物素化的抗人 CA III 抗体和辣根过氧化物酶标记的亲和素，抗人 CA III 抗体与结合在包被抗体上的人 CA III 结合，使生物素与亲和素特异性结合而形成免疫复合物，加入显色底物，用酶标仪在 450nm 波长处测 OD 值，CA III 浓度与 OD_{450} 值呈正比，通过绘制标准曲线求出标本中 CA III 的浓度。

【参考值】需建立实验室自己的参考值范围。

【临床意义】CA III 在低至中等强度的体力活动后开始释放入血，运动后 6 小时达到峰值，为运动前的 2.5 ~ 3 倍，24 ~ 48 小时内逐渐回到基线水平。与骨骼肌相比，心肌 CA III 含量很低，因此同时测定血清 CA III 和 CK – MB 可用于鉴别急性心肌梗死和骨骼肌损伤。由于 CA III 的活性状态与骨骼肌 I 型纤维能量代谢密切相关，故血清 CA III 水平也可反映骨骼肌的氧化代谢情况。最新研究认为，CA III 蛋白缺乏可能在重症肌无力患者骨骼肌易疲劳和肌肉收缩无力中扮演重要角色。

第八节　神经组织损害的生化检测

一、神经元损害的生化检测

神经元（neuron）是神经系统的基本结构和功能单位。主要由胞体和突起组成，胞体内有细胞核，突起包括树突、轴突。神经元按其功能，可分为传入神经元（感觉神经元）、中间神经元（联络神经元）和传出神经元（运动神经元）三种；按照对后继神经元的影响，则分为兴奋性神经元和抑制性神经元。

（一）神经元损害类型

1. 神经元急性坏死（红色神经元）　急性缺血、缺氧，急性中毒或感染可引起神经元的死亡，表现为神经元核固缩，胞体缩小变形，胞质尼氏小体（Nissl body）消失，HE 染色胞质呈深伊红色，称为红色神经元（red neuron）。如细胞坏死后的酶性分解过程继续发展，则可导致细胞核溶解消失，残留细胞的轮廓或痕迹称为鬼影细胞（ghost cell）。由缺血引起的红色神经元最常见于大脑皮质的锥体细胞和小脑蒲肯野（Purkinje）细胞。

2. 单纯性神经元萎缩　神经元慢性渐进性变性以至死亡的过程称为单纯性神经元萎缩，又称神经元的慢性病变。病变特点表现为神经元胞体缩小，核固缩而无明显的尼氏小体溶解，一般不伴炎症反应；晚期可伴明显胶质细胞增生。

3. 中央性 Nissl 小体溶解　为一种可逆性变性，常由病毒感染，维生素 B 缺乏及神经元与轴突断离等因素所致。病变表现为神经元肿胀、变圆、核偏位，胞质中央的尼氏小体崩解，进而溶解消失，或仅在细胞周边部有少量残余，胞质着色浅而呈苍白均质状。

4. 神经元胞质内包含体形成　可见于某些病毒感染和变性疾病等，其形态、大小和着色不同，分布部位也有一定规律，如 Parkinson 病的黑质、蓝斑等处的神经细胞中的 Lewy 小体；狂犬病时海马和脑皮质锥体细胞中的 Negri 小体。此外，神经元胞质中出现脂褐素多见于老年人。

5. 神经原纤维变性或神经原纤维缠结　神经原纤维变粗，在胞核周围凝结卷曲呈缠结状。镀银染色为阳性，电镜下为直径 7 ~ 10nm 双螺旋微丝成分，此乃神经元趋向死亡的一种标志。除常见于 Alzheimer 病外，也见于 Parkinson 病等。

（二）常见神经元病及其检测

常见运动神经元病，是一系列以上、下运动神经元损害为突出表现的慢性进行性神经系统变性疾病。各种类型的运动神经元疾病的病变过程大都相同，主要差别在于病变部位的不同。本病病因至今不明。

1. 肌萎缩侧索硬化（ALS）　英国称运动神经元病（MND），法国称夏科（Charcot）病，美国称卢伽雷（Lou Gehrig）病，我国将肌萎缩侧索硬化和运动神经元病混用。是上运动神经元和下运动神经元损伤之后，导致包括球部（指延髓支配的这部分肌肉）、四肢、躯干、胸部及腹部的肌肉逐渐无力和萎缩。肌酸激酶（CK）是肌肉受伤或死亡释放的酶，也常检查。其他还包括自身免疫抗体、抗 – GM1 抗体检测，寻找可能与某些癌症有关的血液标志物。

2. 进行性脊髓性肌萎缩症（SMA）　又称脊髓性肌萎缩、脊肌萎缩症，由脊髓前角运动神经元和脑干运动神经核变性导致肌无力、肌萎缩的疾病，属常染色体隐性遗传病。根据发病年龄和肌无力的严重程度，临床分为 SMA－Ⅰ型、SMA－Ⅱ型、SMA－Ⅲ型，即婴儿型、中间型及少年型。其共同特点是脊髓前角细胞变性，临床表现为进行性、对称性、肢体近端为主的广泛性弛缓性麻痹与肌萎缩。

3. 原发性侧索硬化（PLS）　是以皮质脊髓束受累为主，以痉挛性截瘫而感觉正常为主要表现的运动神经元病。属于中医"痿证"范畴，中医学认为是由风、瘀阻滞筋脉和肝肾亏虚、筋脉失养所致。多见于 31 ~ 60 岁男性；起病隐袭，进展缓慢。极罕见。血生化、CSF 检查多无异常，肌酸磷酸激酶（CK）活性可轻度异常，MRI 可显示部分病例受累脊髓和脑干萎缩变小。

4. 阿尔茨海默病 (AD) 也称老年性痴呆，是老年期痴呆最常见的类型。病因及发病机制不明，特征性病理改变为 β 淀粉样蛋白沉积形成的细胞外老年斑和 tau 蛋白过度磷酸化形成的神经细胞内神经原纤维缠结，以及神经元丢失伴胶质细胞增生等。脑脊液检查可以发现 $A\beta_{1-42}$ 水平降低，总 tau 蛋白和磷酸化 tau 蛋白增高。其他潜在的生物标志物包括：血浆中神经纤维素 NFL、Tau 等；尿液中 AD7c-NTP、总游离氨基酸、8-羟基-2-脱氧鸟苷、甘氨酸等；唾液 $A\beta_{1-42}$。

二、脑白质病变的生化检测

脑白质病 (leukoencephalopathy) 不是一种独立的疾病，而是多种疾病引起脑白质脱髓鞘改变的总称。病因尚不甚明确，可能是基因失调引发的，以中枢神经细胞的髓鞘损害为主要特征，病变累及专门发挥高级大脑功能的白质束。其临床表现从注意力不集中、健忘和个性改变，直至痴呆、昏迷，甚至死亡。

(一) 脑白质病的分类

脑白质病分为原发性和继发性两类。继发于中枢神经系统感染、中毒、变性和外伤等疾病的白质病灶，属继发性脑白质病；原发于脑白质的疾病称原发性脑白质病，简称脑白质病。脑白质病按发病时髓鞘是否发育成熟进一步分为 2 类：

1. 先天性和遗传性脑白质病 通常称为脑白质营养不良或遗传性脑白质营养不良。髓磷脂的产生、维持和分解异常是脑白质髓鞘形成障碍的病因。包括肾上腺脑白质营养不良、异染性脑白质营养不良、类球状细胞型脑白质营养不良、海绵状脑病、亚历山大病、皮质外轴突发育不良等。

2. 获得性脑白质病 发育成熟的正常髓磷脂被破坏，即脑白质脱髓鞘疾病。包括多发性硬化、进行性多灶性脑白质病、急性散发性脑脊髓炎、亚急性硬化性全脑炎、脑桥中央髓鞘溶解症、胼胝体变性、皮层下动脉硬化性脑病和同心圆硬化等。

(二) 常见脑白质病及其检测

1. 多发性硬化 (MS) 是以中枢神经系统白质脱髓鞘病变为特点，遗传易感个体与环境因素作用发生的自身免疫性疾病，是中枢神经系统脱髓鞘疾病中最常见最主要的疾病。其临床特征为发作性视神经、脊髓和脑部的局灶性病变。约 1/3 的 MS 患者脑脊液常有轻度到中度的单核细胞增多（通常少于 $50 \times 10^6/L$）。IgG 指数比值大于 1.7 为可能性 MS。CSF 出现的寡克隆带不会在血液中出现，这对早期诊断非典型 MS 有特殊意义。具有寡克隆带的首次发作的 MS 可预测为慢性复发性 MS。

2. 进行性多灶性白质脑病 (PML) 是一种罕见的亚急性脱髓鞘疾病，病原体多为乳头多瘤空泡病毒 (papovavirus)。主要见于自身免疫功能低下的患者，因机会性感染致病；也见于霍奇金病、淋巴瘤及慢性淋巴细胞白血病等网状内皮系统疾病；偶见于其他内脏癌症、结节病及应用免疫抑制药治疗的患者。近年发现本病可见于 2%～5% 艾滋病患者。乳头多瘤空泡病毒潜伏在肾脏及 B 淋巴细胞，当后者被激活后，病毒随其进入中枢神经系统，在脑部的胶质细胞特别是在少突胶质细胞内复制并使这些细胞受累破坏。

3. 球形细胞型白质营养不良（GLD） 又名 Krabbe 白质营养不良症、Krabbe 病、Krabbe 急性婴儿型脑硬化、球形白细胞发育障碍症、先天性全身肌发育不全、类球状细胞型白质脑病、类球状细胞型弥漫性硬化症、Krabbe 综合征等。为常染色体隐性遗传，是 β-半乳糖苷酶缺乏或其活性减低所致脑脂质沉积病。

第十一章 免疫学实验技术

免疫学实验技术（immunological laboratory techniques）在中国的发展已有百年历史。随着生物医学科学的迅猛发展，病理学实验技术不再拘泥于过去的常规组织切片和染色技术，已从传统、单一的方法，逐步发展为与现代医学科学新方法相互交叉渗透的新技术，如电镜、免疫荧光成像技术、激光共聚焦显微镜技术，使病理实验技术进入了一个新的发展时期。本章主要介绍常用的免疫学实验技术。

第一节 体液免疫评价

体液免疫（humoral immunity）是体液免疫应答的简称，指主要由 B 细胞介导的适应性免疫应答。抗原（antigen）诱导机体相应的抗原特异性 B 细胞活化、增殖与分化，形成浆细胞，浆细胞产生的特异性抗体（antibody）进入体液而发挥免疫学效应。由于 B 细胞主要产生免疫球蛋白（immunoglobulin，Ig）参与体液免疫，体液免疫评价可通过检测血清及其他体液 Ig 及特异性抗体含量来完成。检测某些细胞因子也有一定的参考价值。

Ig 包括抗体及无抗体活性但化学结构类似的球蛋白。Ig 是最先发现的免疫分子，1890 年，Von Behring 和 Kitasato 将白喉外毒素免疫动物，动物血清中产生了一种能中和外毒素的物质，称为抗毒素，这是最先发现的抗体。Ig 包括 IgG、IgA、IgM、IgD、IgE 五类，主要存在于血液，也可存在于尿液、脑脊液等其他体液。抗体检测对于体液免疫评价及免疫性疾病等诊断和治疗非常重要。检测方法主要有免疫扩散法、免疫比浊法等。

一、血清中 IgG、IgA、IgM 检测及临床意义

IgG 为单体，出生后 3 个月开始合成，3~5 岁接近成人水平。IgG 是主要的血清 Ig（占 75%~80%），也是半衰期最长的 Ig（20~23 天），还是唯一能够通过胎盘屏障的 Ig。血清 IgG 是机体抗感染的主力。IgM 为五聚体，是分子量最大的 Ig；也是机体受抗原刺激后最先产生的 Ig。血清 IgM 杀菌、溶菌、溶血、促吞噬及凝集作用比 IgG 高 500~1000 倍，是机体抗感染的先锋。IgA 分为血清型 IgA 与分泌型 IgA（secretory IgA，sIgA）两种。sIgA 为二聚体，在黏膜免疫中发挥重要作用，是机体抗感染的边防军；血清 IgA 为单体，约占血清 Ig 的 10%~15%，含量仅次于 IgG。

血清 IgG、IgM、IgA 的检测方法主要是单向免疫扩散法和免疫比浊法。不同年龄、

不同性别，血清 Ig 含量有一定差异。新生儿可通过胎盘获得母体 IgG，故血液中含量较高，接近成人水平。婴幼儿体液免疫功能尚不成熟，Ig 含量低于成人。女性 Ig 略高于男性。

【临床意义】

1. 血清 IgG、IgA、IgM 增高　多克隆性增高指各种 Ig 均增高，临床更常见，主要见于：①肝脏疾病，如慢性活动性肝炎等，三种 Ig 均增高；②各种慢性感染，如肺结核等，以 IgG 升高为主；③某些自身免疫病，如系统性红斑狼疮患者以 IgG、IgA 升高较多见，类风湿关节炎患者以 IgM 升高为主。单克隆性增高主要是指某一类 Ig 含量显著增多，主要见于免疫增殖性疾病，如多发性骨髓瘤、巨球蛋白血症、浆细胞瘤等。

2. 血清 IgG、IgA、IgM 降低　继发性降低临床更常见，主要见于：①大量蛋白丢失的疾病，如烧伤、肾病综合征等；②淋巴系统肿瘤，如白血病、霍奇金淋巴瘤等；③感染性疾病，如艾滋病；④长期使用免疫抑制剂的患者等。原发性降低主要见于体液免疫缺陷病和联合免疫缺陷病，包括：①各种 Ig 全缺，如 X 连锁无丙种球蛋白血症（Bruton 病）；②缺一种或两种 Ig，如选择性 IgA 缺陷症等。

二、血清中 IgD、IgE 检测及临床意义

IgD 分为血清型 IgD 和膜结合型 IgD（membrane IgD，mIgD）两种。mIgD 是 B 细胞分化成熟的标志；血清型 IgD 功能尚不清楚。IgE 是血清含量最少的 Ig，主要由消化道、上呼吸道黏膜下的浆细胞分泌。IgE 是一种亲细胞抗体，可与肥大细胞、嗜碱性粒细胞表达的 FcεR I 结合，引发 I 型超敏反应，也可参与寄生虫免疫。IgE 检测包括总 IgE（total IgE，tIgE）和特异性 IgE（specific IgE，sIgE）检测。临床上血清 IgD、IgE 检测方法主要是化学发光免疫分析法和酶联荧光免疫分析法。

【临床意义】血清 tIgE 与年龄、性别、种族的关系：①年龄：新生儿 tIgE 水平非常低，之后渐高，学龄前儿童可接近成人水平，青春期水平最高，30 岁后逐渐下降，老年人水平较低；②性别：男性高于女性；③种族：黑人、黄种人、混血人种比白人高。tIgE 增高主要见于：① I 型超敏反应性疾病，如荨麻疹、哮喘、过敏性鼻炎等；②寄生虫病；③其他疾病，如 IgE 型骨髓瘤、系统性红斑狼疮等。tIgE 降低主要见于艾滋病、长期应用免疫抑制剂、原发性无丙种球蛋白血症等。

sIgE 主要用于寻找特定过敏原。另外，应用脱敏疗法的患者，sIgE 通常下降。血清 IgD 升高主要见于 IgD 型多发性骨髓瘤等，IgD 降低主要见于原发性无丙种球蛋白血症等。

三、血清中 IgG 亚类检测及临床意义

IgG 有 4 个亚类：IgG1、IgG2、IgG3、IgG4，正常血液中含量依次减少。临床上血清 IgG 亚类检测方法主要是速率散射比浊法。

IgG 亚类缺陷指某一 IgG 亚类含量降低。①IgG 亚类缺陷与年龄、性别的关系。IgG 亚类的含量随年龄的不同而变化，IgG1 和 IgG3 的含量在 3 岁时达成年人水平，而 IgG2 和 IgG4 直到青春期时才达到成人水平。儿童期男女发病比例为 4∶1，以 IgG2 缺陷最常

见。青春期男女发病比例为 4：2，IgG1 和 IgG3 缺陷最常见。②IgG 亚类缺陷临床上可表现为反复呼吸道感染、腹泻、中耳炎、鼻窦炎、支气管扩张及哮喘等。IgA 缺乏症常伴有 IgG2 缺陷；糖尿病、肾病综合征患者以 IgG1 下降为主。

IgG 亚类增高见于：①异常升高见于慢性抗原刺激；②艾滋病患者 IgG1 和 IgG3 明显升高；③I 型超敏反应、自身免疫性胰腺炎、肝炎患者 IgG4 升高；④IgG4 相关性疾病，是一组以血清 IgG4 水平升高、受累组织以 IgG4 阳性浆细胞浸润及纤维化为特征的疾病。

四、血清中细胞因子检测及临床意义

20 世纪 80 年代，先后克隆出许多在造血、细胞活化、细胞生长和分化、免疫调节、炎症等生理和病理过程中发挥重要作用的小分子蛋白——细胞因子（cytokine，CK）。CK 是由免疫细胞及组织细胞分泌的、在细胞间发挥调控作用的小分子可溶性多肽或糖蛋白。在 B 细胞增殖并分化为浆细胞的进程中，T 细胞分泌的 CK 发挥了重要作用，辅助 T 细胞（helper T cell，Th）分泌的 CK 直接调节 Ig 的类别转换。这些 CK 包括白细胞介素（interleukin，IL）、转化生长因子（transforming growth factor，TGF）等。最初将白细胞产生的并介导白细胞间相互作用的细胞因子称 IL，并按发现顺序依次称为 IL-1、IL-2、IL-3 等，目前已命名 38 种（IL-1～IL-38），并逐渐发现其他细胞也可产生 IL，可参与其他细胞间的相互作用。在此主要介绍 IL-4 与 IL-10。IL-4 是 Th0 细胞分化为 Th2 细胞的关键因子，又是 Th2 细胞产生的典型 CK，而 Th2 细胞具有辅助体液免疫的功能。IL-10 也是 Th2 细胞产生的典型 CK。

IL-4 是机体重要的体液免疫调节因子。IL-4 异常表达反映机体免疫失衡。IL-4 在 Ig 类别转换中发挥重要作用，IL-4 诱导 Ig 类别转换成 IgE 和 IgG1，而 IgE 与超敏反应性疾病密切相关。

IL-10 又名细胞因子合成抑制因子，是机体重要的抗炎因子、负性调节因子。IL-10 具有拮抗炎症介质及免疫抑制作用，IL-10 检测对于感染、自身免疫、器官移植等相关疾病的诊断具有参考意义。①感染：慢性肾衰患者，血清 IL-10 明显升高具有肾功能改善的提示意义；②自身免疫病：类风湿性关节炎发病患者的血清 IL-10 升高；③器官移植：IL-10 表达水平与移植物存活时间呈正相关。

第二节　细胞免疫评价

细胞免疫（cell immunity）是细胞免疫应答的简称，主要指由 T 细胞介导的适应性免疫应答。抗原诱导机体相应的抗原特异性 T 细胞活化、增殖与分化，形成效应 T 细胞，效应 T 细胞产生细胞因子等免疫分子发挥免疫学效应。由于细胞免疫由 T 细胞介导，并形成细胞毒性 T 细胞（cytotoxic T lymphocyte，CTL 或 cytotoxic T cell，Tc）等效应 T 细胞，产生细胞因子等效应分子，细胞免疫评价可通过 T 细胞增殖试验、细胞毒试验及细胞因子检测来完成。

一、T 细胞增殖试验

T 细胞增殖试验又称 T 细胞转化试验，是指在丝裂原刺激下，T 细胞的代谢和形态均发生变化，胞内蛋白质和核酸合成增加，转化为淋巴母细胞，并进行有丝分裂。T 细胞转化率可反映机体细胞免疫水平。常用的丝裂原包括植物血凝素（phytohemaggluti- nin，PHA）、刀豆素 A（concanavalin，ConA）和美洲商陆（pokeweed mitogen，PWM）等，其中 PHA 和 ConA 仅刺激 T 细胞增殖。

T 细胞增殖试验有形态学法、比色法及放射性核素法，由于放射性核素法需特殊设备并存在放射性污染，临床应用渐少。

1. 形态学检查法　在丝裂原刺激下，T 细胞转化为淋巴母细胞，发生形态变化，如胞体增大、核膜清楚、染色质疏松、核/细胞比例变小等。计数转化细胞和未转化细胞，获得转化率（conversion rate），反映细胞免疫功能（表 11 –1）。

表 11 –1　转化和未转化 T 细胞的形态特征

		未转化 T 细胞	过渡型 T 细胞	T 淋巴母细胞
细胞体	直径（μm）	6 ~ 8	12 ~ 16	12 ~ 20
	伪足	无	有或无	有或无
	大小	不增大	增大	增大
细胞核	染色质	密集	疏松	疏松
	核仁	无	有或无	清晰、1 ~ 4 个
	量	极少	增多	增多
细胞质	着色	天青色	嗜碱	嗜碱
	空泡	无	有或无	有或无

转化率 = （T 淋巴母细胞数/T 细胞总数）×100%

正常人的 T 细胞转化率为 60% ~ 80%，小于 50% 可视为降低。形态学方法简便易行，普通光学显微镜便能观察结果。缺点是依靠肉眼观察形态学特征，判断结果易受主观因素影响，重复性和准确性较差。

2. MTT 比色法　在丝裂原刺激下，T 细胞转化为淋巴母细胞，代谢发生变化。MTT 是一种可溶性黄色染料溴化甲基噻唑二苯四唑，化学名为 3 –（4,5 – 二甲基 – 2 – 噻唑）–2,5 – 二苯基溴化四唑。活细胞可将 MTT 代谢为蓝紫色结晶甲䐶（Formazan），死细胞无此功能。形成甲䐶的量与细胞增殖程度成正比。在细胞培养终止前数小时加入 MTT，混匀后继续培养，MTT 可被还原为不可溶的蓝黑色甲䐶颗粒。加入盐酸异丙醇或二甲基亚砜将其完全溶解，用酶标仪测定试验孔与对照孔在 560nm 处的吸光度值（A），获得刺激指数（stimulating index，SI），判断淋巴细胞的增殖程度。

SI = 试验孔 A_{570}nm 均值/对照孔 A_{570}nm 均值。以 SI≥2 为有意义。虽然本方法的敏感性不及放射性核素法，但是操作简便，无放射性污染。

T 细胞转化情况可反映机体的细胞免疫水平，判断细胞免疫功能、疾病的疗效和预后。T 细胞转化率降低表示细胞免疫水平低下，见于癌症、严重结核病、真菌感染、慢性肝病等。疾病经治疗后 T 细胞转化率恢复正常，预示治疗有效，预后良好；反之预后不良。

二、T 细胞介导的细胞毒试验

细胞毒性 T 淋巴细胞（CTL）是 T 细胞受抗原刺激后分化而成的效应 T 细胞，可特异性杀伤具有相应抗原的靶细胞，使其破坏和溶解。将靶细胞（如肿瘤细胞）与待检 CTL 细胞按一定比例混合，共同作用一定时间，通过观察肿瘤细胞被杀伤情况可以反映 CTL 细胞毒功能。肿瘤细胞被杀伤情况可用形态学方法和 ^{51}Cr 释放试验进行评价。

1. 形态学检查法 预处理靶细胞（肿瘤细胞），使其失去增殖能力但保留免疫原性；使用预处理的肿瘤细胞免疫动物脾脏以获得 CTL。待检 CTL 细胞与相应肿瘤细胞混合共孵育后，涂片，瑞氏染色，用显微镜计数实验组与对照组的残留肿瘤细胞数，获得 CTL 对肿瘤细胞的抑制率（inhibition rate），判断 CTL 杀伤活性。

抑制率 =［（对照组靶细胞残留数 - 实验组靶细胞残留数）/对照组靶细胞残留数］×100%

2. ^{51}Cr 释放法 用 $Na_2{}^{51}CrO_4$ 标记靶细胞，若待检 CTL 对靶细胞具有杀伤功能，则 ^{51}Cr 从靶细胞内释放出来，用液体闪烁仪测定靶细胞释放的 ^{51}Cr 的放射活性。靶细胞溶解破坏越多，^{51}Cr 释放越多，所测放射活性越强，通过计算 ^{51}Cr 释放率（release rate），可判断 CTL 杀伤活性。

T 细胞介导的细胞毒试验是评价机体细胞免疫功能的常用指标。临床上常用于检测肿瘤患者 CTL 杀伤肿瘤细胞的能力，是预后判断和疗效观察的重要指标。

三、T 细胞分泌功能的检测

辅助性 T 细胞（helper T cell，Th）和 Tc（CTL）是细胞免疫主要的效应 T 细胞，通过产生细胞因子等效应分子发挥免疫效应。细胞因子包括 IL、干扰素（interferon，IFN）及肿瘤坏死因子（tumor necrosis factor，TNF）等。干扰素是一类可干扰病毒复制的细胞因子，分为 Ⅰ 型和 Ⅱ 型干扰素。Ⅰ 型干扰素主要包括 IFN - α 和 IFN - β；Ⅱ 型干扰素即 IFN - γ，具有抗肿瘤、抗病毒及免疫调节作用。肿瘤坏死因子是一类能造成肿瘤组织坏死的细胞因子。分为 TNF - α 和 TNF - β，TNF - α 具有抗肿瘤、促炎症等作用。

第三节　免疫检测方法

免疫检测是基于抗原 - 抗体反应原理，检测样本中待测物质的有无或其浓度高低的方法。自 20 世纪 50 年代 Berson 和 Yalow 应用免疫检测方法分别检测胰岛素和甲状腺素以来，免疫检测经历了长足的发展和进步。最初，免疫检测的应用替代了传统生物学方法在人体内分泌激素检测领域的主导作用，并取得了较为优异的效果，对内分泌学的发展和内分泌紊乱疾病的诊断和监控起到了巨大的推进作用。随后，免疫检测的应用领域扩展至治疗药物浓度监测、酶类检测、肿瘤标志物检测、脂蛋白检测、维生素和其他代谢物质的检测，以及感染性疾病相关抗原抗体的检测等。

一、免疫检测方法的分类

免疫检测方法主要有 2 种途径：一种是利用抗原抗体结合后自身的特性，出现可见反应或者其他现象，如凝集、溶血、沉淀实验等，判断抗原抗体是否结合（定性分析）及其结合程度（定量分析），此种方法称为非标记免疫分析（non – labeled immunoassay），包括沉淀分析、凝集分析等。另一种是利用荧光素、酶、放射性同位素等标记方法，判断抗原抗体是否结合（定性分析）及其结合程度（定量分析），称为标记免疫分析（labeled immunoassay），主要包括酶免疫分析、放射免疫分析和荧光免疫分析等。

二、沉淀反应

沉淀反应（precipitation reaction）是指可溶性抗原与相应抗体在适当条件下发生特异性结合而出现的沉淀现象。

（一）沉淀反应原理

沉淀反应分两个反应阶段：第一阶段为抗原抗体特异性结合，短时间内完成并出现可溶性复合物，快速但不可见，主要受抗原抗体特异性和结合力的影响。第二阶段形成可见的免疫复合物，反应时间稍长，几小时内完成。通过观察沉淀线或沉淀环判断结果，受抗原抗体比例、分子大小、浓度、亲和力、电解质浓度和反应温度的影响。

（二）沉淀反应的分类

根据沉淀反应介质和检测方法的不同，可将沉淀反应分为以下三大类：

1. 液体内沉淀试验　可分为以下两类：

（1）絮状沉淀试验　将抗原与相应抗体溶液混合，在电解质存在的条件下，抗原抗体结合形成絮状沉淀物。该方法受抗原抗体比例的影响，常用来作为测定抗原抗体反应最适比例的测定方法。絮状沉淀试验又可分为抗原稀释法、抗体稀释法和棋盘滴定法三种。

（2）免疫浊度测定　将自动化分析检测系统与现代光学测量仪器相结合，可对各种液体介质中的微量抗原和抗体进行定量测定。当可溶性抗原与特异性抗体比例合适时，在缓冲液中可快速形成一定大小的抗原抗体复合物，使反应液体出现浊度，形成的浊度使光线的透过量减少，则光线被吸收的量与免疫复合物形成的量呈正相关，从而根据所测吸光度值即可推算出待测抗原的量，此即透射比浊法的工作原理。

2. 凝胶内沉淀试验　用可溶性抗原和抗体在凝胶中扩散形成浓度梯度，在抗原抗体浓度比例恰当的位置形成肉眼可见的沉淀线或沉淀环。常用凝胶有琼脂糖、葡聚糖或聚丙烯酰胺凝胶等，可根据试验要求选用适当缓冲液配制合适浓度的凝胶（gel）。凝胶是一种固相化的缓冲液，水分被网格结构的凝胶固相化，抗原和抗体可在凝胶内自由扩散。分子量 200kDa 以上的大分子物质扩散较慢，小分子物质扩散较快，可利用此特性识别分子量大小。当抗原抗体结合后，复合物的分子量远超凝胶网的孔径限度，则被网络在凝胶之中不易被洗出，可进行后续分析。该法敏感性和特异性高，设备简单、操作方便，得到广泛应用。根据抗原抗体反应的方式，可分为单向扩散试验和双向扩散试验两种。

3. 免疫电泳技术 免疫电泳（immune electrophoresis）是将凝胶扩散置于直流电场进行反应，将电泳分析与沉淀反应结合分析的技术。利用电流加快了沉淀反应，规定了抗原抗体的扩散方向，提高了灵敏度，还可根据其电荷的不同分离某些蛋白质组分。免疫电泳技术既具有抗原抗体反应的高度特异性，又具有电泳技术的高分辨率、快速和微量等特性，已广泛应用于科学研究和临床诊断。目前主要包括免疫电泳、火箭免疫电泳、免疫固定电泳和毛细管电泳等类型。

（三）沉淀反应的特点和应用

沉淀反应是经典的免疫测定试验，从液体内沉淀反应、凝胶内沉淀反应到免疫电泳技术，沉淀反应均体现了良好的临床应用价值。免疫浊度分析仪可灵敏、快速、准确地提供检测结果，极大地满足了临床对特定蛋白检测的需求，已在临床广泛应用。

临床检测最常用的是免疫散射比浊法和免疫透射比浊法，广泛用于免疫球蛋白、免疫球蛋白亚类、类风湿因子，补体、转铁蛋白、C 反应蛋白、血清淀粉样蛋白 A 等特定蛋白的检测。免疫固定电泳则常用于 M 蛋白的检测、多发性骨髓瘤病的辅助诊断和鉴别。

三、凝集反应

在适当电解质存在下，细颗粒性抗原或可溶性抗原（先与载体颗粒结合形成致敏颗粒）与相应抗体发生特异性反应，形成肉眼可见的凝集现象（agglutination phenomenon）。参与反应的抗原称凝集原（agglutinates），抗体称凝集素（agglutinins）。凝集反应的敏感度高于沉淀反应，因此被广泛应用于临床。

（一）凝集反应原理

当待检样本中存在特异性抗体（或抗原）时，加入外源性抗原（或抗体）使它们特异性结合，即可形成肉眼可见的凝集现象。如同沉淀反应，凝集反应也分两个阶段：首先是抗原抗体特异性结合，反应快速且肉眼不可见；然后是肉眼可见凝块阶段。抗原抗体复合物在适当的 pH、电解质浓度和离子强度等作用下进一步聚集和交联，形成肉眼可见的凝块。根据凝集现象的产生与否可判定实验结果的阳性或阴性，也可将待测样本倍比稀释后检测阳性反应，以出现阳性反应的最高稀释度作为待测样本中抗体的效价。

（二）凝集反应的分类

根据是否需要载体的参与，凝集反应可分为直接凝集反应和间接凝集反应。

1. 直接凝集反应 在适当的反应条件下（如 pH、电解质浓度、离子强度等），细菌、螺旋体、红细胞等颗粒性抗原可直接与相应抗体结合形成肉眼可见的凝集现象，称为直接凝集反应，常用方法有玻片凝集和试管凝集。

2. 间接凝集反应　以适当大小的颗粒性载体吸附可溶性抗原（或抗体），在适宜的电解质存在的条件下与相应抗体（或抗原）作用，出现特异性凝集现象，称为间接凝集反应。常用载体有红细胞、细菌和聚苯乙烯胶乳、明胶颗粒、活性炭及棉胶等惰性颗粒。间接血凝试验和胶乳凝集试验在临床检验中最常用。根据致敏载体用的是抗原或抗体及凝集反应的方式不同，间接凝集反应可分为正向间接凝集反应、反向间接凝集反应、间接凝集抑制试验、反向间接凝集抑制试验和协同凝集反应等类型。

3. 抗人球蛋白试验　又称 Coomb's 试验，是检测样本中红细胞不完全抗体的一种经典方法。大多情况指 IgG 类抗体，该类抗体能与相应抗原结合，因其分子量较小，不能同时与两种红细胞抗原的决定簇结合发挥桥联作用，在一般条件下不出现可见抗原抗体反应，称为不完全反应，这种抗体被称为不完全抗体。抗人球蛋白抗体作为第二抗体（二抗），连接与红细胞表面抗原结合的特异性抗体，使红细胞凝集。常用的有直接和间接 Coomb's 试验。

（三）凝集反应的特点和应用

凝集反应对实验条件要求不高，无须特殊的仪器设备，操作简便；但很难实现标准化和自动化操作，需手工进行。该实验敏感度高，可进行定性或半定量试验，但需要对操作人员进行专门的培训，以避免试验结果判定的主观性。

凝集反应临床应用广泛。如红细胞 ABO 血型鉴定；细菌、病毒、衣原体、支原体、寄生虫等病原体感染后产生的抗体检测；自身免疫性疾病的自身抗体检测；新生儿溶血症、特发性自身免疫性贫血和溶血症等；超敏反应患者所产生的超敏原的抗体检测；肿瘤抗原、绒毛膜促性腺激素（HCG）抗原、纤维蛋白原等检测。

四、放射免疫和免疫放射检测

放射免疫测定技术是以抗原抗体反应的高特异性与放射性核素信号的高灵敏度相结合的一种超微量分析技术。放射性核素标记抗原时为放射免疫测定（radioimmunoassay，RIA），放射性核素标记抗体时为免疫放射测定（immuno radiometric assay，IRMA）。

目前常用的 β 放射性核素包括 ^{3}H、^{14}C、^{32}P 和 ^{35}S，以 ^{3}H 最常用，用液体闪烁技术器测定；常用的 γ 放射性核素包括 ^{125}I、^{131}I、^{51}Cr 和 ^{60}Co，以 ^{125}I 最常用，用 γ 计数器测定。

（一）放射免疫和免疫放射测定原理

1. RIA　以放射性核素标记的抗原与未标记抗原竞争结合特异性抗体，通过测定抗原抗体复合物中的放射性强度计算样本中待测抗原量的一种超微量分析技术。RIA 的灵敏度高、精确性高、特异性强，适用于激素、多肽等微量物质检测。

2. IRMA　过量标记的抗体与抗原非竞争结合，以固相免疫吸附剂分离标记免疫复合物和游离的标记抗体。IRMA 的灵敏度和可测范围均优于 RIA，操作更简单。常用 IRMA 有单位点和双位点两种反应。

（1）单位点 IRMA　将过量标记抗体与待测抗原反应，形成抗原抗体复合物，反应平衡后用固相免疫吸附剂吸附游离的标记抗体，经离心去除固相免疫吸附剂，测定溶液的放射性强度。此法可用于检测半抗原。

（2）双位点 IRMA 先将待测抗原与固相抗体结合，再加入过量的标记抗体，与抗原的另一决定簇结合形成"固相抗体 – 抗原 – 标记抗体"复合物，去除游离的标记抗体，测定固相的放射性强度。此法仅适用于检测多价抗原。

（二）放射免疫和免疫放射技术的区别

RIA 与 IRMA 虽同属放射标记免疫测定技术，但实验方法不同，分别代表了竞争结合和非竞争结合的标记免疫技术。

1. 反应原理不同 RIA 为竞争性结合，所得放射性强度与待测抗原的量成反比；IRMA 为非竞争性结合，所得放射性强度与待测抗原量成正比。

2. 标记物不同 RIA 以放射性核素标记抗原，IRMA 则是标记抗体。由于抗原种类多样，特性不同，标记时需根据化学结构和生物学特征，选用不同的放射性核素和方法来标记。而抗体为大分子蛋白，结构与性质比较相似，可以采用基本相同的标记方法。

3. 反应速度不同 反应速度一般与反应物浓度成正比。RIA 中使用的抗体微量，须用高亲和力多克隆抗体方能保证结果准确。IRMA 中使用的标记抗体过量且为非竞争性结合反应，反应速度较 RIA 快，即使应用较低亲和力单克隆抗体也能得到满意结果。

4. 灵敏度、特异性和检测范围不同 IRMA 所用过量标记抗体与抗原之间是非竞争性结合，微量抗原即可与抗体充分结合，灵敏度高；RIA 所用标记抗原和待检抗原竞争结合一定量的抗体，因抗体微量，结合反应并不充分，导致灵敏度偏低。IRMA 所用抗原是针对不同抗原位点的双抗体结合抗原，交叉反应的干扰程度比使用单一抗体的 RIA 法低，因此检测特异性更高。并且，IRMA 中过量的抗体能结合更多的抗原，其标准曲线的线性范围更宽，更适用于测定抗原含量较高的样本。

（三）放射免疫和免疫放射技术的特点

放射免疫技术特异性强、交叉反应少、重复性好、精密度和灵敏度高，最低可检测至 pg/L 量级，而且样本用量少，是经典的免疫分析技术。缺点是在测定过程中会产生放射性废物，造成一定程度上的环境污染。另外，放射性核素半衰期较短，不能长时间测定，也不宜快速、灵活地进行自动化分析，实际应用受到限制。目前主要用于分析和测量样本中微量的蛋白质、激素、小分子药物及肿瘤标志物等。

五、酶标记免疫测定

酶标记免疫测定（enzyme immunoassay，EIA）是指用酶标记抗原（或抗体）与标本中相应的抗体（或抗原）反应，通过测定复合物中的酶来检测抗体（或抗原）。酶标记免疫检测技术分为酶免疫组化（免疫组化）和酶免疫测定两种。

1. 酶免疫组化 是指利用抗原与抗体特异性结合的原理，通过化学反应使标记抗体的显色剂（荧光素、酶、金属离子、同位素）显色来确定组织细胞内抗原（多肽和蛋白质），对其进行定位、定性及定量的研究，称为免疫组织（或细胞）化学技术，详见第四节。

2. 酶免疫测定 又分为均相法和异相法两类。均相法为不需要分离复合物与游离标记物即可直接测定的方法，而异相法（非均相法）则需将复合物分离后测定。

（一）均相酶免疫测定法

1. 酶扩大免疫测定技术（EMIT） 是最早取得实际应用的均相酶免疫测定方法。主要用于测定药物中的小分子抗原或半抗原。基本原理是半抗原与酶结合成酶标半抗原，保留半抗原和酶的活性。当酶标半抗原与抗体结合后，所标的酶与抗体密切接触，因为酶活性中心受到影响而活性被抑制。因此，反应后酶活力大小与标本中的半抗原含量呈比例关系，从酶活力的测定结果就可推算出标本中半抗原的量。

2. 克隆酶供体免疫测定（CEDIA） 利用重组 DNA 技术制备 β - 半糖苷酶的两个片段：大片段称为酶受体（EA），小片段称为酶供体（ED）。两个片段本身均无酶活性，但在合适的条件下结合后显示酶活性。利用这两相片段的特性建立的均相酶免疫测定称为 CEDIA。基本原理是标本中的抗原和 ED 标记的抗原与特异性抗体竞争结合，形成两种抗原抗体复合物。ED 标记的抗原与抗体结合后由于空间位阻，不再能与 EA 结合。反应平衡后，剩余的 ED 标记抗原与 EA 结合，形成具有活性的酶，加入底物测定酶活力，酶活大小与标本中抗原含量成正比。CEDIA 主要用于药物和小分子物质的测定。

（二）非均相酶免疫测定法

将已知抗原（或抗体）吸附在固相载体（聚苯乙烯微量反应板）表面，使酶标记的抗原抗体在固相表面进行反应，用洗涤法将液相中的游离成分洗除，再测定抗原抗体的量。酶联免疫吸附试验（enzyme linked immunosorbent assay，ELISA）是非均相酶免疫测定中应用最广的技术，常用的有双抗体夹心法和间接法，前者用于检测大分子抗原，后者用于测定特异性抗体。

1. ELISA 测定原理 在保持抗原或抗体免疫活性的前提下，将其结合固相载体表面，待检样本、酶标抗原或抗体与固相载体上的抗体或抗原反应，形成的免疫复合物固定于固相载体表面，去除未结合的标记物及其他物质，加入底物后显色。根据酶对底物催化的显色强度定性或定量测定样本中的抗原或抗体。

2. ELISA 测定类型 根据检测原理和目的不同，ELISA 技术又分为夹心法、间接法、竞争法和捕获法等四种基本类型。

双抗夹心法系先将特异性抗体包被于固相载体，再加待测样本（若含有相应抗原，即可与包被于固相载体上的特异性抗体结合），洗涤后加入特异性酶标抗体，在固相载体上形成"固相抗体 - 抗原 - 酶标抗体"夹心结构，洗涤后加底物显色定性或定量测定抗原。由于该方法所测抗原必须与两个抗体结合，所以只适用于含两个抗原表位以上的抗原检测，常用于如病毒、细菌等大分子抗原的检测。只要获得针对受检抗原的特异性抗体，就可用于包被固相载体和制备酶结合物而使用此法。

3. ELISA 的特点和应用 简便快速、敏感性高、特异性强、应用广泛，可对多种物质进行定性和定量测定。但干扰物质和影响因素较多，会出现一定的假阳性和假阴性结果。手工操作的精密度相对较低，随着机器人工作站的发展，检测结果越来越准确。

ELISA 定性测量主要用于病毒性肝炎血清标志物检测、TORCH（弓形体、风疹病毒、巨细胞病毒、单纯疱疹病毒）的感染检测、梅毒螺旋体抗体的检测、HIV 感染筛查等。定量测量主要用于肿瘤标志物和各类激素测定、地高辛药物浓度等检测。

六、荧光免疫测定

根据抗原抗体结合后是否需要分离结合型和游离型荧光标记抗原（或抗体），荧光免疫测定分为均相和非均相两种类型。非均相法需先将结合和游离的荧光标记物分离，再测定标记物含量来计算样本中的抗原量。主要有荧光酶免疫测定（fluorescence enzyme immunoassay，FEIA）和时间分辨荧光免疫测定（time－resolved fluorescence immunoassay，TRFIA）两大类。

（一）荧光酶免疫测定

FEIA 的原理和特点与酶免疫测定类似，只是在底物上选用了具有荧光发光特点的底物。将固相捕获抗体和 HRP 标记的检测抗体（针对检测物两个不同的抗原决定簇）同时与待测物发生免疫反应，去除游离的待测物和 HRP 标记抗体，加入底物 3－（4－羟基）苯丙酸（HPPA），于 H_2O_2 溶液中进行酶促反应，HPPA 在碱性环境中被 HRP 催化形成荧光物质，经 320nm 激发光照射后，在 405nm 处产生发射光，强度与待测物浓度成正比。

荧光酶免疫测定同时具有酶催化和发射荧光两个特点，保证了检测的敏感性；捕获抗体和检测抗体的特异性，保证了检测的特异性。

（二）时间分辨荧光免疫测定

1. TRFIA 的原理　镧系元素为三价稀土离子，显著特征是具有较宽的斯托克斯（Stokes）位移（指荧光发射波长总是大于激发光波长，相应的波长差称为斯托克斯位移），可有效降低激发光散射造成的测量误差，同时排除自然界的一般荧光干扰（Stokes 移位为 28nm）。如采用镧系螯合物铕（Eu^{3+}）标记抗原或抗体分子形成荧光标记物，可将抗原抗体反应的特异性和荧光信号检测的敏感性相结合，辅以铕（Eu^{3+}）的长寿命荧光（长达 1ms），激发后通过延迟测量时间进行特异性荧光测定。

2. TRFIA 的分类　以 96 孔板为载体采用固相吸附分离技术进行，主要包括直接固相型、解离增强型及酶促放大型等反应类型。

3. TRFIA 的特点和应用　TRFIA 特异性强，灵敏度高，标准曲线线性范围宽，分析速度快；镧系元素标记物制备简单且有效使用期长，无放射性污染，使用方便安全。但易受环境、试剂和容器中的镧系元素的污染，且该技术为手工操作，精度要求较高。

TRFIA 主要用于测定标本中各类激素、蛋白质、药物、肿瘤标志物及某些细菌（包括梅毒螺旋体）或寄生虫抗体等，还可以测定 HBV、HCV、脑炎病毒、流感病毒、呼吸道合胞病毒、副黏病毒、风疹病毒、轮状病毒等多种病毒的抗原或抗体。

第四节 免疫组织化学技术

免疫组织化学（immunohistochemistry）或免疫细胞化学（immunocytochemistry）技术是指用标记的特异性抗体（抗原）在组织（细胞）原位通过抗原抗体的免疫反应和组织化学的呈色反应，对相应的抗原（抗体）进行测定的一种方法，是医学研究、生命科学及临床病理诊断中研究组织形态、功能和代谢的有力工具。其特点是将免疫反应的特异性和组织化学的可见性相结合，借助显微镜在细胞或亚细胞水平检测各种抗原物质。常用标记方法有免疫荧光法、免疫酶法、免疫金银法和放射免疫自显影法等。

一、抗原与抗体

免疫组织化学中涉及的免疫化学方法主要有抗原的提取和纯化、抗体的制备及纯化、抗体的标记。极微量且难以提取的抗原，可用 cDNA 反转录表达合成多肽而获得。

（一）抗原的提取与纯化

抗原的纯度越高，多克隆抗体特异性越高。抗原纯度虽不影响单克隆抗体的产生，但影响克隆筛选的难度。因此，制备抗原特别是目标明确抗原时，应尽量使用高纯度抗原。

1. 抗原的概念与分类 在机体内引起体液免疫和/或细胞免疫反应的物质统称抗原。抗原有两大特性：免疫原性，指抗原刺激机体产生抗体和/或致敏淋巴细胞的特性；反应原性，指抗原与相应抗体及致敏淋巴细胞发生特异性的结合或反应的特性。两种特性均有的抗原称为完全抗原，仅有反应原性而无免疫原性的抗原称为半抗原，可通过与载体结合成为完全抗原。可溶性抗原主要指蛋白、多糖等；不溶性抗原主要指细胞、细胞器、病原体等。根据来源又分为结构抗原（组成细胞结构的成分）、分泌抗原（细胞所产生和分泌的酶、激素、黏液蛋白等）、沉积抗原（沉积在肾小球基膜的免疫球蛋白、补体和免疫复合物等）和入侵抗原（病原体）。

2. 抗原的分离与纯化 抗原纯化程度与免疫组化结果密切相关，为了保证良好的实验结果，需要从材料来源、检测方法、抗原稳定性等多方面入手。抗原的分离纯化本质是将不要的成分去除，使目标成分不断浓缩。因此，组织中目标抗原含量越高，提纯越容易，纯度越高。同时应兼顾材料的易得性和经济性。以合适的定性或定量检测方法监测提纯过程中抗原的纯度，保证高效地提纯目标抗原。抗原纯化步骤较多、费时较长、易使抗原变性，因此在每步纯化中都应考虑抗原分子的稳定性。

3. 蛋白分离纯化方法 目前常用的有盐析法、层析法和电泳法。硫酸铵温度系数小而溶解度大，且不易引起蛋白质变性，故最为常用。层析法主要有分子筛层析、亲和层析、离子交换层析和选择性吸附层析四种。聚丙烯酰胺凝胶电泳，方法简便、周期短、分辨率高、纯度高，但该法是利用蛋白分子量进行分离，对于相近分子量的蛋白不易区分。

（二）抗体的制备与纯化

1. 抗体制备　抗体可分为多克隆抗体和单克隆抗体。多克隆抗体的制备包括选择动物、佐剂、免疫方案、效价测定、放血或定期抽血等步骤。单克隆抗体制备相对复杂，主要包括动物免疫、细胞融合、选择培养、阳性克隆筛选、单克隆化和扩大培养等步骤。由于抗体的制备需要较高的设备条件，而且程序复杂，小量制备成本太高。所以，目前抗体的制备均已经工业化、标准化、商业化。

2. 抗体纯化　抗体纯化方法有多种，不同方法所得抗体的纯度不同。盐析法只能获得粗抗体；离子交换层析法（DEAE-52）可得高纯度抗体；葡萄球菌蛋白 A（SPA）亲和层析法可得更高纯度的抗体；抗原亲和层析柱和免疫沉淀法则能得到该抗原的特异性抗体。若要消除假阳性，则可以通过木瓜蛋白酶酶解抗体，得到 2 个分子 Fab 和 1 个 Fc 段，可消除与具有 Fc 受体的无关细胞的结合。

3. 抗体的标记　抗体的标记物主要有荧光素、酶、生物素、胶体金和铁蛋白五大类。常用荧光素是异硫氰酸荧光素（FITC）、罗丹明等，因 FITC 标记方法简单，最为常用。常用酶为辣根过氧化物酶（HRP），标记方法有戊二醛法和过碘酸钠法。生物素标记首先将生物素活化，然后将生物素与待标记抗体按一定比例混合，室温孵育，缓冲液透析，去除游离生物素，加 0.02% NaN_3 分装 4℃保存。

（三）石蜡切片抗原修复

1. 抗原修复的原因　组织标本经甲醛固定、石蜡包埋，组织中的蛋白发生分子内或分子间交联，屏蔽了部分抗原决定簇或使蛋白三维构象发生改变，需要进行抗原修复处理，方能检出石蜡切片中的大部分抗原，避免假阴性结果。抗原修复方法可根据待检抗原种类、固定剂种类和固定时间选用。

2. 抗原修复方法

（1）蛋白酶消化修复　修复机制可能是切断蛋白分子间的交联来暴露抗原决定簇。常用蛋白酶有蛋白酶、胰糜蛋白酶、链霉蛋白酶、蛋白酶 K 和胃蛋白酶等，其中胰蛋白酶最为常用。除选用合适的蛋白酶外，还应注意酶的工作浓度、辅酶的使用、pH 及最适反应温度等条件。胰蛋白酶常用工作浓度为（含 0.1% CaCl2）0.05%~0.1%，链霉蛋白酶为 0.0025%，胃蛋白酶为 0.1%。消化时间与固定时间有关，固定时间越久消化时间越长。若消化不足导致抗原决定簇未充分暴露，使免疫组化结果呈阴性或弱阳性；消化过度，则破坏了组织形态和结构而发生脱片。

（2）热修复　目前认为，甲醛固定过程中，甲烯桥形成的共价键和雪夫碱形成的弱分子引力使蛋白分子发生交联。加热可消除雪夫碱引力，使蛋白分子构象处于固定与非固定的中间状态，在一定程度上恢复了抗原的分子构象。同时，加热还削弱了 Ca^{2+} 介导的化学键，减弱了蛋白分子交联，恢复了抗原性。与蛋白酶消化修复相比，热修复方法增加了免疫组化染色阳性细胞数及强度。热修复主要有微波加热法、高压加热法和水浴加热法。

（3）蛋白酶消化与微波加热联合应用　蛋白酶消化与微波加热联合应用可以取两

者之长、缩短修复时间。先进行蛋白酶消化后用微波加热，可缩短微波加热所需时间。先用微波加热后用蛋白酶消化可以使 K 抗原或 λ 轻链抗原恢复更有效，且微波加热后增加了组织对蛋白酶的敏感性，消化时间缩短。

二、免疫荧光组织化学技术

免疫荧光法（immunofluorescence assay）是将已知的抗体或抗原分子标记上荧光素，当与其相对应的抗原或抗体起反应时，在形成的复合物上就带有一定量的荧光素，在荧光显微镜下就可以看见发出荧光的抗原抗体结合部位，检测出抗原或抗体。

（一）常用荧光素

用于标记抗体的荧光素需具备以下条件：具有与蛋白质形成共价键的化学基团；荧光效率高，标记后不易下降；不影响抗体的免疫学性质和生化活性；荧光颜色与背景组织色泽对比鲜明，易于分辨；标记方法简单、快速；荧光素易于溶解且安全、无毒。

1. 异硫氰酸荧光素（fluorecein isothiocyante，FITC） 为黄色、橙黄色或褐黄色结晶粉末，有两种异构体，易溶于水和酒精等溶剂。分子式：$C_{21}H_{11}NO_5S$；分子量：389；最大吸收光谱：490～495nm；最大发射光谱：520～530nm。呈现明亮的黄绿色荧光，是目前最常用的标记抗体的荧光素。标记方法简单，标记物不影响抗体活性且十分稳定；荧光量子产率高、无毒、成本低；易溶于水和乙醇，对所处微环境的变化很灵敏，适合作探针分子；与蛋白结合力强。缺点是在水中易变质，不能长久保存；荧光效率受溶液 pH 影响较大，易淬灭，受自发荧光干扰较大。FITC 广泛用于抗体标记、杂交、免疫试剂、蛋白质测序、荧光光谱分析、蛋白电泳检测和荧光能量激发转移测试，还可用于标记抗原作为均相免疫测定的探针，如免疫偏振、免疫测定技术、荧光共振能量转移分析技术等。

2. 四甲基异氰酸罗达明（tetrametryl rhodamine isothiocyante，TRITC） 是一种紫红色粉末，较稳定，是罗丹明（rhodamine）的衍生物。分子式：$C_{25}H_{21}N3O_3S$；分子量：443；最大吸收光谱：550～600nm；最大发射光谱：595～660（620）nm；呈橙红色荧光，与 FITC 发射的黄绿色荧光对比鲜明。优点：光稳定性强，荧光量子产率高，pH 敏感性低；性质稳定，可长期保存；不溶于水，易溶于乙醇和丙酮。缺点：大多数罗丹明类染料与蛋白质结合后会引起荧光淬灭，不适用于蛋白质标记。TRITC 适用于标记寡核苷酸，双标记示踪染色。

3. 5 - 羧基荧光素（5 - Carboxyfluorescein，5 - FAM） 一种荧光素衍生物。分子式：$C_{21}H_{12}O_7$；分子量：376；最大吸收光谱：495nm；最大发射光谱：521nm；呈绿色荧光。优点：FAM 与氨基反应快速，产物也更稳定，具有荧光素衍生物的普遍特性，在水中稳定。荧光量子产率高、消光系数大，常用于标记生物大分子。缺点：与蛋白结合量较少，且进程不易于控制，易发生光漂白，pH 敏感值在 5～8。5 - FAM 主要应用于 DNA 自动测序，标记其中的 d/ddCTP；也经常用于 PCR 产物定量测定和核酸探针标记。

其他常用的荧光素还有藻胆蛋白（PE）、7 - 氨基 - 4 - 甲基香豆素（AMC）、四氯荧光素（TET）、近红外荧光染料、稀土荧光标记物、量子点（QDs）等。

（二）荧光组织化学原理和方法

1. 荧光组织化学原理　免疫荧光组织化学是将免疫荧光与形态学观察相结合的一种方法，多用于免疫学、病理学、肿瘤学及检验学等学科检测待测抗原。该方法特异性强、敏感度高且速度快，随着抗体单克隆化及激光共聚焦显微镜的普及，免疫荧光组织化学结果变得更加清晰可见。

2. 免疫荧光方法

（1）**直接法**　利用荧光素标记的特异性抗体（或抗原）结合，直接与细胞或组织中抗原（或抗体）相结合的检查方法。特异性强，操作简便、快速，但一种荧光抗体（或抗原）只能检查一种抗原（或抗体），成本较高。

（2）**间接法**　将未标记的抗体（一抗）与样本中抗原结合，去除游离抗体，以荧光标记的抗抗体（二抗）与一抗相结合，形成"抗原－抗体－荧光抗体"复合物，从而可鉴定未知抗原。特异性强、敏感性高，荧光抗体可针对多种同源一抗使用，成本较低。但染色时间较长，操作较繁琐，偶有非特异性染色结果形成（图 11－1）。

（3）**补体法**　抗原与抗体 Fab 端结合，补体与抗体 Fc 端相结合，三者形成抗原－抗体－补体（Ag－Ab－C）复合物，抗补体的荧光抗体可与复合物上的补体相结合，形成抗原－抗体－补体－抗补体荧光抗体复合物，经激发光照射后呈现阳性荧光（图 11－1）。

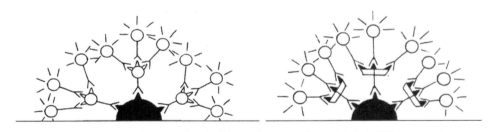

图 11－1　免疫荧光间接法（左）和补体法（右）示意图

（三）免疫荧光染色

1. 免疫荧光染色性能鉴定　初次应用时需进行荧光抗体效价的测定以保证荧光染色效果，以及进行一系列的对照实验以保证准确性。

（1）**荧光抗体效价测定**　将荧光抗体进行倍比稀释后染色，观察荧光强度，分别以"－"、"＋"、"＋＋"、"＋＋＋"表示荧光强弱，"＋＋＋"荧光强度的最大稀释倍数即抗体效价。

（2）**荧光染色准确性测定**　为了确保荧光染色的准确性，须先进行阳性和阴性对照实验。用含靶抗原的标本片、不含靶抗原标本片（包括 PBS 空白对照和无特异性抗体阴性对照）及待测标本片同时测定，各得阳性、阴性结果时，表明待测标本片染色结果准确。

（3）**荧光染色特异性测定**　用未标记抗体先与抗原发生反应后，再以荧光抗体染色时为阴性，相近类属抗原与荧光抗体反应结果应为阴性，则说明荧光抗体特异性强。

2. 免疫荧光染色步骤

（1）制片　组织标本制片参见第九章，细胞样本参见第二章。

（2）染色　根据需要分别按上述方法进行染色。

（3）观察　荧光显微镜观察。参见第九章。

三、免疫酶组织化学技术

免疫酶组织化学技术是借助酶细胞化学等手段显示组织抗原或抗体的技术。免疫荧光法虽操作简便、灵敏度高、特异性强，但荧光标本不能长期保存。为此，Nakane 等（1966）尝试用酶代替荧光素标记抗体的方法，称为酶标抗体法。Sternbenger 等将非标记抗体过氧化物酶法成功地引入免疫酶法，使其成为当今最为广泛应用的免疫组织化学技术。

（一）标记酶

免疫酶法是将酶（enzyme）以共价键的形式与抗体结合，制成酶标抗体，借助酶对底物的特异性催化作用，生成有色的不溶性产物或一定电子密度的颗粒，在光镜或电镜下进行细胞表面或细胞内部各种抗原成分的定位。理论上讲，用细胞化学方法能显示的酶，均可用于标记抗体进行免疫酶法染色，但实际上能用于免疫组化技术的酶并不多。

1. 标记酶的特点　①酶催化的底物必须是特异的，而且容易被显示，即催化反应所形成的产物易于在光镜和电镜下观察。②酶反应的终产物所形成的沉淀必须稳定，即终产物不能从酶活性部位向周围组织弥散而影响组织学定位。③较易获得纯的酶分子。④中性 pH 值时，酶分子应稳定。⑤在酶标过程中，酶连接在抗体上，不能影响二者的活性。⑥被检组织不应存在与标记酶相同的内源性酶或类似物质。上述六点以①②两点最重要，因为并非所有的容易显示的酶均能形成不溶性的复合物。

2. 标记酶的种类　符合上述要求，最为常用的酶是辣根过氧化物酶（horseradish peroxidase，HRP）；其次是碱性磷酸酶（alkaline phosphatase，AKP 或 AP）；此外，还有葡萄糖氧化酶（glucose oxidase，GOD）等。

（1）HRP　广泛分布于植物界，因辣根含量最高而得名。HRP 是由无色酶蛋白和深棕色的铁结合组成的一种糖蛋白（糖占 18% 左右），分子量为 40kD，等电点 3～9，最适 pH 为 5.0。HRP 易溶于水和 58% 以下的饱和硫酸铵溶液，其活性部分为铁叶琳，称辅基。酶的蛋白部分无活性。酶蛋白和铁叶琳辅基的最大吸收光谱分别为 275nm 和 403nm；HRP 的纯度用两者的光密度比值（OD403nm/OD275nm）来衡量，以 RZ（德文 Reinheit Zahl）来表示。一般认为，标记酶的 RZ 值应在 3.0 左右，不应 <2.8，RZ 值越小，酶的纯度越差。对于纯度低、质量差的酶，需经纯化后才能使用。

（2）AKP　是一种磷酸酶的水解酶，磷酸单酯酶对于连接于作用物磷酸基上的醇基没有特异性，因它可以水解多种有机磷酸酯，生成醇和磷酸盐离子。该酶分布于人或动物的许多组织，如肝、胎盘、白细胞、肾、小肠等。AKP 分子量为 80kD，最适 pH 为 9.8，其活性受底物及浓度、缓冲液及其离子浓度等因素影响。AKP 可催化不同的底物形成不同颜色的终产物。例如，萘酚 – AS – MX 和快蓝（fast blue，FB）为底物时生成蓝色产物，可与 HRP 催化的产物形成鲜明的对比；用快红（fast red）代替快蓝则生成红色不溶性产物，而且内源性 AKP 较易清除，可以较好地避免内源性酶的干扰。

（3）GOD　GOD 的催化底物为葡萄糖，电子供体为对硝基四唑蓝（p – nitroblue tetrazolium，NBT），终产物比较稳定，为不溶性的蓝色沉淀，分子量 180kD。理论上讲，GOD 较 AKP 和 HRP 为佳，因为哺乳动物组织内不存在内源性葡萄糖氧化酶，可以很好地避免内源性酶的干扰。但是，GOD 的分子较 HRP 大三倍，具有较多的氨基，标记时易形成广泛的聚合而影响酶的活性，限制了其广泛应用。

（二）免疫酶法的原理和方法

免疫酶法与免疫荧光法大致相同，也可以分为以下几种：

1. 直接法　用酶标特异性抗体直接与标本中的相应抗原反应，再与酶的底物作用产生有色的产物，沉积在抗原抗体反应的部位，即可对抗原进行定性、定位、定量研究。

第一步是特异的，即酶催化底物的反应；其余步骤是非特异的，可用各种电子供体介导。以 HRP 为例，HRP 的底物是 H_2O_2，在分解底物过程中，与 H_2O_2 形成初级复合物，无电子供体存在时，反应不再继续进行；当电子供体存在时，反应以一定的速度形成第二种复合物，继之 HRP 催化 H_2O_2 所形成的中间型产物，迅速生成水，酶被还原，电子供氢体被氧化，聚合，再经氧化环化，最后形成引哚胺多聚体，在酶反应部位形成不溶性棕褐色沉淀，与组织对比清晰，达到定位、定性、定量的目的。直接法简便、快速、特异性强，缺点是每种抗原必须分别用其抗体的酶标记物，且敏感性低（图 11 – 2）。

2. 间接法　先用未标记的特异性抗体（一抗）与标本中相应抗原反应，再用抗特异性抗酶标记抗体（二抗）与结合在抗原上的一抗（即特异性抗体）反应。例如，第一次使用的特异性一抗是由家兔产生的，则第二次使用的二抗必须是酶标记的抗兔的免疫球蛋白，常用的是羊抗兔 IgG 酶标记物（酶标羊抗兔 IgG）。然后与直接法相同，与底物反应、显色，将抗原的性质、部位和含量检测出来。间接法的优点是用一种酶标抗体就可与多种特异性一抗配合而检测多种抗原，而且敏感性也优于直接法（图 11 – 2）。

3. 酶桥法　用化学交联法将酶与抗体分子结合的技术改进为用酶和酶抗体免疫反应而结合的方法，避免了化学反应过程对酶活性和抗体效价的不良影响（图 11 – 2）。

基本原理：用酶免疫动物，制备高效价、特异性强的抗酶抗体（三抗），然后用第二抗体作桥（bridge），将抗酶抗体和特异性一抗（即连结在组织抗原上的抗体）连接起来，再将酶结合在抗酶抗体上，经过酶催化底物的显色反应后，显示出抗原所在的部位及含量。作为桥的第二抗体（即桥抗）必须对特异性一抗和酶抗体都具有特异性，才能将二者相连起来。因此，一抗和三抗应由同一种属动物产生。例如，特异性一抗和三抗都是兔产生的，再用羊抗兔 IgG 作为二抗就能将两者连接起来。在此过程中，由于任何抗体均未被酶标记，酶是通过免疫学原理与抗酶抗体结合的，避免了共价连接对酶活性的影响，提高了方法的敏感性，同时也节省了特异性一抗的用量。

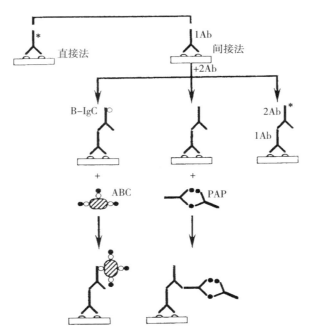

*：荧光标记物　●：HRP　○：生物素　▨：卵白素　BIgC：生物素标记的IgG

图 11 -2　SABC 法（左）和 PAP 法（右）的基本原理

　　酶桥法虽然克服了酶标记抗体法的缺点，较好地保护了抗体和酶的活性，但仍存在不足：①在抗酶抗体的抗血清中，含有低亲和力和高亲和力两类抗体，它们作为抗原与抗体结合，主要依赖于桥抗体对它的亲和力，而与其本身对酶的亲和力无关，故两者均可被连接在桥抗体上，由于低亲和力的抗酶抗体与酶结合较弱，漂洗时易解离，使部分酶丢失，从而降低了方法的敏感性。②抗酶抗体血清中亦含有非特异性抗体，其抗原性与抗酶抗体相同，所以能与桥抗体结合，但却不能与酶结合，影响了组织抗原的显示。

　　4. PAP 法　20 世纪 70 年代初，Sternberger 在酶桥法的基础上建立了 PAP（peroxidase anti – peroxidase method）法，并加以改良，成为最广泛应用的免疫组织化学技术之一。其基本原理与酶桥法相似，都是利用桥抗体将酶连接在第一抗体结合的部位；所不同的是，将酶和抗酶抗体制成复合物（PAP）而代替酶桥法中的抗酶抗体和随后结合的酶，将两步合为一步，不仅简化了步骤，而且具有更大的优势。因为 PAP 是由 3 个过氧化物酶分子和 2 个抗酶抗体分子结合形成的一个环形分子，排列呈五角形结构，3 个角是 HRP，另 2 个角为抗 HRP 抗体，分子量为 400 ~ 430kD，直径约 20.5nm。这种结构异常稳定，冲洗时酶分子不会脱落，从而大大提高了敏感性，比酶桥法灵敏度高 20 倍（图 11 - 2）。

　　PAP 法的优点：①最大限度地保存了抗体活性。在所有反应过程中，任何抗体均未被酶标记，避免了标记过程中对抗体活性的损害。②灵敏度高。由于是多层抗原抗体反应，免疫放大作用使结合在抗原抗体复合物上的酶分子增多，且 PAP 法复合物性质结构稳定，这样与酶底物反应后呈色反应增强，使微量或抗原性弱的抗原也能显示出来。

③背景淡。PAP 法的连接抗体中即使存在非特异性抗体，因其不是抗 IgG 特异性抗体，故不能与抗 HRP 抗体相结合，也不能把 PAP 复合物连接在非特异性抗体上。当然 PAP 复合物内也能存在非 HRP 特异性抗体，假如这些抗体能与桥抗及组织成分结合，但因其不是抗 HRP 抗体，所以不能与 HRP 结合，也就无酶活性及背景染色。该法的缺点是 PAP 制备复杂。

5. 双 PAP 法 又称双桥法（double bridged technique），是 PAP 法的重要改进，通过两次连接桥抗体和 PAP，在抗原抗体复合物上结合了比 PAP 法更多的酶分子，可提高敏感性达 20~50 倍。一般认为，双 PAP 法可进一步提高敏感性，但缺点是步骤多，需时长，在实际操作中可能会带来非特异性放大的问题而影响结果的判断。

（三）免疫酶法的特点

免疫酶法与免疫荧光法相比，有以下优点：酶反应产物呈现的颜色不仅能在普通生物显微镜下观察，而且其产物因具有一定的电子密度也可在电镜下观察（免疫电镜技术），光镜与电镜的结合，使灵敏度进一步提高，标本又能长期保存，并能加上 HE 染色等其他复染，有利于将被检测物质与病变的形态学改变联系起来（定性与定位）。

四、其他方法

1. 免疫金银法 免疫金法是以胶体金标记抗体或其他大分子进行免疫组织化学的方法。在此基础上利用金属银在金表面沉积，使染色标记物放大有利于观察的方法，称为免疫金银法（immunogold – silver staining，IGSS）。胶体金染色后在光镜下呈紫红色，再以银离子显影液增强，使金颗粒周围吸附大量金属银，光镜下呈黑褐色。其优点是节省胶体金用量、增强色差、提高了灵敏度，免疫酶法、亲和免疫组织化学法和免疫电镜法均可适用。

2. 放射免疫自显影法 以放射性同位素标记抗体（或抗原），经自显影定位抗原（或抗体）沉积部位，多用于体内示踪，常用放射性核素为^{3}H 或^{35}S。组织标本可采用常规石蜡切片或冷冻切片，X 胶片感光显影。

3. 葡聚糖聚合物技术 以惰性多聚化合物（如葡聚糖）为骨架，与大量酶（如 HRP）分子和抗体分子形成水溶性聚合物，不影响酶及抗体分子活性，并且复合物中 HRP 的绝对数量显著高于其他方法，故敏感性显著提高，而且方法简单、无内源性生物素干扰，可广泛用于免疫组化技术。

第五节 亲和免疫组织化学技术

20 世纪 70 年代以来，随着免疫组织化学技术的广泛应用，一些具有双价或多价结合力的物质如生物素、植物凝集素和葡萄球菌蛋白 A 等被应用于免疫组织化学技术。这些方法的特点是以一种物质对某种组织成分具有高度亲和力为基础，既区别于组织化学中的分解、置换、氧化和还原反应，又不属于抗原抗体反应，1976 年 Bayer 首次称之为亲和组织化学。实际上，抗原抗体反应本质上也属于亲和组织化学的范畴。目前，亲和组织化学包括抗原与抗体，生物素与抗生物素，植物凝集素和糖类，SPA 与 IgG，阳离子与阴离子，激素、维生素、糖及类脂质作用部位和受体等。亲和组织化学引入免疫组织化学后使其敏感性进一步提高，更有利于微量抗原（或抗体）在细胞或亚细胞水平的研究。

亲和免疫组织化学技术（affinity immunohistochemistry）是利用一种物质对组织中某种成分具有高度亲和力及可标记性的特点而显示组织中相应成分的技术。

该技术是免疫酶组织化学和亲和组织化学技术的结合，二者已经越来越密不可分，在细胞水平和亚细胞水平的定位研究中起着重要的作用。

一、亲和物质

亲和物质是一些有双价或多价结合能力的物质，可与多种物质结合而形成复合物，不但亲和物质之间有高度亲和力，而且可以与标记物如荧光素、酶、同位素及铁蛋白、胶体金等结合，从而可以对细胞或亚细胞水平上的另一亲和物质进行定位、定量检测。相互之间具有高度亲和力的两种物质互称为亲和物质对，主要包括以下几对：

（一）生物素与亲和素

目前，生物素（biotin）与亲和素（avidin）是亲和免疫组织化学技术中应用最为广泛的亲和物质对。

1. 生物素　即维生素 H（B 族维生素），系转氨甲酰基化过程中的辅酶，相对分子质量为 244，分子式为 $C_{10}H_{16}C_3N_2S$，等电点为 3.5。用化学方法制成的衍生物生物素 – 羟基琥珀亚胺酯（BNHS）可与蛋白质、糖类和酶（如 HRP）等多种类型的大小分子形成生物素化的产物。生物素通过其羧基与蛋白质的氨基结合，对抗体进行标记，但不影响抗体与抗原的结合力。一分子抗体可结合大约 150 个生物素分子。活化生物素可以在蛋白质交联剂的介导下，与已知的几乎所有生物大分子偶联，包括蛋白质、核酸、多糖、脂类等。偶联后形成的生物素衍生物，不仅保持生物大分子物质的原有生物活性，而且具有多价性，因此其应用非常广泛。

2. 亲和素　又称卵白素，是从鸡蛋清中提取的一种碱性糖蛋白，分子量 68kD，与聚苯乙烯载体的吸附性很强。用于 ELISA 检测时可使本底增高，从链霉菌中提取的链霉亲和素（streptavidin）则无此缺点。亲和素与生物素之间有极强的亲和力，每个亲和素分子具有 4 个由 128 个氨基酸组成的相同亚基，可与 4 个生物素分子相结合，亲和素与生物素及其他物质（如荧光素和酶）具有很高的亲和力，可以连接更多的生物素化的分子，形成一种类似晶格的复合体。亲和素在一般条件下性质稳定，可耐受 80℃ 2 分钟仍保持其活性。生物素与亲和素结合特异性强，亲和力大，两者间的亲和力比抗原抗体间的亲和力高 100 万倍，能彼此牢固缔结而不影响各自的生物活性。结合形成复合物后性质极为稳定，可在很大的 pH 范围内对多种蛋白酶具有耐受能力，且不影响生物学活性。

（二）植物凝集素与糖类

1888 年，Stillmark 在蓖麻籽萃取物中发现了一种细胞凝集因子，因其能凝集红细胞（含血型物质），故称为植物凝集素（lectin）。凝集素是一类具有特异糖结合活性的蛋白，具有一个或多个可以与单糖或寡糖特异性可逆结合的非催化结构域。常用的植物凝集素包括刀豆素 A（Conconvalina，ConA），麦芽素（wheat germ agglutintin，WGA），植物血球凝集素（phytohaemagg lutinin，PHA），花生凝集素（PNA），黄豆素（SBA），荆豆素（UEA）等。每种凝集素只对某种细胞表面受体分子（糖链）有特异性亲和力，且亲和力受糖链空间结构、结合位点等影响。大多数植物凝集素是多聚体，由非共价键缔结的亚单位所组成，能特异性识别糖蛋白和糖肽中特别是细胞膜中复杂的碳水化合物结构，即细胞膜表面的碳水化合物决定簇。

（三）葡萄球菌 A 蛋白与抗体 Fc 片段

葡萄球菌 A 蛋白（staphylococcal protein A，SPA）是一种从金黄色葡萄球菌壁上分离的蛋白质。SPA 存在于大多数（90%）金黄色葡萄球菌中。为仅含少量或不含碳水化合物的单链多肽，由亮、颉、脯、丙、苏、甘、丝、谷、赖和门冬氨酸等 10 种氨基酸组成，整个分子不含胱氨酸和半胱氨酸，故不含二硫键。其分子量因提取方法不同而异，用脱氧核糖核酸酶消化细胞壁后超速离心或用加热抽提法，所测分子量为 12 ~ 15kD。用沉淀平衡分析和在 6M 鸟嘌呤盐酸盐重凝胶过滤，测出分子量为 42kD。SPA 的黏度高于球蛋白，等电点为 5.1，天然结构十分稳定，即使用尿素、硫氰酸盐、酸等处理也不影响其活性。

（四）受体与配体

受体（receptors）是细胞表面的生物大分子，能特异性识别并结合某些特殊分子——配体（ligands），经信号转导通路调控靶细胞基因表达和引发生化反应，调节细胞功能。靶细胞的生理状态和分化程度决定了受体在细胞上的分布、数量及与配体的结合能力。因此，对受体定位可用于基础理论研究和临床医学诊断。可用带标记的配体或抗受体抗体直接定位，或用配体–带标记的抗配体抗体间接定位。

二、亲和免疫组织化学技术的原理

（一）生物素与亲和素结合

亲和素–生物素系统是一种具有亲和力高、灵敏度高、特异性强和稳定性好等优点的信号放大标记技术。将活化的生物素（即利用生物素的羧基加以化学修饰后制成各种基团的衍生物）和免疫球蛋白等共价耦联后，加入与荧光或过氧化物酶结合的亲和素，利用生物素和亲和素的稳定结合，显示生物素耦联的物质（即抗原）。亲和素–生物素复合物是一个三维空间结构，它利用亲和素为中介，一端通过生物素化的抗体联接第一抗体，另一端通过生物素化酶与显色系统相连，产生多级放大效应，从而提高生物反应的敏感性和特异性。目前，已利用上述特性建立了生物素－抗生物素免疫组织化学技术。

（二）植物凝集素与糖类结合

一种凝集素具有只对某一种特异性糖基专一性识别和结合的能力，以非共价键的形式与细胞表面的糖分子连接，因而在细胞间形成"桥"而使细胞凝聚。凝集素可作为一种探针来研究细胞膜上特定的糖基。此外，凝集素也具有多价结合的能力，能与荧光素、生物素、酶、胶体金和铁蛋白等示踪物结合，在光镜或电镜下显示免疫反应的部位。可以将标记物直接标记在凝集素上，通过特异性识别和结合，从而检测标本中的糖蛋白或糖脂。也可以将凝集素直接与标本中的相应糖基结合，将标记物结合在抗凝集素抗体上，通过与凝集素的结合检测标本中特异性糖基的含量。

（三）SPA 与 Fc 片段结合

由于 SPA 可以与 IgG 的 Fc 段结合，因此可以作为天然的抗 IgG，用荧光素或酶标记 SPA，可以直接检测定位组织中的 IgG；而且 SPA 与不同种属动物的多种 IgG 分子 Fc 段具有高度亲和力，用荧光素或酶标记的 SPA 可以作为二抗（桥抗），SPA 作为桥抗的最大优点是不受种属特异性的限制，SPA 与 Fc 段的结合是亲和反应，而不是抗原抗体的免疫反应，因而反应的速度极为迅速，大大减少了实验时间，降低了实验的难度。SPA 也可以与其他免疫组织化学技术相结合而用于双重标记技术，从而同时检测组织中的两种抗原。SPA 与胶体金和铁蛋白相结合，可在电镜水平检测抗原抗体反应的定位。

三、亲和免疫组织化学技术的应用

目前，亲和免疫组织化学常用的应用技术有以下几种：

（一）标记亲和素－生物素法

标记亲和素－生物素法（labeled avidin－biotin，LAB）是将亲和素与标记酶（如 HRP）结合，一个亲和素可结合多个 HRP；将生物素与抗体结合，一个抗体分子可连接多个生物素分子，抗体的活性并不受影响。检测组织中的抗原时，先用偶联了生物素的特异性抗体与抗原结合，再加入酶标的亲和素，使之与抗体偶联的生物素结合，如此多层放大提高了检测抗原的敏感性（图 11－2）。

（二）桥式亲和素－生物素法

桥式亲和素－生物素法（bridged avidin biotin，BAB 或 BRAB）系抗原与偶联了生物素的抗体结合，将生物素化抗体与酶标记生物素连接，先用生物素分别标记抗体和酶，再以游离亲和素为"桥梁"，将生物素标记的抗体和生物素化的酶联结。BAB 法检测组织中的抗原时，先用偶联了生物素的特异性抗体与抗原结合，再加入游离的亲和素，使之与抗体偶联的生物素结合，进而加入酶标的生物素与游离的亲和素结合，将生物素化的抗体与酶标生物素搭桥连接，可达到多层放大效果。由于生物素化抗体分子上连有多个生物素，因此，最终形成的抗原－生物素化抗体－亲和素－酶标生物素复合物可积聚大量的酶分子。加入相应酶作用底物后，会产生强烈的酶促反应，提高检测的灵敏度（图 11－2）。

（三）亲和素－生物素－过氧化物酶复合物法

1981 年，许世明等建立了抗生物素－生物素－过氧化物酶法（avidin－biotin－peroxidase complex method，ABC 法）。ABC 是亲和素－生物素结合的 HRP 复合物。每一亲和素分子上有 4 个与生物素亲和力极高的结合点，可以结合 4 个生物素。ABC 复合物是先将 HRP 与生物素结合，然后按一定比例将此复合物与亲和素反应，使每一亲和素分子结合 3 个带 HRP 的生物素，留出一个能与其他生物素结合的空位。复合物上携带的 HRP 越多，则酶催化的组织化学反应也越强烈，阳性结果也越明显（图 11－2）。

ABC 法是 LAB 法和 BAB 法的改进，不同的是第一抗体不被生物素所标记，生物素标记的第二抗体与 ABC 复合物相连接，最后进行显色反应定位。

ABC 法染色的步骤：先使用第一抗体与标本中的相应抗原结合，再使用生物素化第二抗体与第一抗体结合，然后使 ABC 复合物与生物素化第二抗体结合，最后采用过氧化物酶的酶组织化学显色反应显示组织或细胞中的抗原成分。

ABC 法的特点：①敏感性强，较 PAP 法高 20～40 倍。②特异性强，减少了非特异性染色，背景淡。③操作简便快速。④可用于双重或多重免疫染色。⑤由于亲和素的等电点为 10.0～10.5，在一般缓冲液中带阳电荷，对组织和细胞的阴离子集团有较强的亲和力，因而基于亲和素的免疫组化方法有时会有严重的背景问题。

（四）链霉亲和素－生物素－过氧化物酶复合物法

链霉亲和素－生物素－过氧化物酶复合物法（streptavidin－biotin－peroxidase complex method，SABC 法））是改良的 ABC 法，用以显示组织和细胞中抗原分布，基本原理与 ABC 法相同，只是用链霉亲和素代替 ABC 法中的亲和素。链霉亲和素是一种从链霉菌培养物中提取的蛋白质，分子量为 60kD，等电点为 6.0～6.5，也有四个生物素亲和位点。SABC 法先将 HRP 与生物素结合，然后按一定比例将此复合物与链霉亲和素反应，使每一个链霉亲和素分子上结合 3 个带 HRP 的生物素，留出一个尚未被生物素结合的空位，可以与各种生物素标记的抗体结合（图 11－2）。根据研究，SABC 法可形成由 100 个左右的过氧化物酶和 50 个左右的链霉亲和素所构成的复合物。

SABC 法是在一抗反应后，用已结合生物素的抗 IgG 抗体（biotinylated IgG）二抗桥接。然后用 SABC 孵育，使桥抗上的生物素与 SABC 中链霉亲和素上的空位结合。最后仍用 HRP 的底物成色。在 SABC 法中，一抗是特异性的，二抗是生物素标记的二抗，三抗是 SABC 复合物。SABC 复合物与桥抗体之间是通过生物素结合的，因此 SABC 复合物没有种属特异性，可适用于任何种属的一抗。当然，生物素结合的二抗必须是针对一抗种属的。因此，SABC 法较 PAP 法操作更简单、更灵敏。此外，链霉亲和素等电点接近中性（IP＝6.0～6.5），对组织和细胞的非特异吸附很低，是一种更完美的生物素结合蛋白，因此基于链霉亲和素的免疫组化方法背景往往很低。

（五）链霉亲和素 - 过氧化物酶法

链霉亲和素 - 过氧化物酶法（streptavidin - peroxidase method，S - P 法）是用 HRP 标记链霉亲和素，形成链霉亲和素 - 过氧化物酶复合物（SP），与生物素标记的第二抗体结合，然后结合在与组织中的特异性抗原结合的第一抗体上，最后经氧化物酶对底物的催化作用，使组织呈现化学显色反应，对组织中的抗原起到放大作用。S - P 法与 ABC 法的区别在于，前者是用亲和素联接过氧化物酶，而后者是用生物素联接过氧化物酶。此外，链霉亲和素与亲和素有相似生物学特性，是链霉菌的分泌物，其分子量及结合生物素的能力与亲和素相似，且不含糖基，等电点 6.0，不会与组织中的凝集素及内源性生物素结合，也不会与组织产生静电结合，非特异性结合远比亲和素低。因此，S - P 法灵敏度更高，特异性更强，非特异性染色更少。

第六节　免疫组化双重标记技术

应用免疫组织化学方法在同一张组织/细胞切片上，同时或先后显示两种或两种以上的抗原成分，称为免疫组化双重标记技术（immunohistochemical double labeling technique）。光镜下可通过标记物或其反应生成物的颜色来标记不同的抗原成分，电镜下则可通过标记物颗粒的大小来表示不同的抗原成分。

近年来，由于核酸分子杂交技术的融合，双重或多重标记技术已不仅限于检测蛋白质的表达，也可以检测 DNA、RNA 的表达水平，即在同一细胞内显示两种不同的 DNA 或 mRNA，或者显示 DNA 和蛋白质。

一、免疫组化双重标记技术的基本原理

免疫组化双重标记染色的基本原理与免疫组化单标染色法相似，基本方法是用两种或多种不同的标记物标记抗体后，在同一组织或细胞样本上同时或先后显示两种或多种不同的抗原。根据标记物的不同，可将免疫组化双重或多重标记染色分为免疫荧光染色、免疫酶染色、免疫酶 - 免疫金/银混合染色。其中，免疫荧光染色因可采用不同的荧光素在相应激发光下呈现不同的颜色，尤其适合用于双重或多重染色，研究不同抗原的定位、形态、功能上的相互关系。免疫组化双重或多重酶标记染色主要集中在同一标本不同细胞内两种或多种不同抗原的检测，或同一细胞内不同区域（如分别在细胞质或者细胞核内）两种或多种抗原的检测。免疫酶 - 免疫金/银混合染色多在免疫电镜技术中使用。

二、免疫组化双重标记技术的基本方法

免疫组化双重标记染色在同一张组织细胞片上同时显示两种抗原成分，首先要避免两种染色系统发生交叉反应和两种标记系统之间信号的相互掩盖。目前已建立了许多方法，根据其作用方式和原理的不同，分为洗脱法和非洗脱法两大类。

（一）洗脱法

洗脱法（elution methods）的基本原理是在第一种染色后，用酸性溶液洗脱切片上已经形成的抗原抗体复合物，但保留显色反应生成物，随后用不同颜色的显色反应进行第二种免疫染色，以实现在同一组织切片上用不同染色显示不同的抗原。洗脱法一般用于光镜下间接法所做的双标。根据洗脱效果，洗脱法可以分为以下两种情况：①洗脱第一种染色中的抗原抗体复合物，但保留显色反应的生成物，然后做下一种染色，并采用不同颜色的反应生成物来标示第二种抗原。这样，两种颜色可同时在同一切片上显示两种抗原。②洗脱第一种染色中的抗原抗体复合物及显色反应生成物，再做下一种染色。这时第二种染色实际上是在恢复为空白的组织片上重新进行，并用不同颜色的反应生成物与前一种结果相区别。这种方法得到的两种染色阳性结果是先后而不是同时存在同一切片。

（二）非洗脱法

非洗脱法（non‑elution methods）在染色过程中，不用洗脱第一种染色的抗原抗体复合物及显色反应产物，而用多种不同的技术方法来避免与第二种染色抗体系统的交叉反应。

1. 直接法　分别采用 HRP 和 AKP、FITC 和 TRITC 直接标记不同的一抗，分别与两种抗原直接结合，通过抗原抗体反应直接进行免疫染色，因不同标记物的显色方法差异，最终使不同的抗原显示不同的颜色，以实现双重标记或多重标记。直接法不需要二抗，利用标记物的显色不同来显示不同的抗原，所用一抗可以来源于相同种属和不同种属动物，染色操作时可将两种或多种一抗单独孵育或混合后同时孵育标本，操作简便，定位准确，特异性强，非特异性背景反应低；但灵敏度差，已很少应用。

2. 间接法　根据待检测抗原选择相应的特异性抗体（一抗），但不是标记一抗，而是将不同的标记物标记在二抗上，二抗作为桥联抗体，一方面联结一抗，一方面联结标记物。根据特异性一抗的来源不同，将间接法分为同种动物抗体法和异种动物抗体法。

（1）同种动物抗体法　也称分步固定法。待检测的两种一抗来源于同一种属动物，分别作用于不同抗原（X、Y），多在免疫荧光双标中使用。第一种染色时，在一抗（兔抗 X）与组织抗原（X）结合后，用第一种标记二抗（如 FITC‑羊抗兔 IgG）饱和一抗上的抗原决定簇，这就排除了第二种染色所用的二抗（如 TRITC‑羊抗兔 IgG）再与之结合。此时由于二抗过量，每个 FITC‑羊抗兔 IgG 分子上的两个抗原结合部位（Fab 段）只有其中一个与一抗上的抗原决定簇结合，另一个处于游离状态，有可能与下一种染色中的一抗（兔抗 Y）交叉反应。因此，在完成第一种染色后，用多聚甲醛蒸气处理切片，使二抗的游离抗原结合部位失活，即可消除第二种染色中所用的一抗（兔抗 Y）与之发生交叉反应，使各种免疫染色所用抗体都不再会有交叉反应，从而可以一种接一种地进行多种免疫显色。这些避免交叉反应的环节会导致染色的操作步骤增加，造成染色时脱片概率较高。

（2）异种动物抗体法　待检测的两种一抗来源于不同种属的动物，异种动物 IgG 的

Fc 段抗原有种属特异性，两种第一抗体与第二抗体之间不会出现交叉反应。间接法染色时，不同的一抗（如兔抗 X 抗原的抗体和豚鼠抗 Y 抗原的抗体）可混合在一起使用，不同的二抗（如羊抗兔 IgG 和猪抗豚鼠 IgG）也可混合在一起，不同种属的一抗和二抗各自与相应的抗原（X 和 Y）反应，从而将两种抗原同时显示出来。如果二抗不是标记抗体而只是作为桥抗体，可再与三抗反应，后者分别由产生一抗的同种动物产生，又与不同的标记物结合，最终显示出不同的抗原所在部位（图 11 – 3）。该法具有灵敏度高、交叉反应少的优点，是目前免疫组化双重或多重标记染色中最常选用的技术。

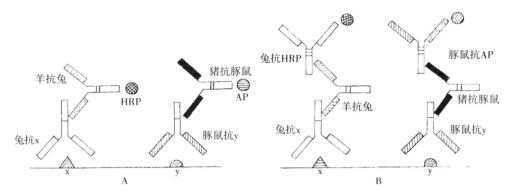

图 11 – 3　间接异种动物抗体法和双重免疫染色原理

三、免疫组化双重标记技术

（一）双重免疫荧光技术

双重免疫荧光技术是指采用两种或多种不同荧光素标记的第一抗体（直接法）或第二抗体（间接法）对两种不同的抗原进行染色，在荧光显微镜或激光共聚焦显微镜下通过不同的滤色片检测不同颜色的荧光，以实现在同一标本上显示两种或多种不同的抗原。根据荧光素标记的抗体不同，分为直接法和间接法。

1. 第一抗体来源于不同种属　采用不同种属来源的动物分别制备不同的一抗，如兔抗 X 一抗，羊抗 Y 一抗，再以 FITC 标记鼠抗兔二抗，以 TRITC 标记兔抗羊二抗。两种不同的一抗可以混合同时孵育，两种不同的二抗也可以混合同时孵育。此法需同时制备或购买 4 种不同种属动物来源的抗体，实验操作步骤较多，但其敏感性高于直接法。

2. 第一抗体来源于相同种属　采用的一抗来源于同一种属的动物，发生交叉反应的概率较高，进行间接法双重免疫荧光染色时，为了防止抗体的非特异性交叉结合，需进行交叉反应的封闭处理，即在第一重染色时或染色后进行交叉反应阻断处理，然后再进行下一重染色。常用的防止交叉反应的方法有以下两种：

（1）甲醛蒸汽阻断法　在第一重染色完成后，组织切片或细胞样本经脱水、透明、空气干燥后，置于密闭容器中，用甲醛蒸汽于 80℃固定 2～4 小时（以灭活第一重染色中第二抗体上未结合的抗原结合位点，防止其与第二个抗原结合），经 PBS 冲洗后，再进行第二重染色。甲醛固定不会丢失第二抗原的抗原性，因此采用本方法阻断交叉反应时，应注意甲醛固定时间必须足够。需要注意的是，由于 FITC 荧光较易衰退，第一重染色最好不要选用 FITC 荧光标记的第二抗体，在第二重染色时再使用。

（2）正常血清 – 单价 Fab 片段两步阻断法　为了避免后一重染色与前一重染色之间交叉，采用与第一种一抗来源相同的正常血清孵育样本，以封闭第一种二抗剩余未结合的抗原结合位点，避免了第二种一抗与之结合；使用抗第一抗体的单价 Fab 孵育又可以封闭第一抗体与正常血清上的种属特异性位点 Fc 段。两步阻断操作在第一重染色之后进行，可以有效地避免两重染色之间的交叉反应。

（二）双重免疫酶组织化学技术

双重免疫酶组织化学技术与双重免疫荧光染色原理相同，只是标记抗体的物质不是荧光而是酶。最常用的标记抗体有 HRP、AKP、GOD 等，由于每种酶的底物不同，经显色后所形成的反应产物就不同，不同产物又会呈现不同的颜色。由于敏感性较低，直接法较少用于双重免疫酶组织化学染色。此外，对于免疫酶组织化学法而言，双重染色较易实现，而三重及以上染色则较为困难。这里着重介绍常用的间接法。

1. 第一抗体来源于相同种属　具体方法与双重荧光染色相同。

2. 第一抗体来源于不同种属　根据两种二抗所标记酶的差别，分为以下两种方法：

（1）单酶双底物法　两种不同的二抗采用同一种酶标记，但却采用不同的酶底物，从而在酶促反应后形成两种不同颜色的反应产物，以显示两种不同的抗原。比如，使用两种不同种属来源的一抗混合后同时孵育组织或细胞样本，用同一种酶（如 HRP）标记两种二抗时，先用 HRP 标记的第一种二抗与第一种一抗相结合，选择第一种酶底物（如 DAB），经酶促反应后产生第一种颜色的反应产物（如棕褐色）以显示第一种抗原；继而用 HRP 标记的第二种二抗与第二种一抗结合，选择另外一种酶底物（如 BCIP/NBT），经酶促反应后产生第二种颜色的反应产物（如蓝色）显示第二种抗原。注意：在进行两重染色之间，需将第一重染色反应中的两种抗体和酶及其反应产物从组织或细胞中洗脱，可以采用酸洗法、氧化法、甲醛蒸汽法去除交叉反应。

（2）双酶双底物法　对两种不同的二抗采用两种不同的酶分别标记，给予不同的酶底物，在酶促反应后形成两种不同颜色的反应产物，以显示两种不同的抗原。染色时将两种不同种属来源的一抗混合后，可同时孵育组织或细胞样本，用两种不同酶（如 HRP 和 AP）标记的两种二抗混合孵育样本，继而采用两种不同的酶底物（如 DAB 和磷酸萘酚/快蓝）先后进行酶促反应，以形成不同颜色的反应产物（如棕褐色和蓝色）。在两重染色之间无须洗脱，交叉反应较少。且由于两种一抗和两种二抗均可分别混合后同时孵育样本，操作简便，大大节省了实验时间，灵敏度也较高。

（三）其他混合染色技术

主要有免疫酶 – 免疫荧光混合染色技术、免疫酶 – 免疫金/银混合染色技术。

四、免疫组化双重标记染色中的注意事项

由于免疫组化双重标记染色步骤较多，多个环节均会影响染色结果，因此必须依据

具体情况，在选择抗体、双标方法、显色等方面做出恰当选择，以保证双重或多重标记的可靠性和成功率；同时，还应通过预实验摸索染色条件，并应做好染色对照，以区分非特异性染色，确保对双重或多重标记所显示的反应终产物做出客观评价。

对照实验是免疫组织化学染色中必备的质控技术，可以对免疫染色过程中可能出现的影响因素进行排除，保证染色结果的可靠性。双重或多重标记染色应设置阳性对照和至少一种阴性对照，阳性对照是用已知存在某种相应抗原组织的标本进行染色，结果为阳性。阴性对照包括多种类型：①抗原对照：用已知不存在某相应抗原的标本染色；②抗体对照：用与特异性抗体种属相同的动物正常血清或动物免疫前血清标记荧光素代替特异性抗体；③抑制实验：先用未标记荧光素的抗体与标本内相应的靶抗原反应，再加入荧光素相应的特异性抗体进行染色时，结果为阴性。

第十二章 分子生物学实验技术

分子生物学技术（molecular biological techniques）是近年来新兴的一门现代科学技术，目前已应用于基础医学和临床医学的各个学科，对促进各学科的发展发挥了巨大的作用。本章主要介绍分子生物学有关的基础知识和基本技术。

第一节 核酸分子杂交

核酸分子杂交（nucleic acid hybridization），是指具有一定同源序列的两条核酸单链（DNA 或 RNA），在一定条件下按碱基互补配对的原则缔合成异质双链分子的过程，由于杂交是在分子水平上进行的，故称为分子杂交或核酸分子杂交。杂交的双方是待测的核酸序列及探针。依据作用环境的不同，可分为固相杂交与液相杂交两种类型。

固相杂交是将待测的靶核苷酸链预先固定在固体支持物上，另一条标记的互补核酸单链探针则游离在溶液中，两者在一定条件下进行杂交反应后，使杂交分子留在支持物上，故称固相杂交。此类包括 Southern 印迹杂交、Northern 印迹杂交、斑点/狭缝印迹杂交等（表 12 - 1）。其优点是通过漂洗能将未杂交的游离探针去除，留在膜上的杂交分子易被检测，且能防止靶 DNA 的自我复性。

液相杂交是指参加反应的两条核酸单链都游离在溶液中。属于液相杂交的有核酸酶 S_1 保护分析、RNA 酶保护分析、引物延伸分析等方法。该方法的缺点在于杂交后过量的未杂交探针在溶液中较难去除，且误差高。

表 12 - 1 常用核酸分子杂交分类及适用范围

杂交方法	适用范围
Southern 印迹	检测经凝胶电泳分开的 DNA 分子，需转印到膜上
Northern 印迹	检测经凝胶电泳分开的 RNA 分子，需转移到膜上
斑点杂交	检测未经分离的，固定在膜上的 DNA 或 RNA 分子
菌落杂交和菌斑杂交	检测固定在膜上的，经裂解后从细菌或噬菌体中释放的 DNA 分子
原位杂交	检测细胞或组织中的 DNA 或 RNA 分子

一、核酸探针及其标记

核酸探针（probe）是指用放射性同位素、生物素或荧光染料标记的、已知序列的单链多聚核苷酸片段。探针可用于检测核酸样品中特定核苷酸序列。

（一）探针的种类及其选择

根据探针是否为人工合成的核酸片段，分为克隆探针和寡核苷酸探针两种。根据实验目的与要求的不同，可选择不同类型的探针。

1. 克隆探针　克隆探针可以是克隆的基因组 DNA、全长 cDNA 或部分片段，也可以是 RNA。优点是特异性强、序列复杂度高，使得随机碰撞互补序列的机会较短序列少；可获得较强的杂交信号，因为克隆探针较寡核苷酸探针掺入的可检测标记基团更多。一般情况下只要有克隆探针就不用寡核苷酸探针；在 DNA 序列未知而必须首先进行克隆以便绘制酶谱和测序时，也常用克隆探针。

（1）DNA 探针　DNA 探针是最常用的核酸探针，指长度在几百碱基对以上的双链 DNA 或单链 DNA 探针。克隆化的各种基因片段是最广泛采用的核酸探针。这类探针多为某一基因的全部或部分序列，或某一非编码序列。

DNA 探针多克隆在质粒载体中，制备方法简便，可扩增；相对 RNA 而言不易降解，能有效抑制 DNA 酶活性；标记方法成熟，如缺口平移、随机引物法等，均能用于同位素和非同位素标记。但是，真核生物基因组中存在高度重复序列，应尽量选取基因的编码序列（外显子）作为探针，否则探针中可能因高度重复序列存在引起非特异性杂交而出现假阳性。

（2）cDNA 探针（complementaryDNA）探针　是指互补于 mRNA 的 DNA 分子，由反转录酶催化而产生，该酶以 RNA 为模板，根据碱基配对原则，按照 RNA 的核苷酸顺序合成 DNA。cDNA 探针不含内含子及高度重复序列，是一种较为理想的核酸探针。

（3）RNA 探针　通常采用含 T7 或 SP6 启动子的表达载体克隆来制备高度敏感的 RNA 探针。将目的基因克隆到含 T7 或 SP6 启动子表达载体的多克隆位点中，用适当的限制性内切核酸酶在插入序列的下游使重组质粒线性化，加入 T7 或 SP6 RNA 聚合酶、NTPs 和 $[\alpha - ^{32}P]$ – dUTP，即以目的基因 DNA 为模板，合成高放射活性的 RNA 探针。RNA 极易被环境中大量存在的核酸酶所降解，较 DNA 难于操作，故限制了其广泛应用。

2. 寡核苷酸探针　采用人工合成的核苷酸片段也可作为核酸探针。根据已知基因序列或者根据已知氨基酸顺序推测出 DNA 序列，合成一段 15~30nt 的寡核苷酸片段。

此类探针可在短时间内大量制备；短的探针比长探针杂交速度快、特异性强；在合成过程中完成标记制备探针；可合成单链探针，避免双链 DNA 探针在杂交中的自我复性，提高杂交效率；可检测 DNA 小片段，用于检测序列中单碱基对的错配。

（二）标记物及其选择

核酸探针传统的标记物是放射性同位素，目前以同位素标记（^{32}P、^{35}S 等）DNA 探针灵敏度最高，可检测出 1~10μg 的高等生物基因组 DNA 中的单拷贝序列。

1. 放射性核素　常用的有 ^{32}P dNTP、^{3}H dNTP、^{35}S dNTP。在最适条件下，可以检测出样品中少于 1000 个分子的核酸。放射性核素对各种酶促反应无任何影响，也不影响碱基配对的稳定性和杂交性质；特异性强、假阳性率低。但其半衰期短，必须随用随标记，不能长期存放；费用高，$\alpha - {}^{32}$P 标记的 dATP（400Ci/mmol）需要进口；检测时间长，放射自显影曝光时间需 1 ~ 15 天；放射性污染对人体有害，放射性废物处理困难。

2. 非放射性标记物　优点是安全、无污染、使用后处理方便；稳定性好，标记好的探针可保存一年甚至更久，批次检测之间重复性好；利用几种不同探针标记方法，可一次对同一样品进行多探针杂交。缺点是灵敏度及特异性不太理想，标记反应结束后不能立即确定探针的标记效率。非放射性标记物主要包括三类：半抗原类、荧光色素类、酶类，其中半抗原类使用最广，商品化选择最多。半抗原类标记物主要有生物素（biotin）、地高辛（digoxigenin）、二硝基苯（dinitrophenyl）、雌二醇（estradiol）等；前两者使用较为广泛，且均有商品化试剂盒可供选用。

（三）核酸探针的标记方法

主要有化学法和酶促法两类。化学法利用标记物分子上的活性基团与核酸分子上的基团（如磷酸基）发生化学反应而将标记物直接结合到核酸分子上，如光敏生物素的标记。酶促法是将标记物预先标记在核苷酸分子上，然后利用酶促方法将标记的核苷酸分子掺入到探针分子上。酶促法对放射性核素和非放射性标记物探针的标记都适用。

1. 切口平移法（nick translation）　是利用大肠埃希菌 DNA 聚合酶 I（DNA polymerase I）的多种酶促活性（同时具有 5′ – 3′的 DNA 聚合酶活性和 5′ – 3′的外切核酸酶活性）将标记的 dNTP 掺入到新合成的 DNA 链中去，从而合成高比活性、均匀标记的 DNA 探针。线状、超螺旋及带缺口的环状双链 DNA 均可作为切口平移标记的模板。

2. 随机引物法（random priming）　是以单链 DNA 或 RNA 模板合成高比活性 ^{32}P 标记探针所选用的方法。是一种较为理想的、实验室中标记 DNA 探针的常规方法。长 6 ~ 8bp 的寡核苷酸片段与变性 DNA 或 RNA 模板退火，在 DNA 聚合酶 I 或反转录酶作用下，以每个退火到模板上的寡核苷酸片段为引物引发 DNA 链的合成，反应时将［α – ^{32}P］dNTP 掺入合成链而得到标记。变性处理后，新合成链（探针片段）与模板解离，即得到无数各种大小的探针 DNA。由于所用寡核苷酸片段很短，在低温条件下可与模板 DNA 随机发生退火反应，因而称为随机引物。这种随机引物可用小牛胸腺 DNA 或鱼精 DNA 制备。

3. 末端标记法　根据标记位置不同，分为 5′末端标记法和 3′末端填充标记法。

（1）5′末端标记法　在大肠杆菌 T4 噬菌体多聚核苷酸激酶（T4 polynucleotide kinase，T4PNK）的催化下，将 γ – ^{32}P – ATP 上的磷酸连接到寡核苷酸的 5′末端上。要求标记的寡核苷酸 5′端带有羟基。适用于标记合成的寡核苷酸探针。

（2）3′末端标记法　利用 Klenow 片段可以填补由限制酶消解 DNA 所产生的 3′凹陷末端。用 Klenow 片段标记末端一般只用一种［α – ^{32}P］dNTP，加入反应的［α – ^{32}P］dNTP 取决于 DNA 末端延伸的 5′末端序列。缺点是标记的活性不高，只对 DNA 的末端（5′或 3′ – 端）进行部分标记。应用范围：可标记双链 DNA 的凹陷 3′末端；一般极少用来做核酸分子杂交探针的标记，主要用于 DNA 序列测定等方法所需片段的标记。

4. RNA 探针的标记　许多人工构建的载体中含有可以被噬菌体 RNA 聚合酶特异识

别的启动子序列，如 SP6、T3 或 T7 启动子。将目的基因序列克隆到它们的下游，再用合适的限制性内切核酸酶在插入序列的下游将重组质粒线性化，在 1 种标记 dNTP 和 3 种非标记 dNTPs 存在时，特异的 RNA 聚合酶将以目的 DNA 片段为模板转录合成互补的 RNA 探针。优点：标记产物产量高，可得到多拷贝数的 RNA 探针；标记探针活性高；杂交分子稳定性好；杂交的敏感性及均一性较高，探针的大小比较恒定；本底较低；可控制杂交反应的特异性，原因在于克隆于载体中的 DNA 序列可以从不同的方向进行转录，合成的 RNA 探针可以是任一条链的互补链。缺点：RNA 探针极易被降解。

5. cDNA 探针的标记 cDNA 探针标记需要反转录酶。反转录酶将 mRNA 反转录成 cDNA，在反转录体系加入标记的核苷酸，可以掺入到反转录合成的 cDNA 分子中。采用此法标记探针时，可以选用特异的寡核苷酸引物，也可以选用随机六核苷酸引物；对于含 polyA 的 mRNA 还可以选用 Oligo（dT）作为标记引物。不足之处在于 RNA 分子极易被环境中污染的核糖核酸酶（ribonuclease；RNase）降解。此类探针可用于分离或鉴定能在一种细胞中有效表达而在另一种细胞中表达水平较低的基因的相应 mRNA。

6. 寡核苷酸探针的标记 DNA 聚合酶 I 大片段（Klenow 片段）的填充反应可对带有黏性末端的双链寡核苷酸进行末端标记。而对于单链寡核苷酸，可预先合成一小段（如 8nt）与此探针互补的寡核苷酸作为引物，然后利用 Klenow 片段的链延伸反应获得标记的寡核苷酸探针。此类探针稳定性、特异性强，不会自身退火；适合于放射性和非放射性标记物的标记。此类探针可用于基因文库的筛选和靶基因上单个核苷酸点突变的检测等。

7. 酶促反应标记 将标记物预先标记在核苷酸分子上，然后利用酶促反应将核苷酸分子掺入到探针分子中。通过缺口平移法、末端加尾标记和随机引物延伸法，将标记物 – dUTP（如 Bio – 11 – dUTP、Dig – 11 – dUTP）作为大肠杆菌 DNA 聚合酶 I（DNA 酶 I）的底物掺入到 DNA 分子中。

8. 化学修饰标记 利用标记物分子的活性基团与探针分子的基团发生的化学反应，将标记物直接结合到探针分子上。如通过连接臂将一个光敏基团连接于生物素，成为光敏生物素，在可见光的作用下，与核酸形成稳定的交联，从而得到光敏生物素探针。

（四）标记探针的纯化

DNA 探针标记后，反应体系中依然存在未掺入到探针中去的 dNTP（标记的与未标记的）等小分子，如果不将它们去除，有时会干扰后续的杂交反应。当标记核苷酸的掺入效率超过 60% 时，探针在大多数情况下可直接用于核酸杂交。只有当标记核苷酸的掺入效率很低时才需要进一步的纯化。

1. 凝胶过滤层析法 通过其分子筛作用，将大分子 DNA 和小分子 dNTP、磷酸根离子及寡核苷酸有效地分离，大的标记探针将首先从凝胶层析柱中流出，小分子则滞留其中。常用的凝胶基质是 Sephadex G – 50 和 Bio – Gel P – 60，所得探针长度一般大于 100nt。

2. 选择性沉淀法 DNA 可被乙醇沉淀，而未掺入 DNA 的 dNTP 则保留于上清中，因此反复使用乙醇沉淀可将两者分离。用 2mol/L 乙酸铵和乙醇沉淀效果较好，连续沉淀两次，可去除 99% 的 dNTP。蛋白质在此条件下多不会被沉淀。如果 DNA 浓度较稀（<10μg/mL），可加入 10μg 酵母 tRNA 进行共沉淀以提高沉淀效率。

二、Southern 印迹杂交

DNA 的印迹杂交由英国爱丁堡大学 E. M. Southern 于 1975 年首先设计应用，因此又被称为 Southern 印迹杂交（Southern blotting）。

Southern 印迹杂交是指将通过凝胶电泳分离的 DNA 片段转移到特定的固相支持物上，在转移过程中 DNA 分子保持其原来的相对位置不变，然后采用标记的核苷酸探针与结合于固相支持物上的 DNA 分子进行杂交的技术。

根据毛细管作用的原理，将在电泳凝胶中分离的 DNA 片段转移并结合在适当的滤膜上，然后通过与标记的单链 DNA 或 RNA 探针的杂交作用，检测被转移的 DNA 片段。由于探针与待测核酸片段中的互补序列形成杂交分子，探针分子显示的位置及量的多少，将反映出待测核酸分子中是否存在相应的基因及片段大小和量的多少。

Southern 印迹杂交可用于克隆基因的酶切图谱分析、基因组中基因的定性及定量分析、基因突变分析及限制性片段长度多态性（restriction fragment length polymorphism，RFLP）分析等。

（一）固相支持物与印迹方法的选择

1. 固相支持物的选择 选择良好的固相支持物与有效的转移方法是膜上印迹杂交技术成败的两个关键因素。固相支持物主要有硝酸纤维素膜与尼龙膜两种（表 12-2）。

（1）硝酸纤维素（cellulose nitrate，NC）膜 NC 膜与核酸的结合需要较高的离子强度，较低的离子强度将降低其与核酸的结合能力，通常采用 20× 柠檬酸钠缓冲液（saline sodium citrate，SSC）作为转移缓冲液。其优点是结合量大、本底较低、操作简单。不足是依靠疏水作用结合核酸分子，亲和力低；杂交后漂洗时（尤其是在高温下）DNA 会出现脱膜现象；与核酸结合依赖高盐，不易于对核酸进行电转；碱性条件不能结合核酸；不易反复杂交，质地较脆，烘烤后更甚。NC 膜可应用于 DNA 印迹、RNA 印迹、蛋白质印迹、菌落杂交、噬菌斑杂交、斑点杂交等。

（2）尼龙膜 结合单链 DNA 和 RNA 的能力比 NC 膜强（达 350~500 μg/cm²）。真空烘干后或紫外线照射可强化结合（短波 UV 照射后，部分嘧啶碱基与其氨基交联，更加牢固）；微波处理和碱处理也可促进其结合。其优点在于尼龙膜的韧性比较强，操作方便；能结合小分子核酸；低盐也能很好结合（可用于核酸电转移）；可反复杂交和洗膜，适用于多轮杂交。但杂交信号本底较高，不能用于蛋白质印迹。

表 12-2 常用杂交膜的特性比较

	硝酸纤维素膜	普通尼龙膜	带正电荷尼龙膜
结合核酸类型	ssDNA、RNA	ssDNA、dsDNA、RNA	ssDNA、dsDNA、RNA
荷载能力	80~100	400~600	400~600
膜强度	差	好	好

续表

	硝酸纤维素膜	普通尼龙膜	带正电荷尼龙膜
结合核酸的方式	非共价结合	共价结合	共价结合
结合核酸的最小长度	500 nt	50 nt	50 nt
核酸固定的方法	80℃烘烤 2 小时	80℃烘烤 2 小时或紫外交联	80℃烘烤 2 小时或紫外交联

（3）聚偏二氟乙烯（polyvinylidene fluoride，PVDF）膜　在用非放射性核素标记物如地高辛和生物素等标记的探针进行核酸印迹杂交中常被采用。具有较高的机械强度；可进行多轮杂交。但本底较高，不能用于荧光分析；使用时需要甲醇或乙醇处理以活化膜上阳离子基团（易与带负电的蛋白质结合）。PVDF 膜常用于蛋白质印迹。

（4）活化的纤维素滤纸　含有芳香基团，经化学方法激活后可以与核酸分子共价结合，其结合寡核苷酸的长度最小可达 2nt。其缺点是核酸荷载能力较尼龙膜要低得多（$2 \sim 40\mu g/cm^2$）。

2. 印迹方法的选择　在印迹实验中，需要将经凝胶电泳分离后的核酸转移到杂交膜上，目前常用的转移方法有毛细管转移、电转移和真空转移三种。

（1）毛细管转移法　利用毛细管的虹吸作用，由转移缓冲液带动核酸分子转移到固相支持物上。在毛细管转移法中，核酸转移的速率主要取决于核酸片段的大小、凝胶的浓度及厚度。一般来说，DNA 片段越小，凝胶越薄、浓度越低，转移的速度也就越快。传统毛细管转移法操作简单、重复性好，且不需要特殊的设备。

（2）电转移法　是利用电场的作用将凝胶中的核酸转移到杂交膜上。一般用尼龙膜作为电转移的载体（NC 膜不行）。在一种特殊的电泳装置中，利用 DNA 分子的电荷性，在匀强电场力的作用下将凝胶中的 DNA 转移到某种固相支持物上。核酸完全转移所需时间取决于核酸片段的大小、凝胶的孔隙及外加电场的强度，一般 2 ~ 3 小时，最多 6 ~ 8 小时即可完成。根据装置的不同，电转移法可分为湿式电转法和干式电转法。

（3）真空转移法　是一种简单、迅速、高效的核酸转移法。利用真空作用将转移缓冲液从上层容器中通过凝胶抽到下层真空室中，同时带动核酸片段转移到置于凝胶下面的杂交膜上。迅速高效，整个过程只需 0.5 ~ 1.0 小时。缺点是转移过程中应小心操作，以保证凝胶的整个表面均匀，否则在真空作用下凝胶会劈裂。

（二）Southern 印迹杂交的基本过程

Southern 印迹杂交是目前最常用的一种核酸分子杂交方法。基本过程如下：

1. 基因组 DNA 的制备、酶切和电泳　真核生物的一切有核细胞（包括培养细胞）都可以用来制备 DNA。提取 DNA 的一般原理是将分散好的真核生物组织细胞在含十二烷基硫酸钠（sodium dodecyl sulfate，SDS）和蛋白酶 K 的溶液中消化分解蛋白质，再用酚、氯仿、异戊醇抽提的方法去除蛋白质，得到 DNA 溶液，并可将 DNA 溶液经乙醇沉淀或透析等方法进一步纯化。

2. Southern 印迹转移前电泳胶的处理　将凝胶浸泡于适量的变性液中，置室温 1 小时，连续轻轻摇动。对于较大的 DNA 片段（如 >15kb），可在 DNA 变性前用稀盐酸

（0.2mol/L HCl）对凝胶中的 DNA 进行脱嘌呤预处理 10 分钟，然后再用强碱溶液处理，使之降解成较小的片段，从而可提高其转移效率。凝胶经碱变性处理后用去离子水漂洗一次，随后浸泡于适量的中和液内 30 分钟，不间断地轻轻摇动，换新鲜中和液，继续处理 15 分钟。

3. DNA 的转移　根据实验条件，选用合适的转移方法，如毛细管转移法。

将一塑料或玻璃平台放在盛有足量的 20×SSC 的托盘内，剪 2 张适当大小的 Whatman 3MM 滤纸，在缓冲液中浸润后铺在平台上，滤纸的两端要完全浸没在溶液中，并注意排除滤纸与转移平台之间的气泡。然后将用 20×SSC 浸泡后的凝胶以加样孔面朝下放平在滤纸上，用封口膜将凝胶的四周围住，再将预先依次经去离子水、20×SSC 溶液浸湿（至少 5 分钟）与凝胶大小一致的硝酸纤维素膜（或尼龙膜）平整地铺在凝胶上。取 2 张 Whatman 3MM 滤纸（与杂交膜一样大小）在转移缓冲液中浸润后，依次铺于杂交膜上，排除两者之间的气泡。再于滤纸上压足够量的与其大小相同的吸水纸，最后在上面放一个平板，上压约 500g 重物，室温转移 8～12 小时后，撤除转移装置，取出杂交膜。

4. 膜上 DNA 分子的固定　为了满足后续杂交实验的要求，必须将转移后的 DNA 固定到杂交膜上。将晾干的硝酸纤维素膜或尼龙膜放在 2 张 3MM 滤纸中间，80℃ 干烤 2 小时。对于尼龙膜，可以采用紫外交联仪（254nm 波长的紫外线）照射尼龙膜上结合有核酸的一面，使尼龙膜与核酸分子之间形成共价结合。

5. 膜的杂交　用标记的核苷酸探针与转移到固相支持物上的核酸片段进行杂交。杂交溶液中加有已标记和变性的单链核酸或寡核苷酸探针，在一定条件下与印迹转移后固定在固相支持物上的互补核酸单链退火形成双链杂交体。

（1）预杂交　目的是将杂交膜上的非特异性 DNA 结合位点封闭，减少与探针的非特异性吸附作用，降低杂交结果的本底。预杂交液中的多种大分子物质，如 ssDNA、牛血清白蛋白等，与杂交膜表面及待测核酸分子中的非特异性大分子结合位点，以疏水作用力或其他次级键的形式结合，从而封闭这些非特异性结合位点。

（2）杂交　将固定后的杂交膜在 2×SSC 中浸湿后，放入含适量预杂交液的杂交筒（或高质量的塑料袋）内，盖紧杂交筒盖后，置于恒温杂交仪内滚动，选择合适的温度杂交 1～2 小时。将杂交筒内的预杂交液弃去，再加入适量的杂交液（在预杂交液中加入适量的杂交探针），再在同样的温度下进行杂交过夜（16 小时以上）。如果标记的探针为双链，则杂交探针在加入到杂交液之前，于 100℃ 加热 5 分钟使其彻底变性，然后迅速在冰水浴中将探针骤冷。单链探针无须变性。

（3）洗膜　杂交完成后，通过洗膜过程可将滤膜上未与 DNA 杂交的及非特异性杂交的探针分子洗去。由于非特异性杂交的杂交体稳定性较低，在一定的温度和离子强度下，非特异性杂交体易发生解链而被洗掉，而特异性杂交体则保留在滤膜上。杂交反应结束后，将杂交液倾入一个便于弃置的容器内，然后在杂交筒内加入大量的 1×SSC 和 0.1% SDS 溶液，室温下洗膜 20 分钟。随后用 0.2×SSC、0.1% SDS 于 68℃ 洗膜 3 次，每次 20 分钟。

6. 杂交结果的检测

（1）放射性核素标记探针检测　洗膜结束后，取出杂交膜，用笔或针孔在滤膜的一定部位标记，以利于杂交结果的定位。将滤膜用保鲜膜包好，置暗盒中，将磷钨酸钙增感屏前屏置于滤膜下，光面向上。在暗室，将 1~2 张 X 线胶片压在杂交膜上，再压上增感屏后屏，光面向 X 线胶片。盖上暗盒，置 −70℃曝光适当时间。根据放射性信号的强度决定曝光时间，在暗室中取出 X 线胶片，显影、定影。如果曝光不足，可再压片重新曝光。

（2）非放射性标记物探针的检测　以生物素标记的探针在杂交结束后，加入结合有辣根过氧化物酶（HRP）或碱性磷酸酶（AP）的链亲和素或抗生物素蛋白，这些经过酶修饰的链亲和素或抗生物素蛋白可以与生物素发生特异性结合。结合了 AP 的杂交膜再用氯硝基四唑蓝（NBT）和 5 − 溴 − 4 − 氯 − 3 − 吲哚磷酸二钠盐（BCIP − 2Na）处理，在杂交探针存在的地方将形成不溶性的颜色化合物。此外，也可以用化学发光过程代替这种颜色反应。AP 可分解化合物磷酸金刚烷基 1，2 − 二氧杂环丁烷（AMPPD），产生对标准 X 线胶片曝光的光，通过放射自显影得到更高的灵敏度，而且这种膜可以重复使用。对于地高辛标记探针的检测，在杂交结束后加入结合有 HRP 或 AP 的抗地高辛单克隆抗体，可以同地高辛特异性结合。随后的检测过程同上面介绍的生物素探针标记的检测相同。这些非放射性标记物探针杂交结果的检测都已有商品化的检测试剂盒，可以从有关的生物公司获得。

（三）Southern 印迹杂交的问题及注意事项

1. 防止杂交膜的高背景　用洁净的平头镊接触印迹所用的杂交膜，切不可用手直接接触；不要擦伤杂交膜的表面；一旦膜与凝胶接触后，就不要轻易移动，以免凝胶中的 DNA 分子转移到膜上的不同位置。

2. 保证 DNA 的完整性　电泳结束后，应该确定酶切是否良好、DNA 样品有无降解、DNA 带型是否清晰、有无拖尾现象和边缘是否模糊等，以及是否有因电场强度不均匀导致的 DNA 样品间的涌动速度不一致，各泳道中的 DNA 样品量是否一致等。

3. 膜封闭物的有效选择　一类是变性的非特异性 DNA，如鲑精 DNA 或小牛胸腺 DNA；另一类是高分子化合物，它们可以封闭杂交膜上的非特异结合位点。较常用 Denhardt 溶液，也有人用脱脂奶粉代替，并取得了比较好的效果。

4. 杂交体系的体积越小效果越好　当溶液体积较小时，核酸重结合的动力学较快，因而探针需用量亦可减少。同时，杂交袋内不要留有气泡，否则预杂交及杂交都不均匀。

5. 无杂交信号或者信号较弱　探针标记效率低或者加入探针浓度太低；电泳中加入的 DNA 量太低或者发生了降解；探针的检测系统出现问题。

6. 杂交膜上出现斑点　原因可能是封闭液中封闭剂浓度过低或封闭缓冲液配制时间过长，不能封闭杂交膜上的非特异性位点。此外，使用非放射性标记的探针进行杂交时，有很多原因可引起斑点：检测抗体与杂交膜的非特异性结合、在胶片曝光时使用了不洁净托盘、外源性碱性磷酸酶和其他污染物引起底物 AMPPD 自动降解等。

三、Northern 印迹杂交

Northern 印迹杂交（Northern blotting）是 1977 年 G. R. Stark 建立的分析 RNA 的一种方法，因与 Southern 印迹杂交对应而得名。通过凝胶电泳使完全变性的 RNA 按大小分离，然后利用印迹技术将 RNA 分子转移到固相支持物上，固定后再采用特异性的探针进行杂交来鉴定其中特定 mRNA 分子的含量及大小。其优点是在对特定基因微小的表达量变化测定上，Northern 杂交的灵敏度优于其他技术。缺点是与微阵列技术相较，Northern 杂交不能在大通量的同时检测数千个基因。

Northern 印迹杂交可定性或定量分析某一种特异基因转录的强度；根据其迁移的位置也可判断基因转录产物的大小，提供有关 RNA 完整性信息和不同的剪接信息；常用于基因表达调控、基因结构与功能、遗传变异及病理研究。Northern 印迹杂交与 Southern 印迹极为相似，但不需要酶切，可直接变性转移。采用电泳分离 mRNA 的方法有 3 种，即聚乙二醛和二甲亚砜变性胶电泳、甲醛变性胶电泳和甲基氢氧化汞电泳。

（一）Northern 印迹杂交的基本过程

1. 制备凝胶 由于 RNA 分子是单链的，长的 RNA 分子在溶液中可通过自身折叠形成局部双链。为了使 RNA 按分子大小分离，必须采用变性剂对 RNA 样品进行处理。变性剂的种类很多，包括乙二醛、二甲亚砜、甲基氢氧化汞和甲醛等，可根据具体情况进行选择。一般常采用甲醛进行变性，与此相应的缓冲系统应为 3 -（N - 吗啉基）丙磺酸钠盐（Sodium 3 - morpholinopropanesulfonate，MOPS）系统，而非通常的 Tris - HCl 系统。

称取 0.3g 琼脂糖加入到 30mL 1 × MOPS 缓冲液 [0.02mol/L MOPS（pH7.0），8mmol/L NaAc，1mmol/L EDTA（pH8.0）] 中，微波炉中加热使琼脂糖熔解后，冷却至 60℃，再加入 1.62mL 甲醛，然后灌胶。让凝胶静置冷却凝固 10 ~ 15 分钟后，取出梳子，将凝胶放入电泳槽中，加入 1×MOPS 缓冲液没过凝胶。

2. RNA 的变性 取 10 ~ 15μg 总 RNA 或 1 ~ 2μg mRNA，将它们溶解于样品缓冲液（50% 甲酰胺、2.5mol/L 甲醛和 1×MOPS 凝胶缓冲液）中，60℃加热 5 分钟使 RNA 变性，然后迅速置于冰水浴中，加入适量的上样缓冲液 [50% 蔗糖、10mmol/L 磷酸钠（pH7.0）、0.25% 溴酚蓝、0.25% 二甲苯氰（蓝）] 混匀。

3. RNA 的分离与质量检测

（1）电泳 在加样孔中依次加入足量的 RNA 样品和分子量标记物（marker），采用 5V/cm 电压降（长度以两个电极之间的距离计算）进行电泳，当溴酚蓝指示剂迁移到凝胶前沿时停止电泳。

（2）紫外检测 在杂交之前，应确保核酸样品具有相当的纯度和完整性，这是一个最基本的前提。在真核细胞中富含两种 RNA，即 28S rRNA（4718nt）和 18S rRNA（1874nt），它们不仅可以用作分子量的标记，同时也是 RNA 是否发生降解的一个指标。质量较好的 RNA 样品在变性琼脂糖凝胶中，于紫外灯下观察应该清晰可见，而且 28S rRNA 的含量应该明显高于 18S rRNA（通常约为 2 倍）。

4. RNA 转移至固相支持物　　RNA 由凝胶中转移到固相支持物上的方法与 Southern 印迹方法一样，但是在印迹转移前，含甲醛的凝胶必须用经焦碳酸二乙酯（diethypyro-carbonate，DEPC）处理的水淋洗数次，以除去甲醛。如果琼脂糖浓度大于 1% 或凝胶厚度大于 0.5cm 或待测 RNA 大于 2500nt，需用 0.05mol/L NaOH 浸泡凝胶 20 分钟（部分降解 RNA，以提高其转移效率），浸泡后用 DEPC 处理过的水淋洗，并用 20×SSC 浸泡凝胶 45 分钟，然后进行转移。

5. 固相 RNA 与探针分子杂交　　转移完成后，RNA 固定、探针标记、预杂交、杂交、洗膜及探针检测等均与 Southern 印迹杂交一样，可参照有关的内容进行。

（二）Northern 印记杂交的问题及注意事项

1. 保持 RNA 的稳定　　RNA 易被 RNA 酶降解，因此需要消除外源性 RNA 酶的污染、控制内源性 RNA 酶的活力。

2. 在凝胶中不能加 EB　　EB 会影响 RNA 与硝酸纤维素膜的结合，为测定片段的大小，可在一块胶上加入分子质量标准 Maker 一同电泳。之后将分子质量标准所在的条带切下，染色、拍照。样品胶则进行 Northern 转印。

3. 无杂交信号或信号弱　　需要从 RNA 样品的制备及转移、探针片段的选择及标记、杂交及洗膜的条件选择、标记物的示踪反应等方面进行综合性分析。一些 Southern 印迹杂交过程中影响结果的因素同样是 Northern 印迹杂交过程中需要考虑的因素。

4. 其他　　硝酸纤维素膜及尼龙膜均适用于毛细管法的 RNA 转移；电转移法及真空转移法也同样适用于 RNA 的转移。

四、其他核酸分子杂交

（一）斑点印迹杂交与狭缝印迹杂交

斑点印迹杂交与狭缝印迹杂交是指将待测的 RNA 或 DNA 变性后，直接点样于硝酸纤维素膜或尼龙膜上，变性后用已标记的探针进行杂交，显影或显色后可检测出杂交信号的强度，通过与对照样品比较确定所测核酸量的高低。根据点样磨具不同，点样形状呈圆形称为斑点印迹杂交（dot blotting）；若采用狭缝点样器加样后杂交，得到的线状杂交信号比圆点状信号更有利于结果的判定和检测，则称为狭缝印迹杂交（slot blotting）。其优点是不需要电泳和转移，操作简捷快速；可用于较大规模的筛选，一张膜上同时进行多个样品的检测；对于核酸粗提样品的检测效果较好。不足：不能鉴定所测基因的分子量；特异性不高；有一定比例的假阳性。常用于检测 DNA 样品同源性、细胞内特定基因拷贝数、mRNA 的相对含量；对基因表达进行定性及定量分析，如基因缺失或拷贝数改变；能从许多种 mRNA 中快速检测基因的转录产物，对于同时对多个克隆做最初鉴定特别有用。

（二）原位杂交

原位杂交（nucleic acid hybridization in situ）是以已知序列核酸作为特异性探针与细

菌、细胞或组织切片中的核酸进行杂交，并对其进行检测的一种方法。这一技术是根据核酸分子碱基互补配对的原则，将带有放射性或非放射性标记的外源核酸（探针）与经过变性后的单链 DNA 互补配对，结合成专一的核酸杂交分子，再经一定的检测手段将待测核酸在染色体、细胞或组织上的位置显示出来。其适用于基因克隆筛选的菌落原位杂交、检测基因在细胞内表达与定位的原位杂交、基因在染色体上定位的染色体原位杂交等。原位杂交的探针按标记分子类型，分为放射性标记和非放射性标记。主要有菌落原位杂交或噬菌斑原位杂交和荧光原位杂交。

（三）液相分子杂交

标记的探针与待测样品存在于同一溶液体系中，即杂交反应在一均匀液相中进行，彼此间同源互补的碱基序列配对形成杂交分子。杂交反应完成后，以含变性剂（通常为尿素）的聚丙烯酰胺凝胶电泳（polyacrylamide gel electrophoresis，PAGE）分离并进行信号显示。主要包括核酸酶 S_1 保护分析法（nuclease S_1 protection assay）、RNA 酶保护分析法（RNase protection assay，RPA）和引物延伸分析法（primer extension analysis）。

第二节　链式聚合酶反应

链式聚合酶反应（polymerase chain reaction，PCR）简称 PCR 技术，是一种体外扩增特异 DNA 片段的技术。即在 DNA 聚合酶催化下，以亲代 DNA 为模板，以特定引物为延伸起点，通过变性、退火、延伸三步反应的多次循环，在体外复制出与模板 DNA 序列互补的子链 DNA 的过程，能快速特异地在体外扩增任何目的 DNA 片段。

在体外模拟体内 DNA 复制的过程中，以拟扩增的 DNA 分子为模板；以一对分别在拟扩增片段的 DNA 两侧与模板 DNA 链互补结合的寡核苷酸片段为引物，提供 3′–OH 末端；在 DNA 聚合酶的作用下，按照半保留复制的机制沿着模板链延伸。将 4 种脱氧核苷酸掺入其中，直至完成新的 DNA 合成，且新合成的 DNA 片段也可作为模板，不断重复这一过程，使目的 DNA 的合成量呈指数型增长，能将极微量的 DNA 进行百万倍地扩增。

PCR 技术最主要的特点是灵敏度高、特异性强、操作简便。定性、半定量和定量 PCR 技术在生物学和医学中的应用及其广泛。

一、PCR 反应体系

PCR 反应体系中包含特异性寡核苷酸引物、DNA 模板、DNA 聚合酶、脱氧核糖核苷三磷酸（deoxyribonucleoside triphosphate，dNTP）和含有必需离子的反应缓冲液。

（一）寡核苷酸引物

通常的 PCR 反应中需要一对寡核苷酸引物（primer），分别与 DNA 两条链两端的序列互补，其中一个为正向引物（forward primer），另一个为反向引物（reverse primer）。

寡核苷酸引物在 PCR 反应中的浓度通常是 0.1~1.0 μmol/L，这一浓度足以完成 30

个循环的扩增反应。引物浓度过高会引起模板与引物的错配或非特异性产物的增加，影响 PCR 反应的特异性，同时增加引物二聚体的产生概率。非特异产物和引物二聚体可与模板竞争使用酶、引物和 dNTP 等，从而导致 PCR 产量的下降。反之，若寡核苷酸引物浓度不足，也会导致 PCR 效率的降低。

（二）反应缓冲液体系

PCR 反应中标准缓冲液是一个重要的影响因素，提供 PCR 反应所必需的合适的酸碱度和某些离子，主要成分通常有三羟基氨基甲烷 – 盐酸（Tris – HCl）、KCl 和 $MgCl_2$，其中二价镁离子（Mg^{2+}）的存在与否至关重要。

目前常用的缓冲液是 10 ~ 50mmol/L 的 Tris – HCl（pH8.3 ~ 8.8，20℃），在 72℃（通常 PCR 反应延长阶段的温度）时，其 pH 为 7.2 左右，故在实际的 PCR 反应体系中，其 pH 介于 6.8 ~ 7.8。Tris – HCl 用于调节反应体系的 pH，使 Taq 酶在偏碱性环境中发挥活性。

Mg^{2+} 浓度可直接关系到 DNA 聚合酶的活性和 DNA 双链的解链温度，因此对反应的特异性及产量有显著影响。Mg^{2+} 浓度过低会使 DNA 聚合酶活性降低，PCR 产量下降；Mg^{2+} 浓度过高则影响 PCR 反应的特异性。在一般的 PCR 反应中，各种 dNTP 浓度为 200μmol/L 时，Mg^{2+} 浓度为 1.5 ~ 2.0mmol/L 为宜。但是 Mg^{2+} 可与缓冲液中的螯合剂，如乙二胺四乙酸（ethylenediaminetetraacetic acid，EDTA）及带负电的基团（如磷酸根）结合，因此反应中游离的 Mg^{2+} 浓度取决于反应液中 dNTP 和 EDTA 的浓度。KCl 有利于引物与模板退火，高于 50mmol/L 的 KCl 对 Taq DNA 聚合酶有抑制作用。

（三）耐热 DNA 聚合酶

耐热 DNA 聚合酶在 95℃下持续温育仍能保持活性，使得寡核苷酸引物的退火和延伸可以在高温下进行，因此大大减少了引物与模板的错配，提高了扩增反应的特异性和产率。现已发现多种耐热 DNA 聚合酶，其共同特点是高温下仍保持一定的酶活性，但性能尚有一定的差别。

1. Taq DNA 聚合酶 是一种依赖 DNA 的单亚基耐热 DNA 聚合酶，分子量约为 94kD。天然的 Taq 酶是从极端嗜热水生菌（thermus aquatics，Taq）YT – 1 菌株中分离获得的。

该酶在 95℃下的半衰期为 40 分钟，完全可满足 PCR 反应的需要。Taq 聚合酶催化 DNA 合成的最适温度为 75 ~ 80℃，延伸速率为 150 ~ 300 个核苷酸/秒。Taq DNA 聚合酶是 Mg^{2+} 依赖性的，当 Mg^{2+} 浓度过高时会抑制酶活性。

优点：扩增产物 3′末端附有一个 "A" 碱基，可直接用于 TA 克隆。不足：缺乏 3′ – 5′外切酶活性，对于反应中的单核苷酸错配无校对功能。主要用于普通 PCR、TA 克隆。

2. pfu DNA 聚合酶 从激烈火球菌（Pyrococus furiosus）获得，最适延伸温度为 72 ~ 78℃。pfu DNA 聚合酶耐热性极好，97.5℃时半衰期大于 3 小时。在缺乏 dNTP 时，pfu DNA 聚合酶会降解模板 DNA，因此一定要在反应混合液中加入 dNTP 后再加酶。

3. KOD DNA 聚合酶 该酶是从日本鹿儿岛县小宝（Kodakara）岛的含硫气孔中分离出来的超嗜热原始菌 Thermococcus kodakaraensis KOD1 分离出来的，具有高扩增能力和高保真性的 DNA 聚合酶。

DNA 聚合酶的浓度是影响 PCR 反应的重要因素，不同的 PCR 反应都有最适聚合酶用量。酶量过大会导致反应特异性下降，过小则影响产量，50μL PCR 反应体系中 Taq DNA 聚合酶的用量一般为 0.5 ~ 2.5U。

（四）脱氧核苷三磷酸

dNTP 的质量和浓度会影响 PCR 的扩增效率。PCR 反应中所用 dNTP 的浓度取决于扩增片段的长度、$MgCl_2$ 的浓度及引物浓度等反应条件，一般终浓度应在 50 ~ 200μmol/L。

4 种 dNTP 的摩尔浓度应相等，若任何一种浓度明显不同于其他几种时，都会诱发核苷酸的错误掺入，降低新链合成速度，过早终止反应。在 PCR 反应体系中 dNTP 终浓度高于 50mmol/L 会抑制 Taq 酶的活性，使用低浓度 dNTP 可以减少在非靶位置启动和延伸时核苷酸的错误掺入，高浓度 dNTPs 易产生错误碱基的掺入，而浓度太低又会降低反应产量。

（五）模板 DNA

模板 DNA 亦称为靶序列。PCR 对模板的要求不高，它既可以是单链 DNA，也可以是双链 DNA。闭环模板 DNA 的扩增效率略低于线状 DNA，因此用质粒作模板时最好先将其线状化。模板 DNA 中不能混有任何蛋白酶、核酸酶、DNA 聚合酶抑制剂及能与 DNA 结合的蛋白质等，将可能干扰 PCR 反应。在一定范围内，PCR 的产量随模板 DNA 浓度的升高而显著增加，但模板浓度过高会导致反应的非特异性增加。为保证反应的特异性，基因组 DNA 作模板时含量可用 1μg 左右，质粒 DNA 作模板时用 10ng 左右。

二、PCR 反应的基本步骤

在反应管中加入反应缓冲液、dNTP、引物、DNA 模板和 DNA 聚合酶，然后将反应管置于 PCR 仪中开始以下循环反应。

1. 变性（denaturation） PCR 反应开始时，首先要使双链 DNA 模板解链成为单链，此过程称为变性。模板 DNA 在 95℃左右的高温条件下，双螺旋的氢键断裂，双链 DNA 解链成为单链 DNA 并游离于反应液中。

2. 退火（annealing） 两条寡核苷酸引物在适当温度下，分别依据碱基互补结合在模板 DNA 扩增区域两端，称为退火。此时，DNA 聚合酶便可开始合成新链。反应体系中引物 DNA 量远远多于模板 DNA，使引物与模板 DNA 在局部形成杂交链的概率远远高于 DNA 双链分子自身的复性配对。

3. 延伸（extension） 在 4 种 dNTP 底物及 Mg^{2+} 存在、DNA 聚合酶最适作用温度下，寡核苷酸按碱基互补配对原则从引物的 3′-端掺入，使引物沿 5′-3′方向延伸合成新股 DNA。

以上 3 个步骤为一个循环，整个 PCR 反应一般需进行 30 轮左右的循环。每一循环的产物再继续作为下一循环的模板，数小时后介于两个引物之间的特异性 DNA 片段得到大量复制，数量可达 $2 \times 10^{6-7}$ 拷贝。在最初阶段，原来的 DNA 链起着模板的作用，随着循环次数递增，新合成的引物延伸链急剧增多而成为主要模板。因此，PCR 扩增产物将受到所加引物 5′ – 端的限制，使终产物序列介于两种引物 5′ – 端之间。

三、PCR 的引物设计和反应条件优化

获得特异性强、产量高的 PCR 反应产物需要正确设计引物和最佳的反应条件。

(一) PCR 引物的设计

PCR 产物的特异性取决于引物与模板 DNA 互补的程度。

1. 引物设计思路和基本步骤

（1）调取基因　登录 NCBI 主页（http：//www. ncbi. nlm. nih. gov/），左栏选择"Gene"，右侧输入关键词"目的基因名称"，获得有关目的基因的众多序列，选择合适的物种（*Homo sapiens*，人；*Rattus norvegicus*，大鼠；*Mus muscutus*，小鼠等）对应的序列。获得关于该基因的所有序列，包括 mRNA 全序列、基因组序列和氨基酸序列等，选择 mRNA。查看编码序列（CDS）对应的核苷酸区域，即为目的基因克隆构建所需的序列（CDS），起始核苷酸编码一定为 ATG，最后三位为终止密码子。

（2）引物设计　引物应在核酸序列保守区内设计并具有特异性：用于基因组 DNA 的引物序列应位于基因组 DNA 的保守区，且与非扩增区无同源序列，这样可减少引物与基因组 DNA 的非特异结合，提高反应的特异性。

2. 引物设计软件　目前，引物设计大都通过计算机软件进行，根据实验的具体要求进行适当调整。常用的引物设计软件包括 Primer Premier（自动搜索）、Oligo 6（引物评价）、Vector NT1 Suit、Dnasis、Omiga、Dnastar 和 Primer 3（在线服务）。

(二) PCR 反应条件的优化

PCR 方法操作简便，但影响因素多，需根据不同目的、DNA 模板，探索最适条件。

1. 变性条件的优化　变性温度过高或变性时间过长都会导致 DNA 聚合酶活性的丧失，从而影响 PCR 产物的产量。变性温度过低或变性时间过短，导致 DNA 模板解链不完全是导致 PCR 反应失败的主要原因。通常情况下，95℃变性 20~30 秒即可使各种 DNA 分子完全变性。

2. 退火条件的优化　引物与模板的退火温度由引物的长度及 GC 含量决定。退火温度一般以（Tm – 5）℃起始设置梯度进行优化。增加退火温度可减少引物与模板的非特异性结合，提高 PCR 反应的特异性。退火时间一般为 20~40 秒，时间过短会导致延伸失败；时间过长则易产生引物二聚体或导致非特异性配对。

3. 延伸条件的优化

（1）延伸温度　取决于所用的 DNA 聚合酶的最适温度，通常为 70~75℃。延伸温度要求比较严格，常用温度为 72℃，过高的延伸温度不利于引物和模板的结合。

（2）延伸时间 延伸时间根据选择的试剂、酶的延伸能力（每分钟的碱基数）和扩增目的片段的长度进行设定，保证有充分的时间延伸。以 500bp/30s 为基准，根据目的片段的长度计算反应时间。延伸时间过长会导致非特异性扩增带的出现，对低浓度模板的扩增延伸时间要稍长些。

4. 循环次数 PCR 反应的循环次数主要取决于模板 DNA 的浓度，一般为 25～30 个循环为佳，最多不超过 35 个循环，此时 PCR 产物的积累可达到最大值。在得到足够产物的前提下，应尽量减少循环次数。

5. 热启动 热启动 PCR（hot start PCR）是提高 PCR 特异性的重要方法之一。这种反应可以防止在 PCR 反应第一步骤中因引物的错配或引物二聚体的形成而导致的非特异性扩增，从而提高目的 DNA 片段的扩增效率。这种方法是在加入 DNA 聚合酶之前，先将 PCR 反应体系升温至 95℃，预变性 2～5 分钟后，将仪器设在暂停，在这一高温条件下迅速加入 DNA 聚合酶后再恢复循环。热启动可以防止模板变性不充分，同时还避免了 DNA 聚合酶活性的迅速下降。

四、PCR 技术的基本类型及应用

（一）PCR 技术的主要类型

1. 反转录 PCR 反转录–聚合酶链反应（reverse transcription – polymerase chain reaction，RT – PCR）将 PCR 的反转录反应与 PCR 反应相结合，是最广泛使用的 PCR 方法。

提取组织或细胞中的总 RNA，以其中的 mRNA 为模板，采用 Oligo（dT）或随机引物利用反转录酶反转录成 cDNA 链，再以 cDNA 为模板，通过 PCR 扩增获得目的基因或检测基因表达。其优点是敏感度高，可检测单个细胞中少于 10 个拷贝的特异 RNA，用于低丰度的 mRNA 的分析。主要用于分析基因的转录产物、获取目的基因、合成 cDNA 探针、构建 RNA 高效转录系统。

2. 定量 PCR（quantitative PCR，qPCR） 使用荧光染料或荧光标记的特异性探针，实时在线监控反应过程，结合相应的软件可以对结果进行分析，计算待测样品的初始模板量。一种内标可用于定量多种不同目的 mRNA。在研究基因表达方面，qPCR 能提供特定 DNA 基因表达水平的变化，可用于癌症、代谢紊乱及自身免疫性疾病的诊断和分析。

其他常见 PCR 技术的特点和用途见表 12 – 3。

表 12 – 3 常见 PCR 技术的特点及用途

PCR 技术	技术特点	用途
常规 PCR	经典	扩增已知序列的 DNA
反转录 PCR	将反转录与 PCR 结合	分析 RNA 水平，获得 cDNA
重组 PCR	利用引物设计改变原有 DNA 的结构	构建突变体及重组体
原位 PCR	结合原位杂交，在细胞涂片或组织切片进行	鉴定并定位带有靶序列的细胞

续表

PCR 技术	技术特点	用途
不对称 PCR	采用两种不同浓度的引物进行 PCR	扩增出特异长度的单链 DNA
多重 PCR	在同一反应体系里使用两对以上引物	多个基因片段的同时扩增
反向 PCR	反向互补引物来扩增引物以外的 DNA 片段	扩增未知序列 DNA
锚定 PCR	在未知序列末端添加同聚尾,并设计锚引物	扩增未知序列 DNA
表达 PCR	利用通用启动子及适合的引物来扩增含有启动子序列的 DNA 片段	直接进行体外转录和翻译,产生功能性蛋白质
巢式 PCR	设计外和内两对引物,外引物扩增产物包含内引物扩增的靶序列	提高检测的灵敏度和特异性
实时定量 PCR	通过荧光探针实时监控反应过程	mRNA、miRNA、痕量核酸定量

(二) PCR 技术的实际应用

由于 PCR 技术具有快速、简便、灵敏等特点,已被广泛地应用于临床医学、中西医结合实验医学、遗传疾病检测、司法鉴定等各个领域。

1. 基因结构分析　PCR 技术能够快速、灵敏地放大被测试的目的基因,可用于鉴定由于基因缺失、突变、转位等基因结构异常及外源基因侵入(如病毒感染)所引起的各种疾病。如遗传性疾病、肿瘤、免疫性疾病和病毒感染等。

2. 基因获取　通过 RT – PCR 和重组 PCR 等技术进行基因克隆。

3. 序列分析　PCR 技术使 DNA 测序大为简化。

五、PCR 产物的定性和定量检测方法

传统意义上讲,PCR 检测技术的全过程应为两步:一是 PCR 的扩增,二是扩增后 DNA 片段的检测。对 PCR 扩增片段检测系统的要求是准确、可重复地反映模板的性质和数量。目前,随着 PCR 技术的发展,PCR 产物的检测手段也在增加,常用的有以下几种。

(一) 琼脂糖凝胶电泳

琼脂糖凝胶电泳是检测 PCR 产物常用和最简便的方法,能判断产物的大小,有助于产物的鉴定。普通琼脂糖凝胶分离 DNA 的范围为 0.5 ~ 10kb,可按所分离 DNA 分子的大小选择琼脂糖的浓度。对于分子量较大的样品,一般可采用低浓度的琼脂糖凝胶进行电泳分离;如果 PCR 产物分子量较小,可以采用浓度比较高(如 2%)的琼脂糖凝胶。琼脂糖凝胶电泳操作简单,电泳速度快,样品不需事先处理就可以进行电泳。电泳后,用溴化乙啶(ethidium bromide,EB)染色可以直接在紫外灯下观察到 DNA 条带;用凝胶扫描仪或紫外检测仪可观察、拍照并分析结果。其优点是操作简便,电泳速度快;分辨率高、重复性好,电泳图谱清晰;不吸收紫外光,可直接利用紫外光吸收法做定量分析;对蛋白质吸附极微,故无拖尾现象。缺点是一般无法进行精确定量;分子筛作用小,区带少。

（二）毛细管电泳检测系统

毛细管电泳技术（CE）又称高效毛细管电泳（HPCE），是一类以毛细管为分离通道、以高压直流电场为驱动力，依据样品中各组分之间迁移速度和分配行为上的差异而实现分离的一类液相分离技术，实际上是电泳技术和层析技术的交叉。该法快速、微量、分辨率高、重复性好；易于定量、自动化。CE 主要应用于筛选基因的突变。

（三）固相捕获检测系统——PCR 产物的特异性探针捕获检测方法

固相捕获检测系统是一种将固相捕获与探针杂交相结合的特异性 PCR 产物检测方法。用特异性探针能够特异性检测其 PCR 产物，排除 PCR 产物中存在的非特异性扩增成分的干扰。步骤：PCR 引物用生物素标记；进行 PCR 扩增及 PCR 产物的变性；变性的 PCR 产物被结合到预先结合于酶标板底部的序列特异的寡核苷酸探针上（即固相化探针）；洗去没有捕获的扩增子；被杂交和捕获的 PCR 产物与标记 HRP 的抗生物素蛋白（亲和素）温育结合，加底物显色进行定量。该法灵敏度高，特异性强，使用两个杂交过程来检测一个产物。

六、实时定量 PCR

实时定量 PCR（quantitative real–time PCR，qPCR）于 1996 年由美国 Applied Biosystems 公司首先推出。由于该技术不仅实现了 PCR 从定性到定量的飞跃，而且与常规 PCR 相比，具有特异性更强、结果准确可靠、自动化程度高等特点。

（一）实时定量 PCR 的概念和原理

1. 概念 实时定量 PCR 是指在 PCR 反应体系中加入荧光基团，通过连续检测荧光信号实时检测 PCR 扩增反应中每一个循环扩增产物量的变化，最终通过标准曲线对目的基因的起始模板进行定量分析的方法。

2. 原理 基于反应起始的模板 DNA 量与循环过程的指数期的扩增产物量之间存在着定量关系，利用荧光信号的实时监测和计算，可反映出这种定量关系。随着 PCR 反应的进行，监测到的荧光信号变化可绘制成一条曲线。在 PCR 反应早期，产生荧光的水平不能与背景明显地被区别，而后荧光的产生进入指数期、线性期和最终的平台期，因此可以在 PCR 反应处于指数期的某一点上来检测 PCR 产物的量，并且由此来推断模板的初始含量。

（二）实时定量 PCR 产物的标记方法

荧光标记是实现 PCR 反应实时定量的化学基础，标记方法包括探针类和非探针类两种：探针类是利用与靶序列特异杂交的探针来指示扩增产物的增加；非探针类是利用非特异性地插入双链 DNA 的荧光结合染料或者特殊设计的引物来指示扩增的增加。前者由于增加了探针的互补识别步骤，特异性更高；而后者简便易行。

（三）实时定量 PCR 的实验流程

1. 样品的制备 提取的 DNA 可用 TE（Tris + EDTA）缓冲液溶解后置于 – 20℃ 保存；对于 RNA 样品，抽提 RNA 后要迅速反转录，将 RNA 反转录为 cDNA，TE 缓冲液溶解后置于 – 20℃ 保存。为了保证扩增效率，用于定量 PCR 的 RNA 需要具有较高的纯度，即 OD260/OD280 处于 1.8~2.0。

2. 靶序列扩增区域的选择 设计产物长度为 75~200bp，较短的 PCR 产物扩增效率比较长的 PCR 产物扩增效率高，但是尽量大于 75bp，否则不易与引物二聚体区分。PCR 对靶基因扩增的区域避免具有复杂的二级结构。可利用在线二级结构模拟网站 mfold（http：//mfold. rna. albany. edu/? q = mfold），对靶基因二级结构进行预测。

3. 引物和探针的设计 查比对序列，先选择好探针的位置，然后设计引物使其尽可能的靠近探针。

4. PCR 反应 提取细胞或组织中的总 RNA、反转录。测定所得样品的摩尔量后做 5 倍或 10 倍连续梯度稀释，以此作为标准品。所有的加样操作要遵循保证反应体系均一化，除样品外其他试剂都要进行预混，预混后分装到各个 PCR 反应管中，最后加样品。

5. 数据记录及分析 将反应板置入仪器内，按照仪器操作说明完成反应和数据记录。一般而言，荧光扩增曲线可分成 3 个阶段：荧光背景信号阶段、荧光信号指数扩增阶段和平台期，其形状是一条平滑的 "S" 形曲线。

（四）实时定量 PCR 技术在医学上的应用

目前实时定量 PCR 技术已经被广泛应用于基础医学基因突变及其多态性研究，细菌、真菌、支原体、衣原体、病毒的基因检测，肿瘤诊断和研究，以及药物研发等领域，对于从本质上认识和诊断疾病具有重要意义。

第三节　基因克隆和表达技术

基因克隆（gene cloning）和基因表达（gene expression）是两个不同但是密切联系的技术。基因克隆又称分子克隆（molecular cloning），是指通过体外重组技术将不同来源的 DNA 分子进行特异切割、重新连接插入适当载体，组装成一个新的重组 DNA 分子，然后将重组 DNA 分子导入宿主细胞，扩增获得大量同一 DNA 子代分子的过程。基因表达则是指将通过基因克隆所得的、含有目的基因的表达载体导入宿主细胞（如原核的大肠杆菌、毕赤酵母真菌、植物、昆虫或者哺乳动物等），并且使目的基因在宿主细胞内转录、翻译并得到目的基因编码的蛋白质的过程。

因此，针对中西医结合实验医学而言，比如研究某一种蛋白分子的作用，可通过过表达来实现，即一般需要先通过基因克隆获得表达载体，然后再通过基因表达技术将外源基因导入宿主细胞并得以表达。最常用的宿主细胞包括大肠杆菌、酵母、小鼠和人的细胞或细胞系等。过表达某一分子一般需要以下几个基本的过程（表 12 – 4）。

表 12 - 4 过表达某一分子的基本步骤和主要操作

主要步骤	主要操作
获得目标分子的全长编码序列	1. 确定目标基因的表达要求； 2. GenBank 或其他数据库寻找目标基因的编码序列； 3. 确定起始密码和终止密码，以及该目的基因自身的限制酶切位点
扩增该目标分子并将其连接入适当的克隆载体	1. 设计合成包含限制酶位点的引物，PCR 法扩增基因； 2. PCR 产物和克隆用载体进行限制酶切； 3. 酶切产物回收，连接入酶切后载体片段
扩增并纯化包含目标分子的载体	1. 连接产物转化感受态大肠杆菌； 2. 挑选阳性克隆； 3. 细菌培养基内筛选压力条件下扩增； 4. 质粒纯化和鉴定（酶切 + 载体 DNA 测序）
获得表达载体	1. 选择合适的酶切位点，然后将包含目的基因的片段连入相应的表达载体； 2. 扩增、纯化表达载体
将表达载体导入宿主细胞并检测目的基因的表达	1. 表达载体转染人或小鼠等细胞； 2. RT – PCR、Western 印迹、ELISA、FACS 等方法鉴定目的基因表达

基因克隆与表达最关键的步骤是载体构建和外源基因导入宿主细胞。

载体构建包含一个完整的分子克隆过程，即将外源 DNA 连接入某种载体，并扩增获得包含目的基因的载体的过程。其基本步骤包括：制备目的基因→将目的基因与载体用限制性内切酶切割和连接，制成重组 DNA→导入宿主细胞→筛选、鉴定→扩增和表达。

将外源基因导入细胞则是指通过转化（transformation，如大肠杆菌感受态转化）、转染（transfection，如真核表达载体通过脂质体、电穿孔等方式导入昆虫、哺乳动物细胞）或者转导（transduction，如病毒介导的 DNA 导入各种昆虫、哺乳动物细胞）等方式，使外源基因得以进入宿主细胞并扩增、转录、翻译的过程。因此，过表达某一分子成功与否的决定因素在于载体的选择和外源基因能否有效导入。

一、常用基因克隆和表达载体

载体（vectors）是指能有效地运载外源 DNA 片段（基因）进入宿主细胞内的可自主复制的 DNA 片段，即载体同外源 DNA 在体外组成重组 DNA 分子，进入宿主细胞后能进行自我复制。根据不同的分类方式，可将载体分为不同的类型（表 12 - 5）。在实际操作中，需要根据运载的目的 DNA 片段大小和将来要进入的宿主细胞，选用合适的载体。

表 12 - 5 载体的分类、特征和用途

分类依据	类型
根据用途	克隆载体、表达载体
根据进入宿主细胞的方式	病毒载体（病毒颗粒的方式）、质粒载体
根据载体进入的宿主细胞不同	原核细胞表达载体（主要指细菌） 真核细胞表达载体（主要指哺乳动物细胞）

（一）常用克隆载体

克隆载体（cloning vector）是指能够在细菌等宿主细胞内大量扩增并复制的载体。大多是高拷贝的载体，一般是原核细菌，将需要克隆的基因与克隆载体的质粒相连接，再导入原核细菌内，质粒会在原核细菌内大量复制，形成大量的基因克隆。

克隆载体需要包含以下基本元件：①复制起点（origin of replication，ORI），即含有能够在细菌或酵母等细胞中进行扩增的复制起始点；②多个克隆位点（multiple cloning sites，MCS），即限制酶酶切位点，往往要求具有唯一性，用于载体的限制酶切割；③选择性标记（selection marker，SM），即抗生素抗性或其他特殊筛选标志，用于阳性克隆的筛选。

克隆载体主要有 pBR322 质粒载体、pUC8 质粒载体、噬菌体载体和人工染色体。pBR322 质粒载体是最经典而理想的克隆载体之一，应用广泛而稳定（图 12 –1）。

优点：分子质量小，克隆能力大；携带氨苄西林抗性基因和四环素抗性基因，便于重组体细胞的选择；较高的拷贝数，氯霉素扩增之后，可达 1000～3000 个拷贝/细胞，达细胞 DNA 总量的 40%～50%；多个克隆位点，可适用于多种限制酶产生的 DNA 片段的插入；安全性高。不足：失去了转移蛋白基因 mob（mobilization），不能通过接合转移。

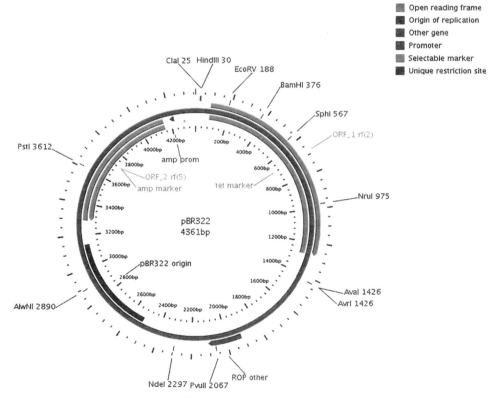

图 12 –1　pBR322 结构示意图（采用 PlasMapper Version 2.0 绘制）

（二）常用表达载体

表达载体（expression vector）是指不仅能够在宿主体内复制，而且能够通过转录、翻译等过程在宿主细胞内表达出相应蛋白质的载体。

1. 表达载体的特征　表达载体是在克隆载体基本骨架的基础上增加表达调控元件，如启动子、终止子、核糖体结合位点（ribosome - binding site，RBS）等，具有较高的蛋白质表达效率，有的是高拷贝，有的是低拷贝，各有各的用处，是一些用于工程生产的细菌，被导入的目的基因会在此类细菌中得以表达。通常情况下，表达载体与克隆载体的不同之处在于含有启动子（promoter）、SD（shine Dalgarno）序列和终止子（terminator）3 个位点。

2. 表达载体的分类

（1）根据载体进入宿主细胞的方式，表达载体分为质粒载体和病毒载体；根据宿主细胞的不同，表达载体可以分为原核表达和真核表达载体。

（2）根据表达系统载体和宿主的不同，表达载体可以分为原核生物表达体系、酵母表达体系、昆虫细胞表达体系和哺乳动物细胞表达体系。

（3）根据目的 DNA 大小、受体细胞的种类及来源不同，表达载体可以分为质粒、λ 噬菌体载体、黏粒、细菌人工染色体（BAC）和酵母人工染色体（YAC）。

3. 常用原核表达载体　原核表达质粒含有克隆元件（复制起点、插入位点和筛选标记）及表达元件（强启动子、终止子和 SD 序列）。最常用的原核表达宿主细胞是大肠杆菌。

4. 常用真核表达载体　大部分真核表达载体属于穿梭载体（shuttle vector）。

穿梭载体是指能够在两类不同宿主中复制、增殖和选择的载体。例如，有些载体既能在原核细胞中复制又能在真核细胞中复制，或既能在革兰阴性菌 E. coli 中复制又能在革兰氏阳性细菌中复制。这类载体主要是质粒载体。

真核表达载体具有转录后加工系统；具有翻译后修饰系统，重组蛋白具有很好的活性；可实现真正的分泌表达。但是，其不能实现全部的翻译后修饰的功能。根据宿主细胞的差异，真核表达载体分为酵母表达载体、昆虫表达载体和哺乳动物表达载体 3 类。

二、哺乳动物真核表达载体

根据进入宿主细胞的方式将哺乳动物真核表达载体分为质粒载体和病毒载体两类。

（一）哺乳动物质粒表达载体

质粒载体（plasmid vector）在科学研究中具有相当的优势，主要体现在构建简单方便、容易扩增、表达效果稳定、通常可以稳定表达等优势。

质粒表达载体的优势：含成熟的增强子 - 强启动子序列；可进行多种蛋白质标签的融合表达；筛选方便，一般既含有抗生素抗性基因位点（用于大肠杆菌筛选），又含有真核细胞药物压力筛选位点（如新霉素、潮霉素、杀稻瘟菌素等）；一些新型载体利用内部核糖体插入位点（internal ribosome entry site，IRES）序列具有模拟原核细胞蛋白质转录翻译的特点，在一个载体里可同时表达两个外源基因。

真核表达载体是最能够模拟目标分子生物学功能和活性的表达工具，常用来表达和纯化目标分子的蛋白质，以便于酶活性分析、寻找相互作用分子、空间结构的解析等。

(二) 哺乳动物病毒表达载体

病毒载体（viral vector）是指利用病毒的基因组序列元件构建的可携带外源基因的载体工具，同质粒载体一样，病毒载体可以将外源基因高效导入培养细胞和整体动物组织。目前常见的病毒载体有：腺病毒（adenoviruses，Ad）、腺相关病毒（adeno‐associated viruses，AAV）、单纯疱疹病毒（herpes simplex virus，HSV）、反转录病毒（retroviruses，RV）、慢病毒（lentivirus，LV）载体等，前三种为 DNA 病毒载体，后两种为 RNA 病毒载体。

病毒载体除了携带一般的外源基因外，还可用于表达小干扰 RNA（small interfering RNA，siRNA），即设计一段能够编码短发夹样 RNA（short hairpin RNA，shRNA）的序列，再将该编码序列构建入病毒载体中，通过在细胞内表达 shRNA 序列并剪切形成成熟的 siRNA，从而实现对目标基因表达的抑制。常用的 siRNA 病毒递送载体有腺病毒载体和慢病毒载体。

三、外源基因的导入——基因转染

虽然表达系统和表达载体多种多样，但是在基因克隆和表达的过程中均需要将外源的 DNA 导入宿主细胞。此技术已广泛应用于基因组功能研究（基因表达调控、基因功能、信号转导和药物筛选研究）和基因治疗研究。

(一) 基因转染的概念和分类

1. 基因转染的概念 基因转染即将外源基因导入宿主细胞，是指具有生物功能的核酸转移或运送到细胞内并使核酸在细胞内维持其生物功能。其中，核酸包括 DNA（质粒和线性双链 DNA）、反义寡核苷酸及干扰 RNA（siRNA 或 RNAi）。

2. 基因转染的分类 常规转染技术可分为两大类：一是瞬时转染，二是稳定转染（永久转染）（表 12 – 6）。

表 12 – 6　两种转染方式的比较

类型	目的	目的 DNA 与宿主染色体的关系	表达持续时间	筛选办法
瞬时转染	快速分析	未整合	随细胞分裂而稀释至丢失，一般为 48～72 小时	抗生素抗性
稳定转染	为获得稳定表达外源基因的单细胞克隆	整合	随宿主细胞自身基因组复制、转录和翻译，并被稳定遗传	抗生素抗性

3. 稳定转染 是指外源质粒 DNA 整合到宿主细胞染色体上，使宿主细胞可长期表达目的基因及蛋白。需要在瞬时转染的基础上对靶细胞进行筛选，建立稳定的细胞系，

筛选时根据不同基因载体中所含有的抗性标志选用相应的药物，最常用的真核表达基因载体的标志物有潮霉素（hygromycin）、嘌呤霉素（puromycin）和新霉素（neomycin）等。筛选得到的细胞可稳定表达目的蛋白，用于蛋白质的扩增和富集，或者得到稳定沉默特定基因的细胞株。

RNA 的稳定转染一般是通过将 RNA 对应的 DNA 序列或前体 DNA 序列构建到 DNA 表达载体，转染细胞后进行稳定克隆的筛选，实质上也属于 DNA 的稳定转染。

（二）常用基因转染技术

外源基因导入细胞的方法根据宿主和载体的不同有很大差异。常见的基因转染技术一般可分为化学转染法、物理转染法和病毒感染法。

第四节　微小核糖核酸技术

微小核糖核酸（microRNA，miRNA）是 1993 年由 Rosalind C. Lee 等在研究线虫的发育过程中发现的，命名为 lin – 4 和 let – 7，其表达具有一定的时相性，并通过作用于相应的靶基因进而调控线虫的发育，当时将这类小片段 RNA 称为小时序 RNA（Small temporal RNA，stRNA）。随后发现的 miRNA 则用数字命名，即"miR – #"或"MIR – #"表示。

miRNA 通常是含有 18～22 个核苷酸（nucleotide，nt）的内源性非编码单链小分子 RNA，由一段具有茎环结构的长度为 70～80nt 的单链前体（pre – miRNA）剪切后生成，5′端有一磷酸基团，3′端为羟基，这一特点使它与大多数寡核苷酸和功能 RNA 的降解片段区别开来。miRNA 具有高度的保守性、时序性和组织特异性，有转录后调控基因表达的功能。miRNA 在细胞中通过与蛋白质形成 RNA 诱导的沉默复合物（RNA – induced silencing complex，RISC），通过与靶 mRNA 分子的 3′ – 非翻译区（untranslated regions，UTR）的完全或不完全互补配对，进而调控 mRNA 的翻译或直接降解该 mRNA。

一、miRNA 的生物合成

目前已经检测到超过 200 种生物的 RNA 序列，发现超过 30000 种 miRNA。miRNA 的生成需要在细胞核和细胞质中顺序加工完成。成熟的 miRNA 分子的形成过程主要包含以下步骤：首先在核内经核糖核酸酶Ⅱ从 DNA 转录为包含几百到几千个核苷酸的 pri – miRNA，并经核糖核酸酶Ⅲ——Drosha 和双链 RNA 结合蛋白——DGCR8 形成 70～100 个核苷酸长度的发夹样结构 pre – miRNA，pre – miRNA 经出核转运因子——Export-in5（Exp – 5）出核进入胞质，在另一核糖核酸酶Ⅲ——Dicer 作用下生成 18～22nt 的双链 miRNA，双链 miRNA 与 Argonaute（AGO）家族蛋白——RNA 诱导的沉默复合物（RISC）组合后，仅一条链整合留在 RISC 复合物（miRISC）中并成为成熟的单链 miR-NA，另一条链则迅速降解。

除上述经典的 miRNA 生成途径，另有两种 miRNA 产生途径：①不依赖 Drosha 酶途径，是指在信使 RNA（messager RNA，mRNA）、转运 RNA 和其他一些小的 RNA 产生的同时产生 pre – miRNA，pre – miRNA 经 Dicer 和 RISC 进一步加工生成 miRNA。②不依赖 Dicer 酶途径，是指通过 Drosha 酶加工生成的 pri – miRNA 只有一个发夹样结构，因其构成的核苷酸数目少而不能被 Dicer 酶识别，因此该 pri – miRNA 直接与 Argonaute 家族蛋白结合生成成熟的单链 miRNA，发挥生物学作用。

二、miRNA 的表达特点和功能

（一）miRNA 的表达特点

miRNA 具有较强的偏好性，5′端偏好碱基 U，第 10 位碱基偏好 A。前体长度存在种间差异，动物为 70 ~ 90nt；植物的较长，为 130nt 左右。miRNA 的表达具有时空特异性，特别是组织表达的差异。miRNA 中 60% 为独立表达，15% 具有成簇表达（即表达具有相关性）的特点。虽然 miRNA 广泛存在于各个物种，但具有高保守性，涉及成熟序列、种子序列及部分物种的前体序列也是保守的，这就为在新的物种中发现 miRNA 提供了参考价值。miRNA 表达受某种因子调控，目前对调控 miRNA 表达的机制和 miRNA 基因上的作用元件尚不完全清楚。

（二）miRNA 的作用特点

miRNA 作为内源性单链小分子 RNA，对 mRNA 进行转录后表达调控。miRNA 生成后主要通过与 mRNA 的 3′UTR 区发生序列互补以抑制转录或降解 mRNA 而实现基因调控。转录抑制或降解 mRNA 的程度取决于多种因素，包括 miRNA 与目标 mRNA 间的全部互补序列，毗邻序列的二级结构，mRNA 与 miRNA 结合部位与复制序列间的距离及 3′UTR 区结合 miRNA 靶部位数量。研究显示，全基因组中有 1% ~ 5% 的基因编码 miRNA，而 miRNA 可调控人类 30% ~ 60% 的基因或蛋白编码基因，人类基因组中存在的 miRNA 超过 1600 个，而 1 个 miRNA 可能靶向调控几百个 mRNA；同一个 mRNA 的 3′UTR 区的结合位点可结合多个 miRNA，并且 miRNA 的靶 mRNA 可反向调节 miRNA 的表达，形成正、负反馈回路。因此，miRNA 在转录后水平干预数百个靶基因，进而调控蛋白的合成。

（三）miRNA 与靶 mRNA 的作用模式

目前已知的 miRNA 主要依赖以下两种序列互补原则对靶基因起负调控作用：

1. 二者不完全互补　二者不完全配对结合时，主要影响翻译过程，而对 mRNA 的稳定性无任何影响，如线虫的 lin – 4。该类 miRNA 的结合位点通常在靶基因 mRNA 的 3′端非翻译区，从而在蛋白质翻译水平上抑制靶基因 mRNA 的表达。

2. 二者完全互补　二者完全配对结合后，类似小干扰 RNA（siRNA）与靶 mRNA 的结合，特异性地切割 mRNA，如 miR – 39/miR – 171。此类 miRNA 的结合位点通常在靶基因 miRNA 的编码区域或开放阅读框中，从而引起靶基因 miRNA 的降解。

3. 上述两种模式均具备　当其余靶 mRNA 完全互补配对时，直接靶向切割 mRNA，而不完全互补配对时起调节基因翻译的作用，如果蝇/线虫的 let – 7。

(四) miRNA 的功能

一个 miRNA 可调控很多靶基因, 每个基因也可能受多个 miRNA 调控。目前, 大多数 miRNA 的功能和作用机制尚不清楚, 已知的 miRNA 功能几乎涵盖生物学各领域, 参与了生物发育, 细胞增殖、分化、凋亡及疾病等多种生理病理过程。miRNA 的功能主要通过其作用的靶基因实现, 即 miRNA 通过调控靶基因的表达而发挥生物学功能 (表 12 - 7)。

表 12 - 7　miRNA 的功能

作用机制	作用方式	作用效果
翻译抑制	miRNA 与靶基因不完全互补	不影响 mRNA 的稳定性, 主要在翻译水平进行抑制基因表达, 包括翻译起始抑制、阻断翻译延伸、新生肽链的降解等。大多数动物体内 miRNA 都是通过翻译抑制的机制发挥作用
mRNA 切割	miRNA 与靶基因完全互补	与 siRNA 非常类似, 直接靶向和切割 mRNA
mRNA 降解	miRNA 与靶基因完全互补	促进靶 mRNA 去 poly (A) 尾, 降低 mRNA 的稳定性, 从而促使其降解
甲基化靶基因	介导靶标基因 DNA 的甲基化	在转录水平抑制靶基因的表达

三、miRNA 表达谱分析

抽提 miRNA 需使用能够吸附小片段 RNA 的玻璃纤维滤膜离心柱。目前实验室常用的抽提 miRNA 试剂盒有三种。最早上市的是 Ambion 公司的 mirVana™ miRNA 抽提试剂盒。第二种为 Qiagen 公司的 miRNeasy miRNA 抽提试剂盒。第三种为 Invitrogen 公司的 Trizol 试剂、TaKaRa 公司的 RNAiso Plus 试剂盒。

目前, 针对 miRNA 表达谱的分析, 最常用的主要有测序和芯片两个手段, 对于通过这两种手段分析得到的差异表达的 miRNA, 常使用 qRT - PCR 法和杂交法以进一步确证。

(一) miRNA 表达谱的高通量分析

miRNA 表达谱的高通量分析方法以 miRNA 芯片最为常用, 其原理与 cDNA 芯片相似并做了一定的改进。

1. 克隆测序法　是获得 miRNA 表达谱的传统方法。首先提取总 RNA 并通过 PAGE 分离纯化回收 18 ~ 26nt 的小片段 RNA, 随后在 RNA 分子 3′ 和 5′ 端用 T4 RNA 连接酶连接寡核苷酸接头, 通过 RT - PCR 获得 cDNA, 连接到载体上构建 cDNA 文库, 筛选克隆进行测序, 每一个测序的质粒含有数个小 RNA 分子。

目前 miRBase (miRNA 常用的数据库) 中绝大部分序列都是通过克隆测序法获得的。该法具有精确性高等优点, 在 miRNA 的早期研究中发挥重要作用。缺点是速度慢、灵敏度低、效益成本比低; 很难克隆出在不同时期表达的、或只在特定组织或细胞系中表达的 miRNA; 由于克隆方法固有的局限性, 也很难捕获表达丰度较低的 miRNA; 受其他小分子（如 siRNA）的影响，易产生假阳性。

2. 高通量小 RNA 第二代测序法　第二代测序技术已被应用于检测细胞或组织中的 miRNA 表达谱，是一种独特的文库克隆测序方法，称为大规模平行测序技术（massively parallel signature sequencing，MPSS），主要以 Illumina 公司的 Solexa 技术、罗氏公司的 454 测序和 ABI 公司的 SOLiD 技术为代表。

MPSS 是挖掘组织或细胞 miRNA 表达谱的最佳方法。原理是不采用标准的测序方法，而是采用一种基于珠子的技术对来自克隆文库的成百上千个克隆进行快速测序，测序长度超过 20 个碱基。不但可以测定已知的 miRNA 及其表达的拷贝数，用于比较不同样本中 miRNA 的表达差异，还可以测得大量的新的 miRNA 候选（miRNA candidate）。

MPSS 法快速、高分辨率、高精度和高重复性；可检测到单个碱基的差异，直接从核苷酸水平研究小 RNA 分子；可区分相同家族及序列相似的不同小 RNA 分子；高丰度分子检测无过饱和，并可准确检出低丰度的小 RNA 分子。

3. microRNA 微阵列芯片技术　在一微小的基片（硅片、玻片、塑料片等）表面集成了大量的分子识别探针，工作原理与经典的核酸分子杂交方法一致，都是应用抑制核酸序列作为探针与互补的靶核苷酸序列杂交，通过信号检测进行定性和定量分析。

（二）qRT-PCR 法鉴定单个 miRNA 的表达差异

1. qRT-PCR 技术　是一种灵敏度高、准确性好、操作简便易行的方法，是鉴定某一特定的 miRNA 在不同样本中的表达差异而首选的低通量方法。

引物设计是 qRT-PCR 法的关键，因为 miRNA 过于短小，故 miRNA 的反转录通常采用特异性长片段反转录引物，而在 PCR 过程中通过扩增长片段反转录产物以鉴定该 miRNA 的表达量。需确保引物 3′ 端的不同，采用较高的退火温度（60~61℃）以提高反应特异性，以富集的 miRNA 为模板扩增，可提高检测的灵敏性。

2. 荧光定量技术　是用于验证 miRNA 微阵列表达谱和检测其表达水平应用最广泛的方法。总 RNA、细胞裂解物及纯化的 RNA 都可用于 miRNA 的定量检测。该法具有高度特异性；超宽的定量线性范围和高度的检测灵敏度；样品消耗少，仅需 1~10ng 的总 RNA。但对引物、探针的设计要求较高。

（三）杂交法检测 miRNA 的表达

杂交法检测目的 miRNA 主要有三种方法：传统 Northern 杂交法、液相杂交法、原位杂交法。商业化试剂盒较为成熟，如 Ambion 公司的 Northern 和液相杂交试剂盒等。

1. Northern 杂交　是检测 miRNA 表达水平的"金标准"，重复性好、灵敏度高。可用来检测 miRNA 的存在、表达量，并验证小 RNA 芯片分析和二代测序的结果等。可用于检测 miRNA 在组织细胞中的表达水平，又可结合 RNA marker 检测 miRNA 的分子大小。

2. 原位杂交技术　可直观地展示出微小 RNA 的时空表达模式，还可以与荧光免疫化学法相结合，利用特异类型细胞的标记分子，判定表达微小 RNA 的细胞类型，是一种分析微小 RNA 表达组织和时序性的有力工具。可在福尔马林固定的组织、石蜡包埋组织、细胞及亚细胞水平进行 miRNA 的检测。

3. 液相杂交法 液相杂交法检测 miRNA 互补结合后，不能被 RNA 酶所降解，而未结合的探针则被降解，通过检测最终体系中所剩的探针量反映目的 miRNA 的表达量。

四、miRNA 靶位点预测

通常认为，哺乳动物中，miRNA 主要与靶 mRNA 3′UTR 发生非完全互补配对结合，进而抑制靶 mRNA 的表达。其中 miRNA 第 2～7 位核苷酸对于这种结合发挥决定作用，被称为"种子序列"。许多 miRNA 找靶预测软件是基于此种特性预测 miRNA 的靶基因。此外，mRNA 3′UTR 中的靶点序列亦具有一定的进化保守性，并且一条 mRNA 的 3′UTR 可被多个 miRNA 作用，一条 miRNA 亦可作用于多条靶 mRNA，形成一个复杂的调控网络。在哺乳动物中，miRNA 作用于靶 mRNA 后，通常认为其不导致靶 mRNA 的直接降解，而是抑制靶 mRNA 的翻译，但亦有不少可导致降解的报道。通过这种转录后调控基因表达的方式，miRNA 成为中西医结合实验研究的热点之一。

（一）miRNA 靶位点预测原则

miRNA 和靶 mRNA 的相互作用有一定规律，可以通过生物信息学的方式对 miRNA 靶基因进行预测，遵循以下原则：①miRNA 与靶基因结合位点的互补性，指 miRNA 5′端的第 2～7 位 nt 序列应与靶 mRNA 3′UTR 序列完全互补配对，miRNA 3′端的序列不要求完全互补；②miRNA 靶位点在不同物种间的保守性；③miRNA – mRNA 结合的热稳定性；④miRNA 靶位点处不应有复杂的二级结构；⑤miRNA 5′端与靶基因的结合能力强于 3′端。此外，不同的预测方法还会根据各自总结的规律，对算法进行不同的限制与优化。

（二）靶基因功能注释与分类

利用 gene ontology（GO）enrichment analysis 和 KEGG pathway analysis，对预测得的靶基因进行功能注释与分类，进一步了解 miRNA 的效用原理。

（三）miRNA 的生物信息学分析

miRNA 与其靶分子相互作用并参与复杂的基因调控，生物信息学工具可在表达谱芯片数据分析与深度挖掘、高通量测序数据分析、靶基因预测、调控网络构建等方面取得快速高效的分析结果（表 12 – 8）。

表 12 – 8　miRNA 生物信息研究策略

研究目的	研究策略	应用
靶基因预测	生物芯片分析；多种算法软件预测	发现靶基因
靶基因功能	靶基因 GO（功能富集）分析	发现生物功能
靶基因生物通路研究	Pathway 生物通路分析；挖掘靶基因可能参与的生物通路	发现 miRNA 参与的生物通路和功能

续表

研究目的	研究策略	应用
miRNA 调控基因网络	miRNA 调控网络构建	寻找 miRNA 作用关键基因
miRNA 及其靶基因的作用分析	miRNA 芯片表达差异	上调、下调的靶基因

目前对 miRNA 的研究主要集中于以下几个问题：在生理及病理过程中寻找发挥重要作用的 miRNA；探索这些 miRNA 的表达调控方式；寻求这些 miRNA 的作用机制，即找寻它们的靶 mRNA；miRNA 的自我调节方式；不同 miRNA 在机体中的调控是否会相互影响；miRNA 在机体生长发育和病理生理过程中的作用机制，及其是否会成为治疗疾病的靶点。这些问题将是今后 miRNA 进一步的研究方向。

第五节　核糖核酸干扰技术

1990 年有学者在进行植物转基因的有关研究时偶然发现，将全长或部分基因导入植物细胞后，某些内源性基因不能表达，但这些基因的转录不受影响，因此，将这种现象称之为基因转录后沉默（posttranscriptional gene silencing，PTGS）。1995 年，康奈尔大学的 Su Guo 和 Kemphues 在利用反义 RNA 技术特异性地阻断秀丽新小杆线虫（*C. elegans*）中的 *par－1* 基因时，同时在对照实验中给线虫注射正义 RNA，却发现反义 RNA 和正义 RNA 都同样切断了 *par－1* 基因的表达途径。这与反义 RNA 技术的解释正好相反，学者们一直无法解释这种现象。1998 年，Andrew Fire 和 Craig Mello 证实，上述遇到的正义 RNA 抑制基因表达的现象，以及过去的反义 RNA 技术对基因表达的阻断，都是由于体外转录所得的 RNA 中污染了微量双链 RNA 而引起的。当他们将体外转录得到的单链 RNA 纯化后注入线虫发现，基因抑制效应变得十分微弱，而注射经过纯化的双链 RNA 却正好相反，能够高效特异性地阻断相应基因的表达，并将这一现象称为核糖核酸干扰（RNA interference，RNAi）。RNAi 现象是一种进化上保守的抵御转基因或外来病毒侵犯的防御机制，在低等生物、植物、真菌、无脊椎动物和哺乳动物中广泛存在。

一、概述

核糖核酸干扰又称转录后基因沉默，是正常生物体内抑制特定基因表达的一种方式，是指将与内源性 mRNA 编码区同源的双链 RNA（double stranded RNA，dsRNA）导入细胞后，该 mRNA 发生降解而导致基因表达沉默的现象，属于转录后水平的基因调控。

（一）RNAi 的特点

外源 dsRNA 进入细胞后，产生小干扰 RNA（small interfering RNA，siRNA），其反义链与多种核酸酶结合形成了 RNA 诱导的沉默复合体（RNA－induced silencing complex，RISC），RISC 进而结合并剪切靶 mRNA 从而介导 RNAi 的过程，现已被广泛应用于生命科学研究的各个领域。

RNAi 具有以下几个主要特征：①RNAi 在反转录后水平沉默靶基因表达。②高度特异性：仅降解与之序列互补配对结合的靶 mRNA。③高效性：RNAi 沉默靶基因的表达具有很高的效率，相对很少量的 dsRNA 分子（数量少于内源 mRNA 的数量）就能完全抑制相应基因的表达。④种属时效性：RNAi 沉默靶基因表达可以穿过细胞界限，在不同细胞间传递和维持信号，甚至可传至整个有机体，以及具有可遗传等特点。⑤dsRNA 不得少于 21 个碱基，并且长链 dsRNA 也在细胞内被剪切为 21nt 左右的 siRNA，然后由 siRNA 介导靶 mRNA 的剪切。大于 30nt 的 dsRNA 不能在哺乳动物中诱导特异的 RNAi，而是细胞基因表达受到非特异性、广泛的抑制，进而导致细胞凋亡。⑥RNAi 具有 ATP 依赖性：在去除 ATP 的样品中，RNAi 现象降低或消失，提示 RNAi 是一个 ATP 依赖的过程，因为 Dicer 酶和 RISC 介导的酶切反应必须由 ATP 提供能量才能完成。

（二）RNAi 的作用机制

1. RNAi 的起始阶段　外源或内源的 dsRNA 进入细胞后，在 Dicer 酶的作用下加工降解成长度为 20 ~ 25nt 的 siRNA 片段。Dicer 酶是 RNaseⅢ家族中特异识别双链 RNA 的一员，属内切核酸酶，由以下结构域组成：1 个与 Argonaute 家族同源的 PAZ 结构域，2 个 RNase 活性结构域，1 个 dsRNA 结合结构域，1 个 DEAH/DCXH RNA 解旋酶活性结构域。在 Dicer 酶的处理下，dsRNA 形成 siRNA 的复合物。

2. RNAi 放大阶段　siRNA 复合物被 RISC 识别。RISC 包含有 Argonaute 蛋白家族的多个成员，可能有转运 siRNA 到 RISC 上的功能。siRNA 与 RISC 结合后，RISC 被活化，大小为 100kDa，活化的 RISC 复合物通过 ATP 依赖的过程促进 siRNA 的解旋。解旋的反义链指引活化的 RISC 到互补的 mRNA 切割成 21 ~ 23nt 的片段，这些片段由于缺少 PolyA 尾巴及特定的头部而很容易被降解，从而导致翻译受阻，产生转录后基因沉默。siRNA 还可作为一种特殊的引物，利用 RNA 依赖的 RNA 聚合酶（RNA – dependent RNA polymerase，RdRp），以靶 mRNA 为模板，合成新的 dsRNA，后者又被 RISC 降解成为新的 siRNA，新合成的 siRNA 又进入上述循环，这一过程被称为随机降解 PCR 反应（random degradative PCR）。此外，siRNA 还可转运出细胞，并扩散至整个机体，从而发挥生物学效应。

3. RNAi 的效应阶段　活化的 RISC 在单一位点切割靶标 mRNA，此切割过程要求反义链 5′端的磷酸化，同时反义链与目标 mRNA 复合物的双螺旋必须是 A 型的。DNA – RNA 杂合子不能诱导 siRNA，其主要原因在于双螺旋结构不是 A 型的，因为 A 型双螺旋是发挥 siRNA 效应的决定性因素。RISC 的核酸部分起靶向性作用，蛋白质部分起降解 mRNA 的作用，使靶基因发生转录后沉默。

（三）RNA 干扰的应用

1. 基因功能研究　siRNA 可通过互补配对实现其对靶 mRNA 特异和高效的干扰活力，进而使特定基因沉默，因此可以作为研究功能基因组学的一种有力的工具。研究表明，RNAi 能够在哺乳动物中特异地抑制靶基因的表达，并且该抑制可以控制在发育的任何阶段，产生类似基因敲除的效应。与基因敲除技术相比，RNAi 技术投入少、周期短、操作简单、易于实现。RNAi 已成功应用于构建转基因动物模型，使得 RNAi 成为研究基因功能应用广泛且不可缺少的工具之一。

2 抗病毒研究 基于 siRNA 具有与 mRNA 互补配对结合进而实现 mRNA 降解的功能，设计能与病毒 RNA 或 mRNA 互补结合的 siRNA 进而实现抑制病毒的功能和复制，如难以治愈的 HIV、HBV 及 SARS 冠状病毒等。siRNA 能够在病毒感染早期有效地抑制病毒复制及病毒基因表达，可用于许多病毒性感染的基因治疗。RNAi 将成为一种有效的抗病毒治疗手段，在许多严重的动物传染性疾病的防治中亦具有重大意义。

3. 遗传性疾病的基因治疗 RNAi 通过设计序列特异性的 siRNA，封闭与某种疾病相关的基因，有可能治疗与已知 DNA 序列基因相关的疾病，尤其是单基因遗传病（如多聚谷氨酰胺神经退行性疾病、脊髓延髓肌肉萎缩症 SBMA 等）。遗传性疾病的 RNAi 治疗成为当今研究 RNAi 的又一大热点。

4. 肿瘤的基因治疗 肿瘤是由多基因长期相互作用的结果，阻断单一癌基因的作用不可能完全抑制或逆转肿瘤的生长，而 siRNA 可以设计为针对同一基因家族的多个基因中同源性很高的保守序列，从而达到一种 siRNA 即可同时沉默多个基因表达的作用，也可以同时用多种 siRNA 将多个序列不相关的基因同时沉默。针对性地选择在癌变过程中发挥重要作用的原癌基因、抑癌基因、凋亡相关基因、生长因子及关键酶，通过 PTGS 进行封闭结合从而达到治疗肿瘤的目的。

二、siRNA 的制备策略

（一）体外合成

1. 化学合成法 尽管化学合成是最贵的，但却是最方便的。许多生物公司可根据用户要求提供高质量的化学合成 siRNA，并在此基础上在核糖核酸的磷酸骨架上进行 2′ 甲氧基团等化学修饰，以进一步提高化学合成 siRNA 在细胞培养液或体内环境下的稳定性。最适用于已经找到最有效的 siRNA 的情况下，需要大量 siRNA 进行研究；但由于价格较高，不适用于筛选 siRNA 等长时间的研究。

2. 体外转录法 以 DNA 寡链为模板，通过体外转录合成 siRNA，是一种相对于化学合成法而言成本较低，更能够快速得到 siRNAs 的方法。最适用于筛选 siRNAs，特别是需要制备多种 siRNAs；但不适用于一个特定的 siRNA 需要大量且长期研究的实验。

3. RNaseⅢ体外消化双链 RNA 法 通常选择 200～1000 个碱基的靶 mRNA 模板，用体外转录的方法制备长片段双链 dsRNA，然后用 RNase A 在体外消化得到一组 siRNA 混合物。在除掉没有被消化的 dsRNA 后，此 siRNA 混合物可直接转染细胞，方法和单一的 siRNA 转染一样。由于 siRNA 混合物中有许多不同的 siRNA，通常能够保证目的基因被有效地抑制。此法可应用于快速而经济地研究某个基因功能缺失的表型。

（二）载体表达

1. 表达载体介导 shRNA 的表达 利用启动子元件操纵一段 shRNA 在哺乳动物细胞

中表达,通过添加一串（3~6个）U 终止转录。使用这类载体需合成 2 段编码 shRNA 序列的 DNA 单链并退火,克隆到相应载体的启动子下游,并经测序确定载体构建正确。如 Ambion 公司的 pSilencer 系列载体,不仅可用于瞬时表达,由于载体骨架上包含抗性筛选基因,还可用于哺乳动物细胞中的稳定表达。该方法是众多方法中唯一可以用于长期基因沉默研究的方法,前提是已知一个有效的 siRNA 序列;还可用于需要用抗生素筛选稳定表达 siRNA 的细胞。

2. siRNA 表达框架（siRNA expression cassettes,SEC） 是一种由 PCR 得到的 siR-NA 表达模板,该片段包含一个 RNA poly III 启动子,一段发夹结构 siRNA 表达片段和一个 RNA poly III 终止位点。可用于筛选启动子和 siRNA 片段的最佳搭配;如果在 PCR 产物两端添加酶切位点,可在筛选后将该片段直接连入 siRNA 表达载体。

三、RNA 干扰效率的检测与筛选

（一）RNA 干扰效率的检测

1. 靶基因 mRNA 水平的检测 常用半定量 PCR、荧光定量 PCR 等方法检测 siRNA 靶向 mRNA 的表达水平,这是检测筛选 siRNA 干扰效率最为简洁的初筛手段。步骤包括:样本总 RNA 或 mRNA 的提取、反转录反应、PCR。

2. 靶基因蛋白水平的检测 检测 siRNA 靶基因蛋白水平是否降低,可以使用 Western 印迹法或细胞免疫化学法检测。此法为检测筛选 siRNA 干扰效率的金标准,使用最为广泛。但需要特异性结合靶基因蛋白的抗体。

3. 靶基因蛋白水平的荧光检测 构建目的基因的表达载体,在目的基因的前后连接一个标记基因（如 GFP）等,将候选 siRNA 与该表达载体共转染细胞,运用 GFP 的荧光强度间接检测出目的基因的表达量。此法可在没有靶蛋白特异性一抗的条件下实施,间接检测 siRNA 的干扰效率。但需构建载体,操作繁琐,且涉及质粒和 siRNA 的共转染,效率较低,故应用较少。

（二）通过对照实验保证干扰效果

1. 普通阴性对照 siRNA 实验应该有阴性对照,通用阴性对照为与目的基因的序列无同源性的普通阴性对照;Scarmbled 阴性对照和选中的 siRNA 序列有相同的组成,但与 mRNA 无明显的同源性。

2. siRNA 阳性对照 对于大多数细胞而言,管家基因（housekeeping gene）可作为阳性对照。将不同浓度的阳性对照 siRNA 转入靶细胞,转染 48 h 后统计对照蛋白或 mRNA 相对于未转染细胞的降低水平。可利用阳性对照来确认 RNAi 实验中转染、RNA 提取和基因表达检测方法是否可靠。siRNA 阳性对照基因较为常用的如下:LaminA/C、GFP22、Luciferase GL2、MAPK1、β – actin、Vimentin、P53、GAPDH、Cyclophilin B。

3. 转染试剂对照 转染试剂对照组可以检测转染试剂对细胞的毒性、细胞的成活率等对细胞转染的各个因素的影响。

4. 脱靶（off – target）对照 一个 siRNA 可影响多个基因的表达。因此,大量研

究关注于用针对同一个基因的不同区域的多个 siRNA 进行实验，然后分析各自对基因表达效果的影响。理想的结果是针对不同区域的 siRNA 对同一靶基因产生相似的干扰效果。

（三）影响 siRNA 效率的主要因素

影响 siRNA 效率的主要因素包括转染效率、siRNA 的有效性、靶 mRNA 与靶蛋白的稳定性和 RNAi 操作细节。

第十三章　中药成分分析技术

中药（traditional Chinese materia medica）的化学成分复杂多样，包含多种有机化合物和无机化合物，其中能起到治疗疾病作用的化学成分称为有效成分（active ingredients），其余的为无药效的无效成分。中药成分分析技术主要用于对中药材、饮片、提取物、中成药等对象的一种或多种有效成分进行分析和质量控制。中药用药讲究君臣佐使，一般通过合理配伍来构成一个功效整体。单味的中药本身是混合物，复方成分就更为复杂，这是中药成分分析的难点。君臣佐使是中医复方组方配伍所遵循的基本原则。由于中药制剂化学成分的复杂性和复方药效物质基础研究的薄弱，目前尚不能对中药制剂的所有药味和有效成分进行分析测定，只能选择与中药功能主治密切相关的或在制剂中起主要作用的君药或臣药，或贵重药品，或有毒中药等作为主要的分析对象。

第一节　中药的性能

古人未能对药物作用的物质基础进行深入的探究，以药物的偏性（bias）来解释药物作用的基本原理，以药物的偏性纠正疾病所引起的阴阳偏盛或偏衰，即"以偏纠偏"。清·徐大椿（1693—1771）总结说："凡药之用，或取其气，或取其味……或取其所生之时，或取其所生之地，各以其所偏胜而即资之疗疾，故能补偏救弊，调和脏腑，深求其理，可自得之。"由于历史的局限性，不可能对这些物质进行深入细致的认识，因此长期以来仍以药物的偏性来解释药物作用的基本原理。中药的"偏胜"，概括起来主要是四气、五味、升降浮沉、补泻、归经、有毒无毒等方面，这也是指中药的主要性能。

一、四气五味

1. 四气（four natures or properties）　四气是指药物具有寒（cold）、凉（cool）、温（warm）、热（hot）四种药性，可通过调节人体的寒热变化来纠正体内的阴阳盛衰。寒凉药物具有清热、泻火、凉血、解热毒的作用，而温热药物具有温里散寒、补火助阳、温经通络及回阳救逆等功效。

中草药的药性，通过长时期的临床实践，绝大多数已为人们所掌握，可以根据"疗寒以热药，疗热以寒药"和"热者寒之，寒者热之"的治疗原则，针对病情适当应用。一般是，寒凉药，大多具有清热、泻火、解毒等作用，常用来治疗热性病证。温热药，大多具有温中、助阳、散寒等作用，常用来治疗寒性病证。此外，还有一些药物的药性较为平和，称为"平"（gentle）性。由于平性药没有寒凉药或温热药的作用来得显著，所以，实际上虽有寒、热、温、凉、平五气（five natures），而一般仍称为四气。

2. 五味（five flavors or tastes）　五味指的是酸、苦、甘、辛、咸等味，是药物和食物本身的真实滋味，这种滋味通过口可以尝得，尝而后知药性。最早通过经验累积和对作用规律的概括，总结出五味的药性理论著作就有《黄帝内经》《神农本草经》。《素问·脏气法时论》早就用"辛散、酸收、甘缓、苦坚、咸软"对五味的属性和作用做出概括。

（1）酸（sour）　能收、能涩，有收敛固涩作用。如治自汗盗汗、遗精滑精的五味子，治久泻久痢的五倍子，治久咳的乌梅，治大汗虚脱、崩漏经多的山茱萸等。另外，酸能生津、安蛔虫，如木瓜、乌梅等。酸味药大多能收敛邪气，凡邪未尽之证均当慎用。

（2）苦（bitter）　能泄、能燥、能坚。能泄的含义有三：一指通泄，如大黄苦寒，功能泄热通便，治热结便秘每用；二指降泄，如苦杏仁味苦降泄肺气，治咳喘气逆必投；三指清泄，如黄连、栀子味苦，能清热泻火，治火热内蕴或上攻诸证宜选。能燥指苦能燥湿，如治寒湿的苍术、厚朴，治湿热的黄柏、苦参等。能坚的含义有二：一指坚阴，意即泻火存阴，如黄柏、知母；二指坚厚肠胃，如投用少量苦味的黄连，有厚肠止泻作用。苦味药大多能伤津、伐胃，津液大伤及脾胃虚弱者不宜大量用。

（3）甘（sweet）　能补、能缓、能和，有补虚、和中、缓急、调和药性等作用。如治虚证的黄芪、熟地黄、枸杞子，治挛急作痛、调和药性的饴糖、甘草等，均具甘味。某些甘味药还能解药、食毒，如甘草、蜂蜜等。此外，甘味药多质润而善于润燥。甘味药大多能腻膈碍胃，令人中满，凡湿阻、食积、中满气滞者慎用。

（4）辛（pungent）　能散、能行，有发散、行气、活血作用。如治表证的荆芥、薄荷，治气滞的香附，治血瘀的川芎等。辛味药大多能耗气伤阴，气虚阴亏者慎用。

（5）咸（salty）　能软、能下，有软坚散结、泻下通便作用，如治瘰疬、痰核的昆布、海藻，治癥瘕的鳖甲，治热结便秘的芒硝等，均具咸味。《素问·五脏生成》云："多食咸，则脉凝泣而变色。"故食盐类咸味药不宜多食，高血压动脉硬化者尤当如此。有的咸味药如芒硝，能泻下通肠，脾虚便溏者慎用。

二、升降浮沉

升降浮沉（ascending – descending – floating – sinking）指药物在人体的作用趋向，若这种趋向与病势趋向相反，与疾病病位相同，则说明对治疗疾病有效。升和浮，沉和降是相对的，升浮属阳，升浮药物能上行向外，具有升阳发表、祛风散寒、涌吐开窍等作用；沉降属阴，沉降药物能下行向内，具有泻下清热、重镇安神、潜阳息风、利水渗透、降逆止呕、止咳平喘、收敛固涩等作用。病在上在表者宜升浮不宜沉降，如外感风热可选用薄荷、菊花等升浮药来疏散风热；病在下在里宜沉降不宜升浮，如热结肠燥大便不畅者可用大黄、芒硝等沉降药来泄热通便。

气机升降出入是人体生命活动的基础。气机升降出入障碍，机体处于病态，产生不同的病势趋向。病势趋向常表现为向上（呕吐、喘咳），向下（泄利、脱肛），向外

（自汗、盗汗），向内（表证不解）。能够针对病情，改善或消除这些病证的药物，相对说来也就分别具有向下、向上、向内、向外的作用趋向。有的药物升降浮沉的特性不明显，如南瓜子的杀虫功效。有的药物则存在二向性（bidirectional effects），如麻黄既能发汗解表，又能利水消肿。

三、补泻

补泻（tonifying and reducing）是指对虚实疾病起作用的两种相反药性。机体内疾病的过程，是邪正斗争的过程。减轻或消除虚实病证的药物作用即补泻的作用。补性的药物主要是增益机体的亏损，增强体质，改善虚弱病证，提高抗病能力。如补血益气、滋阴壮阳、生津止渴、养精益髓等均属补性药物；泻性的药物主要是祛除外邪致病因子，改善脏腑功能，调整机体，阻止疾病发生。如泻下解表、活血化瘀、利水祛湿、止咳祛痰等药物均属泻性药物。气血虚弱当用补气生血的药物，如党参。而气滞血瘀当用理气活血祛瘀的药物，如当归、丹参。当然，疾病并非是简单单一的虚或实，往往是虚实相伴，或实证兼虚，应具体问题具体分析，灵活应用。

四、归经

归，指药物作用的归属；经，指人体的脏腑经络。归经（meridian channel tropism）指药物对人体某些部分的选择性作用，即某药物对某一脏腑或经络或对某几个脏腑经络起主要治疗作用，而对其他脏腑经络作用较小或没有作用。如心悸失眠归心经，可用朱砂、远志来对症治疗；咳喘归肺经，可用桔梗、苏子对症；胁痛抽搐归肝经，可用白芍、钩藤来治疗。由于脏腑经络在生理上相互联系，在病理上相互影响，因此，在临床用药时往往并不单纯使用某一经的药物。如肺病而见脾虚者，每兼用补脾的药物，使肺有所养而逐渐向愈。肝阳上亢往往因于肾阴不足，每以平肝潜阳药与滋补肾经的药同用，使肝有所涵而虚阳自潜。若拘泥于见肺治肺，见肝治肝，单纯分经用药，其效果必受影响。

五、毒性

毒（poison）是指药物的毒性和副作用，毒性（toxicity）指药物对机体的损害，副作用（side effect）是药物在治疗剂量时出现的与治疗目的无关的不良反应。凡事都有两面性，药物既能治疗疾病，又对人体有毒害，关键在于找到两者之间的平衡点。

前人是以偏性的强弱来解释有毒、无毒及毒性大小的。有毒药物的治疗剂量与中毒剂量比较接近或相当。因而治疗用药时安全度小，易引起中毒反应。无毒药物安全度较大，但并非绝对不会引起中毒反应。人参、艾叶、知母等皆有产生中毒反应的报道，这与剂量过大或服用时间过长等有密切关系。

四气、五味、升降浮沉、补泻、归经、有毒无毒不是单一存在的，必须结合临床证型综合考虑。如归肺经的药物，由于有四气的不同，其治疗作用也异；同归肺经的药物，由于五味的不同，作用亦殊；同归肺经的药物，因其升降浮沉之性不同，作用迥异。

第二节 中药的分类

结合中药的有效成分和化合物的结构特点，中药可分为生物碱类、黄酮类、醌类、皂苷类、甾体类、挥发油类等。

一、生物碱类

含生物碱（alkaloids）的中药分布较广，存在50多个科120多个属中。集中分布于防己科、罂粟科、夹竹桃科、毛茛科、豆科、马钱科、茄科等。

生物碱类化合物大多有较复杂的环状结构，呈碱性，多以盐的形式存在，如柠檬酸盐、草酸盐、酒石酸盐、琥珀酸盐、盐酸盐、硫酸盐等；少数碱性极弱的生物碱以游离状态存在，如酰胺类生物碱；其他存在形式有生物碱苷、N-氧化物等。

生物碱类多具有较强的生理活性，例如：延胡索乙素具有镇痛作用；阿托品具有解痉作用；小檗碱、苦参碱有抗菌消炎作用；利舍平有降血压作用；麻黄碱有止咳平喘作用；苦参碱、氧化苦参碱等有抗心律失常作用；长春新碱、紫杉醇等有抗癌作用。生物碱可作为中药的活性成分或指标性成分用来定性鉴别或定量分析。

二、苷类

苷（glycosides）是一种由糖或非糖（苷元）物质组成的复杂化合物。皂苷（saponins）是结构较复杂的苷类成分，分为甾体皂苷（steroidal saponins）和三萜皂苷（triterpene saponins）两大类；按酸碱性可分为酸性皂苷和中性皂苷。穿山龙、重楼、土茯苓、知母、麦冬等中药含有甾体皂苷；人参、西洋参、三七、黄芪、柴胡、桔梗、夏枯草等的主要有效成分为三萜皂苷。

苷类分子量较大，不易结晶，多为无色或乳白色无定形粉末，极性较大，易溶于水不溶于乙醚、苯等极性小的有机溶剂，有些苷也可溶于乙酸乙酯和氯仿。苷类化合物有降低水溶液表面张力的作用，水溶液振摇时能产生大量持久性泡沫，加热不消失。可通过化学反应如泡沫反应对苷类定性鉴别，色谱法也可以对其进行定性和定量分析。

三、黄酮类

黄酮类化合物（flavonoids）有扩张心血管作用，对心肌缺血性损伤有保护作用，对缺血性脑损伤也有保护作用；黄酮类化合物还具有抗菌抗病毒活性，如黄芩素、黄芩苷具有一定的抗菌作用，而山奈酚具有抗病毒作用；芦丁、羟基芦丁具有抗炎、镇痛活性等。

天然黄酮类的化合物包括黄酮、异黄酮、黄酮醇、查耳酮等。黄酮类化合物是由两个具有酚羟基的苯环（A-与B-环）通过中间三个碳原子相互连接而成的一系列化合物，它们多为结晶性固体，少数为无定形粉末（如黄酮苷类）。一般游离状态的黄酮较黄酮苷更易形成结晶。黄酮类化合物多呈黄色。游离的黄酮苷元无旋光性，二氢黄酮、二氢黄酮醇、黄烷醇、二氢异黄酮等因含手性原子而具有旋光性。黄酮苷类因结构中含有糖的部分结构，故均有旋光性。黄酮、黄酮醇难溶于水，二氢黄酮及二氢黄酮醇微溶于水。黄酮类因分子中具有酚羟基故显酸性，根据酸性强弱可以提取、分离鉴定不同结构的黄酮类。利用黄酮类的酚羟基结构可以使用不同的化学分析法和色谱分析法对其种类进行定性。而分光光度法、薄层色谱法、高效液相色谱法可对黄酮类的成分进行定量分析。

四、醌类

醌类化合物（quinones）也是中药中一类比较重要的活性成分，主要为苯醌、萘醌、菲醌和蒽醌四种类型。苯醌主要分布于紫金牛科、杜鹃花科、紫草科等；萘醌主要分布于紫草科、柿树科、蓝雪科等；菲醌主要在唇形科丹参中；蒽醌分布在如蓼科的大黄、何首乌、虎杖，茜草科的茜草，豆科的决明子，百合科的芦荟等。

醌类化合物的主要药理活性包括抗菌抗病毒、止血、致泻、抗癌，以及扩张冠状动脉用于治疗冠心病、心肌梗死等。醌类化合物因化学结构中含有酚羟基等助色团而多具颜色，如黄色、橙色、棕红色等。小分子的醌类具有升华性和挥发性。游离醌极性小难溶于水，易溶于有机溶剂如甲醇、丙酮等。醌类化合物的酸性强弱与其结构上含有的羧基、酚羟基的数目和位置有关。醌类的化学结构类似黄酮类，分析方法也可借鉴黄酮类的方法。

五、挥发性成分

中药挥发性成分（volatile components）主要为挥发油（benzine）及其他一些分子量较小、具挥发性的化合物，可被水蒸气蒸馏，如川芎嗪、槟榔碱、烟碱、麻黄碱等中药中的小分子生物碱可被水蒸气蒸馏挥发。挥发油在常温下多为易流动的油状液体，具挥发性，可被水蒸气蒸馏。某些挥发油常温下固体含量较高时，可通过"冷冻析脑"的办法予以分离精制，如薄荷脑、龙脑等。

中药中挥发油的含量高低跟品种、种植地、采收季节有关，一般含量在 1% 以下，也有含量高达 10% 的，如丁香挥发油的含量为 14% ~ 21%。挥发油的主要化学组成包括萜类化合物、小分子芳香族化合物如苯丙素、苯乙醇和小分子脂肪族化合物。挥发油极性小，不溶或难溶于水，易溶于亲脂性有机溶剂如石油醚、乙醚。挥发油的沸点在 70 ~ 300℃。挥发油的定性分析可分为总量和单一成分测定两种，均可使用水蒸气蒸馏法和气相色谱法。薄层色谱法和化学法多用于定性鉴别。

六、其他类

1. 多糖（polysaccharide） 有淀粉、菊糖、果胶、树胶、纤维素等，一般被视为无效成分因而在提取分离过程中除去。但某些多糖具有较强的生理活性，例如：香菇多糖、灵芝多糖有抗肿瘤作用；黄芪多糖和人参多糖有免疫调节作用；银耳多糖有保护肝细胞作用等。

2. 鞣质（tannin） 又称单宁，是一类复杂的酚类化合物，广泛存于植物药材之中，具有涩味和收敛性。是多元酚类化合物，70% 的中草药中都含有鞣质类成分，如五倍子、大黄、麻黄、仙鹤草均含有大量的鞣质。鞣质的生理活性较多，主要有收敛止血止泻、治疗烧伤作用，如四季青鞣质；有抗菌抗病毒、解毒、降压、驱虫、抗肿瘤、抗衰老、抗过敏的作用等等。鞣质的极性较强，溶于水，难溶于乙醚、苯、石油醚等有机溶剂。

3. 树脂（resin）　是一类极为复杂的混合物。在植物体内常是一种透明或棕黄色的液体，当流出体外或暴露于空气中，往往逐渐变成半透明或不透明的固体，有时则为稠厚的液体。树脂不溶于水，可溶于酒精、醚等有机溶剂中。酸性树脂能溶解于碱性溶液中。但当加酸酸化后，又会沉淀出来。固定的树脂质脆，受热先变软，然后溶解成液体。树脂在医疗上有防腐、消炎、镇静、解痉、止血、利尿等作用，并可作硬膏的基础。

4. 油脂（grease）　主要成分是高级脂肪酸的甘油酯，存在于各种植物的种子、动物的组织和器官中。尤其是种子药材含量最高。油脂通常具有润肠通便的作用。如蓖麻油能刺激肠道，使其蠕动而有泻下的作用。苡仁酯具有抗癌作用，郁李仁、火麻仁具有润肠通便的作用。

5. 有机酸类（organic acids）　广发分布于中药中，种类较多，结构多样。很多有机酸也具有生理活性，例如阿魏酸可以抑制血小板聚集，桂皮酸可抗癌，绿原酸具抗菌作用等。

6. 动物药（animal drugs）和矿物药（mineral drugs）　也是中药中很重要的一类药物。动物药的疗效确切显著，如牛黄、麝香、蟾酥等。动物药的活性成分主要包含蛋白质（酶）、多肽及氨基酸类、生物碱类、多糖类、甾体类、萜类等等。矿物药的品种虽少，但临床应用却很重要，例如：琥珀、朱砂、磁石为安神镇静药；炉甘石为眼科必备药；雄黄、轻粉、白矾为外科常用药；石膏可做清热泻火药。

第三节　光谱分析法

基于物质发射的电磁辐射或物质与辐射相互作用后产生的辐射信号或发生的信号变化，以此来测定物质的性质、含量和结构的分析方法，称为光谱分析（spectroscopic analysis）。光谱分析方法的三要点：需有能源提供能量；能量可与被测物质产生相互作用；能产生出被检测讯号。当物质与辐射能相互作用时，物质内部发生能级跃迁（energy level transition），记录能级跃迁时产生的辐射强度随波长的变化所得到的图谱，称为光谱（也称为波普）。利用物质的光谱进行定性定量和结构分析的方法，称为光谱分析法，简称光谱法。光谱法的种类很多，吸收光谱法、发射光谱法、散射光谱法是3种基本类型，应用较广。

一、原子光谱法与分子光谱法

（一）原子光谱法

原子光谱法（atomic spectroscopy）是以测量气态原子或离子外层或内层电子能跃迁

所产生的原子光谱为基础的成分分析方法。原子光谱是由一条条明锐的彼此分离的谱线组成的线状光谱（linear spectrum），每一条光谱线对应于一定的波长，这种线状光谱只反映原子或离子的性质而与原子或离子来源的分子状态无关，所以原子光谱可以确定物质的元素组成和含量，但不能给出物质分子结构的信息。

（二）分子光谱法

分子光谱（molecular spectrum）是由分子中电子能级、振动和转动能级的变化产生，表现为带状光谱（band spectrum）。分子光谱比原子光谱复杂，它除了电子运动，还有组成分子的各原子间的震动和分子作为整体的转动。这三种运动状态对应的各自的能级分别为电子能级、振动能级和转动能级。这三种不同的能级都是量子化的。当分子吸收一定能量的电磁辐射时，分子就由较低的能级跃迁到较高的能级，吸收辐射的能量与分子的这个能级差相等。其中电子能级的能量差相当于紫外线和可见光的能量；振动能级间的能量差比电子能级差要小 10 倍左右，相当于红外光的能量；转动能级间的能量差比振动能级差要小 10 倍到 100 倍之多，相当于远红外至微波的能量。

分子光谱法（molecular spectroscopy）就是以测量分子转动能级、分子中原子的振动能级（包括分子转动能级）和分子电子能级（包括振 - 转能级跃迁）所产生的分子光谱为基础的定性、定量和物质结构分析方法。对分子光谱有意义的能级跃迁包括吸收外来的辐射和把吸收的能量再以光发射形式放出而回复到基态的两个过程。分子的能级和原子一样都是量子化的，但由于分子能级的精细结构关系，除转动光谱以外，其他类型的分子光谱皆为带状或有一定宽度的谱线。

二、吸收光谱法与发射光谱法

（一）吸收光谱法

吸收光谱（absorption spectrum）是指物质吸收相应的辐射能而产生的光谱。其产生的必要条件是所提供的辐射能力恰好满足该吸收物质两能级间跃迁所需的能量。利用物质的吸收光谱进行定性、定量及结构分析的方法，称为吸收光谱法（absorption spectroscopy）。根据物质对不同波长的辐射能的吸收，建立了各种吸收光谱法，这里重点介绍以下几种：

1. 原子吸收光谱法　原子中的电子总是处于某一种运动状态之中。每一种状态具有一定的能量，属于一定的能级。当原子蒸气吸收紫外 - 可见光区中一定能量的光子时，其外层电子就从能级较低的基态跃迁到能级较高的激发态，从而产生原子吸收光谱。通过测量处于气态的基态原子对辐射能吸收程度来测量样品中待测元素含量的方法，称为原子吸收光谱法（atomic absorption spectrometry）。

2. 分子吸收光谱法　分子吸收光谱的原理与原子吸收光谱相似，也是在辐射能的作用下，由分子内的能级跃迁所引起。但由于分子内部的运动所涉及的能级变化比较复杂，因此分子吸收光谱比原子吸收光谱要复杂得多。根据照射辐射的波谱区域不同，分子吸收光谱法可分为紫外分光光度法、可见分光光度法和红外分光光度法等。

（1）紫外分光光度法（ultraviolet spectrophotometry）　又称紫外吸收光谱法。紫外线的波长范围为 10~400nm，其中 10~200nm 为远紫外区，又称真空紫外区，200~400nm 为近紫外区。与之对应的方法有远紫外分光光度法和近紫外分光光度法。远紫外线能被空气中的氧气和水强烈地吸收，利用其进行分光光度分析时需将分光光度计抽真空。远紫外分光光度法的研究与应用不多。通常所说的紫外分光光度法指的是近紫外分光光度法。近紫外线光子能量为 6.2~3.1eV，能引起分子外层电子（价电子）的能级跃迁并伴随震动能级与转动能级的跃迁，故吸收光谱表现为带状光谱。

（2）可见分光光度法（visible spectrophotometry）　可见光波长范围 400~760mm，光子能为 3.1~1.6eV。其能引起具有长共轭结构的有机物分子或有色无机物的价电子能级跃迁，同时伴随分子振动和转动能级跃迁，吸收光谱也为带状。紫外分光光度计上一般具有可见波段，因此常把紫外分光光度法和可见分光光度法合称为紫外 - 可见分光光度法。

（3）红外分光光度法（infrared spectrophotometry）　又称为红外吸收光谱法，简称红外光谱法。红外线波长为 0.76~1000μm，分近、中、远红外三个波段。其中中红外区（2.5~50μm）最为常用，通常所指的红外分光光度法即中红外分光光度法。中红外光子能力为 0.5~0.025eV，可引起分子振动能级跃迁并伴随着转动能级跃迁，因此，其吸收光谱属于振 - 转光谱，为带状光谱。红外光谱因基团中原子间振动而引起，故主要用于分析有机分子中所含基团类型及相互之间的关系。

（二）发射光谱法

发射光谱（emission spectrum）是指构成物质的原子、离子或分子受到辐射能、热能、电能或化学能的激发，跃迁到激发态后，由激发态回到基态时以辐射的方式释放能量而产生的光谱。物质发射的光谱有三种：线状光谱、带状光谱和连续光谱。线状光谱是由气态或高温下物质在解离为原子或离子时被激发而发射的光谱；带状光谱是由分子被激发而发射的光谱；连续光谱（continuous spectrum）是由炽热的固体或液体所发射的。利用物质的发生光谱进行定性、定量的方法，称为发射光谱法（emission spectroscopy）。常见的发射光谱法有原子发射、原子荧光、分子荧光和磷光光谱法等。

三、应用范围

原子发射光谱和吸收光谱法可用于中药材中痕量金属的测定；紫外 - 可见吸收光谱法和荧光光谱法可用于中药材和中药制剂中金属、非金属和有机物质的含量测定；红外光谱、核磁共振波谱法结合质谱法等可用于中药材组分中化合物的性质和结构的鉴定。

第四节　色谱分析法

色谱分析法（chromatography）是一种物理或物理化学分离分析方法。色谱法可先将混合物中各组分分离，然后再逐个分析。色谱法分离能力强，具有高灵敏度、高选择性、高效能、分析速度快、应用范围广的优点。中药成分复杂多样，近年来在对中药的主要成分和有效成分进行分离时，已广泛使用色谱分析技术。

1963年，俄国茨维特（Tsweet）将碳酸钙放在竖立的玻璃管中，从顶端注入植物色素的石油醚浸取液，然后用石油醚由上而下冲洗，结果植物叶中的几种色素就在管内展开并形成三种颜色的五个色带。茨维特把这种色带叫做色谱，玻璃管叫色谱柱（spectrograph column），碳酸钙叫做固定相（fixed phases），石油醚叫做流动相（mobile phases）。这种方法叫做液－固色谱法（liquid－solid chromatography）。此后，色谱理论、技术和方法渐趋成熟，色谱法不仅用于有色物质的分离，而且大量用于无色物质的分离。

常规气相色谱和高效液相色谱技术的发展，主要集中在增强自动化、建立和完善各种联用技术、开发新型固定相和检测器、操作系统的网络连接和远程控制技术等方面。目前虽然色谱固定相的种类较多，但新型的固定相仍不断出现，色谱分析方法的应用范围越来越广，包括食品、药品、化工、天然产物分析等，在中药药物分析领域的应用也越来越多。近年来，色谱联用技术也得到了很大的发展。色谱联用又分为色谱－光谱（质谱）联用和色谱－色谱联用。色谱是分离手段，光谱或质谱作为鉴定工具，各用其长，互为补充。色谱－色谱联用技术适用于含多组分的复杂样品的分离。

一、色谱法的分类

（一）按流动相与固定相的状态分类

色谱法中流动相状态可为气体、液体和超临界流体，对应这些状态的方法可称为气相色谱法（gas chromatography）、液相色谱法（liguid chromatography）和超临界流体色谱法（supercritical fluid chromatography）。固定相有固体或液体，因而气相色谱又可分为气－固色谱法和气－液色谱法。液相色谱法又可分为液－固色谱法和液－液色谱法。目前液相色谱法在中药分析中应用最广。

（二）按操作形式分类

将固定相装在管柱中形成色谱柱，整个色谱分离过程在色谱柱内进行，称为柱色谱法（column chromatography）。如气相色谱法、高效液相色谱法、超临界流体色谱法都属于柱色谱法。以平面层构成的固定相称为平面色谱法（plane chromatography），如纸色谱法、薄层色谱法等。分离过程在毛细管中进行的方法，称为毛细管电泳法（capillary electrophoresis）。

（三）按分离机制分类

根据色谱过程中分离机制的不同，又可分为分配色谱法、吸附色谱法、离子交换色谱法和尺寸排阻色谱法等。分配色谱法（distribution chromatography）是以液态的溶剂均匀地涂抹在载体的表面作为固定相，另以与之不相混溶的另一溶剂作为流动相，利用中药样本中不同组分在这互不相溶的两相中分配系数（即溶解度）的差异，进行不同组分的分离，进而分析的一种色谱方法。吸附色谱法（adsorption chromatography）是以吸附剂作为固定相，有机溶剂作为流动相，利用中药样品中不同组分在吸附剂上吸附能力的差别，而进行分离分析的一种色谱方法。离子交换色谱法以离子交换剂作为固定相，水溶液作为流动相，利用样品中不同组分（离子性化合物）交换能力的差别而进行分离分析的方法。尺寸排阻色谱法是以凝胶（有机高分子的多孔聚合物）作为固定相，有机溶剂或水溶液作为流动相，利用中药样品中不同组分的分子尺寸的差异进行分离分析的一种方法。

二、色谱过程和基本原理

实现色谱的基本条件是存在相对运动的两相，固定相固定不动，流动相携带样品向前移动。样品中的组分随着流动相流动，在经过固定相时与固定相发生相互作用。各组分由于结构和性质不同，与固定相作用的类型与强度不同，在固定相上停留时间的长短也就不同，也即是不同的组分被流动相携带移动的速度不等而产生了差速迁移，从而被分离。这样的色谱分离是基于样品中分配系数不同的组分在固定相和流动相中不断反复的分配过程。

例如，包含 A、B 两组分的样品在流动相的携带下通过色谱柱（固定相），A 和 B 在固定相中的分配系数不同，即两者经过固定相时的迁移速度不定。若 A 比 B 的迁移速度大即 A 的分配系数比 B 小，那么 A 在固定相中的滞留时间短些，先被流动相冲洗出色谱柱；A 先进入检测器，随着 A 在检测器中的浓度时间变化，形成 A 组分的色谱峰；同理，产生 B 组分的色谱峰。如此，样品中的组分按分配系数由小到大的顺序，依次流出色谱柱，见图 13 - 1。同一样品中的不同组分若要实现完全分离，还需从化学结构上考虑各组分的性质，选择适当的固定相和流动相，探索合适的色谱分离条件，使不同的物质在此固定相和流动相下有差别足够大的分配系数使之完全分离。

三、色谱分析的有关概念

1. 色谱流出曲线　是指由色谱柱中流进检测器输出的电信号强度对时间作图，所绘制出来的色谱曲线（spectroscopic curves），又称为曲线图（diagram）。常见的曲线图如图 13 - 1。

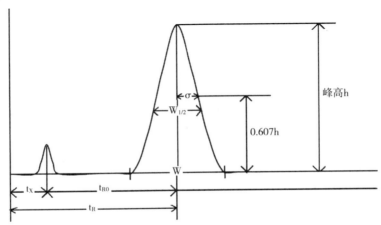

图 13 - 1　色谱峰的流出曲线图

2. 基线（baseline） 是指只有流动相而没有组分通过检测器时的色谱曲线。当流动相和固定相的吸附分配达到平衡时，检测器记录到的曲线是平行于横轴的直线，称为基线。

3. 色谱峰（spectroscopic peaks） 是指流出曲线上的突起部分。正常的色谱峰为对称形正态分布曲线，以曲线的最高点为中心，曲线对称地向两侧快速、单调下降。不正常的色谱峰呈两边不对称形态，有两种情况：当最高点前部分的曲线陡峭后部分的平缓，称为拖尾峰（tail peak）；当前部分平缓而后部分陡峭，称为前延峰（leading peak）。

4. 拖尾因子（tailing factor） 又叫对称因子（symmetry factor），用来评价色谱峰的对称性。计算公式：$T = W_{0.05h}/2A = (A + B)/2A$；T 在 0.95~1.05 之间的色谱峰才称为对称峰。

5. 峰高（peak height） 指色谱峰顶点与基线间的垂直距离，用 h 表示，见图 13 – 1。

6. 色谱峰区域宽度（peak width） 色谱峰宽有三种表示方法：①标准偏差 σ：在 0.607 倍峰高处的 1/2 色谱分宽，见图 13 – 1。②半峰宽（$W_{1/2}$）：即 1/2 峰高处对应的宽度。计算公式：$W_{1/2} = 2\sigma\sqrt{2\ln2} = 2.355\sigma$。③基线宽度（width of baseline，W）是指通过色谱峰两侧拐点处的切线在基线上截距间的距离，即 0.134 倍峰高处色谱峰的宽度。

7. 保留时间（retention time，t_R） 是指从进样到某组分在色谱柱后出现的色谱峰顶点的时间间隔。①死时间（dead time，tx）：是指不被固定相吸附或溶解即分配系数为 0 的组分的保留时间。②调整保留时间（adjusted retention time，t_{R0}）是指某组分由于溶解或被吸附于固定相，比不溶解或不吸附的组分在柱中多停留的时间。调整保留时间 = 保留时间 – 死时间。

8. 保留体积（retention volume） 是指洗脱组分出色谱柱所需的流动相的体积。①死体积（dead volume）：是进样器、检测器、流路和色谱柱中固定相颗粒间隙体积的总和。死时间为流动相充满死体积所需要的时间。②调整保留体积 = 保留体积 – 死体积。

四、经典液相色谱法

中药复方的特点之一是化学成分的复杂性和有效成分的非单一性。单味中药本身就是一个小复方，由多味中药组成的复方中药制剂所含的成分就更复杂了，且复方配伍及制剂的制备过程中有些化学成分会发生相互影响，使化学成分的含量发生较大变化，或产生新成分。因而对中药成分分析的最好方法是能把不同的组分分离出来，再进行单一组分的鉴别。色谱分析法在中药重要成分的鉴别、分离等方面发挥着独特的作用，是中药成分分析的主要方法之一。经典液相色谱法包括经典柱色谱法和平面色谱法。

（一）液 – 固吸附柱色谱法

液 – 固吸附柱色谱法（liquid – solid adsorption column chromatography）是以吸附剂

为固定相，有机溶剂为流动相，利用不同组分在吸附剂上吸附性能的差异进行分离分析的方法。该法适用于分离分析极性至弱极性的中药组分，不适用于分离分析强极性的中药组分。

吸附（adsorption）是利用中药各组分对吸附剂吸附能力的不同而实现的分离，组分中物质分子与流动相分子争夺吸附剂表面活性中心，当组分分子被流动相携带至吸附剂时，它们与活性中心发生作用，流动相中的组分分子与吸附在吸附剂表面的流动相分子置换，组分的分子被吸附，流动相分子重回流动相内部。

吸附的强度与中药组分的性质、吸附剂和流动相的性质与温度有关。当吸附剂、流动相和温度等色谱条件一定时，不同组分的吸附强度由组分本身的性质决定。当组分被固定相吸附得不牢固，容易被流动相分子解吸附，在固定相中滞留的时间就短，在柱中移动速度快，先流出色谱柱；当组分被固定相吸附得牢固，在固定相中滞留时间长，移动速度慢，后流出色谱柱，从而实现组分的相互分离。组分间吸附能力的差异越大，越容易实现相互分离；即使某些组分的吸附能力相差不大，但差异通过了成千上万次的吸附与解吸附的累积，把差异放大化，也能实现分离。根据被分析中药成分的性质，选择合适的固定相（吸附剂）和流动相，建立合适的色谱分离条件，使组分的差异最大化，从而实现中药不同组分的分离，再进行组分的分析。

组分分离（component separation）主要取决于固定相（吸附剂）和流动相的不同。合适的吸附剂首先需要有较大的表面积、足够的吸附能力且对不同物质组分的吸附能力不一样。其次，吸附剂需在流动相不溶解，且与流动相和被分析组分不起化学反应；吸附剂的粒度要细且均匀，最好在 150 目左右。常用的吸附剂分有机和无极两大类，有机吸附剂有活性炭、淀粉、菊糖、聚酰胺和大孔吸附树脂等，无机类有氧化铝、氧化镁、硫酸钙、碳酸钙、硅藻土等等。吸附剂的吸附能力除与吸附剂本身的性质有关，还与含水量相关。含水量越低，吸附能力越强；相反，含水量越高，吸附能力越弱。吸附剂在一定的温度下，加热除去水分可以增强吸附活性，这个过程称为活化。例如硅胶吸附水分形成水和硅醇基而失去吸附能力，但将其加热至 $105 \sim 110℃$ 一小时以上则该水可以可逆除去。

组分的极性越大，在极性吸附剂上吸附越强，这样就需要极性较大的洗脱剂（流动相）进行洗脱。常用的流动相的极性顺序为：乙酸 > 水 > 甲醇 > 乙醇 > 正丁醇 > 丙酮 > 乙酸乙酯 > 三氯甲烷 > 乙醚 > 二氯甲烷 > 甲苯 > 苯 > 三氯乙烯 > 四氯化碳 > 环己烷 > 石油醚。选择合适的色谱分离条件时，应从吸附剂（固定相）、洗脱剂（流动相）、需分离组分的性质三方面进行考虑。常见的中药成分的极性由小到大的顺序为：烷烃类 < 烯烃类 < 醚 < 硝基化合物 < 二甲胺 < 酯类 < 酮类 < 醛类 < 硫醇 < 胺类 < 酰胺类 < 醇类 < 酚类 < 羧酸类。

使用液－固吸附色谱法分析中药成分时，吸附剂（固定相）的选择相对较少，特别是组分性质相似时，分离成败的关键在于流动相的选择。流动相相对灵活，可选择单一溶剂作为洗脱剂，也可选择两种或两种以上的溶剂按一定的比例来配制组成流动相。复合成分的流动相搭配种类多，极性、酸碱性、互溶性和黏度都可以根据被分离的组分的性质做出灵活的调整，以达成多种复杂中药成分的分离。

（二）液－液分配柱色谱法

中药中各组分在互不相溶的两相中，因分配系数的差异而实现分离。液－液分配色谱法（liquid–liquid distribution chromatography）是指将某种溶剂涂抹载体表面形成一层液膜，构成固定相。载体对被分离组分没有吸附能力，应为化学惰性，只起支撑与分散固定液的作用，能吸留较大量的固定相液体，例如硅胶、硅藻土、纤维素。分配色谱主要遵循"相似相溶"的经验规则，即极性溶剂与极性溶质之间有较强的分子间作用力，而非极性溶剂与非极性溶质之间也有较强的分子间作用力。液－液分配色谱根据固定液和流动相的相对极性来分类，当固定相的极性大于流动相，称为正相分配色谱；当固定液的极性较小，流动相的极性大，则称为反相色谱。正相分配色谱的固定液有水、各种缓冲溶液、甲醇、甲酰胺或丙二醇等强极性溶剂及它们按一定比例调配的混合液。反相色谱一般用硅油、液状石蜡等极性较小的有机溶剂当固定液，以水、水溶液、与水混溶的有机溶剂为流动相。液－液分配色谱适用于分析亲水性物质和既能溶于水又能溶于有机溶剂的物质，例如极性较大的生物碱、苷类、糖类等。

（三）离子交换色谱法

离子交换色谱法（ion exchange chromatography）的分离原理是组分间存在不同的离子交换能力，能力的差异使组分分离开。离子交换色谱法的固定相是离子交换剂，常用的有离子交换树脂和硅胶化学键合离子交换剂。离子交换树脂是具有网状立体结构的高分子多元酸或多元碱的聚合物。在其网状结构的骨架上有许多可离解、可被交换的基团，如磺酸基（$-SO_3H$）、羧基（$-COOH$）及季胺基（$-NR_3^+OH^-$）等。常用的聚苯乙烯型离子交换树脂是以苯乙烯和二乙烯苯聚合而成球形网状结构，其中二乙烯苯是交联剂。离子交换色谱法的流动相是一定 pH 和离子强度的缓冲液，也可添加少量有机溶剂，如乙醇、四氢呋喃、乙腈等，以提高选择性。

离子交换色谱分离组分的能力受被分离离子、离子交换剂、流动相等性质影响。在常温下稀溶液中阳离子在强酸性阳离子交换树脂上的交换顺序为：$Fe^{3+} > Al^{3+} > Ba^{2+} \geqslant Pb^{2+} > Sr^{2+} > Ca^{2+} > Ni^{2+} > Cd^{2+} \geqslant Cu^{2+} \geqslant Co^{2+} \geqslant Mg^{2+} \geqslant Zn^{2+} \geqslant Mn^{2+} > Ag^+ > Cs^+ > Rb^+ > K^+ \geqslant NH_4^+ > Na^+ > H^+ > Li^+$。常见阴离子在强碱性阴离子交换树脂上的交换顺序为：柠檬酸根 $> PO_4^{3-} > SO_4^{2-} > I^- > NO_3^- > SCN^- > NO_2^- > Cl^- > HCO_3^- > CH_3COO^- > OH^- > F^-$。

一般情况下，离子交换剂的交联度越大，交换容量越大，组分在固定相中的保留时间越长。交换能力强的离子组成的流动相有较强的洗脱能力。例如在阴离子交换色谱中柠檬酸根或 PO_4^{3-} 的洗脱能力比 F^- 强。

离子交换色谱法设备简单，操作方便，树脂可再生，可用于中药的提取分离和纯化。

（四）尺寸排阻色谱法

尺寸排阻色谱法（size exclusion chromatography，SEC）利用了分子筛效应，根据溶质分子大小的不同进行分离。色谱柱中的固定相由分子凝胶充满，当待分析样本随着溶液进入色谱柱时，溶液中分子量大即分子直径大的溶质组分完全不能进入凝胶颗粒内的空隙中，只能随流动相直接通过凝胶颗粒间的间隙快速地流出色谱柱；而分子量小即分子直径小的组分可渗入凝胶颗粒内的空隙中，其会跟随流动相进入凝胶颗粒间的间隙和全部凝胶颗粒的孔隙之后才会从色谱柱下端流出。这种色谱行为就是分子筛，大分子流程短，移动快，先流出色谱柱；小分子流程长，移动相对慢，后流出色谱柱。利用分子筛效应，可以使分子大小不同的复杂组分实现分离。

五、高效液相色谱法

高效液相色谱法（high performance liquid chromatography，HPLC）是在经典液相色谱法的基础上改良的，比经典液相色谱有更高的分离效率，实现了仪器的自动化。现在商品化的高效液相色谱仪很多，但其工作原理和流程基本相同，主要由高压输液系统、进样系统、色谱柱分离系统、检测器、数据处理系统构成。

（一）化学键合相色谱法

化学键合相色谱法（chemically bonded phase chromatography）是以化学键合相为固定相的色谱法，均一性、稳定性好，使用过程中不易流失，使用周期长，柱效高，重现性好，可选择的流动相和键合相的种类多，与液 – 液分配柱色谱法相似。根据化学键合相与流动相极性的相对强弱分类，键合相色谱也分为正相和反相键合相色谱法（positive phase and reverse phase bonding chromatography）。

1. 正相键合相色谱法　采用极性键合相为固定相，如氨基（ – NH_2）、腈基（ – CN）键合在硅胶表面上。采用非极性或弱极性溶剂，如烷烃加适量极性调整剂如甲醇作流动相。

2. 反相键合相色谱法　反相键合相以非极性或弱极性键合相为固定相，例如十八烷基硅烷（C_{18}）、辛烷基（C_8）键合在硅胶表面上。流动相以极性溶剂水，加一定与水相溶的如甲醇、乙腈做极性调整剂配制而成。总之，固定相的极性要比流动相的极性弱。分离流动相的原理是：固定相表面键合的非极性或弱极性基团具有较强的疏水性，当流动相中的非极性部分与极性溶剂相接触相互产生排斥力，使组分分子与键合相的疏水基团产生疏水缔合作用，使其在固定相上产生保留作用；当组分分子中有极性官能团时，极性部分受到极性溶剂的作用，促使它离开固定相，产生解缔作用并减少其保留作用。因而不同组分分子在色谱分离中的迁移速度不一致而使得不同组分得到分离。

烷基键合固定相相对每种组分分子缔合和解缔作用的能力不同，决定了分子在色谱中的保留值。组分的极性越弱，疏水性越强，跟烷基固定相缔合越牢固，保留值就越大。组分与烷基键合固定相的接触面积越大，保留值也越大。烷基键合固定相提供缔合组分分子的非极性作用表面，因而能键合到硅胶表面的碳链越长，烷基表面积增大，对组分的保留就增加，对组分的分离选择性也增加。流动相刚好相反，流动相的表面张力越大，介电常数越大，极性就越强，洗脱强度就越弱，组分的保留值越大。

反相键合相色谱法是目前应用最广的色谱法，适合分离非极性至中等极性的组分。

（二）反相离子对色谱法

离子对色谱法也分正相和反相，但反相使用的相对要多些，故这里只介绍反相。反相离子对色谱法（inverse phase ion pair chromatography）是把离子对试剂加入到含水流动相中，被分析的组分离子在流动相中与离子对试剂的反离子生成不荷电的中性离子对，从而增加溶质与非极性固定相的作用，使分配系数增加，增加分离效果。例如分析酸类或带负电荷的物质时，一般用季铵盐作离子对试剂，如四丁基铵磷酸盐（TBA）和溴化十六烷基三甲基铵，使其形成不荷电的中性离子对。分析碱类或带正电荷的物质时，一般用烷基磺酸盐或硫酸盐作离子对试剂，如正己基磺酸钠、正戊烷基磺酸钠，形成不荷电的中性离子对。由于离子对的形成与待测组分的离解程度有关，当待测组分与离子对试剂全部离子化时，能最大化地形成离子对，因此流动相的 pH 值对弱酸、弱碱类组分的保留影响较大，但对强酸、强碱的影响相对小。

反相离子对色谱多用于分离可离子化或离子型的化合物。此法适用于有机酸、碱、盐的分离，在中药分析中应用也较广泛，如生物碱类、儿茶酚胺类、有机酸类等可用此法。

高效液相色谱在中药分析中应用最广、发展最快。其主要发展趋势一方面为色谱方法及现代化硬件的研发；另一方面是开展各种联用技术，如在用高效液相色谱分离纯化组分后，联用紫外光谱、红外光谱、质谱或核磁共振波谱等手段进一步对组分进行定性研究。

第五节　质谱分析法

质谱分析法（mass spectrometry or mass spectroscopy，MS）是指采用离子化技术，首先将待测样品气化再导入离子源，样品在离子源中被电离成分子离子，分子离子进一步裂解成各种碎片离子，这些离子在电磁作用下按质荷比（m/z）大小依次进入检测器进行分离测定，得到各离子质量和强度信号的质谱图，再对质谱图进行组分成分的结构分析的方法。

一、质谱的仪器构造及工作原理

质谱仪主要由高真空系统、进样系统、离子源、质量分析器、离子检测器和数据处理系统等部分构成。质谱的离子源、质量分析器、检测器等主要部件都需要在真空状态下工作，因此保证高真空系统才能保障质谱仪正常工作。进样系统分直接进样和色谱联用自动进样两种。直接进样适用于单组分、挥发性较低的固体或液体样品。直接用进样针减压后推进样品进入离子源，高温快速加热使其气化和被离子源离子化。色谱联用自动进样系统多用于质谱和高效液相色谱仪联用。待测样品经过高效液相色谱仪分离后程序设定自动通过色谱仪和质谱仪的特殊接口进入离子源，按样品洗脱的顺序进入离子源，离子源使其离子化，并带有一定的能量。

离子源根据原理可分为电子轰击离子源（electron impact ion source，EI）、化学电离电子源（chemical ionization，CI）、快原子轰击离子源（fast atom bombardment，FAB）、电喷雾电离（electron spray ionization，ESI）。每种离子源的侧重点不同，可根据待测物的性质来选择合适的离子源。质量分析器是将离子源中产生的离子按质荷比（m/z）大小分离。离子检测器是把从质量分析器中出来的微弱的离子流信号接收并放大，然后传送至计算机数据处理系统，得到待测物的质谱图及数据。

分辨率、灵敏度、质量范围、质量准确度是评价质谱仪性能的主要指标。分辨率是指仪器能分离相邻两质谱峰的能力。灵敏度是仪器产生的峰信号强度与所需样品量之间的关系。质量范围限制了质谱能测量的离子质量范围。质量准确度指离子质量的实测值与理论值的接近程度。

二、质谱中的主要离子类型

质谱中大多数离子峰是物质自身裂解形成的，一般高丰度的碎片离子峰代表着分子中容易裂解的部分，找到几个主要的代表不同部分的碎片离子，就可以把检测物质化合物的骨架大概拼凑起来。因此，识别质谱中产生的各种离子，了解其裂解规律和类型，有利于推测物质的结构。质谱中经常出现的离子有以下四种：

1. 分子离子（molecular ions） 样品分子通过某种电离轰击失去一个价电子后形成的正离子即为分子离子。有机分子受到电子轰击失去一个电子变成分子离子时，分子结构中易电离的部分最容易失去电子。分子离子峰的强度与化合物的分子结构有关，分子离子的稳定性越高，分子离子峰越强。

2. 同位素离子（isotope ions） 大自然中大多数元素都存在同位素，如碳原子具有^{12}C和^{13}C两种同位素，氯原子具有^{37}Cl和^{35}Cl两种同位素。质谱中会出现含有同位素的离子峰，他们的丰度比如表13-1，表中丰度比以丰度最大的轻质同位素为100%计算而得。

同位素存在的质谱峰表现为簇峰，表现在由元素轻质同位素构成的分子离子峰的右边1~2个单位处出现含重质同位素的离子峰，称为同位素离子峰。质量若比分子离子峰大1个质量单位的同位素离子峰用M+1表示，大2个质量单位的峰用M+2表示。

表13-1 同位素的丰度比

同位素	13C/12C	2H/1H	17O/16O	18O/16O	15N/14N	37Cl/35Cl	81Br/79Br
丰度比（%）	1.12	0.015	0.040	0.20	0.36	31.98	97.28

3. 碎片离子（fragment ions） 低于分子离子质量的离子都是碎片离子。是由分子离子中某些化学键发生断裂而形成。根据化学键断裂位置的不同，同一分子离子可产生不同大小的碎片离子，化合物的结构决定了碎片离子的相对丰度和断裂的难易。

4. 亚稳离子（metastable ion） 离子（m_1^+）在脱离离子源后进入检测器前的飞行过程中裂解失去一个中性碎片，生成低质量离子（m_2^+），这种离子不稳定，称为亚稳离子。亚稳离子的特点是：①峰弱，仅为m_1^+峰的1%~3%；②峰钝，一般可跨2~5个质量单位；③质荷比一般不是整数。

三、质谱分析分子式的确定

（一）分子离子峰的确认

根据分子离子峰（molecular ion peaks）的质荷比可得到化合物的分子量，由此推断化合物的分子式。分子离子峰一般在质谱图中质荷比最高的位置（图13－2），但是当出现同位素峰或样品被污染有杂质峰或者样品分子稳定性差分子离子峰很弱时，分子离子峰则未在质荷比最高位置。

最终确定分子离子峰还需考虑：①分子离子的质量数应符合奇偶定律。如由C、H、O或C、H、O和偶数个N组成的化合物，分子离子峰的质量数是偶数；如由C、H、O和奇数个N组成的化合物，分子离子峰的质量数是奇数。②最高质荷比离子与其他离子间的质量差是否合理。例如最高质荷比离子与相邻离子间相差3~14个质量单位，则该峰不可能是分子离子峰。因为一个甲基（CH_3，m/z15）基团的质量为15，分子离子不能裂解出3个以上的氢原子和小于1个甲基的基团。③加合离子峰和M－1峰。

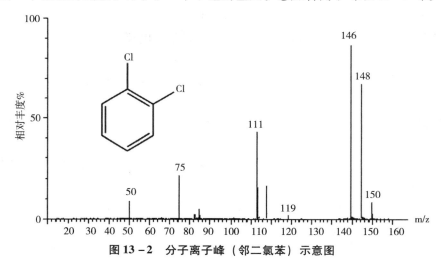

图13－2　分子离子峰（邻二氯苯）示意图

（二）相对分子质量的测定

理论上讲，根据分子离子峰的质荷比（m/z）确定化合物的分子量（molecular weight）。其准确度跟质谱仪的分辨率有关。低分辨率的质谱仪只能测得质谱峰整数的质量数，而高分辨率的质谱仪能精确测定小数点后4~6位的分子量。例如三油酸甘油酯实际的分子质量为885.44，而低分辨率的质谱仪测得分子离子峰的质荷比为884。

（三）分子式的确定

输入由高分辨率的质谱仪测得的分子量进入数据处理系统即可得到该分子的元素组成，从而确定分子式（molecular formula）。

四、化合物的结构解析

对一个未知化合物通过质谱检测确定其图谱是纯化合物的质谱，得到该化合物的相对分子质量、分子式，结合化合物在质谱中的裂解行为和质谱中的特征离子来确定化合物的结构。解析的一般步骤为：①确认分子离子峰，确定相对分子质量。②根据分子离子峰的丰度推测化合物可能的类别；根据同位素丰度比对法来确定是否含有高丰度的同位素元素，并推算同位素元素的种类和数目。③根据分子量计算不饱和度。④将各碎片离子峰可能代表的结构单元组合起来，推测可能的结构式。⑤用得到的结构式根据裂解规律验证推测结果。

目前，质谱法已广泛用于中药活性成分和次级代谢产物的定性研究，如芳香类、生物碱、萜类、甾体类和长链脂肪族类、蒽醌衍生物、香豆素类、黄酮类、二苯乙烯衍生物和单宁等都已有较成熟的鉴定方法报道。但中药成分复杂，分离纯化得到足够多足够纯的单成分物质是一大难点。

五、色谱质谱联用分析

色谱的优势在于分离，色谱的分离能力为混合物分离提供了最有效的选择，但色谱方法难以得到结构信息，主要靠与标样对比达到对未知物结构的推定；对复杂混合未知物的结构分析方面显得薄弱；在常规的紫外检测器上对于无紫外吸收化合物的检测和大量未知化合物的定性分析还需依赖于其他手段。质谱法能提供丰富的结构信息，用样量是几种谱学方法中用量最少的，但其样品需经预处理（纯化、分离），程序复杂、耗时长。因此，为解决这两种技术的弱点，逐渐发展了许多技术，其中色谱－质谱联用技术是最具发展和应用前景的技术。目前应用较多的是气相色谱－质谱（GC－MS）联用、液相色谱－质谱联用（LC－MS）、毛细管电泳－质谱联用（CE－MS）、液相色谱－核磁共振光谱联用（LC－NMR）及液相色谱－质谱/质谱联用（LC－MS/MS）等。

第六节　原子吸收分光光度法

原子吸收分光光度法（atomic absorption spectrophotometry，AAS）又称原子吸收光谱法，是基于蒸气相中被测元素的基态原子对特征辐射的吸收来测定试样中该元素含量的方法。原子吸收分光光度法准确度高、灵敏度高、选择性好、抗干扰能力强、适用范围广。

一、基本原理

原子是由原子核及核外电子组成，电子绕着原子核运动。核外层电子按一定规律分布在各能级上，每个电子的能量由它所处的能级决定。当原子核的外层电子吸收了一定辐射后，被激发跃迁到较高的能态，产生相应的不同的原子吸收线就是原子吸收光谱。各种元素的原子结构和外层电子排布不同，电子从基态跃迁至第一激发态时吸收的能量不同，所以各元素的共振线（resonance line）不同并各有特征，这种共振线称为元素的特征谱线。原子从基态跃迁至激发态是最容易发生的，所以元素的共振线是最灵敏的谱线，其吸收强度可用于定量分析。

二、原子在各能级的分布

原子是以最低能态，即基态的形式存在的。在热平衡时，基态（ground state）与激发态（excited state）原子符合玻尔兹曼定律（Boltzmann's law）：

$$\frac{N_j}{N_0} = \frac{g_j}{g_0} \exp \left(-\frac{E_j - E_0}{KT} \right)$$

式中 N_j、N_0 是激发态和基态的原子数目；g_j、g_0 是激发态和基态统计权重；E_j、E_0 分别是激发态和基态原子的能量（$E_j > E_0$）；T 是绝对温度；K 是玻尔兹曼常数（Boltzmann constant）。

$$K = 1.38 \times 10^{-23} J \cdot K^{-1}$$

表 13 - 2 为几种常见元素不同温度下激发态与基态原子数之比（N_j/N_0）。

表 13 - 2 几种常见元素不同温度下激发态与基态原子数之比（N_j/N_0）

元素	共振线波长（nm）	g_j/g_0	激发能 E_j（eV）	N_j/N_0		
				T = 2000K	T = 2500K	T × 3000K
K	766.49	2	1.617	1.68×10^{-4}	1.10×10^{-3}	3.84×10^{-3}
Na	589.0	2	2.104	0.99×10^{-5}	1.14×10^{-4}	5.83×10^{-4}
Ca	422.67	3	2.932	1.22×10^{-7}	3.67×10^{-6}	3.55×10^{-5}
Fe	371.99	–	3.332	2.29×10^{-5}	1.04×10^{-7}	1.31×10^{-6}
Cu	324.75	2	3.817	4.82×10^{-10}	4.04×10^{-8}	6.65×10^{-7}
Ag	328.07	2	3.778	6.03×10^{-10}	4.48×10^{-8}	8.99×10^{-7}

由以上公式和表可知温度越高 N_j/N_0 值越大，激发态原子数随温度升高而增加，且按指数关系变化。

三、原子吸收线

原子从基态激发到能量最低的第一激发态为共振激发，产生的谱线为共振吸收线（resonance absorption line）。因不同元素的原子产生共振激发所需的能量不同，所以共振吸收线不同，因而形成元素的特征谱线。原子吸收线并不是简单的几何线，它由吸收线的频率、半宽度和强度来表征；它的强度跟两能级间跃迁吸收的能量相关。

当一束光强度为 I_0，通过厚度为 L 的基态原子蒸气时，入射光的强度因基态原子吸收而减弱为 I_v，I_v 也遵循 Lambert 定律，公式为：

$$I_v - I_0 \cdot \exp \left(-K_v L \right) \text{ 或 } A = -\lg \frac{I_v}{I_0} = 0.434 K_v L$$

式中 K_v 是吸收系数，与入射光的频率、基态原子浓度及原子化温度有关。

（一）积分吸收法

在原子吸收光谱分析条件下，基态原子数 N_0 正比于吸收曲线所包含的整个面积。

用吸收系数 K_v 进行积分代表总吸收，表示吸收的总能量，积分吸收（integral absorption）可用数学表达式表示：

$$\int K_v d_v = \frac{\pi e^2}{mc} \cdot N_0 \cdot f$$

式中 e 为电子的电荷；m 为电子质量；c 为光速；f 是振子强度，即每个原子中能被入射光激发的平均电子数；N_0 是单位体积内的基态原子数目。由此可知，积分吸收与待测元素原子的总数 N 是线性关系。

（二）峰值吸收法

实际测量原子吸收分光光度法中，常用峰值吸收系数（peak absorption coefficient）来代替积分吸收的测定。峰值吸收测量的是在中心频率 v0 两旁很窄范围内的积分吸收测量，公式为 $A = K'C$。峰值吸收测量的吸光度与试样中被测组分的浓度呈线性关系。

四、原子吸收分光光度计

原子吸收分光光度计又叫原子吸收光谱仪，市面上的仪器构成基本相似，主要由锐线光源、原子化器、单色器、检测系统四部分构成。

1. 锐线光源　主要为空心阴极灯（元素灯），分单元素灯和多元素灯。单元素灯每测一种元素对应一种元素灯，使用不方便。多元素灯是在阴极内含有两个或以上的不同元素灯，通过更换波长来实现同时进行几种元素的测定，但缺点是组合越多干扰越大，灵敏度和辐射强度不如单元素灯。

2. 原子化器　主要作用是提供能量，使试样干燥，蒸发并转化为所需的基态原子蒸气。试样在原子化器实现原子化，即由液态转化为气态，再转化为基态原子。原子化的方法主要由火焰原子化法和非火焰原子化法。

3. 单色器　是将所需的共振吸收线与邻近干扰线分离。单色器中的关键部件是色散元件，现多用光栅，光栅配置在原子化器之后的光路中，是为了阻止来自原子化器内的所有不需要的辐射进入检测器。

4. 检测系统　主要包括了检测器、放大器、对数转换器、显示器。检测器是将单色器传输进来的光信号进行光电转换，常用光电倍增管。

五、应用范围

原子吸收分光光度法在元素测定方面灵敏度高、选择性和重现性较好。在测定矿物、金属、化工产品、土壤、环境中的尽速元素含量时为首选方法。

近年来在中药药物分析方面也多见使用，可用于中药制剂及中药材中重金属、毒害元素及微量元素的检测。

第十四章　中药炮制技术

中药炮制（processing）是根据中医药理论，依照辨证施治用药的需要和药物自身性质，以及调剂、制剂的不同要求，所采取的一项制药技术。中药材必须经过炮制成饮片（prepared drug in pieces）后才能入药，这是中医临床用药的特点，也是中医药学的一大特色。

第一节　中药炮制

炮制是制备中药饮片的一门传统制药技术，也是中医药学特定的专用制药术语，史称炮炙、修治、修事。刘宋·雷敩所著《雷公炮炙论》以"炮炙"作书名，而正文中多用"修事"；明·李时珍（1518～1593）在《本草纲目》药物正文中设"修治"专项；清·张仲岩所著《修事指南》，书名用"修事"，而正文中用"炮制"。纵观历代有关资料，虽然名称不同，但记载内容一致，而且多用"炮制"和"炮炙"。炮和炙都离不开火，仅代表中药整个加工处理技术中的两种火处理方法。随着科学技术的发展和人们对医药知识的积累，药材加工处理技术超出了火制的范围，"炮炙"两字已不能确切反映和概括药材加工处理的全貌。为了既保持原意，又能较广泛地包括药物的各种加工技术，现代多用"炮制"。"炮"代表各种与火有关的加工处理技术，而"制"则代表各种更广泛的加工处理方法。

一、炮制的目的

中药来源于植物、动物、矿物，有野生，也有家种（养殖）。原药材需经加工炮制为饮片后方能应用。中药成分复杂，疗效多，因此中药炮制的目的也是多方面的。由于炮制方法不同，药物的作用也不同，这些作用有主次之分，彼此之间又有密切联系。一般认为，中药炮制的目的可以归纳为以下 8 个方面：

1. 纯净药材，保证质量，分拣药物，区分等级　中药原药材多附着泥土、夹带沙石及非药用部分和其他异物，须经挑剔修治，清洁纯净，保证质量，提供药用。如石膏挑出沙石、茯苓去净泥土、防风去掉芦头等。同一药物，来源不同，入药部位还需分拣入药，如麻黄茎、根，荷叶、莲子等。人参、鹿茸、冬虫夏草等贵重药材尚须分拣，区分优劣等级。

2. 切制饮片，便于调剂制剂　将净选的中药材经软化、切削、干燥等加工程序，制成一定规格的饮片，以便于准确称量、计量，按处方调剂，增加饮片与溶剂之间的接触面积，利于有效成分的煎出，便于制剂。一些矿物介壳类药物如磁石、代赭石、石决明、牡蛎等，经煅烧、醋淬等炮制处理，使之酥脆，也是为了有效成分易于煎出的目的。

3. 干燥药材，利于贮藏 药材经晒干、阴干、烘干、炒制等炮制加工处理，使之干燥，并使所含酶类失去活性，防止霉变，便于保存，久不变质。特别是一些具有活性的药材，如种子药材白扁豆、赤小豆等，必须加热干燥，才能防止萌动变质。

4. 矫味、矫臭，便于服用 一些动物药及具有特殊气味的药物，经过麸炒、酒制、醋制等处理，能起到矫味和矫臭的作用，如酒制乌梢蛇、醋炒五灵脂、滑石烫刺猬皮、水漂海藻等，便于临床服用。

5. 降低毒副作用，保证安全用药 一些毒副作用较强的药物，经加工炮制可明显降低药物的毒性和副作用，便于临床安全用药。如巴豆压油取霜、醋煮甘遂、酒炒常山、甘草、银花水煮川乌、草乌、姜矾水制半夏、南星等，均能降低其毒副作用。

6. 增强药物功能，提高临床疗效 延胡索醋制以后能增强活血止痛功效，麻黄、紫菀、款冬花蜜制增强润肺止咳作用，大黄酒制后活血作用增强，淫羊藿用羊脂炒后能增强补肾助阳作用。

7. 改变药物性能，扩大应用范围 生地黄功专清热凉血、滋阴生津，酒制成熟地黄则补血滋阴、益精填髓；生首乌补益力弱且不收敛，能截疟解毒、润肠通便，经黑豆汁拌蒸成制首乌后功专补肝肾、益精血；生天南星加生姜、白矾后称制南星，功能燥湿化痰、祛风解痉，药性辛温燥烈，经牛胆汁制后称胆南星，则药性凉润、清化热痰、息风定惊。

8. 引药入经，便于定向用药 中药的作用部位常以归经来表示。有些药物经炮制后，可以在特定脏腑经络中发挥治疗作用。《本草纲目》记载："升者引以咸寒，则沉而直达下焦；沉者引之以酒，则浮而上至颠顶。"酒能升散，宜行药势，是炮制中最常用的液体之一。如大黄苦寒，为纯阴之品，其性沉而不浮，但经酒制后能引药上行，先升后降。

二、炮制的影响

（一）炮制对药性的影响

1. 对四气五味的影响 大致分为三种情况：一是改变药物的性味，扩大药物的用途。如生地黄味甘性寒，经过蒸制，消除寒性，变成甘温补血的药物。天南星经胆汁制后，既消除了毒性，又将天南星苦辛温燥的性味变为苦凉。二是增强药物的性味。如用醋蒸五味子可增强其收敛作用，以辛热的酒制仙茅，可增强仙茅的温肾壮阳作用。三是纠正药物过偏之性。如栀子苦寒之性强，经过辛温的姜汁制后，能降低苦寒之性，以免伤中。

2. 对升降浮沉的影响 升降浮沉是药物作用于机体的趋向。炮制过程中，由于辅料性味的作用，导致药物改变或增强原来的趋向。如黄柏为下焦药，经过甘辛大热具有升提作用的酒炒制后作用向上，可清上焦之热。黄芩走上焦，用酒炒制，可增强上行清热的作用；川楝子能走下焦，用盐炒制，可增强下行治疝的作用。

3. 对药物归经的影响　归经是药物作用于机体的一定范围。"五味入胃，各归所喜"，不同的辅料，对脏腑经络也具有一定的选择作用。因此，某些药物用归经相同的辅料进行炮制，可以增强药物在一定的脏腑经络的疗效。如甘草蜜炙，可以增强补脾作用；盐水炒补骨脂，可以增强补肾作用；莪术醋煮，可以增强入肝经、消积的作用。

4. 对毒性的影响　炮制能消除或降低毒副作用，通常包括除去或减少有毒成分，辅料去毒和转化毒性成分等。对于有毒成分只有毒性作用而无明显治疗作用，采用除去或减少有毒成分的方法为好。但对既是有毒成分又是有效成分者，去毒的同时，也会降低疗效，常用净制、水飞、加热等方法炮制。

（二）炮制对药物成分的影响

中药材的化学成分很复杂，就某种具体的中药材来说，其中所含的具有一定生理作用的化学成分，在治疗疾病的过程中，可能是起治疗作用的有效成分，也可能是无效甚至是有害成分。中药材炮制中可能使其化学成分发生变化。

1. 生物碱（alkaloid）　大多数生物碱为无色晶体，又有少数是油状液体。液体的生物碱能在常压或减压条件下被蒸馏。游离的生物碱大多能溶于有机溶剂。对于有效成分容易在水中溶解的药物，应尽量采取少泡多润的方法，以达到提高药物疗效的目的。

2. 苷（glycosides）　利用炒、烘、蒸的方法，基本上可达到破坏酶而保存苷的目的。如白芥子经炒后增加了温胃祛痰的功效，降低了辛辣味，使所含分解白芥子苷的酶大部分受到破坏，则白芥子苷免于被酶分解成白芥子油而挥发损失。

3. 挥发油（benzine）　药物经过炮制后，其中挥发油不但量上起了变化，而且理化性质也有所改变，在药理作用上也不一样。如生肉豆蔻的挥发油对肠道有刺激作用，煨肉豆蔻的挥发油减少，对家兔离体肠管的蠕动有显著的抑制作用。

4. 鞣质（tannins）　鞣质能溶于水，特别是易溶于热水，生成胶状溶液。故水制含鞣质类的药材时，应尽量采取少泡多润的方法，也要注意不用热水淘洗含鞣质的药物。鞣质同时能溶于乙醇中，故辅料炮制时多用酒制，以增强疗效。

5. 树脂（resin）　乳香、没药经过炮制后，可去掉部分芳香油和树脂，缓和其药性。牵牛子经炒后可缓和利尿作用，因牵牛子树脂受热被破坏所致。树脂一般溶于酒而不溶于水，故酒制可增加溶解度，提高滋肾的疗效。

6. 油脂（grease）　为了防止油脂润肠致泻的作用过猛，或者临床上根本不需要润泻，对不同的药物要采取不同的方法进行加工炮制。如柏子仁去油制霜，降低滑性或渗泻作用。巴豆去油使其含油量不超过10%，以减低毒性并缓和峻泻作用。

7. 有机酸（vitamins）　有机酸大多能溶于水和乙醇，水制时应尽量少泡多润。含有有机酸的药材多用酒制。有机酸对金属有一定的腐蚀性，炮制含有机酸较多的中草药时，不宜采用金属容器，以防容器腐蚀，药物变色、变味，失去疗效或产生副作用。

8. 无机盐（inorganic salt）　在植物、矿物及贝壳类药材中均存在。矿物类药多用煅后醋淬以增强疗效，因醋淬后往往可产生醋酸盐，如赭石煅后醋淬可生成醋酸铁等。

9. 其他　炮制对含消化酶的药物也是有影响的。如神曲、麦芽、谷芽不宜炒焦，因其中含有消化酶，易受热破坏而影响疗效。

三、常用辅料

中药在炮制过程中，为了达到一定的治疗目的，加入共制的其他物质称为辅料（accessories）。辅料除了构成炮制的某些作用外，还有火制法中用某些辅料作中间体，使药物受热均匀；水制法中用某些辅料作防腐剂，防止药物在水漂时腐烂等作用。常用辅料有固体辅料和液体辅料两类。

（一）固体辅料

1. 麦麸（bran）　为小麦的种皮，呈褐黄色。主含淀粉、蛋白质及维生素等。其味甘、淡，性平，能和中益脾。与药物共制能缓和药物的燥性，增强疗效，除去不良气味，使药物色泽均匀一致。此外，还能吸附油质，可作为煨制的辅料。

2. 米（rice）　以粳米、糯米作辅料。粳米性味甘平，能益气除烦、止泻止渴，多用于制健脾胃药物，如米炒党参。糯米性味甘温，益气止泻，米制斑蝥有解毒作用。

3. 大豆（bean）　以黑大豆作辅料，性味甘平，能补肾解毒，多用于制补肾及毒性药物，如制首乌、制川乌。

4. 土（soil）　灶心土、黄土均供制药用。灶心土为土灶中的焦土，以久经火炼者为佳（燃煤灶中的土不能用），为紫色或黑褐色块状物，坚硬如石，性味辛微温，能温中和胃，止血止呕。黄土，即山地挖掘的洁净黄色土，性味甘平，能止痢、止血、解毒。多用于制补脾胃药物，如土炒白术。使用时须碾粉。

5. 白矾（alum）　主要成分为含水硫酸铝钾。味酸性寒，能解毒防腐、祛痰杀虫、收敛燥湿。与药物共制后可防腐、减毒、增效。其用量随药物种类及炮制目的不同而异。漂泡防腐每 100kg 药物白矾用量 1kg，减毒增效每 100kg 药物白矾用量 12~25kg。

6. 河砂（sand）　为洗净晒干的中粗河砂。炮制用河砂作中间传热体拌炒药物，取其温度高、传热快、受热均匀的特点。砂炒使药物质地松脆，便于粉碎和煎煮。高温可降低毒性，利于净选。河砂的用量以能掩盖所加药材为度。

（二）液体辅料

1. 蜂蜜（honey）　为白色或淡黄色至深黄色的稠厚液体，新鲜时半透明，日久色变暗，并析出颗粒状结晶。以白色或淡黄色半透明、黏度大、气味香甜者为佳。性味甘平，具滋补作用。多用于制润肺止咳及补脾药物，如炙紫菀、炙甘草。

2. 酒（alcohol）　有黄酒、白酒之分，均可供制药用。用量比例，黄酒量大，白酒量小。酒为淡黄色或无色的澄明液体，气味特异，有刺激性，性味苦甘辛，大热，能升提药力、通经活络。多用于制行上焦及通经络药物，如酒炒黄芩、酒洗当归。

3. 醋（vinegar）　为黄棕色或深棕色的澄明液体，有特异气味，性味酸苦，温，能引药入肝，解毒消痈肿。多用于制入肝经及有毒药物，如醋炒五灵脂、醋炒芫花。

4. 米泔水（rice slop）　按次序可分头泔、二泔，以二泔为佳，为灰白色或灰黄色的悬液。本品具有吸附作用，用于泡制含有油质的药物，能除去部分油质，降低燥性，如漂苍术。

5. 生姜汁（ginger juice） 为黄白色液体，表面可见悬浮的油珠，有香气。性味辛微，温，能止呕、散寒、发汗、解毒。多用于止呕及寒性、毒性的药物，如姜汁炒竹茹、姜汁炒黄连等。

6. 甘草汁（licorice juice） 甘草切片加水煎煮而得，为黄棕色至深棕色液体，微香。性味甘平，能补脾、泻火、解毒、缓和药性。多用于制毒性药物，如甘草水泡吴茱萸、远志、半夏等。

7. 胆汁（bile） 猪、牛、羊的新鲜胆汁，以黄牛胆汁为佳，棕绿色或暗棕色，有特异臭气，性味苦寒，除热明目。天南星用牛胆汁制后，可去其燥性，并具清热息风作用。

8. 盐水（saltwater） 每 500g 药用盐 6~15g，用开水 100~150mL 溶化。性味咸寒，能引药下行入肾。多用于制入肾经及行下焦药物，如盐水炒杜仲、盐炒橘核等。

9. 麻油（sesame oil） 为胡麻科植物脂麻的干燥成熟种子经冷压或热压所得的油脂，主要成分为亚油酸甘油酯、芝麻素等。味甘，性微寒，能清热、润燥、生肌。因沸点较高，常用炮制质地坚硬或有毒药，使之酥脆，降低毒性。凡混入杂质或酸败者不可用。

四、炮制工具

中药材炮制工具较为简单，常用的手工操作工具包括切药刀、片刀、锉、铁锤、碾槽、冲筒、乳钵等。目前，大型药厂应用机械制药，劳动强度小，生产效率高，具有优越性。现在有轧粉用的粉碎机，切制饮片用的切药机，各地式样较多，不再逐一介绍。

五、常用炮制方法

炮制方法是历代逐步发展和充实起来的。参照前人记载，根据现代实际炮制经验，炮制方法一般分为以下五类：

（一）修治

修治（repairing）包括纯净、粉碎、切制药材三道工序，为进一步加工贮存、调剂、制剂和临床用药做好准备。

1. 纯净（purifying） 借助一定的工具，用手工或机械的方法，如挑、筛、簸、刷、刮、刮、挖、撞等方法，去掉泥土杂质、非药用部分及药效作用不一致的部分，使药物清洁纯净。这是原药材加工的第一道工序。如拣去辛夷花的枝、叶，筛选王不留行及车前子，簸去薏仁的杂质，刷除枇杷叶、石韦叶背面的绒毛，刮去厚朴、肉桂的粗皮，挖掉海蛤壳、石决明的肉留壳，撞去白蒺藜的硬刺。西洋参、天麻、冬虫夏草等按药材质量不同，经过挑选，区分药材的等级。

2. 粉碎（smashing） 以捣、碾、研、磨、镑、锉等方法，使药材粉碎达到一定粉碎度，以符合制剂和其他炮制的要求，便于有效成分的提取和利用。如贝母、砂仁、郁李仁等用铜药缸捣碎便于煎煮；琥珀研末便于吞服；水牛角、羚羊角等用镑刀镑成薄片或碎屑，或以锉刀锉成粉末，便于制剂或服用。现多用药碾子、粉碎机直接研磨成粉末，如人参粉、贝母粉、三七粉、黄连粉等，以供散剂、制剂或其他炮制使用。

3. 切制（cutting）　用刀具采用切割方法将药切成片、段、丝、块等，使药物有效成分易于溶出，便于进行其他炮制，利于干燥、贮藏和调剂时称量。根据药材性质或制剂及临床需要，还有不同的切制规格要求。如槟榔宜切薄片，白术宜切厚片，甘草宜切圆片，肉桂宜切圆盘片，黄芪宜切斜片，麻黄、紫苏、白茅根宜切段，葛根宜切块等。

（二）水制

用水或其他液体辅料处理药材的方法称为水制法（processing with water）。其目的主要是清洁药物、除去杂质、软化药物、便于切制、降低毒性及调整药性等。常见的水制方法有漂洗、闷润、浸泡、喷洒、水飞等。

1. 漂洗（rinsing）　将药物置于宽水或长流水中，反复换水，以除去杂质、盐味及腥味。如将芦根、白茅根洗去泥土杂质，海藻、昆布漂去盐分，紫河车漂去腥味等。

2. 浸泡（soaking）　将质地松软或经水泡易损失有效成分的药物，置于水中浸湿立即取出，称为浸或称沾水；将药物置于清水或辅料药液中，使水分渗入，药材软化，便于切制，或用以除去药物的毒质及非药用部分，称为泡。如用白矾水浸泡半夏、天南星，用胆巴水浸泡附子等。

3. 闷润（covered moistening）　根据药材质地的软坚、加工时的气温、工具的不同，采用淋润、洗润、泡润、浸润、晾润、盖润、伏润、露润、复润、双润等多种方法，使清水或其他液体辅料徐徐渗入药物组织内部，至内外的湿度均匀，便于切制饮片。如淋润荆芥、泡润槟榔、酒洗润当归、姜汁浸润厚朴、伏润天麻、盖润大黄等。

4. 喷洒（spraying）　对一些不宜用水浸泡，但又需潮湿者，可采用喷洒湿润的方法。在炒制药物时，按不同要求，可喷洒清水、酒、醋、蜜水、姜汁等辅料药液。

5. 水飞（powder – refining with water）　借药物在水中的沉降性质分取药材极细粉末的方法。将不溶于水的药材粉碎后置乳钵、碾槽、球磨机等容器内，加水共研，然后加入多量水搅拌，粗粉即下沉，细粉混悬于水中，随水倾出，剩余之粗粉再研再飞。倾出的混悬液沉淀后，将水除净，干燥后即成极细粉末。常用于矿物类、贝壳类药物的制粉，如水飞朱砂、炉甘石、滑石、海蛤壳、雄黄等。

（三）火制

火制（processing with fire）是将药物经火加热处理的方法。根据加热的温度、时间和方法的不同，可分为炒、炙、煅、煨等。

1. 炒（stir – frying）　将净制或切制的药物，筛去灰屑，大小分档，置炒制容器内，加辅料或不加辅料，用不同火力加热，并不断翻动使之达到一定程度的炮制方法。

（1）清炒（single stir – frying）　根据炒制程度又分为炒黄、炒焦和炒炭。炒黄的药物大部分为果实种子类药，传统有"逢子必炒"之说。经炒黄可以使种皮爆裂、鼓起，组织疏松，便于粉碎，有利于有效成分的煎出和进一步调剂。炒焦的药物具有焦香气，炮制上有"焦香醒脾"的理论，故药物炒焦可以增强健脾消食和中的功效，还可以缓和药性；炒炭的药物可以产生或增强止血作用，炮制上有"血见黑则止"的理论。

（2）加辅料炒（stir-frying with accessories） 根据所加辅料不同，分为麸炒、米炒、土炒、砂炒、滑石粉炒、蛤粉炒等。药物经麸炒后可缓和药性，增强疗效，除去异味，使药物增色赋味，成品色泽均一。米炒可增强药物健脾止泻的作用，降低昆虫类药物的毒性和刺激性，矫正不良气味。土炒可增强药物的补脾止泻作用。药物经高温砂炒后，质地酥脆，便于粉碎，有效成分易于溶出，增强疗效，同时降低毒性，便于去毛和矫正不良异味。蛤粉炒火力较弱，且蛤粉颗粒细小，传热作用较慢，使药物缓慢均匀受热，适于炒制胶类药物。滑石粉炒温度较高，且质地滑利细腻，传热较快，常用于炮制韧性较大的动物类中药。

加砂、蛤粉或滑石粉炒也称"烫"（scalding）。先在锅内加热中间物体（砂、蛤粉、滑石粉）达150~300℃，用以烫制药物，使其受热均匀，膨胀松脆，不能焦枯，烫毕，筛去中间物体，至冷即得。如砂烫穿山甲、蛤粉烫阿胶珠、滑石粉烫制刺猬皮等。

2. 炙（broiling） 将净选或切制后的药物加入一定量的液体辅料拌炒，使辅料逐渐渗入药物组织内部的炮制方法。炙法所用温度较低，一般用文火，翻炒时间稍长，以药物炒干为宜。根据所用的液体辅料不同，分为酒炙、醋炙、盐炙、姜炙、蜜炙、油炙等。炮制过程中，辅料被吸入药物组织内部，使药物在性味、功效、作用趋向、归经和理化性质等方面均能发生某些变化，从而起到降低毒性、抑制偏性、增强疗效、矫臭矫味、有效成分易于溶出等作用，利于疗效的发挥。如蜜炙百部和款冬花、叶，可增强润肺止咳作用；酒炙川芎、当归、牛膝，可增强活血之功；醋炙香附、柴胡，可增强疏肝解郁之功；醋炙甘遂、京大戟，可降低毒性；盐炙杜仲、补骨脂，可引药入肾和增强补肾作用；酒炙常山，可减低催吐作用；姜炙半夏、竹沥，可增强止呕作用。

3. 煅（calcinating） 将药物用猛火直接或间接烧，使质地松脆，易于粉碎，以充分发挥疗效。坚硬的矿物药或贝壳类药多直接煅烧，以煅至透红为度，如紫石英、龙骨、牡蛎。间接煅烧是将药物置耐火容器中密闭烧，至容器底部红透为度，如棕榈炭、血余炭等。

4. 煨（simmering） 将药物用湿面或湿纸包裹，置于热火灰中或用吸油纸与药物隔层分开进行加热的方法。目的是除去药物中的部分挥发性及刺激性成分，以缓和药性，降低副作用，增强疗效。如煨肉豆蔻、煨木香、煨生姜、煨葛根等。

（四）水火共制

这类炮制方法既要用水又要用火，有些药物还必须加入其他辅料进行炮制。包括煮、蒸、炖、燀、淬等方法。

1. 煮（boiling） 将药物与水或辅料置锅中同煮的方法。可减低药物的毒性、烈性或附加成分，增强药物疗效。又分不留残液煮法，如醋煮芫花、狼毒至醋液吸尽为度；弃残液煮法，即将药物与辅料溶液共煮一定时间后捞出药物，弃剩余液体，如姜矾煮半夏。

2. 蒸（steaming） 以水蒸气或附加成分将药物蒸熟的加工方法。分清蒸法与加辅料蒸法。前者如清蒸玄参、桑螵蛸，后者如酒蒸山萸肉、大黄等。蒸制的目的在于改变或增强药物的性能，降低药物的毒性。何首乌经反复蒸晒后不再有解毒、截疟、通便作用，而功专补肝肾、益精血；黄精经蒸制后可增强其补脾益气、滋阴润肺之功。

3. 炖（stewing）　是蒸法的演变和发展，将药物置于钢罐或搪瓷器中，加入一定的液体辅料，盖严后，放入水锅中炖一定时间。其优点是不致使药效走失、辅料挥发掉，如炖制熟地黄及黄精等。

4. 焯（blanch）　是将药物快速放入沸水中短暂潦过，立即取出的方法。常用于种子类药物的去皮及肉质多汁类药物的干燥处理。如焯杏仁、桃仁、扁豆以去皮；焯马齿苋、天门冬以便于晒干贮存。

5. 淬（quenching）　是将药物煅烧红后，迅速投入冷水或液体辅料中，使其酥脆的方法。淬后不仅易于粉碎，且辅料被其吸收，可发挥预期疗效。如醋淬自然铜、鳖甲，黄连煮汁淬炉甘石等。

6. 干馏（dry distillation）　是将药物置于容器内，以火烤灼，使产生汁液的方法。以蛋黄油为例，取鸡蛋置锅中加水煮熟，取蛋黄置铝勺中，压碎，文火加热，不断翻炒，待水分蒸发后，再用武火翻炒，至焦黑色，冒出黑烟，有油盗出，及时倾出装瓶备用。呈棕黑色油状液体，具有黄色荧光。药理研究表明，蛋黄油具有抗过敏、抗真菌的作用。

7. 烘焙（baking）　是将净选后的药物用文火直接或间接加热，使之充分干燥的方法。以焙蜈蚣为例，取净蜈蚣，除去头足，用文火焙制黑褐色质脆时，放凉。呈棕褐色或黑褐色，有焦腥气。焙后毒性降低，矫味矫臭，并使之干燥，便于粉碎。多入丸散内服或外敷，功用同生品。

（五）其他制法

1. 制霜（frost – like powder）　中药霜制品包括药物榨去油质之残渣，如巴豆霜、千金子霜；多种成分药液渗出的结晶，如将皮硝纳入西瓜中渗出的结晶，即西瓜霜；药物经煮提后剩下的残渣研细，如鹿角霜。

2. 发酵（fermentation）　在一定条件（如温度等）下使药物发酵，从而改变原来药物的性质，可增强和胃消食的作用，如六神曲、建曲、半夏曲等。

3. 发芽（germinating）　将具有发芽能力的种子药材用水浸泡后，保持一定的湿度和温度，使其萌发幼芽，称为发芽，如稻芽、谷芽、麦芽。

4. 精制（refining）　多为水溶性天然结晶药物，先经过水溶除去杂质，再经浓缩、静置后析出结晶即成。如将朴硝精制成芒硝、元明粉。

5. 药拌（drug mixing）　药物加其他辅料拌染，如朱砂拌茯苓、砂仁拌熟地黄。

第二节　中药组方

中药组方是在辨证的基础上，根据病情的需要，利用药物的"七情"，规定必要的药量，配伍组制成方。中药组方的内容主要包括中药的四气五味、升降浮沉、性味归经。

一、四气五味

四气五味代表了药物的药性和药味两个方面。其中的"性"又称为"气"，是古代通用、沿袭至今的名词，所以四气也就是四性。性和味的作用，既有区别，又有联系。

药物的阴阳属性：辛、甘、淡，属阳；酸、苦、咸，属阴。

1. 气味配合的意义 药物的气与味分别从不同角度说明药物的作用，其中气偏于定性，味偏于定能，只有将二者合参才能较全面地认识药物的性能。如紫苏与薄荷虽均味辛而能发散表邪，但紫苏性温而发散风寒，薄荷性凉而发散风热。

2. 气味配合的原则 ①任何气与任何味均可组配；②一药中气只能有一，而味可以有一个，也可以有两个或更多。味越多，说明药物组方的作用越广泛。

3. 气味配合的规律 ①气味均一；②一气二味或多味。

4. 气味配合与疗效的关系

（1）气味相同，功能相近 辛温的药多能发散风寒，如麻黄、紫苏等；辛凉的药多能发散风热，如薄荷、菊花等；苦寒的药多能清热解毒或清热燥湿，如黄芩、黄连等；甘温的药多能补气或助阳，如黄芪、锁阳等。有时气味也有主次之别，如黄芪与锁阳虽均为甘温，但黄芪以甘为主则补气，锁阳以温为主则助阳。

（2）气味相异，功能不同 其中有味异气同者，如麻黄辛温能散寒发表、杏仁苦温能降气止咳、乌梅酸温能敛肺涩肠、大枣甘温能补脾益气；有味同气异者，如桂枝辛温能发表散寒、薄荷辛凉能发表散热、附子辛热能补火助阳、石膏辛寒能清热泻火等。

二、升降浮沉

升降浮沉即指药物在人体的作用趋向。这种趋向与所治疗疾患的病势趋向相反，与所治疗疾患的病位相同，是说明药物作用性质的概念之一。升降浮沉的药性，一般来说和药物的性味、质地有一定关系。

三、归经

归，即归属，指药物作用的归属；经，即人体的脏腑经络。归经，就是药物对于人体某些脏腑、经络有着特殊的作用。味酸——能入肝；味苦——能入心；味辛——能入肺；味甘——能入脾；味咸——能入肾。

四、综合分析

四气五味说明了药物具有不同的寒热属性和治疗作用，升降浮沉说明药物的作用趋向，二者都缺乏明确的定位概念。归经理论把药物的治疗作用与病变所在的脏腑经络部位有机地联系起来。因此，临床中进行中药组方时，必须将三者结合起来才能全面准确地把握中药的应用。同归肺经的药物，由于有四气的不同，其治疗作用也异。如紫苏温散肺经风寒、薄荷凉散肺经风热、干姜性热温肺化饮、黄芩性寒清肺泻火。同归肺经的药物，由于五味的不同，作用亦不相同。如桔梗、麻黄药性升浮，故能开宣肺气、止咳平喘；杏仁、苏子药性沉降，故能泻肺止咳平喘。四气五味、升降浮沉、归经同是药性理论的重要组成部分，在中药组方时必须结合起来，全面分析，才能准确地指导临床用药。

第三节　配伍与禁忌

在中医药理论指导下，依据病情需要和药物的特性，按照一定的法则，将两种及两种以上的药物配合使用，称中药的配伍（compatibility）。通过配伍，以期能达到增强疗效、降低或消除毒副作用、扩大应用范围，确保安全有效的用药目的。如果中药配伍不合理，轻则可以减轻疗效，重则可以增加毒副作用，会严重影响临床的安全性、有效性。

一、中药配伍

中医学把单味药的应用及药物之间的配伍关系概括为七种情况，称为"七情"（seven prescriptions or emotions）。"七情"首见于《神农本草经》序中："药有阴阳配合，子母兄弟，根茎花实，草石骨肉。有单行者，有相须者，有相使者，有相畏者，有相恶者，有相反者，有相杀者，凡此七情，合和视之。当用相须、相使者良，勿用相恶、相反者。若有毒宜制，可用相畏、相杀者，不尔，勿合用也。"由此提出了中药基本理论中的"七情"，即单行、相须、相使、相畏、相杀、相恶、相反。单行即现在所谓的单方。明·陈嘉谟（1521—1603）《本草蒙筌》曰："有单行者，不与诸药共剂，而独能攻补也。如方书所载独参汤、独桔汤之类是尔。"明·李时珍《本草纲目》载："独行者，单方不用辅也。"《证治准绳》中独行散以一味五灵脂破血逐瘀，治产后血晕。这些单方符合简便廉验的要求，其药效功专力宏，以应急用。但若病情较为复杂，单味药药力有限，且难全面兼顾治疗要求；或药物偏性较强，具有毒副作用，难以避免不良反应，此时，需用相应药物佐制，以减轻不良反应。所以，七情中除单行外，其余六个方面讲的均是药物的配伍关系。

1. 单行（uniline）　指用单味药物单独治疗某种病情单一的疾病。独立治疗某种或某几种病情单一的疾病，不同的单行药其产生作用的物质基础不同。有些单行药其复杂的化学成分是产生多方面作用的物质基础，而有些单行药的某一或某几类成分对某一或某几种疾病产生针对性作用。如独参汤（人参注射液）可独立地运用于休克、心律失常、冠心病等。

2. 相须（mutual reinforcement）　指性能功效相类似的药物配合应用，可以增强原有疗效。如石膏与知母配合应用，能明显增强清热泻火的治疗效果；大黄与芒硝配合应用，能明显增强攻下泄热的治疗效果；麻黄配桂枝可以增强发汗解表之力。

3. 相使（mutual assistant）　指性能、功效方面有某些共性，或性能、功效虽不相同，但治疗目的一致的药物配合应用，其中以一种药为主，另一种药为辅，能提高主药疗效。如补气利水的黄芪与利水健脾的茯苓配伍，茯苓可提高黄芪补气利水的疗效；如治疗肺气壅塞之喘咳，宣肺平喘之麻黄与止咳平喘之杏仁合用，杏仁可以增强麻黄平喘止咳作用。

4. 相畏（mutual restraint） 指一种药物的毒性反应或副作用能被另一种药物减轻或消除。如生半夏和生南星的毒性能被生姜减轻或消除，所以称生半夏和生南星畏生姜。

5. 相杀（mutual detoxification） 指一种药物能减轻或消除另一种药物的毒性或副作用。绿豆杀巴豆毒，生白蜜杀乌头毒，防风杀砒霜毒。

6. 相恶（mutual inhibition） 指两药合用，一种药物能使另一种药物原有功效降低，甚至丧失。如人参恶莱菔子，因莱菔子能削弱人参的补气作用。相恶并非二药的各种功效全部相恶，只是两药的某个或某几方面的功效减弱或丧失。如生姜恶黄芩，只是生姜的温肺、温胃功效与黄芩的清肺、清胃功效互相牵制而疗效降低，但生姜还能和中开胃，治不欲饮食并喜呕之证，黄芩尚可清泄少阳以除热邪，在这些方面，两药并不一定相恶。

7. 相反（mutual antagonism） 指两种药物同用，能产生或增强毒性反应或副作用。例如"十八反""十九畏"中的若干药物，如乌头反半夏。

二、配伍禁忌

配伍禁忌（incompatibility）是指某些药物合用会产生或增强剧烈的毒副作用或降低、破坏药效，因而应该避免配合应用。《神农本草经》曰："勿用相恶、相反者。"目前，医药界共同认可的配伍禁忌有"十八反"和"十九畏"。

"十八反"（eighteen antagonisms）。五代后蜀·韩保昇修订《蜀本草》时，首先统计七情数目，提到"相恶者六十种，相反者十八种"。今人所谓"十八反"盖源于此。《新修本草》承袭了18种反药的数目。《证类本草》载反药24种。"十八反歌"首见于金·张子和（1156—1228）《儒门事亲》："本草明言十八反，半蒌贝蔹及攻乌，藻戟遂芫俱战草，诸参辛芍叛藜芦。"十八反是指：乌头（包括川乌、草乌、附子）反浙贝母、川贝母、平贝母、伊贝母、湖北贝母、瓜蒌、瓜蒌皮、瓜蒌子、天花粉、半夏、白及、白蔹；甘草反甘遂、京大戟、红大戟、海藻、芫花；藜芦反人参、西洋参、党参、丹参、玄参、南沙参、北沙参、苦参、细辛、白芍、赤芍。

"十九畏"（nineteen incompatibilities）。相畏为中药七情之一，从宋代开始，一些医药著作中，"畏""恶""反"名称使用混乱，与《神农本草经》"相畏"的原义相悖。因而提出了配伍禁忌的"十九畏"。"十九畏"首见于明·刘纯（1340—1412）《医经小学》："硫黄原是火中精，朴硝一见便相争，水银莫与砒霜见，狼毒最怕密陀僧，巴豆性烈最为上，偏与牵牛不顺情，丁香莫与郁金见，牙硝难合京三棱，川乌、草乌不顺犀，人参最怕五灵脂，官桂善能调冷气，若逢石脂便相欺，大凡修合看顺逆，炮爁炙煿莫相依。"十九畏是指：硫黄畏朴硝（芒硝），水银畏砒霜，狼毒畏密陀僧，巴豆畏牵牛，丁香畏郁金，川乌、草乌畏犀角，牙硝（芒硝）畏三棱，官桂（肉桂）畏赤石脂，人参畏五灵脂。此后，《本草纲目》《药鉴》《炮炙大法》等书所载略有出入，但不如十八反、十九畏歌诀那样广为传诵。

对于十八反、十九畏作为配伍禁忌，历代医药学家虽然遵信者居多，但亦有持不同意见者，有人认为十八反、十九畏并非绝对禁忌。现代对十八反、十九畏进行药理实验研究并取得了不少成绩。但由于十八反、十九畏牵涉的问题较多，研究结果尚无定论，且有不少学者持相反观点。目前，《中华人民共和国药典》依然将十八反和十九畏列为不宜同用的配伍禁忌范畴。因此，对十八反和十九畏所列药对在临床中仍需谨慎使用。

三、妊娠用药禁忌

妊娠禁忌（contraindication in pregnancy）是指在妇女妊娠期除中断妊娠、引产外，禁忌使用或须慎重使用的药物。用药原则为：凡是引起妊娠期妇女堕胎，对母体不利，对胎儿生长发育不利，对产程不利，不利于优生优育的药物，均应当禁忌。根据药物对妊娠损害程度不同，将妊娠禁忌药分为禁用药（prohibition）与慎用药（caution）两类。

1. 禁用药 大多是毒性强，或药性峻猛，或堕胎之药物，如巴豆、牵牛子、大戟、商陆、麝香、三棱、莪术、水蛭、斑蝥、马钱子、川乌、雄黄、砒石等。凡禁用药物，妊娠期禁止使用。

2. 慎用药 主要是化瘀通经、行气破滞、攻下导滞及有辛热或滑利之性药物，如桃仁、红花、牛膝、枳实、大黄、附子、肉桂、干姜、木通、冬葵子、瞿麦等。慎用药物，则可根据孕妇病情的情况使用。

四、服药饮食禁忌

药食同源，药有药性，食有食性。在治疗疾病过程中，若食性与病性相符，则有利于病情；反之，若食性不合于病性，则反助病势。服药期间，凡是会降低药效或增强毒性，或与病情不符，反助病势的食物则应当避免服食，属于服药食忌（food taboo in drug application），又称"忌口"。

服药食忌的原则有以下几种：①患者在患病时，脾胃功能往往降低，所以服药期间，凡妨碍消化吸收或影响药物吸收的食物都应根据情况避免食用。因此，应忌生冷、多脂、黏腻、腥臭及有刺激性的食物。②忌对某种病不利的食物。如热性病忌辛热、油腻、有刺激性的食物；寒性病忌生冷瓜果、清凉饮料；虚性病证忌清泄耗气食物；实性病证忌温补食物等。③忌与所服药物之间存在类似相恶或相反配伍关系的食物。如服用人参时，忌食萝卜，因萝卜能降低人参补气的作用；服用绵马贯众需忌油，以防止中毒。

五、证候用药禁忌

凡用药与病证不符，均属于用药禁忌。通常寒证忌用寒药，热证忌用热药，出血证忌用破血药；体虚汗多者，忌用发汗药；邪实正不虚者，忌用补虚药；正虚邪不盛者，忌用攻邪药等。病证用药禁忌是用药禁忌中涉及面最广的内容，除药性极为平和的药物无明显禁忌外，一般药物都有证候用药禁忌（incompatibility of drugs in patterns）。

第四节 剂量与用法

剂量（dose）即药剂的用药量，也称为用量，主要指单味中药的成人内服一日用量，其次指方剂中每味药之间的比例分量，也即相对剂量。药物的用法包括给药途径、时间、剂型和用药方法等。药物的临床疗效与药物的剂量和用法有密切关系。

一、中药的用药剂量

古代中药的计量单位有重量（如斤、两、钱、分、厘等）、数量（如片、条、枚、支、角、只等）、度量（如尺、寸等）、容量（如斗、升、合、勺等）。此外，还有"刀圭""方寸匕""撮"等较粗略的计量方法。由于古今度量衡制的变迁，后世主要以法定衡制作为计量标准，以重量单位作为药物剂量的主要单位。

自明清以来，我国普遍采用16进位制的"市制"计量方法，即1市斤＝16两＝160钱。自1979年起，我国对中药生产计量统一采用公制，即1公斤（kg）＝1000克（g）＝1000000毫克（mg）。为了处方和调剂计算方便，按规定以如下的近似值进行换算：1市两（16进位制）＝30克（g）；1钱＝3克（g）；1分＝0.3克（g）；1厘＝0.03克（g）。

中药多数源于生药，安全剂量较大，用量不像化学药那样严格。但用量得当与否，也是直接影响药效、临床效果的重要因素之一。同时中药多是复方应用，其中主要药物的剂量变化，可以影响到整个处方的功效和主治病证的改变。因此，对于中药剂量的使用应采取科学、谨慎的态度。一般来讲，确定中药的剂量，应考虑如下几方面：

（一）药物性质与剂量的关系

毒性大的药或作用峻烈的药物，应严格控制剂量，开始时用量宜轻，逐渐加量，一旦病情好转后，应当立即减量或停服，中病即止，防止过量或蓄积中毒；无毒的药用量变化幅度可稍大。此外，花、叶、皮、枝等量轻质松及性味浓厚、作用较强的药物用量宜小；矿物、介壳等质重沉坠及性味淡薄、作用温和的药物用量宜大；新鲜的动植物药含水分较多，用量宜大（一般为干品的2～4倍）；干燥的动植物药用量当小；过于苦寒的药物也不要久服过量，免伤脾胃；药材质优者药力充足，用量无须过大；质次者药力在保证药效的前提下应尽量减少用量。

（二）剂型、配伍、用药目的与剂量的关系

1. 剂型（forms）　入汤剂时用量宜大，入丸、散剂时用量宜小。

2. 方药配伍（compatibility）　单味药应用时剂量宜大，复方应用时剂量宜小；在方中做主药时用量宜大，做辅助药时剂量宜小。

3. 使用目的（aim）　某些药因用量不同而作用有差异，可根据不同使用目的增减用量。如以槟榔行气消积用6～15g即可，而驱虫则用60～120g（所含槟榔碱有毒，应慎用）。

（三）年龄、体质、病情、性别、病势、职业生活习惯与剂量的关系

1. 年龄（age）　小儿发育未全，老人气血渐衰，对药物耐受力均较弱，故用量宜减小；青壮年气血旺盛，对药物耐受力较强，故用量宜大些。小儿5岁以下通常用成人量的1/4，6岁以上可按成人量减半使用。

2. 体质（physique） 以祛邪为主时，体强者用量宜重，体弱者用量宜轻。以补虚为主时，脾胃强健者，用量宜稍大；脾胃虚弱者，用量宜轻小。

3. 病程（course） 新病正气损伤较小，用量可稍重；久病多伤正气，用量宜轻小。

4. 性别（sex） 男女用量差别不大，妇女月经期、妊娠期，活血化瘀药用量宜减。

5. 病势（sickness） 病急病重者用量宜重，病缓病轻者用量宜轻。

6. 生活习惯与职业（habits and Occupations） 体力劳动者的腠理一般较脑力劳动者的致密，因而使用发汗解表药时，对体力劳动者用量可较脑力劳动者稍重一些；以辛热药疗疾，平时不喜食辛辣热物或常处高温下作业的人用量宜轻，反之则用量宜重。

（四）地区、季节、居处与剂量的关系

在确定药物剂量时，应考虑到地区、季节、气候及居处的自然环境等方面的因素，做到因时制宜、因地制宜。根据四时气候的冷暖和地域的干燥或潮湿增减用量等。如夏季，发汗解表药及辛温大热药不宜重用；而冬季，发汗解表药及辛温大热药宜重用。夏季，苦寒泻火药用量宜重；而冬季，苦寒泻火药用量宜轻。

二、中药的用法

（一）给药途径

给药途径（route of administration）是影响药物疗效的因素之一。因为机体的不同组织对于药物的吸收性能不同，对药物的敏感性亦有所差别，药物在不同组织中的分布、代谢情况也不一样。所以，给药途径不同，会影响药物吸收的速度、数量及作用强度。中药历史悠久，其给药途径多种多样，除最主要的口服和皮肤给药两种主要途径外，还有吸入、舌下给药、黏膜表面给药、直肠给药等。近代又逐渐增加了皮下注射、肌内注射、穴位注射和静脉注射等途径。给药途径多种多样，各有特点，具体选用何种给药途经，应根据病证需要，结合药性特点，参考给药途径特点，选择最适合的给药方式。

（二）应用剂型

《神农本草经》载："药性有宜丸者，宜散者，宜水煮者，宜酒渍者，宜膏煎者，亦有一物兼宜者，亦有不可入汤酒者，并随药性，不得违越。"南朝·陶弘景（456—536）云："疾有宜服丸者，宜服散者，宜服汤者，宜服酒者，宜服膏者，亦兼参用所病之源，以为其制耳。"这些论述强调，临床用药应根据剂型特点、药性特点、临床治疗的需要，确定合适的剂型（forms）。传统中药剂型中，有供口服、皮肤、体腔使用的剂型等（详见本章第五节）。

（三）汤剂煎煮法

汤剂（decoction）是中药最为常用的剂型，自商·伊尹（前1649—前1550）创制汤液以来，沿用至今，经久不衰。汤剂的制作对煎具、用水、火候、煮法都有一定的要求。

1. 煎药用具 宜用陶瓷器砂锅、砂罐，忌用铜铁铝锅，以免发生化学反应而影响疗效。

2. 煎药用水 古时用长流水、井水、雨水、泉水、米泔水等煎煮。现在一般饮用水都可用来煎煮中药，但应尽量选无异味、洁净澄清、含矿物质及杂质少、无污染的水源。

3. 加水量 理论上加水量应为饮片吸水量、煎煮过程中蒸发量及煎煮后所需药液量的总和，但实际上难以做到。多根据饮片质地疏密、吸水性能及煎煮时间长短估计加水量。一般用水量为将饮片适当加压后，液面淹没过饮片约 2cm 为宜。

4. 煎前浸泡 中药饮片煎前浸泡既有利于有效成分的充分溶出，又可缩短煎煮时间，避免因煎煮时间过长导致部分有效成分耗损、破坏过多。多数药物宜用冷水浸泡，以免腐败变质，浸泡 20~30 分钟，以种子、果实为主的药可浸泡 1 小时。夏天浸泡时间不宜过长。

5. 煎煮火候及时间 一般药宜先武火后文火，即未沸前用大火，沸后用小火保持微沸状态，以免药汁溢出或过快熬干。煎煮的火候和时间，要根据药物性能而定。一般来讲，解表药、清热药宜武火煎煮，时间宜短，煮沸后煎 3~5 分钟即可；补养药需用文火慢煎，时间宜长，煮沸后再续煎 30~60 分钟。

6. 趁热滤汁 药煎煮好后，应趁热滤取药汁。因久置后药液温度降低，一些有效成分会因溶解度降低而沉淀，加之药渣的吸附作用而有部分损失，因而影响疗效。

7. 煎煮次数 一般来说，一剂药可煎煮 3 次，最少应煎煮 2 次。

8. 入药方法 一般药物可以同时入煎，但部分药物因性质、性能及临床用途不同，所需煎煮时间不同，所以需要特殊的煎煮方法。

（1）先煎 主要指一些有效成分难溶于水的金石、矿物、介壳类药物，应打碎先煎 20~30 分钟，再下其他药物同煎，以使有效成分充分析出。如磁石、代赭石、生铁落、生石膏、寒水石、紫石英、龙骨、牡蛎、海蛤壳、瓦楞子、珍珠母、石决明、紫贝齿、龟甲、鳖甲等。此外，如附子、川乌有毒，宜先煎 40~60 分钟后，再下他药。

（2）后下 主要指一些气味芳香的药物，如薄荷、菊花等，因久煎有效成分易挥发或破坏，应后下入煎，待药将煎成时再投入煎沸数分钟即可；大黄、番泻叶欲取其泻下作用，应后下或开水泡服。

（3）包煎 花粉、细小种子及细粉类药物应包煎，因其易漂浮在水面，不利煎煮，如蒲黄、滑石粉等；含淀粉、黏液质较多的药物应包煎，因其易黏锅糊化、焦化，如车前子等；绒毛类药物应包煎，因其难于滤净，混入药液则刺激咽喉，如旋覆花等。

（4）另煎 少数价格昂贵的药物须另煎，以免煎出的有效成分被其他药物的饮片吸附，如人参、西洋参等。此外，一些中药根据临床治疗需要也可另煎。

（5）烊化 即溶化。胶类药容易黏附于其他药渣及锅底，既浪费药材，又易熬焦，故应先行烊化，再与其他药汁兑服，如阿胶、鹿角胶等。

（6）冲服 一些入水即化的药或原为汁液性的药，宜用煎好的其他药液或开水服，如芒硝、竹沥水、蜂蜜等。

（7）煎汤代水 指某些药物为了防止与其他药物同煎使煎液混浊，难于服用。宜先煎服后取其煎服液代水，再微煮其他药物，如灶心土。此外，某些药物质轻、用量多、体积大、吸水量大，如玉米须、丝瓜络、金钱草等，也需煎汤代水。

（四）服药方法

口服（oral administration，per os，P. O. ）是中医临床主要的给药方法。口服给药的效果受剂型、服药时间、次数及药液冷热等因素的影响。

1. 服药时间（Time）　汤剂一般每日 1 剂，煎 2 次分服，两次间隔时间为 4 ~ 6 小时，临床用药时可根据病情增减，如急性病、热性病可每日 2 剂。适时服药是保证药效的重要方面，具体服药时间应根据肠胃状况、病情需要及药物特性来确定。

（1）空腹服　晨起空腹时，胃及十二指肠均无食物，此时服药避免药物与食物相混合，能迅速进入肠中，充分发挥药效，故峻下逐水药、攻积导滞药、驱虫药均宜空腹服。

（2）饭前服　饭前胃空虚，有利于药物迅速进入小肠消化吸收，故多数药，特别是补虚药和治疗胃肠疾病的药物都宜饭前服。

（3）饭后服　饭后胃中存有较多食物，可减少药物对胃的刺激，故消食健胃药或对胃肠有刺激的药物宜饭后服。

（4）睡前服　为了顺应人体生理节律而充分发挥药效，有些药宜睡前服。如安神药用于安眠时宜在睡前 0.5 ~ 1 小时服；涩精止遗药宜在临睡时服，以便治疗梦遗滑精；缓下剂宜在睡前服，以便翌日清晨排便。

（5）不拘时服　病情危急时，则当不拘时服，以便救治。

2. 服药多少（dose）　口服给药可根据病情缓急轻重来确定服药多少。一般疾病，常采用每日 1 剂，每剂分 2 ~ 3 次服用。病情急重者，可每隔 4 小时服药 1 次，或昼夜不停服用。呕吐患者宜少量频服，以免增加药物对胃的不良刺激。

3. 服药冷热（temperature）　一般汤药多宜温服，既可避免药液冷后形成的沉淀被遗弃而影响疗效，又可避免其过凉伤胃。亦可根据临床的具体情况，以确保疗效为前提，区别对待。如治寒证用热药，宜热服；治热证用寒药，可凉服。发汗药治疗外感风寒表实无汗证，不仅要求热服，还要求服后盖被取汗。

此外，对于丸剂颗粒较小者，可直接用温开水送服；大蜜丸者，可以分成小粒吞服；若水丸质硬者，可用开水溶化后服；散剂、粉剂可用蜂蜜加以调和送服，或装入胶囊中吞服，避免直接吞服，刺激咽喉；颗粒剂宜用开水冲服；糖浆剂可以直接吞服。

对危重患者服药宜少量频服；呕吐患者可以浓煎药汁，少量频服；对神志不清或因其他原因不能口服的患者，可采用鼻饲给药法。应用发汗、泻下、清热药时，若药力较强，要注意患者个体差异，一般得汗、泻下、热降即可停药，适可而止，不必尽剂，以免汗、下、清太过，损伤人体正气。

第五节　方剂与治法

方剂（prescription）是在辨证审因，确定治法（therapy）后，依据组方基本结构，选择合适的药物，酌定用量、剂型及用法，按中医药理论科学配伍而成的药物组合。

"方剂"一词始见于《梁书·陆襄传》："襄母尝卒患心痛，医方须三升……忽有老人诣门货浆，量如方剂。""方"既有医方、药方的含义，如《论衡·定贤》云："譬犹医之治病也，有方……方施而药行"；又有规定、规矩的意义，如《孟子·离娄上》云："不以规矩，不能成方圆"。"剂"，《说文解字》言"齐也"，有整齐、整合、排列之义，表明一定的规定性、有序性；此外，"剂"还有调配、调和之意。《礼记·少仪》云："凡齐，执之以右，居之以左。"东汉·郑玄（127—200）注："齐，谓食羹酱饮有齐和者也。"《后汉书·刘梁传》云："和如羹焉，酸苦以剂其味。"可见，方剂是按一定的规矩和方法将药物组合而成的。

一、方剂的组成

方剂是由药物组成的，药物通过合理的配伍，增强或改变其自身功用，调其偏胜，制其毒性，消除或减缓其对人体的不良反应，发挥药物间相辅相成或相反相成等综合作用，使各具特性的药物组合成为一个整体，从而发挥更好的预防与治疗疾病的作用。

（一）组方原则

方剂的组方原则（principle）即君臣佐使。《素问·至真要大论》曰："主病之谓君，佐君之谓臣，应臣之谓之使。"金·李东垣（1180—1251）在《脾胃论》中云："君臣有序，相与宣摄，则可以御邪除病矣。"因此，每一首方剂的组成，必须根据病情，在辨证立法的基础上选择合适的药物，在配伍组方上也须严格遵循其原则。方剂组方原则为：

1. 君药（emperor） 是针对主病或主证起主要治疗作用的药物，它体现了处方的主攻方向，是方中不可或缺，且药力居首的药物。

2. 臣药（minister） 一是辅助君药加强治疗主病或主证的药物；二是针对兼病或兼证起治疗作用的药物。在方中之药力小于君药。

3. 佐药（adjuvant） 一是佐助药，即协助君、臣药以加强治疗作用，或直接治疗次要兼证的药物；二是佐制药，即制约君、臣药的峻烈之性，或减轻或消除君、臣药毒性的药物；三是反佐药，即根据某些病情需要，配伍少量与君药性味或作用相反而又能在治疗中起相成作用的药物。其在方中之药力小于臣药，一般用量较轻。

4. 使药（courier） 一是引经药，即能引方中诸药以达病所的药物；二是调和药，即具有调和诸药作用的药物，在方中药力较小，用量亦轻。

《伤寒论》中麻黄汤主治外感风寒表实证，症见恶寒发热、头痛身疼、无汗而喘、舌苔薄白、脉浮紧。病机是风寒外束，卫闭营郁，腠理不开，肺气不宣；治宜发汗解表，宣肺平喘。方用麻黄2两，桂枝2两，杏仁70个，甘草1两。根据药物性能及用量分析，其药力大小依次为麻黄、桂枝、杏仁、甘草。君、臣、佐、使与方义简要分析如下：

君药——麻黄：辛温，发汗散风寒，兼宣肺平喘。

臣药——桂枝：辛甘温，解肌发表，温经散寒，助麻黄发汗解表。

佐药——杏仁：苦平，宣利肺气助麻黄平喘，散风寒助麻、桂解表。

使药——甘草：甘温，调和诸药，并可延缓药力，以防麻、桂之发汗太过。

由上可以看出，除君药外，臣、佐、使药都各具两种以上作用。遣药组方并无定式，既非每种意义的臣、佐、使药均具，也非每药只任一职。病情简单可仿"君一臣二"制，如《苏沈良方》云："主病者，专在一物"。病情复杂可用多味，但君药味数不宜过多，过多易分散药力影响疗效。有些药味繁多的复方可按其方药作用归类，分清主次即可。

（二）方剂的变化

方剂的组成既有严格的原则性，又有极大的灵活性（adaptability），是根据病情的需要及患者体质、性别、年龄不同，并参佐季节与气候变化、地域差异等因素而确定的。因此，运用成方或遣药组方时，必须因病、因人、因时、因地制宜，将原则性和灵活性相结合，并在具体运用中统一起来，才能达到预期目的。

1. 药味加减　方剂由药物组成，药物是决定方剂功用的主要因素。因此，方剂增加或减少药物时，必然使方中药物间的配伍关系发生变化，进而使方剂之功用发生相应改变。这种变化方法主要用于临床选用成方，其目的是使方药更加切合新的病情。

药味的加减变化一般分为两种情况。一是佐使药的加减，因为佐使药在方中的药力较小，不至于引起功效的根本改变，故这种加减是在主证不变的情况下，对某些药物进行加减，以适应一些次要兼证的需要。二是臣药的加减，这种变化改变了方剂的主要配伍关系，使方剂的功用发生较大变化。

2. 药量加减变化　药量（dose）是药物在方中药力大小的标志之一。药量变化是指方剂药物组成不变，而各药的用量有所改变，导致其功能和主治病证也随之发生改变。如四逆汤与通脉四逆汤，二方都由附子、干姜、炙甘草三味组成，但前方姜、附用量比较小，主治阴盛阳微而致的四肢厥逆、恶寒蜷卧、下利、脉微细或沉迟细弱之证候，有回阳救逆之功。后方姜、附用量比较大，主治阴盛格阳于外而致的四肢厥逆、身反不恶寒、下利清谷、脉微欲绝之证候，有回阳逐阴、通脉救逆之功。

3. 剂型更换变化　中药制剂种类较多，各有特点。同一方剂，由于配制的剂型不同，其作用也就不同。但这种差异只是药力大小与峻缓的区别，在主治病情上有轻重缓急之分。如抵当汤和抵当丸，方药相同，前者为汤，主治下焦蓄血重证，后者为丸，主治下焦蓄血轻证，见身热。少腹满，小便自利。

二、方剂的剂型

根据病情与药物的特性，将组成方剂的药物加工制成一定形态的制剂称为剂型。《黄帝内经》中就有汤、丸、散、膏、酒、丹等剂型，《本草纲目》所载剂型已有40余种。随着制药工业的发展，又研制了许多新的剂型，如片剂、冲剂、注射剂等。

（一）液体剂型

1. 汤剂（decoction）　又称煎剂，古称汤液，将药物饮片加水或酒浸泡后，煎煮一定时间，去渣取汁，制成的液体剂型。主要供内服，如麻黄汤、小承气汤等。外用的多作洗浴、熏蒸及含漱。汤剂的特点是吸收快、见效快，能根据病情变化随证加减，以及具体病变阶段的特殊性，适用于病证较重或病情不稳定的患者。缺点是用药量大，某些药的有效成分不易煎出或易挥发散失，不适于大规模生产，亦不便于携带。

2. 酒剂（medicinal wine） 又称药酒，古称酒醴，将药物用白酒或黄酒浸泡，或加温隔水炖煮，去渣取液，内服或外用。活血通络、易于发散、助长药效，适于祛风通络和补益剂，如风湿药酒、参茸药酒、五加皮酒等。外用酒剂可祛风活血，止痛消肿。

3. 露剂（dew） 亦称药露，多用新鲜的含有挥发性成分的药物，蒸馏法制成芳香气味的澄明水溶液。一般作为饮料及清凉解暑剂，常用的有金银花露、青蒿露等。

4. 糖浆剂（syrup） 将药物煎煮去渣取汁浓缩，加适量蔗糖溶解制成的浓蔗糖水溶液。味甜量小、服用方便、吸收较快，尤适用于儿童，如止咳糖浆、桂皮糖浆等。

5. 口服液（oral liquid） 将药物用水或其他溶剂提取后精制而成的内服液体制剂。集汤剂、糖浆剂、注射剂的特色于一体，具有剂量较少、吸收较快、服用方便、口感适宜等优点。尤其是保健与滋补性口服液日益增多，如人参蜂王浆、杞菊地黄口服液等。

6. 注射液（injection） 亦称针剂，将药物经过提取、精制、配制等步骤而制成灭菌溶液、无菌混悬液或供配制成液体的无菌粉末，供皮下、肌内、静脉注射的一种制剂。注射液剂量准确，药效迅速，适于急救，不受消化系统的影响，对于神志昏迷，难以口服用药的患者尤为适宜，如清开灵注射液、生脉注射液等。

（二）固体剂型

1. 散剂（powders） 将药物粉碎，混合均匀，制成粉末状的制剂。内服散剂一般研成细粉，以温开水冲服，量小者亦可直接吞服，如七厘散；亦有制成粗末，以水煎取汁服用，称为煮散，如银翘散。散剂制作简便，吸收较快，节省药材，便于服用与携带。外用散剂一般用于外敷，掺散于疮面或患处，如金黄散、生肌散；亦有用作点眼、吹喉等，如八宝眼药、冰硼散等。制作时，应研成极细粉末，以防刺激创面。

2. 丸剂（boluses） 将药物研成的细粉或药材提取物，加适宜的黏合剂制成球形的固体剂型。丸剂与汤剂相比，吸收较慢，药效持久，节省药材，便于服用与携带。适用于慢性、虚弱性疾病，如六味地黄丸、右归丸等。但也有丸剂药性比较峻猛，多为芳香类药物与剧毒药物，不宜作汤剂煎服，如安宫牛黄丸、舟车丸等。常用的丸剂有蜜丸、水丸、糊丸、浓缩丸等。

3. 丹剂（pellets） 内服丹剂无固定剂型，有丸剂，也有散剂，因药品贵重或药效显著而名曰丹，如至宝丹、活络丹等。外用丹剂亦称丹药，将某些矿物类药经高温烧炼制成不同结晶形状，常研粉涂撒于疮面，治疗疮疡痈疽，或制成药条、药线和外用膏剂应用。

4. 茶剂（medical tea） 将药物粉碎加工而制成的粗末状制品，或加入适宜黏合剂制成的方块状制剂。用时以沸水泡汁或煎汁，不定时饮用。大多用于治疗感冒、食积、腹泻，近年又有许多健身、减肥的新产品，如午时茶、刺五加茶、减肥茶等。

5. 锭剂（lozenges） 将药物研成细粉或加黏合剂制成规定形状的固体剂型，有纺锤、圆柱、条形等。内服多研末调服或磨汁服，外用则磨汁涂患处，有紫金锭、万应锭等。

6. 条剂（strips）　亦称药捻，将药物细粉用桑皮纸蘸后搓捻成细条，或将桑皮纸捻成细条再蘸药粉而成。用时插入疮口或瘘管内，化腐拔毒、生肌收口，如红升丹药条。

7. 线剂（threads）　亦称药线，将丝线或棉线置药液中浸煮，经干燥制成。用于治疗瘘管、痔疮或赘生物，通过所含药物的轻度腐蚀作用和药线的机械紧扎作用，使其引流通畅或萎缩、脱落。

8. 栓剂（suppositories）　古称坐药或塞药，将药物细粉与基质混合制成的一定形状的固体制剂，用于腔道并在其间融化或溶解而释放药物发挥作用。药物通过直肠（或阴道）黏膜吸收后，不经过肝脏直接进入体循环，减少了药物在肝脏的首过效应，还可避免胃肠消化液对药物的影响及药物对胃黏膜的刺激作用。如小儿解热栓、消痔栓等。

9. 颗粒剂（granules）　将药物与适宜的辅料配合而制成的颗粒状制剂，用时以开水冲服。作用迅速、体积较小、服用方便，常用的有感冒退热颗粒、复方羊角颗粒等。

10. 片剂（tablets）　将药物细粉或药材提取物与辅料混合压制而成的片状制剂。用量准确，体积较小。药味很苦或具恶臭的药物压片后可再包糖衣，易于服用。如需在肠道吸收的药物，可包肠溶衣，使之在肠道中崩解。此外，尚有口含片、泡腾片等。

（三）半固体剂型

膏剂（paste）是将药物用水或植物油煎熬去渣而制成的剂型。内服膏剂有流浸膏、浸膏、煎膏三种，外用膏剂分软膏、硬膏两种。其中流浸膏与浸膏多数用于调配其他制剂，如合剂、糖浆剂、冲剂、片剂等。

1. 煎膏（decocted paste）　又称膏滋，将药物加水反复煎煮，去渣浓缩，加炼蜜或炼糖制成的半固体剂型。特点是体积小，含量高，便于服用，口味甜美，有滋润补益作用。一般用于慢性虚证患者，有利于较长时间用药，如养心定悸膏等。

2. 软膏（ointment）　又称药膏，将药物细粉与适宜的基质制成具有适当稠度的半固体外用制剂。其中用乳剂型基质的亦称乳膏剂，多用于皮肤、黏膜或疮面。软膏黏稠，外涂后逐渐软化或溶化，药物缓慢吸收，药效持久，适于外科疮疡疖肿、烧烫伤等。

3. 硬膏（plaster）　又称膏药，古称薄贴，用植物油将药物煎至一定程度，去渣，煎至滴水成珠后，加入黄丹等搅匀，冷却后制成。用时加温摊涂在布或纸上，软化后贴于患处或穴位，可治疗局部疾病和全身性疾病，如疮疡肿毒、跌打损伤、风湿痹证，以及腰痛、腹痛等，常用的有狗皮膏、暖脐膏等。

（四）气体剂型

气雾剂（aerosols）是指将药物与抛射剂一同封装于具有特制阀门系统的耐压密闭容器中，使用时借抛射剂的压力将内容物呈雾粒喷出的制剂。具有高效、速效，能避免污染，减少给药部位局部疼痛，以及提高药物稳定性的特点。气雾剂除用于呼吸系统疾患外，在冠心病、上呼吸道感染、烧伤及皮肤疾病等都有应用。按用途及性质，可分为吸入气雾剂、表面气雾剂和空间气雾剂三类，临床以吸入式应用最多。常用的中药气雾剂有宽胸气雾剂、复方细辛气雾剂、烧伤气雾剂等。

以上剂型各有特点，临证应根据病情与方剂特点选用。此外，尚有胶囊剂、灸剂、熨剂、灌肠剂、搽剂等，且有新剂型不断研制，以提高药效或便于临床使用。

三、方剂与治法的关系

治法（therapy or treatment）是在辨别疾病的病因、病位、病性和病势等基础上，明析病机，继而有针对性地采取的治疗方法。方剂（prescription or formulae）是在治法指导下，按照组方原则配伍而成的药物有序组合。治法和方剂，皆为中医学理、法、方、药体系的重要组成部分。"方从法出，法随证立"，只有治法与病证相符，方剂的功用与治法相同，才能使邪去正复，药到病除。如患者恶寒发热、头痛身疼、无汗而喘、舌苔薄白、脉浮而紧，辨为风寒表证，根据"其在皮者，汗而发之"和"治寒以热"的治疗原则，确立以辛温发汗解表为主的治法，选择相应的药物组成辛温解表方（如麻黄汤等），使汗出表解，邪去人安。方剂的功用与治法是同一的，所谓"方即是法"。概而言之，治法是用方或组方的依据，方剂是体现治法的主要手段。方与法相互依存，密不可分。

四、常用治法

在历代医家总结提出的诸多不同层次、不同体系的治法中，以清·程钟龄（1662—1735）的《医学心悟·医门八法》最具代表性："论病之源，以内伤、外感四字括之。论病之情，则以寒、热、虚、实、表、里、阴、阳八字统之。而论治病之方，则又以汗、吐、下、和、温、清、消、补八法尽之。"

1. 汗法（sweating method）　是通过发汗解表、宣肺散邪的方法，使在肌表的外感六淫之邪随汗而解。适用于外感六淫之邪所致的表证，以及麻疹初起、疹出不畅，水肿以腰以上为甚者，疮疡初起而有恶寒发热，疟疾、痢疾而有表证者，或病邪由里还表，需要透邪外达、通畅血脉，或需先除表证时，均可选用汗法。然而，由于病情有寒热、邪气有兼夹、体质有强弱，故汗法又有辛温、辛凉之区别及汗法与补法、下法、消法等结合运用的方法。

2. 吐法（emetic therapy）　是指通过涌吐的方法，使停留在咽喉、胸膈、胃脘的痰涎、宿食或毒物从口中吐出的一种治法。适用于中风痰壅，宿食或毒物停留胃脘，痰涎壅盛之癫狂、喉痹，以及干霍乱吐泻不得等有形实邪、病位居上、病势上越的病证。因吐法易伤胃气，故体虚、产妇、孕妇等均应慎用。

3. 下法（purgative method）　是指通过泻下、荡涤、攻逐等作用，使停留于胃肠的宿食、燥屎、冷积、瘀血、结痰、停水等有形实邪排出体外的一种治法。凡邪在肠胃，而致大便不通、燥屎内结，或热结旁流及停痰留饮、瘀血积水等邪正俱实之证，均可使用。由于下法为里实证而设，病情有寒热、病邪有兼夹、正气有强弱，所以，下法又有寒下、温下、润下、逐水、攻补兼施之别，并与其他治法结合运用。

4. 和法（harmonizing method）　是指通过和解或调和的方法，使少阳之邪，或脏腑、阴阳、表里失和之证得以解除的治法。和法应用广泛，既能祛除病邪又能调整脏腑功能，无明显寒热补泻之偏，作用缓和，照顾全面，适用于邪犯少阳、肝脾不和、肠寒胃热、气血营卫失和等复杂病证。如《伤寒论》对某些经过发汗、涌吐、攻下，或自行吐利而余邪未解的病证，宜用缓剂或峻剂小量分服，使余邪尽除而不重伤其正者，亦称和法。

5. 温法（warming method） 通过温里祛寒、回阳通脉等作用，以治疗里寒证。寒证成因有外感、内伤之分，或由寒邪直中于里，或因治不如法而误伤人体阳气，或其人素体阳气虚弱，以致寒从中生。因寒证病位有脏腑、经络之别，病情有轻重、缓急之分，故温法又分温中祛寒、回阳救逆和温经散寒三类。因寒证的发生常是阳虚与寒邪并存，故温法又常与补法配合运用。至于寒邪伤人肌表之证，当用汗法治疗，不在此列。

6. 清法（clearing method） 通过清热、泻火、解毒、凉血等作用，以治疗里热证。里热证多为外邪入里化热，或七情过激化火，或痰、湿、瘀、食郁而化热，或阴虚滋生内热所致。根据热邪在气、在营、在血，热壅成毒，脏腑热盛及实热、虚热的不同，清法又分为清气分热、清营凉血、清热解毒、清脏腑热、清解暑热、清退虚热六类。热邪最易伤阴、耗气，所以清热剂中常配伍养阴、生津、益气之品。

7. 消法（resolving method） 通过消食、行气、活血、化痰、利水、驱虫等作用，使脏腑、经络、肌肉之间因气、血、痰、食、水、虫等渐积而成的有形之邪得以渐消缓散。适用于饮食停滞、气滞血瘀、水湿内停、痰饮不化、癥瘕积聚、疳积虫积及痰核瘰疬、疮疡等病证。

消法与下法虽同是治疗内蓄有形实邪的方法，但在具体运用上有所不同。下法所治病证大抵邪在肠胃、病程较短、病势急迫、形证俱实，必须速除，而且有可能从下窍而出者。消法所治，主要是病在脏腑、经络、肌肉之间，邪坚病固而来势较缓，且多虚实夹杂，尤其是气血积聚而成之癥瘕痞块，不能迅即消除，必须渐消缓散。消法也常与补法或下法配合运用，但仍然是以消为目的。

8. 补法（tonifying method） 通过补益人体气血阴阳，增强脏腑生理功能，以治疗气血阴阳不足、脏腑生理功能减退所引起的虚证。因虚证有气虚、血虚、阴虚、阳虚及气血两虚、阴阳两虚之异，故补法又分补气、补血、补阴、补阳、阴阳并补，以及补心、补肝、补肺、补脾、补肾、滋补肝肾、补脾养心等。此外，尚有峻补、缓补、温补、清补及"虚则补其母"等法。补法应在无外邪时单独使用，以避免"闭门留寇"。若正虚有邪，用补法时，需与汗法、消法、下法、清法、温法等合用。

因表里寒热虚实等病情复杂多变，常需数法合用，才能照顾全面。正如程钟龄《医学心悟》所言："一法之中，八法备焉，八法之中，百法备焉。"因此，在临证处方中，必须针对具体病证，灵活运用八法，才能收到满意的疗效。

第十五章 中医外治技术

中医治法分为两大类。用口服药治疗疾病的方法统称为内治法；用口服药物以外治疗疾病的方法统称为外治法。所以，中医外治法泛指一切施于体外或从体外进行的疗法，包括针灸、刮痧等应用医疗器械的治疗方法，推拿等应用手法治疗的方法，应用天然物理因素的治疗方法，气功疗法及心理疗法等。

中医外治法从中医整体观出发，以脏腑经络学说为理论基础。从西医学观点看，中医外治技术（TCM external treatment technology）以物理因子（包括力、热、光、电、磁、声等）刺激为主，配合以外治药物通过皮肤、黏膜透入局部或血液，产生局部或全身生理－药理效应而发挥作用，从而达到治疗疾病的目的。

中医外治法萌发于原始社会，已有数千年的历史，在现代科学技术的渗透及影响下，有了长足的发展。总体说来，主要包括针灸、推拿、手术、药物外治、天然理疗和气功疗法等。实际上，不同的方法在理论基础、所用药物或器械、作用机制、临床效果等方面，相互交叉、重叠，很难做出严格的分类。因此，本章从中西医结合的角度，对现代医学机制较为清楚的方法，大致归类介绍。

第一节 药物外治技术

根据药物剂型、使用方法与附加理疗方法的不同，药物外治技术可分为围药法、薄贴法、油膏法、掺药法、药捻法、吹法、滴法、点法、拭法、导法、吸法、注射法、洗涤法、熏法、熨法、烘法、灯照法、蜡治法、磁石疗法等。本节主要介绍外敷、熏洗、药浴疗法。

一、药物外敷疗法

药物外敷疗法（drug extracorporeal therapy）是中医外治技术中广泛应用的治疗方法之一，是将药物制成膏、丹、丸、散、糊等剂型，外敷于腧穴或患处，通过皮肤、黏膜及腧穴等部位吸收，以达到治疗目的的方法。临床应用的外敷疗法种类较多，这里重点介绍薄贴法、油膏法、贴敷法、箍围法、敷脐法、掺药法等。

（一）基本原理

药物外敷疗法以脏腑经络、辨证施治为指导，将药物施于皮肤、腧穴等部位，以发挥疏通经络、调理气血、活血化瘀、解毒消肿、蚀疮去腐、扶正祛邪等作用，从而调整脏腑功能，纠正阴阳偏盛偏衰，提高机体抗病能力，达到治疗目的。

1. 整体作用　药物经皮肤孔窍、腧穴、黏膜等部位直接吸收，通过经脉、血络输布全身，发挥治疗作用（如丁香敷脐治寒泻）。外敷药物可起到温热刺激、化学刺激和机械物理刺激等作用，促进血液循环，增强药物的全身整体效应。

2. 局部作用　药物对病灶局部的治疗作用。药物直接作用于局部组织，奏效迅捷，效果明显。如黄连捣敷解毒消痈，治疗疮痈肿痛；三七粉调敷活血止痛，治疗跌打损伤等。

3. 综合作用　综合作用系上述两种作用的综合效应。如用吴茱萸敷贴涌泉穴，具有引火下行的作用，说明穴位敷贴具有局部刺激和经穴位吸收后的整体作用。

（二）常用剂型

外敷药物剂型较多，主要有膏、丹、丸、散、锭等，由方药和基质构成。基质又称赋形剂，即加入药物中使其成形的佐料，能加强药物的经皮吸收。常用的基质包括：

1. 水及新鲜药汁　水可以溶解药物的有效成分，新鲜药汁一般都具有清热解毒的作用。缺点是黏稠度不够，药粉易干燥，药效持续性差，需经常更换。

2. 酒　具有活血消肿、通经活络、祛风散寒、杀菌消炎等作用，可以扩张皮肤血管，促进药物的吸收，提高药物的经皮渗透速率，还可通过膨胀和软化角质层，使汗腺、毛囊开口变大，有利于药物离子通过皮肤附属器的转运。缺点是容易干燥，且有一定的刺激性。

3. 醋　能散瘀、止血、解毒、杀虫，具有消痈散肿的作用。现代研究表明，醋中所含的醋酸、乳酸、氨基酸、甘油和醛等化合物对皮肤有柔和的刺激作用，能使小血管扩张，改善局部血液循环，有利于药物成分穿透皮肤。不足之处在于容易干燥。

4. 蜂蜜　具有润肤、解毒、生肌及止痛作用，能保持一定的湿度和黏稠度，无刺激性，不易蒸发等优点。常用于外伤及溃疡，能促进疮口愈合。

5. 植物油　一般选用菜籽油、麻油。不易酸败及油腻小，但黏稠度低，穿透性较差。

6. 动物油脂　常用猪油、羊油等，有润滑和软化皮肤的作用。黏稠度较为适宜，有良好的涂展性，易吸收，但容易酸败。

7. 凡士林　有很好的黏稠度和涂展性，但吸水性较差，不宜用于有大量渗出液的患处。对药物的释放和穿透性较差，可以通过加入适量的表面活性剂改善。如用于各种感染性伤口或皮肤烫伤时，凡士林纱布可以防止敷料与伤口粘连，并保持伤口湿润。

（三）适应证与禁忌证

1. 薄贴疗法

（1）适应证　适用于一切外科疾病的初起、成脓和溃后。如疖肿、疔疮、痈疽、溃疡、肿疡及化脓性骨髓炎、骨结核伴寒性脓肿等。膏药的功用是其药理作用和物理作用的综合，根据其配方选药的不同功效各有差异。膏药富有黏性，敷贴于患处，能固定患部位置，使之得到充分的休息，并可保护溃疡疮面，改善局部血液循环，增强抵抗力。

（2）禁忌证及注意事项　已溃疮口宜用薄型膏药。未溃肿疡宜用厚型膏药。体表部位使用后引起皮肤焮红、丘疹、小疱，瘙痒，甚至溃烂等皮肤过敏反应，俗称膏药风（接触性皮炎）；或溃疡脓水过多、淹渍疮口、浸淫皮肤而引起湿疮，此时亦改用油膏或其他药物。使用膏药时，不可去之过早，否则易使疮面受伤，造成再次感染而致溃腐，或使疮面形成红色瘢痕，不易消退，有损美观。凡含有麝香、乳香、红花、没药、桃仁等活血化瘀成分的膏药，孕妇均应禁用。孕妇脐部、腹部、腰部都不宜贴膏药，以免引起流产。

2. 油膏疗法

（1）适应证　适用于肿疡、溃疡、肛门病、皮肤糜烂结痂渗液不多及损伤、骨折等。

（2）禁忌证及注意事项　敷贴油膏后局部皮肤出现瘙痒、潮红、出疹等过敏反应者，不宜使用本疗法。孕妇、产妇忌用或慎用本疗法。敷药时要注意摊平，勿留空隙，以免固定时挤压成疮。有开放性疮口者，敷药时可在中间预留小孔，便于伤口换药。

3. 箍围疗法

（1）适应证　适于外疡初起或成脓及溃后，肿势散漫不聚，无集中硬块者。

（2）禁忌证及注意事项　外疡初起、肿势局限者一般用消散之品厚敷，阳证不可用热性药，阴证不可用寒凉药。使用前可先将药物制作粉末，随用随调，尤其如姜汁、葱汁、醋、酒、银花露等辛香易挥发的基质，不可久贮，以免药力散失或减弱。敷药后药物易干燥，药力减弱，宜用同种基质及时淋湿，既可保持药力持久，又可避免药物剥脱或干板不舒。换药时应记住"肿皮存者宜干换"，待药物干燥剥落；"肿皮薄者宜湿换"，先将药物淋湿再除去，以避免不必要的疼痛和损伤。

4. 贴敷疗法

（1）适应证　应用范围非常广泛，其特点是不经消化道吸收，无胃肠道反应，药物直接接触病灶，或通过经络气血传导以治疗疾病。临证之时须仔细辨证，恰当选用药物。常用于治疗头痛、胃痛、痹证、急性乳腺炎、癣、湿疹、丹毒、扭挫伤等疾病。

（2）禁忌证及注意事项　出现皮肤过敏现象应停用。若药物变干，须随时更换，或加基质湿润后再敷。

5. 敷脐疗法

（1）适应证　临床应用较广，以消化、泌尿系统疾病疗效显著，对儿科、外科某些疾病也有效。常用于治疗心绞痛、高血压、盗汗、肝脾肿大、臌胀、水肿、便秘、痢疾、急性黄疸、淋证、遗精、阳痿、子宫脱垂、痛经等疾病。

（2）禁忌证及注意事项　敷药前清洁脐部，脐部感染者禁用。敷药后注意脐部的反应，出现红肿痒痛或其他不适，应立即将药物清洗干净，并停止治疗。本疗法加用热敷或灸法时，要注意温度，防止烫伤。孕妇慎用脐疗，凡具有堕胎或可能对胎儿有毒副作用的药物禁用于脐疗。小儿应用本疗法时，宜用绷带、纱布等固定，以免脱落。

6. 掺药疗法

（1）消散药　适用于肿疡初起，肿势局限者。病变不局限者，应配合箍围药使用。

（2）**提脓祛腐药**　溃疡初起，脓栓未脱或脓水未净，新肉未生之际均可使用。升丹有一定毒性，面部及暴露部位慎用；面积较大的疮疡慎用。对升丹过敏者禁用。使用过程中出现不明原因的高热、乏力、口有金属味等汞中毒症状时，应立即停药。

（3）**腐蚀药与平胬药**　凡肿疡在脓成未溃时，或痔疮、瘰疬、息肉等，或疮疡破溃后，疮口过小、僵硬，或胬肉突出，或胬肉不收等妨碍收口时，均可使用。腐蚀平胬药含有汞、砒等成分，应用时必须谨慎。头、指、趾等肉薄的骨突处，不宜使用过烈的腐蚀药物，必要时需加适当基质以缓和其药力，避免损伤筋骨。对汞、砒过敏者禁用。

（4）**生肌收口药**　适用于疮疡阴证、阳证。溃疡腐肉已脱，脓水将尽时均可使用。生肌散、八宝丹能促进肉芽生长，适用于溃疡脓腐已尽、肉芽生长缓慢者；生肌定痛药用于溃疡脓腐将尽，局部微见红肿疼痛者；珍珠散用于疮面脓水已净，久不收口者。脓腐未尽，腐肉不去者，不可早用。

（5）**清热收涩药**　适用于阳证疮疡初起，局部红肿热痛者，急性、亚急性皮炎渗液不多而痒甚者。如青黛散用于大片潮红丘疹而无渗液的皮损；三石散用于皮肤糜烂，稍有渗液而无红热者。不宜用于糜烂、渗液多的皮损处，以免渗液不能流出，导致自身敏感性皮炎。

二、药物熏洗疗法

药物熏洗疗法（drug fumigation therapy）是以中医药基本理论为指导，将中药煎煮后，先利用蒸汽熏蒸，待药液降温后，再用药液淋洗、浸浴全身或患处局部的一种治疗方法。广义熏洗疗法包括烟熏、蒸汽熏和药物熏洗，狭义熏洗疗法仅指药物熏洗疗法。根据治疗的形式和使用的部位不同，可以分为溻渍法、淋洗法、熏洗法和热罨法四种类型。

（一）基本原理

中药熏洗疗法主要是利用物理热量与中草药结合产生药物蒸汽，将药物施于皮肤或患部，借热能、机械能和药物的作用发挥直接、间接的治疗作用。主要药物直接对病变局部发挥治疗作用，疏通经络，调和气血，改善局部和全身血液循环，从而达到治病目的。

1. 直接作用　药物通过熏洗方法，透过皮肤，到达腠理，深入脏腑、血液，吸收并输布全身，以发挥其功效。熏洗药物的直接治疗作用主要决定于熏洗药物的种类。

2. 间接作用　除药物作用外，皮肤或患部受到温热刺激，通过经络系统调节脏腑、阴阳、气血的偏盛偏衰，补虚泻实，扶正祛邪等作用治疗疾病。

（二）临床应用

全身熏洗法主要用于全身性皮肤病，局部熏洗法主要用于局限性皮肤病。如脓疱疮、毛囊炎、手足癣、神经性皮炎、银屑病、皮肤瘙痒症、湿疹、脂溢性皮炎、冻疮、外阴阴道炎、丹毒等。主要器具有面盆、浴盆、木桶、冲洗器、小喷壶、火炉或电炉、砂锅或沙罐、小木凳、带孔木架、坐浴椅、布单、浴罩、浴巾、浴帽、换药器械及药物等。熏洗宜在饭后 1～2 小时进行，熏洗时间一般 15～30 分钟，温度一般为 50～60℃。

（三）禁忌证与注意事项

冬季熏洗时应注意保暖，夏季要避风，以免感受风寒，发生感冒等疾病。药汤温度要适宜，以免产生不良刺激。药汤现用现配，不要放置过夜或太久，以免变质，降低药性，影响疗效。全身熏洗过程中，若患者感到头晕、不适等，应停止熏洗，平卧于通风处或卧床休息。熏洗无效或病情反而加重者，应停止熏洗。急性传染病、重症心脏病、高血压病等忌用。妇女妊娠期及月经期不宜阴部熏洗，饥饿及过度疲劳时不宜熏洗。

三、药浴疗法

药浴疗法（medication or medicinal bath therapy）是在中医理论指导下，选配一定的中草药经煎汤、浸泡、洗浴全身或局部，以达到治疗疾病和保健、养生、美容为目的的常用疗法。具有操作简单、疗效显著、毒副作用少、适用范围广、费用低等特点。可分为沐浴、浸洗浴、蒸汽浴、坐浴等多种方式。

（一）基本原理

1. 刺激作用　指洗浴时浴水首先对体表和穴位所施加的温热或冷刺激、化学刺激和机械物理刺激等。首先表现在浴水对局部所产生的一定刺激，通过经络、腧穴将刺激信息传入内脏或直达病所，发挥调节或治疗效应；其次是加速血液循环，促进药物的渗透、吸收和转运，以增强药物的治疗作用。

2. 药效作用　①利用药物透过皮肤、孔窍、腧穴等部位直接吸收，进入经脉血络，输布全身，发挥其药理作用；②根据不同病证选择相应的药物配伍组方，因而产生不同的治疗作用；③抗感染、祛腐生肌、行气活血、发汗解表作用。

（二）常用剂型和药浴方式

药浴发挥根本治疗作用的是药物本身。药浴选药与内服用药一样要遵守中药配伍的基本原则，即理、法、方、药和君、臣、佐、使，但有独特之处。如中药黄连口服、外用、洗浴疗效均佳；炉甘石、煅石膏为外洗常用药，不宜内服；生石膏内服清热解毒，外用几乎丧失功效。因此，药浴常用一些水溶性好、挥发性高的药物。

药浴不是一般的洗澡，从器具、水、添加物质等方面均有特殊要求。应掌握浴疗用具、洗浴用水的制作及浴室布置等的方法，进行正确的药浴。根据不同药物的特性，采用不同的方法配制药浴液，常用的有：水煎法、水浸法、酒浸法、冲兑法（一是酒浸或榨汁后将药液兑入浴液；二是一些不宜煎汁、酒浸的药物在洗浴前直接用水冲泡，如鲜花类、新鲜果蔬类）。

不同疾病的药浴方式各有差异，每种操作又有具体规则和程序，只有按照操作规程才能达到满意的疗效。常用方式有沐浴、浸洗浴、蒸汽浴、溻渍浴、淋射法、擦洗浴等。

（三）适应证和禁忌证

药浴疗法的应用范围相当广泛，不仅适用于内、外、妇、儿、骨伤、皮肤、五官、肛肠等科的疾病，对于美肤美容美发和防病保健都有很好的效果。

1. 适应证　便秘、不寐、痹证、脱肛等内科疾病；脚气、接触性皮炎、湿疹、粉刺、痔、疔、痈、脱疽等外科疾病；骨折损伤后期、肩关节周围炎等；阴挺、阴痒、阴蚀等；厌食、疳证等；急性结膜炎、病毒性角膜炎；痤疮、雀斑、脂溢性脱发等。

2. 禁忌证　严重心脑血管疾病者；哮喘病者；皮肤有伤口、破溃者；骨折未愈者；对药物过敏者；妇女月经期慎用。年老体弱者须加强防护措施。

第二节　手术外治技术

根据治疗目的、手术方式、使用器械的不同，手术外治技术可分为麻醉法、手术法、烙法、割治法、挑抬法、结扎法、埋线法、挂线法、枯痔法、放腹水法、修脚术、刮痧法、夹板固定术、棉垫压迫术等。本节主要介绍针刀疗法、放血疗法、埋线疗法、夹板固定术。

一、针刀疗法

针刀疗法（needle – knife therapy）是结合中西医学的基本理论，以针刀为治疗工具的一种治疗疾病的新方法，由朱汉章（1949—2006）发明。针刀疗法的"针刀"与《黄帝内经》记载的"九针"在基本结构和作用机制上差异很大。九针中带刃的针叫铍针（stiletto needle），是作为体表放脓、放血的针具；因带刃的针没有方向性，不能任意进入人体。针刀具有方向性，其针柄和刀刃在同一个平面，通过针柄可以判定刀刃在人体内的方向。

（一）基本原理

九针以经络学说为理论指导，采用循经取穴，刺入穴位后"得气"或在局部放血即出针，以达到治疗疾病的目的。针刀以现代生物医学理论为指导，当进入时是针，进入并达到相应解剖位置后就成为手术刀（scalpel），以切、削、铲、磨、刮、凿和组织剥离等手术方式，达到治疗疾病的目的。临床实践中，针刀按中医针灸理论循经取穴，同样可以收到很好的治疗效果。但治疗原理和针灸有不同之处。针灸针通过调节经络之气治病，针刀则以切开粘连、调节电生理治病。调节电生理是利用针刀的方向性来实现的，调节经络之气是用针灸针捻、转、提、插的运针手法来实现的。针刀的理论和方法来源于针灸学，又不完全等同于针灸学，针刀具有一定的西医学内涵。

（二）针刀器具

针刀根据其形态、尺寸和应用的不同，常用的有三种类型6种型号。

1. Ⅰ型齐平口针刀　根据其尺寸不同分为4种：Ⅰ型1号、Ⅰ型2号、Ⅰ型3号、

Ⅰ型4号。Ⅰ型针刀适用于治疗各种软组织损伤和骨关节损伤及其他杂病的治疗。

2. Ⅱ型截骨针刀（小号） Ⅱ型针刀适用于较小骨折畸形愈合凿开骨痂、折骨术、较小关节融合剥开术。

3. Ⅲ型截骨针刀（大号） 全长15cm，针柄长3cm，针身长11cm，针头长1cm，结构模型和Ⅱ型同。适用于较大骨折畸形愈合凿开骨痂、折骨术、较大关节融合剥开术。

（三）适应证和禁忌证

1. 适应证 针刀疗法的适应证范围比较广泛，涉及内、外、妇、儿科诸多杂病。

（1）慢性软组织损伤引起四肢、躯干的顽固性疼痛 慢性软组织损伤性疾病的主要病理变化是粘连、挛缩、结疤、堵塞，也可称为慢性软组织损伤疾病的四大病理因素。

（2）外伤性软组织粘连 包括暴力外伤、积累性损伤等引起的软组织粘连，是因为跌仆闪挫等外伤或长时间慢性劳损而导致的软组织粘连。

（3）病理性软组织损伤的粘连 风湿和疽、痈、疖切开排脓及其他手术伤口愈合后，均可引起软组织（肌肉、骨、韧带、神经、血管等）粘连，使局部疼痛，功能受限。

（4）骨科疾病 对骨刺或骨质增生、滑囊炎、骨化性肌炎初期（包括肌肉韧带钙化）、腱鞘炎、肌肉和韧带积累性损伤、外伤性肌痉挛和肌紧张（非脑源性的）、手术损伤、病理性损伤后遗症、关节内骨折等具有特殊的疗效，可以避免关节功能障碍等后遗症。

（5）慢性内科疾病 如糖尿病、慢性支气管炎、功能性心脏病、浅表性胃炎、慢性胰腺炎、慢性结肠炎、慢性肾炎、慢性膀胱炎、前列腺炎、慢性盆腔炎等。

（6）肛肠疾病 疗效确切，不需要外科手术，即可将内、外痔核消除。

（7）皮肤病 鸡眼、痤疮、慢性荨麻疹、白癜风、顽癣、牛皮癣等。

2. 禁忌证 针刀疗法的禁忌证有7个方面：①一切严重内脏病的发作期；②施术部位有皮肤感染、肌肉坏死者；③施术部位有红肿、灼热，或在深部有脓肿者；④施术部位有重要的神经血管或脏器，施术时无法避开者；⑤患有血友病者或其他出血倾向者；⑥血压较高且情绪紧张者；⑦体质极度虚弱者，待身体有所恢复后再施行针刀手术。

针刀手术都是深入肌腱、关节间隙、软组织深部进行切割、剥离，一旦感染就会造成深部脓肿，所以，手术过程必须执行无菌规范化操作。术后针孔立即盖以无菌纱布，胶布固定，施术处3天不可清洗、污染。

二、放血疗法

刺血疗法（blood pricking therapy）是针灸治疗的一种操作方法，以三棱针、梅花针、刀具、粗毫针及注射器等为器具，根据不同病情，刺破特定部位的浅表血管和深层组织，放出适量的血，以达到治疗疾病的目的。在临床急救和实证、热证、惊证、皮肤病中应用比较广泛，具有醒脑开窍和放血排脓的作用，在其他方面应用相对较少。

放血疗法（bloodletting therapy）是在刺放血疗法的基础上，加入了现代医疗技术和操作技巧，使其更具有操作简便和应用范围广的特点。中西医理论的相互借鉴，为临床灵活运用放血疗法提供了科学的基础。例如，利用外科一次性手术刀具和注射器等，使放血的部位更广泛、更深透，解决了肌肉、骨和关节深层组织的病变，并且可在允许的情况下，延长放血时间，使离经之血尽可能多地清除掉，达到祛瘀通络的目的。最典型的实例就是脑出血经颅钻孔微创血肿清除术，吸出瘀血，缓解颅内压，既能挽救生命，又免受开颅之苦。

（一）基本原理

1. 中医学原理　经络系统运营一身气血，是人体气血运行的通道，具有"行气血而荣阴阳、濡筋骨、利关节"和传导感应、调整虚实的作用。如病邪阻滞或正气亏虚以致经络瘀滞不通，气血运行不畅，使脏腑和组织失去濡养而产生疾病；如气血过度充盈，则易使血溢经脉，而致瘀滞；如气血不行常道，经脉逆乱，则易暴发惊厥和脏腑功能失调。刺血疗法以阴阳五行学说及经络辨证、脏腑辨证和八纲辨证为理论基础，结合现代西医学的理念，具有以下作用：

（1）通经活络，祛瘀消肿　人体依赖气血濡养，如经络瘀滞，气血运行不畅，通过在腧穴和特定部位放血，可起到通其经脉、调其气血的作用。

（2）开窍泄热　邪热亢盛，热极生风，风火相煽，气血走上，炼液生痰，致使痰热蒙蔽清窍，或热入于营，热扰神昏，或中风引起闭证，或邪热重伤津液致经脉失养引起痉证等，可采用十宣穴、十二井穴、四弯穴和其他部位放血，起到醒脑开窍、泄热凉血的作用。

（3）祛邪解表　外感邪气，先伤皮毛，次入络脉，再传经脉，终侵脏腑。通过体表放血，可使邪气随血而出，而不至于内传于经。金·张从正《儒门事亲》曰："出血之与发汗，名虽异而实同。"故提出放血与发汗在治疗外感表证时，功用相同。

（4）调理脏腑　经络起止于四肢末端，络属于脏腑，联系内外、传导感应和调整虚实。脏腑的疾病反映到特定的腧穴上；反之，在体表特定的经穴放血，产生良性刺激，通过经络的传导，把兴奋输送到所联系的脏腑，可起到调节脏腑的目的。

（5）平肝潜阳　肝火有余，上冲于脑，引起头痛、头晕等症状；或肝肾阴虚，不能抑制肝阳，使肝阳上亢，而引起头痛、眩晕、眼花等症状。放血疗法有协调阴阳、清热降火作用，使肝火从血而出，达到平肝潜阳的目的。

2. 西医学原理

（1）改善微循环　血管、淋巴管本身病变造成血液或淋巴循环障碍。通过放血，一方面可以产生刺激，促进血管、淋巴管的自身修复机制；另一方面可以减少局部的血液、淋巴及组织液，产生负压，促进邻近血液、淋巴及组织液的补充，从而加快微循环。

（2）促进病变组织的排泄和吸收　由于外伤或细菌感染造成局部出血肿胀或化脓，组织损伤、坏死。通过放血，可直接把瘀血或脓液及坏死的组织排出体外；同时，清除病变组织后，可促进该部的血液和淋巴循环，吸收残存的病变组织。

（3）提高机体的免疫力　放血刺激可激活人体的免疫机制，产生免疫和淋巴细胞。通过放血，可加快血液和淋巴循环，使免疫因子和淋巴细胞迅速到达患部并发挥作用。

（二）放血疗法的类型

1. 按操作器具分类　古代分为砭石、锋针、铍针和毫针等刺法；现代分为三棱针、梅花针、刀具、粗毫针及注射器等刺法。三棱针和梅花针作用部位比较表浅，一般用于外感、皮肤病证和热证、惊证等急性病的治疗；刀具、粗毫针及注射器作用部位比较深，一般用于肌肉、骨和关节等深层组织的病变。

2. 按操作方法分类　古代分为络刺、赞刺、豹文刺、大泻刺和毛刺五种方法；现代在临床分为点刺、散刺、挑刺、叩刺和泻血五种方法。点刺、散刺和叩刺作用部位比较表浅，挑刺和泻血法作用部位比较深。

3. 按放血过程长短分类　可分为短、中、长期放血三种。短期放血是指作用部位比较表浅，一般在皮肤表面，放血量比较少；中期放血是指放血时间相对较长，作用部位相对较深，可达肌肉，放血量相对较多；长期放血也称放血引流，放血时间长，一般为 24 ~ 48 小时或更长，作用部位最深，可达骨和关节，放血量最多。

（三）适应证

1. 急性病　高热、晕厥、痉挛、中风、中暑、惊风等。

2. 骨伤科疾病　慢性劳损、急性损伤，或外感风、寒、湿等引起的腰背、四肢出血、瘀血、僵硬、疼痛、麻木等。

3. 内科疾病　感冒、头痛、失眠、眩晕、高血压、腹痛、便秘、哮喘等。

4. 儿科疾病　疳积、麻疹、水痘、泄泻、夜啼、小儿惊风、流行性腮腺炎等。

5. 五官疾病　牙痛、结膜炎、鼻炎、中耳炎、急性扁桃体炎、急性咽喉炎等。

6. 外科感染性疾病　痈、肿、疖、疮初起痒痛而未化脓者或已化脓者。

7. 皮肤科疾病　带状疱疹、荨麻疹、扁平疣、神经性皮炎、黄褐斑、银屑病等。

8. 妇科疾病　痛经、闭经、月经不调、更年期综合征、乳腺炎等。

（四）禁忌证

体质虚弱或久病体虚不能耐受者应慎用，妇女妊娠期、妇女产后、有习惯性流产者应慎用，贫血、血压低或大出血后应慎用，皮肤有创伤及溃疡者慎用。年老体弱、虚脱等疾病应慎用或禁用，有出血性疾病或损伤后出血不止者禁用。

三、穴位埋线疗法

穴位埋线疗法（acupoint embedding therapy）是将特制的羊肠线（catgut）植入机体特定部位（穴位），利用羊肠线对穴位的持续刺激及羊肠线的异体蛋白刺激作用，激发经络气血、协调机体功能。通过对局部的刺激，以改变局部或所支配区域的内环境，使机体的生理状态恢复平衡。本疗法古籍中并无记载，系人们在长期临床实践中，根据经络原理发展起来的一种外治疗法。

（一）基本原理

穴位埋线疗法使用的针较常规针刺针粗，刺激量大，集粗针透穴、放血、穴位注射、组织疗法于一身，有以线代针的治疗效果，可持续刺激穴位，提高穴位的兴奋性、传导性。具有解痉、止痛、调和气血、疏通经络、扶正祛邪、平衡阴阳的功效。穴位埋线疗法又是中医学经络理论与现代西医学相结合的产物，通过羊肠线在穴内的物理作用及化学变化，产生刺激信息和能量，经经络传入人体，是多种疗法（局麻、针刺、放血、割治、埋针）、多种效应（穴位封闭、刺血、留针、组织疗法、机体组织损伤的后作用）的集中和整合。

1. 中医学原理　穴位埋线是在留针的基础上发展起来的，具备留针的所有作用。作为一种复合性治疗方法，除利用腧穴的功能外，还有其本身的优势，主要体现在协调脏腑、疏通经络、调和气血、补虚泻实等方面。首先，埋线方法对人体的刺激强度随时间而发生变化。初期刺激强，可以克服脏腑阴阳的偏亢部分，后期刺激弱，又可以弥补脏腑阴阳之不足。刚柔相济，从整体上调节脏腑经络，达到阴平阳秘的状态。其次，利用特殊的针具与羊肠线产生较一般针刺更强的针刺效应。此外，埋线疗法也具有补虚泻实的作用，一是针具埋线时可以进行手法补泻，二是羊肠线的粗细也能进行虚实的调节。

2. 西医学原理　通过对相应脊髓节段支配部位的疼痛刺激，抑制相同节段所支配内脏器官的病理信息传递。麻醉药物选择性阻断神经传导，神经系统获得休息和修复的机会而逐渐恢复正常功能。通过穴位刺激使局部血管扩张，促进血液循环及淋巴回流，促进新陈代谢，改善营养状况。羊肠线属于异种组织蛋白抗原，刺激局部组织产生无菌性炎症，甚至出现全身反应，从而提高机体的应激能力和免疫功能。另外，穴位埋线后可在大脑皮层建立新的兴奋灶，对病灶产生良性诱导，缓解病灶放电，达到消除疾病的目的。

（二）基本操作

穴位埋线疗法的取穴原则是循经取穴、辨证取穴、经验取穴等。穴位埋线方法颇多，除特制羊肠线和埋线针外，常规手术器械和材料即可。随着人们对穴位埋线疗法原理的认识不断深入，应用范围的不断扩大，该疗法的器械材料也有所不同，并且操作方法呈现出多样化的趋势。常用的代表性方法有以下几种：

1. 穿刺针埋线法　常规消毒皮肤、局部浸润麻醉。消毒的羊肠线 1~2cm，置于腰穿针针管的前端，后接针芯，刺入到所需深度。出现针感后，边推针芯，边退针管，将羊肠线埋在穴位的皮下组织或肌层内，针孔处敷盖消毒纱布（图 15-1）。操作简单，创面小，适用于四肢部和躯干部。

2. 埋线针埋线法　常规消毒皮肤、局部浸润麻醉。剪取羊肠线 1cm，套在特制埋线针尖缺口上，两端用血管钳夹住，右手持针，左手持钳，针尖缺口向下以 15°~40°方向刺入，待针头完全埋入皮下，再进针 0.5cm，将血管钳放开，待线完全埋至皮下约 0.5cm 深，退出针压迫片刻，消毒包扎（图 15-2）。操作简单，刺激量较大，适用于全身各部位。

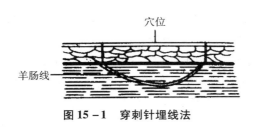

图 15 - 1 穿刺针埋线法

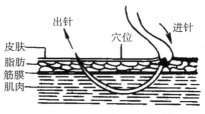

图 15 - 2 埋线针埋线法

3. 三角针埋线法 在选定穴位两侧 1cm 处，用龙胆紫标记进出针点，消毒局麻。用持针器夹住带羊肠线的皮肤缝合针，从一侧局麻点刺入，穿过穴位下方的皮下组织或肌层，从对侧局麻点穿出，捏起两针孔之间的皮紧贴皮肤剪断两端线头，放松皮肤，轻轻揉按局部，使肠线完全埋入皮下组织内，消毒包扎。适于位置表浅处埋线。

4. 切开埋线法 选定穴位，消毒局麻。用刀尖划开皮肤 0.5 ~ 1cm，将血管钳探入穴位深处，经过浅筋膜达肌层探找酸感点并按摩数秒钟，休息 1 ~ 2 分钟，然后将 0.5 ~ 1cm 长的羊肠线 4 ~ 5 根埋于肌层内（不能埋在脂肪层或过浅，以防不易吸收或感染），丝线缝合切口，消毒包扎，5 ~ 7 天后拆去丝线。常用于埋线疗法的泻法和肌肉丰厚处及兴奋性疾病等。

（三）适应证与禁忌证

1. 适应证 穴位埋线疗法的适应证广泛，一般各种疼痛性疾病、功能紊乱性疾病、慢性疾病皆有一定的疗效。包括支气管哮喘、支气管炎、慢性胃肠炎、遗尿、遗精、阳痿、痛经、神经衰弱、腰肌劳损、颈椎病、肥胖等，尤其对慢性免疫功能低下性疾病疗效显著。

2. 禁忌证 一般五岁以下儿童、晕针者、孕妇、妇女月经期、严重心脏病患者、糖尿病、肾功能不全、结核病、血液病患者皆慎用或禁用。患有严重血管疾病、超敏体质、体质虚弱的患者慎用。皮肤局部有感染或有溃疡时不宜埋线。

四、夹板固定术

1966 年，方先之（1906—1968）和尚天裕（1917—2002）等继承发扬中医药治疗骨折的经验和优势，把整复、固定、功能活动三者有机结合，开创了以内因为主导，手法整复、小夹板局部外固定为特点，以功能锻炼为主要内容的中西医结合治疗骨折新疗法。

局部小夹板外固定 (external fixation of small splints) 适用于新鲜、陈旧、四肢、骨干、闭合性及开放感染性等常见骨折的治疗。根据材料弹性、韧性等材料力学试验，小夹板制作材料以柳木最好，椴木次之，杨木最差，硬木不能用。

小夹板固定治疗骨折是通过生物力学效应发挥作用，如生理效应、压电效应、断端微动效应、空间稳定效应等。小夹板固定对骨折端无应力遮挡作用，不干扰血运，不妨碍骨折自然愈合过程，对肢体无损伤，简单安全等。

第三节 理疗外治技术

天然物理疗法（natural physiotherapy）是利用自然条件进行保健和治疗的一类方法，可分为日光浴法、沙浴法、泥疗法、温泉疗法等。中医理疗外治技术是在天然物理疗法的基础上，结合现代物理学技术而逐渐形成的一类医疗技术。物理治疗常用电疗、光疗、水疗、热疗、生物反馈、牵引等。本节主要介绍离子导入疗法、磁疗法、拔罐疗法。

一、离子导入疗法

利用直流电场、音频脉冲场内同性电荷相斥的特性和异性电荷相吸原理，使药物离子通过皮肤、黏膜或伤口导入体内，发挥直流电、音频脉冲和药物的综合作用，称为离子导入疗法（ion import therapy）。中药离子导入法属我国首创，已有百年历史，现已发展到低、中频脉冲电流及加温离子导入，是结合中药、穴位及电流作用的综合疗法，电流通过特定穴位影响神经 - 体液调节途径，共同达到治疗疾病的目的。

（一）基本原理

在药物溶液中，一部分药物解离成离子，在直流电场力的的作用下，带有阴离子和阳离子电荷的药物产生定向移动。在阴极衬垫中含有带负电荷的药物离子或者阳极衬垫中含有带正电荷的药物离子，就会向人体方向移动而进入机体组织内。

1. 离子堆 直流电直接导入药物的深度为 1.0～1.5cm。药物进入皮肤后主要堆积在表皮内形成"离子堆"，然后逐渐渗透进入淋巴和血液循行全身，有些药物选择性停留在某器官组织内，如碘主要停留在甲状腺，磷蓄积在中枢神经系统和骨骼。药物离子在体内可停留数小时至 10 天，故药物离子导入法导入的药物在人体内停留的时间比其他给药方法要长，作用时间也比较长。

2. 药物离子导入量 药物浓度越高，离子导入量越大。药物在电场中转移主要是在蒸馏水中，向溶液加酒精可增加有效导入，但对易导致沉淀变性的药物并不适用；不溶解的药物不能导入皮肤。一般情况下，导入的药物为衬垫中药物总量的 2%～10%。

3. 药物离子导入的极性 由直流电导入体内的药物保持原有的药理性质。阳离子只能从阳极导入，阴离子只能从阴极导入。药物离子主要经过皮肤汗腺口和毛孔进入皮内或经过黏膜上皮细胞间隙进入黏膜组织。

（二）操作规程

选择适当长度的铜片或铜丝网作为电极，包上用药物浸湿的 10cm×5cm 电极衬垫或纱布，安放在病变或病变部位的周围，用橡皮带扎好或用鳄鱼嘴夹（套橡皮管）固定。然后缓慢转动输入调节旋钮，电流强度以局部有明显的触麻跳动感为宜，当患者感觉电流减弱可随时调整。每日 1 次，每次 20 分钟，10 次为 1 个疗程，疗程间不需休息。病情缓解时，可隔日 1 次。常用方法有以下几种：

1. 衬垫法 将与作用电极面积相同的滤纸或纱布用药液浸湿，置于治疗部位皮肤，再放衬垫和铅片；非作用电极下的滤纸或纱布用普通温水浸湿。尽量减少作用电极上的寄生离子。药物溶剂一般用蒸馏水、酒精或葡萄糖溶液，衬垫（包括纱布）专药专用。

2. 电水浴法 将药液放在水槽内，一般用炭质电极，治疗部位浸入槽内；非作用极用衬垫电极置于身体相应部位。也可将四肢远端分别浸入四个水槽内，根据导入药液性质分别连阴极或阳极，称为四槽浴直流电药物导入法。治疗眼部疾病可采用眼杯法。

3. 体腔法 将药浸湿的棉花塞入（耳道、鼻腔等）或将特制的体腔电极插入治疗部位（阴道、直肠等），向电极内灌注药液，非作用电极置邻近部位的皮肤上。

4. 体内电泳法 将药物以不同的方式（如口服、注射、灌肠、导尿管导入等）输入体内，然后于体表相应部位放置电极，在直流电的作用下，体内药物离子朝一定方向移动，在治疗部位可以聚集较高浓度的药物。

5. 创面离子导入法 可使伤口内药物浓度增高，并到达深层组织，且有直流电的协同作用，疗效比其他投药法好。治疗时，将创面分泌物除去，用抗生素或其他药物浸湿的无菌纱布敷于创面或填入窦道内，再放置电极。非作用极置于创口对侧。

6. 穴位导入法 将直径 2~3cm 的电极放在穴位上，非作用极放在颈部或腰部。具有活血通经、祛风止痛之作用。

（三）适应证与禁忌证

1. 适应证 各型风寒湿痹、关节炎、急慢性软组织损伤；神经炎、神经痛、神经损伤、自主神经功能紊乱、头痛、神经衰弱；软组织感染、窦道、溃疡、血栓闭塞性脉管炎、慢性静脉炎、淋巴管炎、腰腿痛、冻伤；放射线治疗反应、过敏性紫癜、荨麻疹；虹膜睫状体炎、中心性视网膜脉络膜炎、角膜炎；高血压病、冠心病；慢性胃炎、胃肠痉挛、慢性结肠炎；慢性前列腺炎、功能失调性子宫出血、附件炎、痛经等。

2. 禁忌证 急性湿疹，出血倾向疾病，孕妇，严重心脏病或安有心脏起搏器者，有金属物（固定钢钉）的患处；烧伤及开放性损伤局部、急性炎症、急性脓肿等。

二、磁疗法

磁疗法（magnetotherapy）是应用磁场作用治疗疾病的方法。该法是在应用磁石基础上发展起来的，随着人造磁体（磁石）与电磁体的发明及磁与经络、腧穴结合用于临床，逐步形成了磁疗法。此外，稀土永磁、电磁体与动磁场相继发明，并被用于临床实践。20 世纪 60 年代，陈公先研制出低频、交变综合磁疗机，有震动、磁场、热能的综合效应，对多种病有较好疗效；70 年代林真发明了电动稀土永磁旋磁机，机体小，效果好；80 年代后，交变磁场、恒定磁场、脉动磁场、脉冲磁场及动磁场逐步应用各种磁疗机。

（一）基本原理

磁疗法的作用原理，一是磁场刺激人体的经络腧穴，起到疏经活血、调节脏腑的作用；二是磁场自身的物理能量作用于人体，引起体内神经、体液系统发生理化反应，达到治病目的。具体体现在镇痛、消炎消肿、降压、镇静安眠、止咳平喘、抑制肿瘤等多种作用。

磁场主要有永磁与电磁两大类。目前普遍应用的是小型永磁体，将不同场强、体积的磁片，外敷于体表腧穴，称为磁穴疗法。此外，还有能产生交变磁场、脉动磁场、脉冲磁场、直流恒定磁场的电磁体和利用机械能使永磁体产生旋转、振动的动磁体及动磁场。电磁场和动磁场的磁通量较大，受益面积为整个区域，称作磁场疗法。

磁穴疗法与磁场疗法都是利用磁场治疗疾病，但有差别。磁穴疗法主要是应用永磁体，按循经取穴法贴敷磁片，可贴敷 0.5 小时，或连续贴敷 1.0～24 小时，甚至 1 周以上，因而可产生持久作用。磁场疗法作用难以持久，但生效快、作用面积大。另外，还有脉冲电加磁与毫针加磁，各有特点。临床实践中，多种磁疗方法有机结合、协同治疗，称作综合磁疗。

（二）磁疗器具

磁性器具按其用途可分为永磁磁疗器具和电磁磁疗器具两大类。

1. 永磁磁疗器 体积较小、不需电源，可随身携带。如贴敷磁片，缝装在衣物、首饰或其他生活用品内的永磁磁疗器。根据形状不同分为磁片、磁块、磁柱、磁珠。磁片用于贴敷，磁柱安装在磁疗机上，磁珠用于耳穴。磁疗临床上多用磁片，分大、中、小 3 种规格。磁体材料包括永磁铁氧体、稀土钴永磁合金、铝镍钴磁钢和近年来研制成功的铷铁硼永磁合金。

2. 磁疗机 包括：①旋转磁疗机，简称旋磁机，是目前使用较多的一种；②电磁疗机，由电磁铁通以电流产生磁场，产生的磁场可以是恒定磁场或交变磁场；③震动磁疗器，又称按摩磁疗器，由常用的电动按摩器改装而成。

（三）磁疗剂量和临床应用

磁疗法的疗效与磁疗剂量是否适当密切相关。磁疗剂量是治疗不同体质和不同疾病所用的最佳磁场参数。磁场剂量是磁场强度、磁场梯度、场型、磁通量及治疗时间等指标的综合效应。磁疗剂量的测定实际上就是磁场的测定，测量磁场的方法和仪器种类很多，目前临床检测磁疗器具的磁场或进行有关实验时，最常用的是高斯计（或称特斯拉计），单位一般用高斯（Gs）或特斯拉（T）表示，$1T = 10000Gs$。

磁疗法常用的穴位以人体十二经脉和任督二脉的经穴为主，辅以经外奇穴、阿是穴和人体相应反射区。根据中医理论，针灸选穴的原则进行穴位贴敷或磁疗仪治疗。根据临床实践，可分静磁穴位贴敷法、动磁治疗法、电磁治疗法、磁场电脉冲治疗法、磁针法等几大类。其中，静磁穴位贴敷法和动磁疗法临床应用较广。

（四）适应证和禁忌证

主要治疗各种急慢性疼痛，如关节炎、腱鞘炎、滑膜炎、网球肘、扭挫伤，以及急慢性肠炎、支气管哮喘、高血压、月经不调、皮肤瘙痒、毛细血管瘤等。

磁疗法尚无绝对禁忌证，以下情况一般不用或慎用：有出血或出血倾向者，带有心脏起搏器者，体质极度衰弱者，严重心肺功能、肾脏功能不全者，孕妇下腹区，白细胞减少症、皮肤溃疡，对磁场过敏而不能耐受者。

三、拔罐疗法

拔罐疗法（cupping therapy）是指用加热、抽气等方法使杯、筒、罐等器具内气压低于普通大气压，使其吸附于体表疼痛部位或穴位以治疗疾病的方法。由于拔罐可以改变皮肤温度，形成局部充血或瘀血，故又将拔罐疗法称为瘀血疗法。

（一）基本原理

1. 温经散寒、活血通络，平衡阴阳、扶正祛邪　中医学认为，借助于罐内负压吸引力，作用于人体经络和穴位处，引起局部皮肤充血或瘀血，在脏腑经络气血凝滞或经脉空虚时，可起到疏通经络、行气活血的作用，且能濡养脏腑组织器官，增强驱邪之力。

2. 压力刺激和温热作用　西医学认为，罐内形成的负压刺激，使局部组织高度充血、瘀血，红细胞受损释放血红蛋白，起到一种良性刺激作用。罐口可以阻碍周围的血液进入罐口内部区域，起罐后罐口周围的血液涌入罐口内的血管中，这种不典型的贫血后充血，可使局部皮肤温度持续升高，改善局部血液循环，增强白细胞的吞噬活力，并通过反射机制调整全身状况。

（二）临床应用

随着现代科学技术的发展，拔罐的制作材料大有改进，从原始的兽角，发展成竹罐、陶罐、瓷罐、玻璃罐、煮药罐、药水罐、抽气罐等多种拔罐。拔罐疗法呈现多样化，如坐罐、走罐、闪罐、刺络拔罐、针罐等，由过去的单纯吸拉局部，发展为配合中医辨证、选穴配方、循经行走，闪、摇、提、熨等十余种操作方法，临床应用范围日益广泛。

第四节　运动康复技术

中医的气功疗法（qigong therapy）能疏通经络、调和气血、平衡阴阳，达到防病治病、强身健体的效果。主要包括太极拳、易筋经、八段锦、十二段锦、十六段锦、五禽戏等以动为主的功法。西医学的康复疗法（rehabilitation therapy）与推拿气功疗法密切结合，形成了许多具有中西医结合特色的疗法；其中，运动疗法（exercise therapy or physiotherapy）包括医疗体操，运动神经、肌肉生理促进疗法，太极拳等。

一、运动疗法

运动关节类手法是推拿疗法的一种，包括摇法、背法、扳法、拔伸法等。这类方法与现代康复运动疗法有许多相同之处。

（一）摇法

摇法（shaking therapy）属被动活动，常用来防治关节疼痛、屈伸不利或运动功能障碍等。术者用一手握住（或扶住）被摇关节近端的肢体，另一手握住关节远端和肢体，做缓和回旋的转动称为摇法。摇法具有舒筋活血、滑利关节、松解粘连、增强关节活动等作用，适用于颈腰部及四肢关节。摇法操作时，动作要缓和，用力要稳，摇转幅度的大小要根据病情适当掌握，同时必须注意被摇关节的生理活动范围，因势利导，适可而止。任何粗暴动作或违反正常生理活动功能的摇转非但无益，反而有害。

（二）背法

背法（back - carrying therapy）在操作时医者与患者背靠背站立，医者用两肘套钩住患者的肘弯部，然后弯腰屈膝挺臀，将患者反背起，使其双脚离地，以牵伸患者腰椎，再做快速伸膝挺臀动作，同时以臀部着力颤动或摇动患者腰部。本法可使脊柱及其两侧伸肌过伸，促使扭错之小关节复位，并有助于缓解腰椎间盘突出症的症状。注意事项：操作前先给患者做好解释工作，令其全然放松，操作时臀部的颤动要和两膝的屈伸动作协调，动作幅度不易过大。

（三）扳法

扳法（wrenching therapy）是术者用双手向同一方向或相反方向用力，使患者关节伸展屈曲或旋转活动的手法。具有舒筋活络、滑利关节、松解粘连、整复错位的作用。常与摇法相配合，用以治疗颈、腰椎小关节错位，关节粘连和腰椎间盘突出症等。扳法活动关节的幅度比摇法大，作用力也较大，临床使用时要谨慎，尤其在颈部使用本法应严格掌握其适应证和手法技巧；切忌强拉硬搬，盲目粗暴。

（四）拔伸法

拔伸法（pull - tracting）是固定肢体或关节的一端，牵拉另一端的方法，拔伸即牵拉、牵引的意思。该法很早就被应用于中医伤科的正骨方面，是骨折移位及关节脱位等必不可少的手法。临床上常用于腰椎疾病，四肢关节功能障碍，软组织粘连、挛缩及小关节错位等症。操作时，用力要均匀而持久，动作要缓和，不可用力过猛；要根据不同的部位和病情，适当控制牵引拔伸的力量和方向；如果运用不当，不但影响治疗效果，甚至会造成不良后果。

（五）医疗体操

医疗体操（medical gymnastics）是运动疗法中最常用的方法，能按所需运动方式、速度、动作的幅度、协调性与肌肉的力量进行训练，做到循序渐进。可以是全身性、局部性或全身性与局部性相结合。医疗体操可使用器械，也可徒手。主动运动利用患者自身主动进行，被动运动是利用外力来增大关节的活动范围及肌肉力量。根据疾病与伤残的特点、功能状况和要达到的治疗目的，有针对性地选择合适的医疗体操进行训练。可选用不同的方式，例如肌肉力量的训练、关节活动度的训练、耐力训练、放松训练、呼吸训练、平衡运动等。

二、Bobath 技术

Bobath 技术是神经生理疗法，由英国物理治疗师 Berta Bobath 根据临床经验创立。主要采取抑制异常姿势，促进正常姿势的发育和恢复的方法治疗中枢神经损伤的患者，如偏瘫、脑瘫，因此该方法又被称为通过反射抑制和促进而实现治疗目的的神经发育治疗方法。

Bobath 偏瘫治疗技术的基本观点：脑卒中患者常见的运动功能障碍，主要是由于大脑高级中枢对低级中枢失去控制，低级中枢原始的反射失去抑制所致。表现为异常的张力、异常的姿势、异常的协调、异常的运动模式和异常的功能行为。如痉挛模式的出现，上肢表现为屈曲内收内旋，下肢表现为伸展外展外旋。从动物猿猴的上、下肢的动作行为到胎儿在子宫里的姿势及婴幼儿的发育过程，从脑瘫患儿到成人偏瘫患者，莫不如此。

脑卒中患者的主要问题是运动控制障碍，而不是直接的肌力问题。因此，治疗重点在于改变患者的异常姿势和异常运动模式，Bobath 提出治疗的两个目标：一是减轻痉挛；二是引入更具有分离性的运动模式，可以是自主性或随意性的，并且将其运用在功能活动中。

三、太极拳

太极拳（taijiquan）是中国古典哲学与武术、艺术、导引术、经络等辩证结合，以中国传统儒、道哲学中的太极、阴阳辩证理念为核心思想，集颐养性情、强身健体、技击对抗等多种功能为一体的一种内外兼修、柔和、缓慢、轻灵、刚柔相济的传统拳术。

第十六章　针灸推拿技术

　　针灸和推拿疗法属于中医外治疗法的范畴，由于针灸和推拿技术均与中医经络腧穴系统关系密切，在理论基础、应用范围和治疗手法等方面具有其特殊性，故而单独介绍。随着现代医学科学技术的发展和对经络腧穴系统研究的不断深入，人们对针灸和推拿技术在理论基础和临床应用方面都有了新的认识。

第一节　经　络

　　经络学说（meridian theory）是阐述人体经络系统的循行分布、生理功能、病理变化及其与脏腑相互关系的理论体系，是针灸学的理论核心。《内经》记载，经络内属于脏腑，外络于肢节，沟通内外，贯通上下，运行气血，营养全身。

　　经络（channels and collaterals）是运行气血的通路。经与络既有联系又有区别。经指经脉，犹如途径，贯通上下，沟通内外，是经络系统的主干；络为络脉，如同网络，较经脉细小，纵横交错，遍布全身，是经络系统的分支。经气概指经络运行之气及其功能活动。

　　经气（channel qi）活动的主要特点是循环流注，如环无端，昼夜不休。人体经气的运行调节全身各部的功能活动，从而使整个机体保持协调和平衡。

一、经络的组成和作用

　　经络系统是由经脉和络脉组成的。其中经脉包括十二经脉和奇经八脉，以及附属十二经脉的十二经别、十二经筋、十二皮部。络脉有十五络、浮络、孙络等（表 16-1）。

　　经络具有联系脏腑和肢体，运行气血，濡养周身的作用。人体脏腑、组织器官相互联系、有机配合，主要是依靠经络系统的联络沟通作用实现的。

表 16 – 1　经络的组成

经络	经	十二经脉	意义：十二脏腑所属的经脉，又称正经 作用：运行气血的主要干道 特点：分手足三阴三阳四组，与脏腑连属，有表里相配，其循环自肺经开始至肝经止，周而复始循环不息，各经均有专定的腧穴
		奇经八脉	意义：不直接连属脏腑，无表里相配，故称奇经 作用：加强经脉之间的联系，以调节十二经气血 特点：任、督两脉随十二经组成循环的通路，并有专定的腧穴，其他六脉不随十二经循环，腧穴都依附于十二经脉
		十二经别	意义：正经旁出的支脉 作用：加强表里经脉深部的联系，以补正经在体内外循环的不足 特点：循环路线走向均由四肢别出走入深部（胸、腹）复出浅部（头、颈）
		十二经筋	意义：十二经脉所属的筋肉体系 作用：联结肢体骨肉，维络周身，主司关节运动 特点：循环走向自四肢末梢走向躯干，终于头身，不入脏腑，多结聚于四肢关节和肌肉丰富之处
		十二皮部	意义：十二经脉在皮肤上分属的部位 作用：联结皮内，加强十二经脉与体表的联系，是十二经脉在体表一定皮肤部位的反应区 特点：分区基本上和十二经脉在体表的循行部位一致
	络	十五络	意义：本经别走邻经而分出的支络部 作用：加强表里阴阳两经的联系与调节 特点：十二经脉和任督两脉各有一个别络加上脾之大络，共为十五别络
		孙络	络脉最细小的分支，网罗全身
		浮络	浮行于浅表部位的络脉

二、经络的病理生理和临床应用

（一）生理功能

1. 联络脏腑，沟通肢窍　《灵枢·海论》曰："夫十二经脉者，内属于腑脏，外络于肢节。"人体的五脏六腑、四肢百骸、五官九窍、皮肉筋骨等组织器官，通过经络系统的联络保持协调与统一，完成正常的生理活动。经络中的经脉、经别、经筋、皮部与奇经八脉、十五络脉，纵横交错、入里出表、通上达下，联系了人体各脏腑组织，经、筋、皮部联系了肢体、筋肉皮肤，加之细小的浮络和孙络，形成了统一的整体。

2. 运行气血，濡养周身　《灵枢·本脏》曰："经脉者，所以行血气而营阴阳，濡筋骨，利关节者也。"气血是人体生命活动的物质基础。全身各组织器官只有得到气血的濡润才能完成正常的生理功能。经络是人体气血运行的通路，将营养物质输布到全身各组织脏器，濡养五脏六腑，维持机体的生理功能。

3. 抗御外邪，营卫机体　营气行于脉中，卫气行于脉外，经络使营卫之气密布周身。卫气充实于络脉；络脉散布于全身，密布于皮部。外邪侵犯人体由表及里，当外邪侵犯机体时，卫气首当其冲发挥其抗御外邪、保卫机体的屏障作用。经络能行气血、营阴阳，使卫气密布于皮肤之中，加强皮部的卫外作用，故六淫之邪不易侵袭。

（二）病理反应

1. 反映病证　经络密布全身，内脏病变可在经脉循行部位出现相应的症状和体征。如心火上炎可致口舌生疮，肝火升腾可致耳目肿赤，肾气亏虚可使两耳失聪。

2. 传注病邪　经脉病可传入内脏，内脏病亦可累及经脉。《素问·缪刺论》曰："夫邪之客于形也，必先舍于皮毛，留而不去，入舍于孙脉，留而不去，入舍于络脉，留而不去，入舍于经脉，内连五脏，散于肠胃。"

（三）诊断治疗

1. 诊断　经络循行有章可循，并与脏腑属络，脏腑经络有病可反映在相应部位。因此，可以根据疾病在经脉所经过部位的表现，作为诊断依据。如头痛病，可根据经脉在头部的循行分布规律加以辨别：前额痛多与阳明经有关；两颞痛与少阳经有关；枕部痛与太阳经有关；颠顶痛则与足厥阴经有关。

2. 治疗　经络学说对针灸、推拿、用药等具有重要的指导意义。针灸推拿是根据经络或脏腑病变，选取相关经脉的腧穴进行治疗。如阳明头痛取阳明经，两肋痛取肝经腧穴。药物治疗常根据归经理论，选取特定药治病。如柴胡入少阳经，少阳头痛时常选用。

三、西医学对经络的认识

经络的客观存在已为世界公认，已有的研究包括经典经络理论研究、经络现代理论研究、经络临床研究、经络实验研究。目前，人们对经络现象已经证实和肯定，包括循经感传，循经性感觉病，循经性皮肤病，循经性皮肤显痕，循经低阻抗，循经发光发声等。但其物质基础和作用机制却不能为已有的科学和医学知识所说明。

从 20 世纪 50 年代起，国内外应用现代科学原理（包括力、热、电、磁、光、声、细胞、蛋白、分子、量子等），利用物理、化学、生物、信息、系统、网络等领域的高新技术，对经络的物质基础和作用机制做了大量研究。包括循经感传的临床与实验、体表各种经络现象、经络与腧穴的影像、经络与腧穴的电现象及其他物理特性、经络与腧穴的形态学、经穴与各种体表点的关系、经络与神经系统功能的关系、经络与体表内脏相关性、经络与体液因素的关系、针灸经穴对机体各系统的影响、微针系统、经络的发生学，以及从系统论、信息论、控制论、耗散结构理论对经络的研究等。发现经络现象虽与已知的解剖学、生理学现象有关但又不同。为此提出了多种假说，如神经－体液调节说、人体自控系统说、第三平衡系统说、二重反射假说、概念性单元说、经络－皮层－内脏相关假说、体表内脏植物性联系系统说、气说、机体能感知的气血液通道说、波导说、类传导说、低阻经络说、良导络说等。但至今还没有一种得到世界公认。

从神经、血管之外寻找独特的经络形态学结构的研究，至今未能实现；从功能过程出发的动态研究又受到理论知识和实验方法的限制。有研究应用克里安照相术（Kirlian photography）和功能磁共振成像术，利用高伏特电压瞬间激发摄像，可以看出人或物的

"气场或能量场"，试图论述经络的客观存在。量子力学试图从量子纠缠（quantum entanglement）理论解释经络感传现象来证明经络的物质基础。但目前尚不能提供令人信服的证据。

实际上，经络腧穴可能是一个多维空间场，是物质、功能、时间、运动、思维（或意识）等因素共同构建的一种特殊的信息传导通路（information transduction pathway）。有人将其比喻为潜艇或飞机的"航线"，由于"航线"（经络）与其所经过的介质即海水和空气（人体的组织）在形态结构等理化性质等方面完全一致，目前的科学方法尚无法区分、鉴别，但它却实实在在地存在。因此，就目前的科学理论、技术及人类的认识水平，尚不能作出完整与合理的解释。随着中西两种医学研究思路的紧密结合和现代科学技术的应用，经络实质研究有望在不远的将来取得突破性进展。

第二节　腧　穴

腧穴（acupoints）是人体脏腑经络之气输注于体表的特殊部位。腧本写作输，简作俞，有转输、输注之义，是经气转输之所；穴即孔隙之意，是经气所居之处。

《内经》称腧穴为节、会、气穴、气府、骨空等，后世医家还称为孔穴、穴道、穴位，宋《铜人腧穴针灸图经》通称腧穴。虽然腧、输、俞均指腧穴，但具体应用时各有所指。腧穴是穴位的统称；输穴是五输穴第三个穴位的专称；俞穴专指特定穴中的背俞穴。

腧穴既是疾病的反应点，又是针灸的施术部位。腧穴与经络、脏腑、气血密切相关。《灵枢·九针十二原》载："欲以微针通其经脉，调其血气，营其逆顺出入之会。"说明针灸通过经脉、气血、腧穴三者的共同作用，达到治疗的目的。经穴均分别归属于各经脉，经脉又隶属于一定的脏腑，故腧穴－经脉－脏腑有着不可分割的联系。

一、腧穴的分类和命名

《内经》论及穴名约160个，并有腧穴归经的记载。晋·皇甫谧（215—282）所著《针灸甲乙经》记载周身经穴名349个，论述了腧穴的定位、主治、配伍、操作要领，并对腧穴的排列顺序作了整理。北宋·王惟一（987—1067）对腧穴重新考定，所著《铜人腧穴针灸图经》详载354个穴名。元·滑涛（1304—1386）所著《十四经发挥》载经穴名354个，并将全身经穴按循行顺序排列，称十四经穴。明·杨继洲（1522—1620）《针灸大成》载经穴名359个。清·李学川（生卒不详）《针灸逢源》定经穴名361个，延续至今。

（一）腧穴的分类

1. 十四经穴　具有固定的名称和位置，且归属于十二经和任督二脉。这类腧穴有主治本经和所属脏腑病证的共同作用，因而归纳于十四经脉系统，简称经穴，共361个。

2. 奇穴　既有一定的名称，又有明确的位置，但尚未归入或不便归入十四经系统。

这类腧穴的主治范围比较单纯，多数对某些病证有特殊疗效，又称经外奇穴。目前，国家技术监督局批准发布的《经穴部位》，对48个奇穴的部位确定了统一的定位标准。

3. 阿是穴　既无固定名称，亦无固定位置，而是以压痛点或反应点作为针灸施术部位的腧穴，又称天应穴、不定穴、压痛点等。唐·孙思邈（581—682）《备急千金要方》载："有阿是之法，言人有病痛，即令捏其上，若里当其处，不问孔穴，即得便快成痛处，即云阿是，灸刺皆验，故曰阿是穴也。"阿是穴无一定数目。

（二）腧穴的命名

《千金翼方》指出："凡诸孔穴，名不徒设，皆有深意。"中医学以腧穴所居部位和作用为基础，结合自然界现象和医学理论等，采用取类比像的方法对腧穴命名。

1. 位置命名　根据腧穴所在的人体解剖部位命名，如腕旁的腕骨，乳下的乳根，面部颧骨下的颧髎，第7颈椎棘突下的大椎等。

2. 功能命名　根据腧穴对某种病证的特殊治疗作用命名，如治目疾的睛明、光明，治水肿的水分、水道，治面瘫的牵正。

3. 取类比像命名　根据自然界的天体名称命名，如日、月、星、辰等；根据地貌名称命名，如山、陵、丘、墟、溪、谷、沟、泽、池、泉、海、渎等；结合腧穴所在部位形态或气血流注状况命名，如日月、上星、太乙、承山、大陵、商丘、丘墟、太溪、合谷、水沟、曲泽、涌泉、小海、四渎等。根据动植物名称，以形容腧穴所在部位的形象命名，如伏兔、鱼际、犊鼻、鹤顶、攒竹、口禾髎等；根据建筑物来形容某些腧穴所在部位的形态或作用特点命名，如天井、印堂、巨阙、脑户、屋翳、膺窗、库房、地仓、气户、梁门等。

4. 理论命名　根据腧穴部位或治疗作用，结合阴阳、脏腑、经络、气血等理论命名，如阴陵泉、阳陵泉、心俞、三阴交、三阳络、百会、气海、血海、神堂、魄户等。

二、腧穴的作用

十四经穴的本经腧穴可治本经病，表里经腧穴能互相治疗表里两经病，邻近经穴能配合治疗局部病。各经主治既有其特殊性，又有其共同性。

1. 近治作用　即腧穴所在、主治所在，是腧穴主治作用具有的共同特点。所有腧穴均能治疗其所在部位及邻近组织、器官的局部病证。颜面部的穴位，如四白、地仓、颧髎可以治疗颜面部位的病证；腹部的穴位，如中脘、梁门、天枢可以治疗腹部病证；四肢的穴位，如曲池、合谷、环跳、委中可以治疗四肢部位的病证。

2. 远治作用　即经脉所过、主治所及，是十四经腧穴主治作用的基本规律。十四经穴中，尤其是十二经脉在四肢肘、膝关节以下的腧穴，不仅能治疗局部病证，还可治疗本经循行所及的远隔部位的组织器官脏腑的病证，有的甚至可影响全身的功能。如合谷穴既可治上肢病，又可治颈部及头面部疾患，还可治疗外感发热证；足三里为足阳明胃经的腧穴，足阳明胃经属胃络脾，足三里不但治疗下肢病，还可治疗远离足三里穴的脾胃病证。

3. 特殊作用　指某些腧穴具有的双重性良性调整作用和相对特异性作用，可以通过点按特定穴位，达到特定的治疗作用。如天枢既能治泻泄，又可治便秘；内关在心动过速时可减慢心率，心动过缓时又可提高心率；特异性如大椎退热，至阴矫正胎位；点按背俞穴治疗相应脏腑病证。

三、特定穴的意义和特点

十四经穴中，部分腧穴被称为特定穴（specific points），除有经穴的共同主治特点，还有其特殊的功能和治疗作用。特定穴是针灸临床最常用的经穴，根据分布特点、含义和治疗作用，将特定穴分为以下十类。

1. 五输穴 十二经脉中的每一经脉分布在肘、膝关节以下的五个特定腧穴，即井、荥、输、经、合穴，称五输穴，简称五输。古人把十二经脉气血在经脉中的运行比作自然界水流，具有由小到大、由浅入深的特点，五输穴从四肢末端向肘、膝方向依次排列。《灵枢·九针十二原》曰："所出为井，所溜为荥，所注为输，所行为经，所入为合。"此乃对五输穴经气流注特点的概括。五输穴与五行相配，故又称为五行输（表16-2、表16-3）。

表16-2 阴经五输穴

经脉	井（木）	荥（火）	输（土）	经（金）	合（水）
肺经	少商	鱼际	太渊	经渠	尺泽
心包经	中冲	劳宫	大陵	间使	曲泽
心经	少冲	少府	神门	灵道	少海
脾经	隐白	大都	太白	商丘	阴陵泉
肝经	太敦	行间	太冲	中封	曲泉
肾经	涌泉	然谷	太溪	复溜	阴谷

表16-3 阳经五输穴

经脉	井（金）	荥（水）	输（木）	经（火）	合（土）
大肠经	商阳	二间	三间	阳溪	曲池
三焦经	关冲	液门	中渚	支沟	天井
小肠经	少泽	前谷	后溪	阳谷	小海
胃经	厉兑	内庭	陷谷	解溪	足三里
胆经	足窍阴	侠溪	足临泣	阳辅	阳陵泉
膀胱经	至阴	足通谷	束骨	昆仑	委中

2. 原穴 十二脏腑原气输注、经过和留止于十二经脉的部位，称为原穴，又称十二原。原含本原、原气之意，是人体生命活动的原动力，为十二经之根本。十二原穴多分布于腕、踝关节附近。阴经之原穴与五输穴中的输穴同穴名、同部位，实为一穴，即阴经以输为原，阴经之输并于原。阳经之原穴位于五输穴中的输穴之后，即另置一原。原穴可以反映脏腑的病证，辅助疾病诊断，并调治脏腑经脉的急缓虚实证。

3. 络穴 十五络脉从经脉分出处各有一腧穴，称为络穴，又称十五络穴。络有联络、散布之意。十二经脉各有一络脉分出，故各有一络穴。十二经脉的络穴位于四肢肘、膝关节以下；任脉络穴鸠尾位于上腹部；督脉络穴长强位于尾骶部；脾之大络大包穴位于胸胁部。络穴是治疗表里两经病证常用的穴位。

4. 俞穴　脏腑之气输注于背腰部的 12 个特定腧穴，称为背俞穴，又称俞穴。俞有转输、输注之意。六脏六腑各有一背俞穴，俞穴均位于背腰部足太阳膀胱经第一侧线上，大体依脏腑位置的高低而上下排列，并分别冠以脏腑之名。

5. 募穴　脏腑之气汇聚于胸腹部的 12 个特定腧穴，称为募穴，又称腹募穴。募有聚集、汇合之意。六脏六腑各有一募穴，募穴均位于胸腹部有关经脉上，位置与其相关脏腑所处部位相近。俞募穴可反应内脏疾病，脏腑疾病时相关俞募穴出现压痛或敏感现象。俞募穴可调节脏腑功能，治疗相应脏腑病证。

6. 郄穴　十二经脉和奇经八脉中的阴跷、阳跷、阴维、阳维脉之经气深聚部位，称为郄穴，共 16 个。郄有空隙之意，除胃经的梁丘外，都分布于四肢肘、膝关节以下。郄穴反映脏腑经脉病证，如心绞痛、胸膜炎时郄穴压痛；郄穴主治经脉脏腑急性发作性病证，如肺病咯血取孔最、心胸疼痛取郄门。

7. 下合穴　六腑之气下合于足三阳经的 6 个腧穴，称为下合穴，因分布于下肢，又称六腑下合穴。其中，胃、胆、膀胱的下合穴位于本经，大肠、小肠的下合穴同位于胃经，三焦的下合穴位于膀胱经。小肠、三焦、大肠、膀胱、胆、胃的下合穴分别为下巨虚、委阳、上巨虚、委中、阳陵泉、足三里。下合穴主治六腑病证，如胃病、胃痛、嗳酸取足三里，胆病如胆痛、呕吐取阳陵泉。

8. 八会穴　八会穴系脏、腑、气、血、筋、脉、骨、髓精气聚会的 8 个腧穴，分散在躯干部和四肢部，其中脏、腑、气、血、骨之会穴位于躯干部，筋、脉、髓之会穴位于四肢部。脏会章门，腑会中脘，髓会绝骨（又名悬钟），筋会阳陵泉，骨会大杼，血会膈俞，气会膻中，脉会太渊。分别用于治疗相应的病证，腑病取中脘，血病取膈俞，气病取膻中，筋病取阳陵泉，脏病取章门，骨病取大杼，脉病取太渊，髓病取悬钟。

9. 八脉交会穴　奇经八脉与十二经脉相通的 8 个腧穴，又称交经八穴，均位于腕、踝部的上下。主治本经脉所循行部位的病证，是治疗相通奇经病证的首选穴，如后溪主治颈痛、腰痛等督脉病证，公孙主治胸腹气逆、气上冲心的冲脉病证，内关、公孙均可治心、胸、胃病。

10. 交会穴　两经或数经相交会处的腧穴，有 100 余个，多分布于头面、躯干部。主治交会经脉及所属脏腑的病变：大椎为诸阳经会穴，通一身之阳；头维为足阳明、足少阳交会穴，主治阳明、少阳头痛；三阴交为足三阴经交会穴，主治足三阴经的病证。

四、腧穴的定位

正确取穴与针灸疗效的关系很大。现代临床常用的腧穴定位与取穴方法有：

（一）骨度分寸法

《灵枢·骨度》将人体各部位分别规定折算长度，作为量取腧穴的标准（表 16 –

4）。

表 16 - 4　常用骨度分寸表

分部	部位起点	常用骨度	度量法	说明
头	前发际至后发际	12 寸	直量	如前后发际不明，从眉心量至大椎穴作 18 寸。眉心至前发际 3 寸，大椎至后发际 3 寸
胸腹	两乳头之间	8 寸	横量	胸部与胁肋部取穴直寸，一般根据肋骨计算，每一肋两穴间作 1 寸 6 分
	胸剑联合至脐中	8 寸	直量	
	脐中至趾骨联合上缘	5 寸		
背腰	大椎以下至尾骶	21 椎	直量	背部直寸根据脊椎定穴，肩胛骨下角相当第七胸椎，髂嵴相当第十六椎（第四腰椎棘突）。背部横寸以两肩胛内缘作 6 寸
上肢	腋前纹头至肘横纹	9 寸	直量	用于手三阴、手三阳经的骨度分寸
	肘横纹至腕横纹	12 寸		
下肢	耻骨上缘至股骨内上踝上缘	18 寸	直量	用于足三阴经的骨度分寸
	胫骨内侧髁下缘至内踝尖	13 寸		
	股头大转子至膝中	19 寸	直量	用于足三阳经骨度分寸；膝中前面相当犊鼻穴，后面相当委中穴；臀横纹至膝中折量 14 寸
	膝中至外踝尖	16 寸		

（二）解剖标志法

1. 固定标志　指不受人体活动影响而固定不移的标志。如五官、毛发、指（趾）甲、乳头、肚脐及各种骨节突起和凹陷部。这些自然标志固定不移，有利于腧穴的定位。如两眉之间取印堂，两乳之间取膻中等。

2. 动作标志　指必须采取相应的动作才能出现的标志。如张口于耳屏前方凹陷处取听宫，握拳于手掌横纹头取后溪等。

（三）手指同身寸

是以患者的手指为标准，进行测量定穴的方法。临床常用以下三种；

1. 中指同身寸　以患者中指中节屈曲时内侧两端横纹头之间为 1 寸，可用于四肢部取穴的直寸和背部取穴的横寸。

2. 拇指同身寸　以患者拇指指关节的横度为 1 寸，适用于四肢部直寸取穴。

3. 横指同身寸　又名一夫法，令患者将食指、中指、无名指和小指并拢，以中指中节横纹处为准，四指测量为 3 寸。

（四）简便取穴法

临床上常用的一种简便易行的取穴方法，如两耳尖直上取百会，两手虎口交叉取列缺，垂手中指端取风市等。

第三节　针　灸

针灸（acupuncture and moxibustion）是以中医经络理论为指导，运用针刺和艾灸刺激相关穴位来防治疾病的疗法。针是指针刺，利用各种针具刺激穴位治疗疾病的方法。灸是指艾条，是利用艾绒在穴位上燃灼或熏熨治疗疾病的方法。针灸具有疏通经络、调和阴阳、扶正祛邪的作用。针灸技术包括针刺法、灸法和其他针法等。

一、针刺疗法

针刺疗法（acupuncture therapy）源于砭石治病（stone needle therapy），最初主要是用砭石刺破脓疡，进而作为刺络泻血之用。针刺是采用不同的针具刺激人体的一定部位，运用各种方法激发经气，以调节人体功能，防治疾病。针法是指在中医理论的指导下，把针具（通常指毫针）按照一定的角度刺入患者体内，运用捻转与提插等针刺手法，刺激人体特定部位，从而达到治疗疾病的目的。

随着科学技术的发展和针具材料的改进，针刺疗法应用范围不断扩大，临床疗效大大提高，治疗机制渐被阐明。现代针刺疗法包括毫针刺法、三棱针刺法、皮肤针刺法或梅花针疗法、皮内针刺法、火针刺法、芒针刺法、电针刺法、温针疗法、耳针法、头针法、眼针法、手针法、足针法、腕踝针法、电火针法、微波针法等。

（一）毫针刺法

毫针（filiform needle）刺法是目前临床上最常用的针刺疗法。

1. 选择针具　一般皮薄肉少之处和针刺较浅的腧穴，选针宜短且针身宜细；皮厚肉多且针刺直深的腧穴宜选用针身稍长、稍粗的毫针。临床上选针常以将针刺入腧穴应至之深度，针身还露在皮肤上稍许为宜。如应刺入0.5寸，可选用1.0寸的针。

2. 选择体位　根据处方选取腧穴的所在部位选择适应的体位，以既有利于腧穴的正确定位，又便于针灸的施术操作和较长时间的留针而不致疲劳为原则。针刺时常用的体位主要有仰卧位、侧卧位、伏卧位、仰靠坐位、俯伏坐位、侧伏坐位等。

3. 消毒　应用针刺必须严格注意消毒灭菌。针刺前的消毒灭菌范围应包括针具器械、医生的手指和患者的施术部位。穴位皮肤消毒后，必须保持洁净，防止再污染。

4. 针刺方法

（1）进针的方法　一般用右手持针操作，以拇、食、中三指夹针柄，其状如持毛笔，故右手称为刺手。左手抓切按压所刺部位或辅助针身，故称左手为押手。刺手的作用是掌握针具，进针时运指力于针尖，使针刺入皮肤。押手的作用是固定腧穴位，夹持针身协助刺手进针，使针身有所依附，保持针垂直，力达针尖，以利于进针。

（2）角度和深度　在针刺操作过程中，掌握正确的针刺角度、方向和深度，是增强针感、提高疗效、防止意外事故发生的重要环节。

（3）行针与得气　行针亦名运针。得气亦称针感，指将针刺入腧穴后所产生的经气感应。当这种经气感应产生时，医者会感到针下有徐和/或沉紧的感觉；患者也会在针下出现相应的酸、麻、胀、重等感觉，甚至是沿着一定部位、向一定方向扩散传导的感觉。若无经气感应，医者则感到针下空虚无物，患者亦无酸、麻、胀、重等感觉。若刺之不得气，应重新调整针刺部位、角度、深度，运用必要的针刺手法，再次行针，一般即可得气。

5. 行针手法 常用有以下两种：

（1）提插法 是将针刺入腧穴一定深度后，进行上、下进退的操作方法。使针从浅层向下刺入深层为插，由深层退到浅层为提。

（2）捻转法 是将针刺入腧穴的一定深度后，以右手拇指和中、食二指持住针柄，进行一前一后来回旋转捻动的操作方法。捻转的幅度一般掌握在180°～360°。

一般来说，提插、捻转幅度大，频率快，刺激量就大（泻法）；提插、捻转幅度小，频率慢，刺激量就小（补法）。提插和捻转两法，既可单独使用，又可合并运用。另外针刺过程中还有一些辅助手法，如循法、弹法、刮法、摇法、飞法、震颤法等。

6. 针刺补泻 《灵枢·经脉》曰："盛则泻之，虚则补之，热则疾之，寒则留之，陷下则灸之。"针刺补泻是根据这一针灸治病的基本理论而确立的两种不同的治疗方法。补法是泛指能鼓舞人体正气，使低下的功能恢复旺盛的方法；泻法是泛指能疏泄病邪，使亢进的功能恢复正常的方法。

7. 留针与出针

（1）留针 留针的目的是为了加强针刺的作用和便于继续行针。一般只要针下得气而施以适宜的补泻手法后，即可出针或留针10～20分钟。根据症状的需要，可适当延长留针时间，如急性腹痛、破伤风、寒证、顽固性疼痛或痉挛性病证。

（2）出针 在行针施术或留针后即可出针。出针时一般先以左手拇、食指按住针孔周围的皮肤，右手持针作轻微捻转，慢慢将针提至皮下，然后将针起出，如有出血，用消毒的棉球压迫止血。

8. 注意事项 孕妇或损伤后出血不止的患者，皮肤感染、溃疡、瘢痕或肿瘤的部位不宜针刺。针刺眼区和项部的风府、哑门等穴，脊椎部的腧穴，尿潴留时针刺小腹部的腧穴，都应掌握好适宜的针刺方向、角度、深度等。

（二）耳针疗法

耳针（ear needle）是指用针或其他方法刺激耳部的穴位，以防治疾病的一种方法。本法不仅能收到毫针、埋针法同样的效果，而且安全，痛苦少，无副作用，尤其适用于老年、儿童及惧痛的患者。为便于掌握耳针穴位的部位，必须熟悉耳郭解剖部位的名称，主要有耳轮、对耳轮、三角窝、耳舟、耳屏、屏上切迹、对耳屏、屏间切迹、屏轮切迹、耳垂、耳甲艇、耳甲腔、外耳道开口等。

1. 耳穴的分布 人体发生疾病时，常会在耳部的相应部位出现阳性反应点，如压痛、变形、变色、水疱、结节、丘疹、凹陷、脱屑、电阻降低等，这些反应点就是耳针防治疾病的刺激点，又称耳穴。耳部犹如一倒置的胎儿，头部朝下，臀部朝上，耳穴的分布也有一定的规律：与头面部的相应穴位在耳垂邻近；与上肢相应的穴位在耳周；与躯干和下肢相应的穴位在对耳轮和对耳轮上、下脚；与内脏相应的穴位多集中在耳甲艇和耳甲腔；与消化系统相应的穴位沿耳轮脚周围环形排列。

2. 耳穴探查　可分观察法、按压法、电阻测定法三种。

（1）观察法　拇、食二指紧拉耳轮后上方，由上至下分区观察，在病变相应区会有变形、变色、丘疹、脱屑、结节、充血、凹陷、小水泡等阳性反应。这些反应点一般有较明显的压痛，电阻较低。

（2）按压法　诊断明确后，在患者耳部的相应部位，用探针或火柴梗、毫针柄等物以轻、慢、均匀的压力寻找压痛点。当压到敏感点时，患者会出现皱眉、呼痛、躲闪等反应。挑选压痛最明显的一点为耳针的治疗点。如反复探查不到痛点，可按穴位进行治疗。

（3）电阻测定法　有疾病时，多数患者相应耳穴的电阻下降。这些电阻下降的穴位，皮肤导电性必然增高，故称"良导点"，可作为耳针治疗的刺激点。测定时将探测仪的探测头放入患者耳内，另一电极由患者握住，术者手持探测头在患者耳郭的相应区用力轻而均匀地缓慢探测，当电棒触及敏感点时，电阻低的耳穴可以通过指示信号或仪表等反映出来。

3. 针具选择　根据疾病需要选用短毫针或用图钉形揿针、电针、穴位注射等。对神经系统病变、内脏痉挛痛、哮喘等有一定的作用。

4. 留针与出针　毫针一般留针 10～30 分钟，痛证留针 1～2 小时或更长。揿针用胶布固定后，春秋天可留针 2～3 天，冬天可留针 7～10 天；夏天气候炎热、汗多，不宜留针过长，须防感染。出针后用消毒干棉球按压针孔，防止出血。

5. 注意事项　严密消毒，严防引起耳郭化脓性软骨膜炎；预防晕针；孕妇禁用；体弱、重度贫血、过度疲劳等情况慎用或暂不用。

（三）电针疗法

电针疗法（electro – acupuncture therapy）是在刺入人体穴位的毫针上，通以微量低频脉冲电流的一种治疗方法。电针疗法适用于毫针刺法的主治病证。一般选用 26～28 号毫针。有时为了集中在针尖上放电，可在除针尖以外的针体上涂一层高强度绝缘漆。

1. 电针机的种类

（1）蜂鸣式电针机　利用电铃振荡原理使直流电变成脉冲直流电，再经感应线圈产生脉冲电流。发出的电流波形窄如针状，但有输出电量不稳定、频率调制困难、耗电量大和噪声高等缺点，目前已很少应用。

（2）电子管电针机　利用电子管产生多种震荡，振荡波形种类多、频率调制范围广、性能较稳定。但需要用交流电源、安全性不高、体积较大、防震能力差，已少用。

（3）半导体电针机　用半导体元件制作而成。不受电源种类限制，具有安全、省电、体小、量轻、耐震等优点，目前临床上最常用。

2. 临床应用

（1）选穴原则：可按传统针灸理论，循经选穴，辨证施治；也可用阿是穴作为电刺激点；还可结合神经的分布，选取有神经干通过的穴位。

（2）凡用针灸有效的病证均可用电针治疗。其中对癫痫、神经官能症、神经痛、神经麻痹、脑血管意外后遗症、小儿麻痹后遗症、胃肠疾病、心绞痛、高血压等疗效较好。

3. 注意事项

（1）毫针多次使用后易缺损，在消毒前应加以检查，以防断针。

（2）电针感应强，通电后会产生肌收缩，须事先告诉患者有所准备，配合治疗。

（3）对患有严重心脏病的患者，治疗时应严加注意，避免电流回路经过心脏；不宜在延髓、心前区附近的穴位施用电针，以免诱发癫痫和引起心跳、呼吸骤停。

二、艾灸疗法

灸法（moxibustion therapy）是运用预制的灸炷或其他药物在体表穴位上烧灼、温熨，借灸火的热力及药物的作用，通过经络的传导，发挥温通气血、扶正祛邪、防治疾病作用的一种治法。通常以艾草最为常用，故称艾灸（moxa sticks）。另有隔药灸、柳条灸、灯芯灸、桑枝灸等。目前临床上常用的为艾条灸。

灸法是借火的热力给人体以温热性刺激，通过经络、腧穴的作用，达到防治疾病的目的。艾叶气味芳香，易燃，用作灸料，具有温通经络、行气活血、祛湿逐寒、消肿散结、回阳救逆和防病保健的良好作用。

（一）常用灸法

1. 艾炷灸 将纯净的艾绒或药艾，放在平板上或器具上，用手搓捏或器械加工成圆锥状的艾炷。常用的艾炷如麦粒，或如中药苍耳子，或如莲子，或如半截橄榄等，大小形状不一，每燃完一个艾炷，叫做一壮。

（1）**直接灸法** 将大小适宜的艾炷，直接放在皮肤上施灸。若施灸时需将皮肤烧伤化脓，愈后留有瘢痕者，称为瘢痕灸。若不使皮肤烧伤化脓，不留瘢痕者，称为无瘢痕灸。

（2）**间接灸法** 用药物将艾炷与施灸腧穴部位的皮肤隔开，进行施灸的方法。所用间隔药物很多，如以生姜间隔者，称隔姜灸；用食盐间隔者，称隔盐灸。

2. 艾卷灸 包括艾条灸、太乙针灸和雷火针灸，现以艾条灸为例简要介绍。

艾条灸是取纯净细软的艾线24g，平铺在26cm长、20cm宽的细草上，将其卷成直径约1.5cm的圆柱形艾卷，要求卷紧，外裹以质地柔软疏松而又坚韧的桑皮纸，用胶水封口而成。也有在每条艾卷中掺入肉桂、干姜、丁香、独活、细辛、白芷、雄黄、苍术、乳香、没药、川椒各等分，研细末取6g制成药条，施灸方法分温和灸与雀啄灸。

3. 温针灸 针刺与艾灸结合，适用于既需要留针又适宜用艾灸的病证。将针刺入腧穴得气并结合适当的补泻手法而留针时，用一段长约2cm的艾条，插在针柄上，点燃施灸。待艾条烧完后除去灰烬，将针取出，是一种简便而易行的针灸并用方法。

4. 温灸器灸 又名灸疗器。是用金属特制的一种圆筒灸具，筒底有尖有平，筒内套有小筒，小筒四周有孔。施灸时，将艾绒或加药物装入温灸器的小筒，点燃后将温灸器盖扣好，置于腧穴或施灸部位熨灸，以所灸部位皮肤红润为度。一般需要灸法者均可采用。

5. 其他　其他灸法还有灯草灸、白芥子灸，是治疗痹证、痿证的有效方法。

（二）注意事项

一般先灸上部，后灸下部，先灸阳部，后灸阴部。壮数先少后多，艾炷先小后大。特殊情况可酌情而施，如脱肛时可先灸长强以收肛，后灸百会以举陷。灸时注意艾火勿烧伤皮肤或衣物。对实热证、阴虚发热者、孕妇的腹部和腰骶部，均不适宜灸。

三、刮痧疗法

刮痧疗法（scraping therapy）源于远古时期，已有几千年历史。砭石是针灸的原始针具，因而也是刮痧治疗的原始工具。刮痧疗法有刮痧、放痧、扯痧、焠痧、拍痧等。

现行的刮痧疗法应用光滑的硬物器具或手指、金属针具、瓷匙、古钱、玉石片等，蘸食用油、凡士林、白酒或清水，在人体表面特定部位，反复进行刮、挤、揪、捏、刺等物理刺激，造成皮肤表面出现瘀血点、瘀血斑或点状出血。通过刺激体表皮肤及经络，行气活血，达到扶正祛邪、调节阴阳、活血化瘀、清热消肿、软坚散结等功效。

痧是对疾病的一种形象叫法，又称痧胀、痧气，北方称青筋，闽粤一带称瘴气。广义而言，指痧诊征象，即痧象。痧既是一个独立的证，又是一种毒性反应的临床综合征，是许多疾病的共同证候，故有百病皆可发痧之说。狭义上讲，是指痧疹的形态外貌，即皮肤出现红点如粟，以指循皮肤稍有阻碍的疹点，是疾病在发展过程中反映在体表皮肤的一种表现。

中医学认为，四时邪气侵袭肌肤、经络，阳气不得宣通、透泄而发痧证，主要特征为有痧点和酸胀感。夏日暑气炎蒸，燥气炙灼，间或淫雨绵绵，或烈日蒸晒，所酿疫气、秽气乘虚而侵，出现头昏脑涨、心胸烦闷、全身酸胀、四肢无力等症状。这种邪气若隐现在皮肤上，则出现麻疹样红点，称为红痧；若邪毒蕴于肌肉血分，全身胀痛且出现黑斑，称为乌痧；若夏秋之间，秽浊之气阻塞体内，出现腹痛，称为痧胀；冬春疫毒之气蕴于肺，出现咽喉溃疡，称为烂喉痧。

中医学认为，刮痧通过调节阴阳、活血化瘀、清热消肿、祛痰解痉、软坚散结、扶正祛邪而发挥治疗作用。西医学认为，刮痧具有镇静、镇痛、排毒作用，改善血液和淋巴液循环，促进新陈代谢，增强机体免疫能力。

刮痧疗法临床应用广泛，适用于内、外、妇、儿、五官等各科和各系统疾病的治疗。

第四节　推　拿

推拿（massage）又称按摩，是结合中西医学理论，运用推拿手法作用于人体特定的部位和穴位，以达到防治疾病目的的一种治疗方法。利用推拿手法的力学作用，松解粘连，缓解肌肉痉挛，直接作用于机体解除局部病变。通过推拿手法刺激腧穴，调节经络、神经－体液－免疫网络系统，间接调整内脏的功能。西医学研究证明，推拿对经络、腧穴的刺激发挥作用，可提高机体中性粒细胞的吞噬能力，提高血液免疫球蛋白的水平，从而提高机体的免疫力和抗病能力。

推拿手法是指用手和肢体的其他部位，按各种特定的技巧动作，在体表操作用以治病。推拿要求手法持久、有力、均匀、柔和。具体应用时，应根据年龄、体质，病证虚实、治疗部位肌肉的厚薄等情况区别对待，选择适宜的手法和力量。

患者一般可分为仰卧位、俯卧位、侧卧位、端坐位、俯坐位等。医者的体位，根据患者的体位和操作的肢体部位，一般除胸腹部操作多取坐位外，常采用站立位操作。

推拿应用的介质，既能发挥药物的作用，提高疗效；又可有利于手法操作，增强手法的作用。有些介质还能增强润滑的作用，以保护患者的皮肤，防止造成破损。常用介质有药膏，葱、姜、薄荷水，药水，清水，滑石粉，麻油等。

一、挤压类手法

用指掌或肢体其他部分（如尺骨鹰嘴）按压或对称性挤压体表，称挤压类手法（squeezing technique），主要包括按、点、捏、拿、捻、踩等方法。

（一）点穴疗法

按法（pressing technique）是用手指或手掌着力在体表某一部位或穴位上，逐渐用力下压的方法。有指按法和掌按法。指按法是用拇指或食、中、无名指罗纹面按压体表的一种手法。单手指力不足时，可用另一手指重叠按压。掌按法是用掌根、鱼际或全掌着力按压体表的一种手法，单掌或双掌交叉重叠按压均可。

点法（clicking technique）是从按法演化而来，属于按法范畴。着力点较按法小，刺激较强。有指端点法和屈指点法。指端点法操作时，手握空拳手指伸直，用拇指指端或食指指端或中指指端，着力于施治部位或穴位点压。屈指点法是指用拇指、食指或中指的第一指间关节屈曲突起部分，着力于穴位点压。

点穴疗法（acupointing therapy）是以中医经络理论为指导，以指、尺骨鹰嘴或借用点穴器械刺激穴位的一种治疗方法。实际上是融合按、点、揉等法，并结合应用点穴器具的综合方法，其治疗作用是通过经络功能和腧穴的作用而实现的。

1. 操作规程 一般为辨证选穴、选择合适手法，以及确定补泻原则、操作方法等。选穴是基础，是配穴的前提，选穴有近部选穴、远部选穴，对症选穴、辨证取穴四大原则。配穴是在选穴的基础上，根据各种不同病证的需要，选择有协调作用的穴位配伍处方，主要依据按部配穴、按经配穴、原络配穴、俞募配穴四大原则。

2. 操作形式 以指、尺骨鹰嘴或借用点穴器械刺激穴位。点穴时着力部位可以为拇指指端，食、中指指端，拇食中指，以及中指近侧指间关节背侧、尺骨鹰嘴。点穴时可以持续点按穴位，也可瞬间用力点按穴位；也可用点穴枪点按穴位。根据穴位不同，点法各有不同，主要有拇指点法，食指点法，拇、食指点法，食、中指点法，拇、食、中指点法及肘点法等。

3. 适应证 疼痛类病证，如腰、腹、牙、头、关节痛等；脏腑功能失调的病证，如脾胃虚弱致胃痛，肝阳上亢致眩晕、耳鸣等；急慢性软组织损伤，如落枕、腰扭伤等；退行性疾病，如退行性脊柱炎、膝关节骨性关节炎等。

4. 注意事项　诊断明确，治法正确，选穴准确，力度适中。患者过饥、过饱、过度疲劳、身体极度虚弱时慎用点穴疗法。软组织损伤早期肿胀较重的部位不宜点穴。孕妇、经期妇女的腰骶部和小腹部应根据具体情况，酌情应用点穴疗法。有出血倾向的患者，点穴力量不宜过大。皮肤破损处不宜点穴。传染病患者不做点穴治疗。

（二）捏法

捏法（kneading technique）是通过手指对合相对用力，挤压体表的手法。临床分三指捏和五指捏两种方法。三指捏法，是指用拇指与食、中两指夹住肢体，相对用力挤压。五指捏法，是指用拇指与其余四指夹住肢体，相对用力挤压。

捏脊疗法（chiropractic therapy）是用双手捏拿脊柱部皮肤以防治疾病的一种推拿疗法。常用于治疗小儿疳积类病证，故又称捏积疗法。晋·葛洪《肘后备急方·治卒腹痛方》载："拈取其脊骨皮，深取痛引之，从龟尾至顶乃止，未愈更为之。"经后世医家临床实践，逐渐发展成为捏脊疗法。

捏脊疗法临床常用于治疗小儿疳积、食积、厌食、腹泻、呕吐、便秘、咳喘、夜啼等，对成人失眠、神经衰弱、胃肠病证及月经不调、痛经等也有效。

（三）拿法

拿法（clamping technique）是以拇指与其余四指的罗纹面紧夹治疗部位将肌肤提起，并做轻重交替而连续的提捏动作。拿法分为三指拿、四指拿和五指拿三种。

方法要领：用拇指与食、中两指或用拇指与食、中、无名指或用拇指与其余四指罗纹面着力，做对称性相对用力，在一定穴位或部位上进行一紧一松的提捏动作。拿法操作时，腕部要放松，用指面着力，提捏动作要缓和、连续。

（四）踩法

踩法（footing technique）是用足掌踩踏肢体的一定部位并做各种动作以防治疗病的一种推拿方法。踩法包括踩跷法（stilt therapy）、脚推法、脚揉法、脚压法等。

狭义之踩跷单指脚踩法，即利用双足在患者腰背部节律性地踩跳以达到治疗疾病的目的。广义之踩跷则包括一切以脚为治疗工具，在患者躯干或肢体表面进行各种操作以达到治疗目的的技巧和方法，也称跷摩。为了与手法相区别，现在也称脚法按摩。

（五）捻法

用拇指和食指的指腹相对捏住一定部位，稍用力做对称的如捻线状的快速捻搓，称为捻法（twisting technique）。此法要对称着力捻转，往返捻动，捻而滑动，用力不可呆滞。

二、摩擦类手法

用手掌或肘贴附在体表做直线或环旋移动，称摩擦类手法（friction technique），包括摩法、擦法、推法、搓法等。摩（即抚摩）是一种轻柔的推拿手法。术者用指掌面轻放在体表上，做环行有节奏的抚摩。摩法与揉法既相似，又不同。摩法分指摩法和掌摩法两种。

方法要领：①指摩法：手指并拢，手掌自然伸直，腕关节微屈，将食、中、无名、小指的中节和末节的指面部分接触在体表上，随着腕关节连同前臂做环旋运动。频率为每分钟 120 次左右。②掌摩法：手指并拢，手指自然伸直，腕关节微屈，将手掌平放在体表上，以掌心、掌根部分作为着力点，随着腕关节连同前臂做环旋活动。频率为每分钟 120 次左右。操作时，腕关节放松，用力轻重适宜，轻而不飘，重而不滞。

三、摆动类手法

以指或掌、腕关节做协调或连续摆动，称摆动类手法（swing technique），包括一指禅推法、梳法、㨰法和揉法等。一指禅推法的动作难度大，技巧性强，需要手臂各部的协调动作，使功力集于一指。要掌握一指禅推法，需经长期训练。

手握空拳，拇指自然伸直盖住拳眼，用拇指指端罗纹面或偏峰着力于一定部位或经络穴位，腕部放松，沉肩，垂肘，悬腕，运用腕部的摆动带动拇指关节的屈伸活动，使所产生的功力轻重交替，持续不断地作用于经络穴位。手法频率为每分钟 120~160 次。

四、叩击类手法

用手掌、拳背、手指、掌侧面、桑枝棒叩击体表，称叩击类手法（knocking technique），包括拍、击、弹等法。五指并拢，掌指关节微屈，利用腕关节的自然屈伸，用虚掌平稳而有节奏地拍打患部，称拍法。用拳背、掌根、掌侧小鱼际、指尖或用桑枝棒叩击体表，称为击法，分为拳击法、掌根击法、侧击法、合掌击法、指尖击法和桑枝棒击法。用一手指的指腹紧压住另一手的指甲，用力弹出，连续弹击治疗部位，称为弹击法。

五、振动类手法

以较高频率的节律性轻重交替刺激，持续作用于人体，称振动类手法（vibrating technique），包括抖法、振法等。用双手或单手握住患肢远端，微用力做小幅度的上下连续颤动，使关节有松动感，称为抖法。用手指或手掌着力，在体表、前臂和手部的肌肉强力地静止性用力，产生振颤动作，用手指着力称指振法，用手掌着力称掌振法。

主要参考书目

1. 查锡良，药立波．生物化学与分子生物学．第 8 版．北京：人民卫生出版社，2013.

2. 陈德富，陈喜文．现代分子生物学实验原理与技术．北京：科学出版社，2006.

3. 陈可冀，史载祥．实用血瘀证学．北京：人民卫生出版社，1999.

4. 陈如泉．中西医结合方法学．北京：中国医药科技出版社，1997.

5. 陈小野．实用中医证候动物模型学．北京：北京医科大学中国协和医科大学联合出版社，1993.

6. 窦如海．实验动物与动物实验技术．济南：山东科学技术出版社，2006.

7. 方喜业．医学实验动物学．北京：人民卫生出版社，1995.

8. 方喜业．实验动物质量．北京：中国标准出版社，2008.

9. 冯作化．医学分子生物学．北京：人民卫生出版社，2004.

10. 付汉江．非编码 RNA 克隆分析及其功能初步研究．北京：军事医学科学院，2005.

11. 高齐瑜．比较医学．北京：北京农业大学出版社，1994.

12. 郭鹤．人类疾病的动物模型（第一辑）．北京：人民卫生出版社，1982.

13. 郭鹤．人类疾病的动物模型（第二辑）．北京：人民卫生出版社，1990.

14. 郭云良，谭兰，陈艳．医学生物学技术与原理．青岛：中国海洋大学出版社，2009.

15. 郭云良，赵峻，李琴．中西医结合医学导论．第 2 版．北京：科学技术文献出版社，2018.

16. 何诚．实验动物学．第 2 版．北京：中国农业大学出版社，2013.

17. 胡维新．医学分子生物学．北京：科学出版社，2007.

18. 季钟朴．现代中医生理学基础．北京：学苑出版社，1991.

19. 金东庆．实验动物环境设施设计与管理．北京：蓝天出版社，2012.

20. 孙德明，李根平，陈振文．实验动物从业人员上岗培训教材．北京：中国农业大学出版社，2011.

21. 匡调元．中医病理研究．上海：上海科学技术出版社，1980.

22. 黎燕，冯健男，张纪岩．分子免疫学实验指导．北京：化学工业出版社，2008.

23. 李约瑟．中国科学技术史（第二卷）．北京：科学出版社，1990.

24. 刘国强．温病卫气营血证候动物实验研究．西安：陕西人民教育出版社，1992.

25. 刘民，朱孝荣．医学实验动物学．合肥：安徽大学出版社，2012.

26. 刘天蔚，安平，丁美玲．中西医结合生理学．北京：科学技术文献出版社，2017.

27. 卢圣栋．现代分子生物学实验技术．第 2 版．北京：中国协和医科大学出版社，1999.

28. 秦川．医学实验动物学．北京：人民卫生出版社，2008.

29. 秦川．中国实验动物学会团体标准汇编及实施指南（第一卷）．北京：科学出版社，2018.

30. 秦川．中国实验动物学会团体标准汇编及实施指南（第二卷）．北京：科学出版社，2018.

31. 邵义祥. 实验动物学基础. 南京：东南大学出版社，2018.

32. 施新猷. 医用实验动物学. 西安：陕西科学技术出版社，1989.

33. 汤华. RNA 干扰原理与应用. 北京：科学出版社，2006.

34. 王斌. 病理学与病理生理学. 第 6 版，北京：人民卫生出版社，2009.

35. 魏泓. 医学实验动物学. 成都：四川科学技术出版社，1998.

36. 魏泓. 医学动物实验技术. 北京：人民卫生出版社，2016.

37. 温进坤，韩梅. 医学分子生物学理论与研究技术. 第 2 版. 北京：科学出版社，2002.

38. 吴晓晴. 动物实验基本操作技术手册. 北京：人民军医出版社，2008.

39. 姚如永，刘汝宏，张海平，等. 中西医结合实验技术. 北京：科学技术文献出版社，2013.

40. 张睿，刘莹艳，祝汉忠，等. 中西医结合病理学. 北京：科学技术文献出版社，2016.

41. 张文康. 中西医结合医学. 北京：中国中医药出版社，2000.

42. 赵宗江. 组织细胞分子学实验原理与方法. 北京：中国中医药出版社，2003.

43. 郑小飞. miRNA 实验指南. 北京：化学工业出版社，2008.

44. 朱清华，祝庆蕃. 实验动物学. 广州：广东高等教育出版社，1991.

45. 朱愉，多秀瀛. 实验动物的疾病模型. 天津：天津科技翻译出版公司，1997.

46. 邹移海，黄翔，连至诚，等. 中医实验动物学. 广州：暨南大学出版社，1999.

47. 邹移海，徐志伟，黄韧，等. 实验动物学. 第 2 版. 北京：科学出版社有限责任公司，2018..

48. Claude Bernard 著；夏康农、管光东译. 实验医学研究导论. 北京：商务印书馆，1996.

49. T. C. Jones 主编. 程鸿主译. 人类疾病动物模型. 上海：上海医科大学出版社，1989.

50. J. 萨姆布鲁克，D. W. 拉塞尔著；黄培堂译. 分子克隆实验指南. 第 4 版. 北京：化学工业出版社，2008.

51. Ausubel F. M，Brent R，Kingston R. E. 颜子颖，王梅林译. 精编分子生物学实验指南. 北京：科学出版社，2002.

52. Alan R. Clarke. Transgenesis Techniques Principles and Protocols. Humana Press：Totowa，New Jersey，2002.

53. Dale JW，Park ST. Molecular Genetics of Bacterial. 4th ed. Chichester：Wiley Blackwell，2004.

54. Erlich HA. PCR Technology：principles and applications for DNA amplication. New York：Macmillan Publishers，1989.

55. Howe C. Gene cloning and Manipulation. 2nd ed. London：Cambridge University Press，2007.

56. Sambrook J，Russell DW. Molecular cloning，a laboratory manual. 4th ed. New York：Cold Spring Harbor Laboratory Press，2012.

57. Watson JD，Gann A，Baker TA，et al. Molecular biology of the gene. 7th ed. New York：Cold Spring Harbor Laboratory Press，2013.

58. Wilson K，Waker J. Principles and techniques of biochemistry and molecular biology. London：Cambridge Press，2010.